Weite Teile des deutschen Gesundheitssystems stehen unter dem kriminellen Einfluss der vier Standesinteressen Pharma, Ärzteschaft, Kassen und Politik. Zusammen bilden sie die Gesundheitsmafia. Rund 250 Milliarden Euro kassieren Politik, Pharmaindustrie, Ärztelobby und Krankenkassen Jahr für Jahr. Als Begründung dafür geben sie lapidar »Kosten des Gesundheitssystems« an. Die Vier gleichen in ihrer Handlungsweise klassischen Mafiaclans, wie Experten der organisierten Kriminalität attestieren. Jede Gruppierung verfolgt die Durchsetzung der eigenen Interessen und respektiert die Belange der jeweils anderen. Einziger Verlierer dieser Kartellabsprache: der Patient.

Marita Vollborn, Jahrgang 1965. Agronomie-Studium an der Humboldt-Universität zu Berlin und Journalistik-Studium in Hannover. Freie Wissenschafts- und Wirtschaftsjournalistin, u. a. für Frankfurter Rundschau, bild der wissenschaft oder Focus-Magazin. Autorin beim SPIEGEL ONLINE, seit 1992 freie Journalistin.

Vlad Georgescu, Jahrgang 1966. Studium der Chemie an der TU Hannover und Journalistik-Studium in Hannover. Freier Wissenschafts- und Wirtschaftsjournalist seit 1992 u. a. für SPIEGEL ONLINE, Handelsblatt, Süddeutsche Zeitung, Wirtschaftswoche und andere Medien. Arbeitete u. a. als wissenschaftlicher Mitarbeiter in der Abteilung für medizinische Chemie an der Medizinischen Hochschule Hannover (MHH).

Unsere Adresse im Internet: www.fischerverlage.de

Marita Vollborn
Vlad Georgescu

Die Gesundheitsmafia

Wie wir als Patienten betrogen werden

Fischer
Taschenbuch
Verlag

Ungekürzte Ausgabe
Veröffentlicht im Fischer Taschenbuch Verlag,
einem Unternehmen der S. Fischer Verlag GmbH,
Frankfurt am Main, Mai 2006

Lizenzausgabe mit freundlicher Genehmigung der
S. Fischer Verlag GmbH, Frankfurt am Main

Druck und Bindung: Clausen & Bosse, Leck
Printed in Germany
ISBN-13: 978-3-596-16577-3
ISBN-10: 3-596-16577-6

Inhalt

Vorwort

Ein Buch über die mafiosen Strukturen des deutschen Gesundheitssystems zu schreiben, ähnelt einem Drahtseilakt. Zum einen sollen jene, die sich auf Kosten von Gemeinwohl und Patienten legal oder illegal bereichern, schonungslos enttarnt werden. Zum anderen darf ein solches Buch weder verallgemeinern noch eine ganze Branche oder Berufsgruppe vorverurteilen.

Um es gleich vorwegzunehmen: Es gibt sie tatsächlich, die ehrlichen Ärzte, Kassen- und KV-Funktionäre, Politiker oder Vertreter von Pharmaunternehmen. Dass die Medizin nach wie vor eine kritische Distanz zu bestimmten Interessengruppen wahren kann, belegt in Deutschland allerdings nur eine einzige Institution: die Arzneimittelkommission der Deutschen Ärzteschaft.

Ihre Mitglieder kommen aus allen Bereichen der Medizin. Sie sind niedergelassene Ärzte, Kliniker und Hochschulprofessoren. Und sie verweigern sich der Einflussnahme durch Dritte. Gleichzeitig veröffentlicht die Arzneimittelkommission kritische Stellungnahmen zu Medikamenten – und befindet sich daher nicht selten auf Konfrontationskurs mit der Pharmaindustrie oder der Politik. Die Integrität dieser Organisation ist hierzulande beispiellos – und vermutlich einer der Gründe, warum uns Mitglieder der Kommission während unserer Recherchen mit Rat und Tat zur Seite standen. Während unsere Arbeit sich auf die Analyse der Strukturen konzentrierte, liegt die aus unserer Sicht viel zu wenig wahrgenommene Arbeit der Kommission in der jahrzehntelangen Beobachtung des Geschehens im deutschen Gesundheitswesen. Nach über einem Jahr Recherche zollen wir als Autoren – und Patienten – diesen Ärzten und all denen, die im Sinne der Patienten ihren Beruf ausüben, unseren Respekt.

Doch dieses Buch handelt von einer anderen Seite des Gesundheitssystems. Mit Überraschung und Bestürzung mussten wir feststellen, dass die Fraktion der Korrekten, die Gruppe derer, denen Ethik und Moral mehr bedeutet als persönliche Bereicherung und Ökonomisierung des Gesundheitswesens, zur Minderheit zu werden droht.

Wer angesichts der mafiosen Strukturen heute noch von einzelnen schwarzen Schafen spricht, verkennt die Realität – oder ist selbst Teil der kriminellen oder legalen, jedoch moralisch verwerflichen Machenschaften der Hauptakteure: Ärzte, Politiker, Kassenfunktionäre und Mitarbeiter der Pharmaindustrie.

Es ist die Gier nach Macht und Geld, die große Teile des Medizinwesens durchsetzt und Strukturen ermöglicht, die in der Bundesrepublik ihresgleichen suchen. Denn neben Korruption, Einflussnahme mittels lukrativer Posten und Vergabe von Aufträgen in einem über 230 Milliarden Euro schweren Markt geht es um mehr. Im Visier der Gesundheitsmafia steht die leise und bislang kaum wahrgenommene Aufhebung der Gewaltenteilung in wichtigen politischen Bereichen des Gesundheitssystems.

Der mit großem PR-Aufwand als Fortschritt der Gesundheitsreform 2004 proklamierte Gemeinsame Bundesausschuss (G-BA) hat sich als eigentliche Machtzentrale des Gesundheitssystems etabliert. Ärzte- und Kassenfunktionäre bestimmen darin über das Schicksal von über 70 Millionen Versicherten der Gesetzlichen Krankenversicherung (GKV) – ohne jegliche demokratische Legitimation durch das Parlament oder in Form von Wahlen.

Die Exekutive schaut indes nur noch zu. Sie rechtfertigt sich bei unliebsamen Entscheidungen des G-BA darauf, die Kürzungen und Streichungen im Leistungskatalog der Kassen ja nicht selbst durchgesetzt zu haben. Der G-BA wiederum muss auf keine Wählerstimmen Rücksicht nehmen. Ärzteschaft, Pharmaindustrie und Kassen lamentieren viel und beschweren sich noch mehr, aber im Prinzip geht es den einen wie den anderen nur um eines: um die Erhaltung des jetzigen Gesundheitssystems. Denn eigentlich fahren sie ganz gut damit.

Die Gesundheitsmafia agiert effizient und zielstrebig. Widersacher und Kritiker werden angefeindet und hart bekämpft. Und dennoch gibt es nach wie vor Insider, die nicht davor zurückschrecken, Defizite zu benennen, Missstände ohne Scheu vor persönlichen Konsequenzen anzuprangern und an die Öffentlichkeit zu gehen. Sie waren es auch, die uns Material zuschickten und Interna preisgaben. Weil die meisten von ihnen uns baten, sie als Quelle nicht namentlich zu nennen, respektieren wir diesen Wunsch.

So wiesen uns Mitarbeiter des Deutschen Bundestages auf die Vertuschungsmöglichkeiten der Abgeordneten hin. Ärzte berichteten uns über das übliche Vorgehen einiger kaufmännischer Direktoren großer Unikliniken, auf Kosten der Patienten Mittel einzusparen, obwohl in vielen anderen Bereichen gleichzeitig massenhaft Geld zum Fenster hinausgeworfen wird. Andere Mediziner stellten uns wichtige Unterlagen zur Verfügung, in denen die Kassen die Übernahme von Kosten für dringend benötigte Therapien ablehnen – mit fadenscheinigen Begründungen und medizinischer Inkompetenz.

Wir hoffen, mit diesem Buch den Leserinnen und Lesern jenes Wissen an die Hand geben zu können, das sie befähigt, die Zusammenhänge zu durchschauen und die richtigen Fragen zu stellen.

Marita Vollborn
Vlad Georgescu

Osterode am Harz, Dezember 2004

Kapitel 1: Das System

Pecunia non olet, wusste schon der römische Kaiser Vespasian, und daran hat sich bis heute nicht viel geändert. Geld stinkt eben wirklich nicht. Zu gewaltig ist die Versuchung, den Verlockungen des deutschen Gesundheitssystems zu erliegen, zu groß sind die Summen, die hier umgeschlagen werden.

70,7 Millionen Versicherte der Gesetzlichen Krankenversicherung (GKV) und weitere 8,1 Millionen Privatversicherte geben Jahr für Jahr rund 11 Prozent des gesamten Bruttoinlandsprodukts (BIP) der Bundesrepublik für Gesundheitsleistungen aus, wie die Deutsche Bundesbank im Juli 2004 konstatierte.[1] Mehr als 235 Milliarden Euro fließen auf diese Weise ins Gesundheitssystem – allein im Jahr 2003 zahlten die gesetzlich Versicherten über 140 Milliarden Euro in Form von monatlichen Beiträgen in die Kassen der Gesetzlichen Krankenversicherung ein.

Auch die Ausgabensumme der Gesetzlichen Krankenversicherung ist beachtlich. Rund 23 Milliarden Euro wurden im Jahr 2003 auf die Konten von Ärzten überwiesen, weitere 46,8 Milliarden, nahezu ein Drittel des Gesamtbudgets, kamen den über 2200 Krankenhäusern in Deutschland zugute. Für zahnärztliche Behandlungen wiederum gaben die gesetzlichen Krankenkassen insgesamt 11,8 Milliarden Euro aus, während Medikamente mit 24,2 Milliarden zu Buche schlugen. Sieben Milliarden machte der Posten für die Auszahlung von Krankentagegeldern aus, 2,9 Milliarden Euro wurden für Fahrtkosten ausgegeben und insgesamt 10,9 Milliarden Euro bezahlten die Kassen für Heil- und Hilfsmittel. Besonders ins Auge stechen die enormen Verwaltungsausgaben, die brutto immerhin rund zehn Milliarden Euro betrugen – lediglich das Sterben erwies sich als günstiges Unterfangen: Vergleichsweise magere 400 Millionen Euro Sterbegeld sollten Angehörige trösten – ein Bilanz-Posten, den im Übrigen die Gesundheitsreform auf ewig begrub.

Noch nicht in der Statistik berücksichtigt sind die Ausgaben der rund acht Millionen Privatversicherten sowie derjenigen unter den Patienten, die als so genannte Selbstzahler weder einer gesetzlichen noch einer privaten Kasse angehören – in Deutschland sind das immerhin 300 000 Menschen.

Was gesund macht, kostet, und viel Gesundheit kostet viel. Diese Version des Geldproblems ist die wohl gängigste, die im Umlauf ist. Sie wird von allen Akteuren im deutschen Gesundheitssystem verbreitet: von Ärzten und Zahnärzten, von Pharmaherstellern, Politikern und Krankenkassen. Es gilt, Tausende von Patienten zu heilen, um und vor allem zu jedem Preis. Im internationalen Vergleich belegt Deutschland bei den Ausgaben für Gesundheitsleistungen einen Spitzenplatz, nur die USA und die Schweiz wenden mit 14,6 respektive 11,2 Prozent des Bruttoinlandproduktes (BIP) mehr aus ihrem volkswirtschaftlichen Einkommen auf.[2] Wir zeigen in den folgenden Kapiteln, dass dieses Bild die Realität nur bruchstückhaft widerspiegelt und wesentliche Aspekte einfach ausblendet.

Die große Politik im Zusammenhang mit dem deutschen Gesundheitswesen ist eine heikle Angelegenheit, denn es geht nicht nur um viel Geld, sondern auch um viele Arbeitsplätze. Das Gesundheitssystem bildet eine der wichtigsten Beschäftigungssäulen der Republik. Rund 4,2 Millionen Menschen verdienen dort ihr Geld, das ist jeder zehnte Arbeitsplatz zwischen Flensburg und Füssen.

Wo ein Volkswirtschaftszweig solche Summen zu bieten hat, ist schnell die Gier geweckt. Zu verlockend ist der Milliarden-Kuchen, als dass Betrüger, Korrupte und Geldsüchtige sich nicht möglichst große Stücke davon abschneiden wollen.

Einer Statistik des Bundeskriminalamtes zufolge machen Korruptionsfälle im Gesundheitswesen bereits 34 Prozent aller Wirtschaftsstraftaten aus – nur am Bau wird mehr geschummelt und gemauschelt, wohl aber im Gesundheitswesen kaum weniger gepfuscht. Allein die Sparte Abrechnungsbetrug, bei der durch manipulierte und fingierte Leistungsabrechnungen die Beiträge der Versicherten angezapft werden, beläuft sich auf mehrere Milliarden Euro pro Jahr, wie das unter der Schirmherrschaft des Bundesministeriums für Gesundheit und soziale Sicherung (BMGS) veranstaltete »5. Sicherheitsforum für die Wirtschaft« am 3. August 2004 in Lüneburg zutage brachte, an dem neben Ärzten und Zahnärzten auch Anwälte, Kassenvertreter und Staatsanwälte teilnahmen. Die Akteure im Gesundheitswesen sind eben keine besseren Menschen. Und weil in anderen Branchen Schätzungen zufolge zwischen fünf und zehn Prozent aller Beteiligten kräftig zulangen, kann das Gesundheitssystem keine Ausnahme sein. Im Gegenteil, meint der Münchner Arzt und Publizist Arne Schäffler, der für die Antikorruptionsorganisation Transparency International Deutsches Chapter e.V. arbeitet. Die Komplexität fordere geradezu Missbrauch heraus. Er setzt deshalb einen höheren Prozentsatz an. 23 Milliarden Euro pro Jahr gehen dieser Annahme zufolge dem Gesundheitssystem verloren. Der Rest wird ganz legal aufgeteilt – mit Hilfe von Gesetzen, die teils antiquiert, teils im Sinne der jeweiligen Standesgruppen gestaltet sind. Diejenigen, die die Fäden in den Händen halten, sind die Verantwortlichen dafür, dass immer mehr Geld in das System hineingepumpt wird und das System aufgebläht wird – ein Zuviel, das an anderen Stellen dringend gebraucht würde.

Das Thema ist so brisant, dass sich im Oktober 2004 zum ersten Mal in der Geschichte der Europäischen Union eine internationale EU-Konferenz in London mit dem Thema Betrug und Korruption im Gesundheitswesen beschäftigte. Erstmals berichteten dabei Fahnder und Staatsanwälte, Prüfgruppen der Kassen und Vertreter der Innenministerien und der Polizei über eine grenzüberschreitende Zunahme krimineller Handlungen – auf allen Ebenen der betroffenen EU-Gesundheitssysteme und überall zu Lasten der Gemeinschaft. Die organisierten und kriminellen Machenschaften haben längst den Rahmen gesprengt, den die Medien gelegentlich zur Kenntnis bringen. Es geht um weit mehr als nur die Benennung einiger schwarzer Schafe, es gilt, einen Sumpf trockenzulegen und notwendige, prophylaktisch wirksame Strategien zu entwickeln, um dem Treiben Einhalt zu gebieten. Ermittler wie die weltweit erfolgreichste Fahndungsbehörde, der britische »Counter Fraud and Security Management Service (CFSMS)«, zeigen, wie eine solche Strategie aussehen kann. Ihr Chef, ein Spezialist für Betrugsbekämpfung auf regionaler und nationaler Verwaltungsebene mit über 20-jähriger Berufserfahrung, Jim Gee, gibt gerne Auskunft über seine Arbeit. Gees Behörde war es auch, die im Spätherbst 2004 einen Pharmabetrug aufdeckte, bei dem einer der großen deutschen Pharmahersteller über seine britische Tochter überteuerte Generika, preisgünstige Nachahmermedikamente also, vertrieb – und auf diese Weise das britische Gesundheitssystem um 300 Millionen Euro prellte. Allein zwischen 1999 und 2004 konnte der bisweilen mit geheimdienstähnlicher Logistik operierende CFSMS über 478 Millionen Pfund sicherstellen, die Kriminelle dem Gesundheitssystem unterschlagen hatten. Die hoch qualifizierten Fahnder benötigten für ihre Arbeit im gleichen Zeitraum einen Etat von lediglich 36 Millionen Pfund – jedem eingesetzten Pfund standen damit 13 an »Gewinn« gegenüber. Vergleichbare Erfolge können weder deutsche Behörden noch die Selbstverwaltung vorweisen, denn Erkenntnis wächst langsam, und vielerorts steht Teamwork dem Zuständigkeitsdenken und den Lobbyinteressen diametral entgegen. Dass etwas geschehen muss und auch geschieht, zeichnet sich als Silberstreif am Horizont ab, wie unsere Anfrage an nahezu alle der 174 vom Bundesministerium der Justiz genannten Staatsanwaltschaften ergab. Die Jagd auf die Mafiosi des Gesundheitssystems scheint eröffnet. Zwar gibt es noch enorme Unterschiede in der Qualität der Fahndung, wie wir im letzten Kapitel dieses Buches zeigen werden. Aber der Wille, etwas zu verändern, ist nicht mehr zu verkennen.

Andererseits verlaufen viele Fahndungserfolge im Sand, denn Finessen im deutschen Straf- und Zivilrecht öffnen Betrügern häufig Tür und Tor. Während Chefermittler Jim Gee kraft seines Sonderstatus die Verantwortlichen für Jahre hinter Gitter bringt und über Zwangsversteigerungen ihrer beschlagnahmten Vermögen abschreckende Exempel statuiert, sehen sich ermittelnde Staatsanwälte in Deutschland schon mal von den Ertappten bedroht, beschimpft oder schlichtweg belächelt.

Selbstbedienung als Prinzip

Im Vergleich zu anderen Wirtschaftszweigen kennzeichnet das deutsche Gesundheitswesen eine interessante Eigenschaft: Wer hier ganz oben mitmischt, hält die Lizenz zum Gelddrucken. Um die eigenen Profite zu mehren, bedarf es lediglich einiger Grundkenntnisse – die entsprechende Energie natürlich vorausgesetzt.

Dass sich das Gesundheitssystem einem unbewachten Tresor gleich so einfach plündern lässt, liegt in erster Linie an seiner Komplexität. Allein das »Sozialgesetzbuch V«, das wesentliche Teile regelt, besteht aus insgesamt zwölf Kapiteln und 314 Paragraphen. Hinzu kommt das »Gesetz über den Verkehr mit Arzneimitteln« mit insgesamt 18 Abschnitten und neun Unterabschnitten, von denen der Letzte »aus Anlass des Elften Gesetzes zur Änderung des Arzneimittelgesetzes« aufgeführt wird.[3] Ähnlich umfangreich sind auch die weiteren 41 vom Bundesministerium für Gesundheit und soziale Sicherung (BMGS) in Berlin präsentierten »wichtigen Gesetze«, die sich mittels Paragraphen, Hinweisen und sonstigen Querverweisen aufeinander beziehen. Es gibt sie alle: Das »Gesetz über befristete Arbeitsverträge mit Ärzten in der Weiterbildung (ÄarbVtrG)«, das »Gesetz über das Apothekenwesen (ApoG)« oder das »Gesetz über Medizinprodukte (MPG)«. Aber welches davon muss ein potenzieller Gesetzesbrecher verstehen? Und noch wichtiger: Wie viel davon können die Kontrolleure erfassen, die Sachbearbeiter in den Krankenkassen, die zahlenden Patienten?

Um nachvollziehen zu können, warum das Gesundheitssystem einem großen Selbstbedienungsladen gleicht, muss man dessen Aufbau kennen. Über die Gesetzliche Krankenversicherung (GKV), in die die Mitglieder Monat für Monat ihre Beiträge einzahlen, fließen dem Gesundheitssystem jährlich die bereits erwähnten rund 145 Milliarden Euro zu. Dieses Geld, das die ca. 280 gesetzlichen Krankenkassen einnehmen, wird unter anderem benötigt, um die Behandlungskosten zu decken. Doch im Vergleich zu anderen Wirtschaftszweigen, bei denen die Nachfrage den Preis der Produkte bestimmt, gibt es einen solchen Wettbewerb im Gesundheitswesen faktisch nicht. Die Solidargemeinschaft, die Versicherten der GKV also, zahlt beinahe jeden Preis, wie wir im Einzelnen noch darstellen werden. So erhöhten die Pharmahersteller ungebremst die Preise für Medikamente und Medizinprodukte. Zugeständnisse entscheidungsunwilliger und dem Patientenwohl entfremdeter Politiker an die Industrie, an die Kassen und an die Standesvertretungen der Ärzte wachsen sich zu Deals aus, die die bestehenden Machtstrukturen im System zementieren statt Kostendruck und sinkende Leistungsfähigkeit anzugehen. Kontrollsysteme sind veraltet und chronisch ineffektiv.

Die Pharmaindustrie als Strippenzieher

Gesetzestexte entstehen, so lernt es jeder Schüler, der Verfassung nach im Bundestag – ganze Passagen rund um das Gesundheitswesen aber entstammen in der Realität der Feder der Pharmaindustrie. Was den Giganten die Gewinne zu schmälern droht, streichen Abgeordnete des Bundestages in entsprechenden Ausschüssen gegebenenfalls aus den Gesetzentwürfen heraus. Die anschließend von Bundestag und Bundesrat abgesegneten Gesetzestexte entsprechen nicht selten den Vorstellungen der Pharmaindustrie. Was Wunder, dass viele der Parlamentarier auch noch auf der Payroll der Pharmabranche stehen. Selbst die im Volksmund als »Gesundheitsreform« des Jahres 2004 eingebrachten Änderungen im fünften Sozialgesetzbuch erweist sich im Detail als Zusage an die Pharmaindustrie.

Der Druck, den die Pharmabranche ausübt, ist direkt proportional zur Geldmenge, die sie mit Leiden und Gebrechen verdient. 34 Milliarden Euro geben die Deutschen für ihre Arzneimittel aus,[4] fast 800 Millionen Rezepte stellen Ärzte und Zahnärzte aus. Dazu kommt noch der so genannte OTC-Markt, jenes Segment also, bei dem Patienten beispielsweise die Kopfschmerztablette ohne Rezept in der Apotheke kaufen dürfen. Rein statistisch zahlt allein die Gesetzliche Krankenversicherung 16,7 Prozent ihrer Gelder für Arzneien, also rund 24 Milliarden Euro im Jahr.[5]

Die Pharmaindustrie steuert und koordiniert über frei gestaltbare Medikamentenpreise nicht nur die Höhe der eigenen Einnahmen. Die Industrie kontrolliert auch wichtige Schlüsselfunktionen in öffentlichen Forschungsprojekten, hat über eine so genannte »Task Force« den direkten Draht zum Bundesministerium für Gesundheit und Soziale Sicherung in Berlin und zählt vor allem Ernst Ludwig Winnacker, Präsident der Deutschen Forschungsgemeinschaft (DFG) und damit Herr über mehr als eine Milliarde Euro an öffentlichen Geldern, gleich mehrfach zu ihren bezahlten Aufsichtsräten. Während jeder Richter schon bei einem persönlichen Verhältnis zu Klägern oder Beklagten als befangen gilt, verliert diese Maxime sogar bei Summen in sechsstelliger Höhe für den DFG-Präsidenten ihre Gültigkeit, wie wir belegen werden.

Unverhohlen spielt die Industrie ihre Macht aus. So stammt das Vorwort zur Infoschrift »Das Nationale Genomforschungsnetz – die Highlights«[6] nicht etwa aus der Feder der Bundesministerin für Bildung und Forschung, sondern von Andreas Barner, dem Vorsitzenden des Verbandes der forschenden Arzneimittelhersteller (VfA) – obwohl das BMBF als alleiniger Finanzier das Projekt bis zum Jahr 2007 mit 315 Millionen Euro aus der Staatskasse unterhält.[7] Ausgerechnet eines der renommiertesten Prestigeobjekte der Republik gerät damit unter den Einfluss der Pharmaindustrie. Die wiederum wird nicht müde, nach außen hin die Notwendigkeit hoher Entwicklungskosten für immer mehr neue Medikamente zu propagieren – obwohl die Weltgesundheitsorganisation (WHO) in einem seit 1977 fortlaufend aktualisierten Papier konstatiert, dass lediglich 316 aktive Substanzen ausreichen, um die Versorgung erkrankter Menschen zu gewährleisten.[8] Insgesamt 54 000 Arzneimittel[9] aller Therapierichtungen aber zählt die Statistik des Bundesinstituts für Arzneimittel und Medizinprodukte (BfArM) hierzulande auf; so viele Medikamente sind bei der Bonner Zulassungsbehörde registriert oder zugelassen. Tatsächlich ist längst nicht alles, was auf dem Markt geboten wird, wirklich nötig oder sein Geld wert, wie schon der Vergleich mit der Empfehlungsliste der WHO erahnen lässt. Selbst eine andere Zählweise, die von der Branche alternativ angeführt wird, hält den Maßgaben der WHO nicht stand. Denn statt mit weniger als 500 Substanzen auszukommen, haben hiesige Ärzte rund 9000 Präparate in der so genannten »Roten Liste« zur Wahl. Das »Bestellbuch« der Branche weist gleichzeitig 34 133 Preise auf, wie der Bundesverband der Pharmazeutischen Industrie (BPI) angibt.

Mit Sorge stellt die Deutsche Bundesbank die wachsende Belastung des Gesundheitssystems durch die Pharmabranche fest: »Unter den bedeutenden Ausgabenkategorien sind die Aufwendungen für Arzneimittel seit Mitte der neunziger Jahre mit fünf Prozent pro Jahr weitaus am stärksten gestiegen, obwohl in diesem Bereich immer wieder kurzfristig wirkende Maßnahmen zur Kostendämpfung ergriffen wurden.« Und: »Zu dem starken Zuwachs hat beigetragen, dass zunehmend teurere Medikamente verschrieben wurden, die auf Grund ihres Patentschutzes nicht unter die Festbetragsregelung fallen.«[10]

Die Konzerne dürfen, und das ist einzigartig in Europa, für patentgeschützte Medikamente verlangen, was sie wollen. Kein Gesetz schiebt dem einen Riegel vor. So beschert Vater Staat den zahlenden Patienten auf Dauer hohe Medikamentenpreise und gleichzeitig den Herstellern traumhafte Renditen.

Übermächtige Ärzte

Neben den Arzneimittelherstellern profitiert auch die deutsche Ärzteschaft vom bestehenden Gesundheitssystem. Insgesamt 130 563 Doktoren der Humanmedizin stehen als Kassenärzte unter Vertrag[11] – sie behandeln die 70 Millionen gesetzlich Versicherten und beziehen ihre Honorare für diese Klientel von den 23 Kassenärztlichen Vereinigungen (KVen), von denen sie vertreten werden. Die wiederum verhandeln jedes Jahr mit den gesetzlichen Krankenkassen die Höhe der »Honorartöpfe«, um jenes Geld also, das die Kassen an die KVen/KZVen überweisen und das den Ärzten für ihre erbrachten Leistungen zur Verfügung steht.

Dieses als Selbstverwaltung bezeichnete Prinzip ist auf den ersten Blick recht schlicht – verführt aber geradewegs zu Betrug und

Missbrauch. Schon die Betrachtung des Geldflusses offenbart: Eine effektive Kontrolle über die abgerechneten Summen in der Arztpraxis gibt es nicht. So erhält jede der 23 KVen/KZVen jährlich einen zuvor ausgehandelten, pauschalen Geldbetrag von der Gesetzlichen Krankenversicherung überwiesen. Diese Summe – den besagten Honorartopf – muss die KV/KZV nun an ihre Vertragsärzte verteilen. Das geschieht über ein höchst kompliziertes Abrechnungsprocedere, bei dem nahezu jeder Handgriff in der Arztpraxis erfasst und abgerechnet wird und das die Kassen(zahn)ärztlichen Vereinigungen in ihren Honorarverteilungsmaßstäben regeln (siehe Kapitel 2).

Ein bundesweit geltender Katalog, der so genannte »Einheitliche Bewertungsmaßstab« (EBM), bewertet die Leistung der Ärzte nicht in Euro und Cent, sondern in Punkten. Für Vertragsärzte listet er die Gebührenordnungsziffern im Unterkapitel »Bewertungsmaßstab-Ärzte« (BMÄ) auf, für Zahnärzte, die über eine der 22 Kassenzahnärztlichen Vereinigungen abrechnen, im »Bewertungsmaßstab-Zahnärzte« (Bema) und für die vertragsärztliche Versorgung der Versicherten in Ersatzkassen in der Ersatzkassen-Gebührenordnung (E-GO). Nur: Die Höhe der darin aufgezählten Punkte, ein Maß, mit dem die Doktoren am Ende der Abrechnungsprozedur ihre Leistungen in Geld ummünzen können, bestimmen neben den Kassen die Ärzte selbst. Mehr als 7200 so genannter Abrechnungsziffern enthält das Mammutwerk.

In keinem anderen Berufszweig gibt es eine derartige Leistungsvergütung – »blindes Vertrauen« nannte das Nachrichtenmagazin *Der Spiegel* dieses Prinzip.[12] Die Versichertenkarte fungiert quasi als Blankoscheck für den Arzt. Nachdem der Patient die Praxis betreten hat, liest die Sprechstundenhilfe die Karte ein, und ein spezielles EDV-Programm speichert die Patientendaten ab. Dann ordnet der Arzt (oder eine seiner Mitarbeiterinnen) der jeweiligen Behandlung die entsprechenden EBM-Ziffern zu – ohne jede Kontrolle durch den Patienten, die Kasse oder die Kassen(zahn)ärztliche Vereinigung. Was und wie viel er pro Patient abrechnet, bestimmt der

Arzt in Eigenregie. »Es ist nicht so, dass das System Lücken hat«, kommentierte dieses Vorgehen der Vorstand der Allgemeinen Ortskrankenkasse (AOK) Baden-Württemberg, Christopher Hermann, »das System ist die Lücke.«[13]

Die Ärztelobby behauptet indes, Praxen überall im Land litten schon seit Jahren unter »drastischen Einkommenseinbußen«.[14] Die Zahlen sprechen dagegen eine andere Sprache. So stiegen die Ausgaben für die ambulante ärztliche Versorgung seit Mitte der neunziger Jahre um jährlich 1,9 Prozent, wie die Deutsche Bundesbank berichtet.[15] Nahezu ein Viertel der Gesundheitsausgaben der gesetzlichen Krankenkassen, über 34 Milliarden Euro, füllen inzwischen ärztliche und zahnärztliche Konten. Bei rund 195 000 Vertragsärzten und Vertragszahnärzten nimmt jeder von ihnen im Schnitt rund 174 000 Euro aus dem nie versiegenden Topf der Gesetzlichen Krankenversicherung (GKV) ein.

Zusätzlich können Niedergelassene wie Klinikchefs nach der »Gebührenordnung für Ärzte (GOÄ)« beziehungsweise jener für Zahnärzte (GOZ) privat liquidieren. Diesen zufolge kostet der gleiche Handgriff ein Vielfaches dessen, was der EBM-Katalog hergibt. Innerhalb des privatärztlichen Abrechnungssystems dürfen die Doktoren durchaus das 3,5fache des normalen Satzes vom Patienten einfordern. Eine Spritze beispielsweise kostet laut Einfachsatz der GOÄ 2,33 Euro. Für die gleiche Injektion darf der Arzt aber auch den 3,5fachen Satz und damit 8,16 Euro kassieren. Das Prinzip der wundersamen Geldvermehrung ist entdeckt.

Dass es auch anders geht, demonstriert hingegen der Großteil der 123 000 angestellten Krankenhausärzte. Unter psychischen Extrembedingungen und unter hohem persönlichen Einsatz arbeiten sie mehr als das Gesetz erlaubt – sie versorgen in 2240 Krankenhäusern über 16 Millionen Patienten, häufig in 24-Stunden-Schichten. Zudem fällt ihr Salär, falls sie keinen Chefarztstatus genießen, in der Regel wesentlich geringer aus als das ihrer niedergelassenen Kollegen: Sie müssen sich mit einem festen Gehalt nach Bundesangestelltentarif (BAT) zufrieden geben.

Kassen als Patientengegner

Wer als Arbeitnehmer hierzulande nicht mehr als 3487,50 Euro im Monat verdient, muss – ob er will, oder nicht – je nach Kasse zwischen 13 und 14 Prozent seines Gehalts an die Gesetzliche Krankenversicherung (GKV) abführen. Als Pflichtversicherter hat er keine andere Wahl: Er muss sich darauf verlassen, dass seine Kasse die Mitgliedbeiträge sinnvoll einsetzt. Seine Hoffnung wird enttäuscht. Allein die Bruttoverwaltungskosten der Kassen machen rund zehn Milliarden Euro aus, Mitgliedsbeiträge verpulvern die Funktionäre für Reisen, Partys und Wahlveranstaltungen.

Zum 1. Januar 2004 betrug das Defizit der GKV sechs Milliarden Euro, dieser Fehlbetrag soll nun bis zum Jahr 2007 abgebaut werden. Doch wie? Die Politik hat darauf vor allem eine Antwort: Durch »Stärkung der Eigenverantwortung«, wie auch die Deutsche Bundesbank schreibt. Mehr Zuzahlungen, dazu Praxisgebühren, und weniger Geld vom Staat. Der Patient müsse sich eben selbst zusatzversichern, aktiv vorsorgen, mitdenken, seine Gesundheit selbst in die Hand nehmen.

Dass hingegen kein privater Krankenversicherer die 90-jährige Rentnerin versichern mag, doch auch sie zumindest aus moralisch-ethischer Sicht ein Recht auf eine optimale Behandlung hat, wird dabei bewusst nicht »kommuniziert«, wie es im Politiker-Neudeutsch heißt. Wer einmal an Krebs erkrankte, wird kaum eine Zusatzpolice bekommen, selbst die normale Darmspiegelung führt bei Privatversicherern unter Umständen zur Abschiebung in eine »Risikogruppe« – und auf diese Weise zum Ausschluss aus der begehrten »Eigenverantwortung«. Eigenverantwortlich kann demnach nur sein, der ohnehin nichts braucht: kerngesunde Nettozahler also.

Politik als Clanwirtschaft

Die Politik ist nicht der Motor des Gesundheitswesens, sie ist ein Zahnrad im Getriebe, das es am Laufen hält. De facto kontrollieren sich die Kontrolleure selbst, und die Pharmaindustrie bestimmt den Takt.

Zwar schreibt das Gesetz zwei wichtige Steuerungsmechanismen vor. Zum einen dürfen sich gesetzliche Krankenkassen nicht durch Kredite finanzieren. Zum anderen müssen sie eben deswegen ihre Beiträge so gestalten, dass die Ausgaben am Ende eines Jahres durch die Mitgliedsbeiträge gedeckt sind. Im Klartext: Sie müssen haushalten. Doch die Krankenkassen sitzen als gleichberechtigte Verhandlungspartner in dem seit dem 1. Januar 2004 bestehenden Gemeinsamen Bundesausschuss (G-BA), wo sie zusammen mit Vertretern der Ärzteschaft festlegen, was Kassenleistung werden darf und was nicht.

Der ebenfalls zum G-BA gehörende Bewertungsausschuss wiederum legt fest, welche ärztlichen Handgriffe im EBM-Katalog stehen und wie sie bewertet werden sollen – und welche nicht. Im Prinzip bestimmen also Kassen und Ärzte selbst, welche Behandlung den Patienten zugute kommen darf. Die vom Bundesministerium für Gesundheit und soziale Sicherung pompös vorgetragene »Stärkung der Patientenrechte« erweist sich als reine Makulatur, denn keiner der bis zu neun pro G-BA-Sitzung zugelassenen Patientenvertreter besitzt ein Stimmrecht.

Was der Gemeinsame Bundesausschuss festlegt, ist bindend und de facto Gesetz. Ein Urteil des Bundessozialgerichts untermauert dies. Juristen betrachten diese Konstruktion mit Sorge, weil kein Mitglied des G-BA demokratisch gewählt ist. Neun Kassen- und ebenso viele Vertreter der so genannten Leistungserbringer[16] bestimmen neben zwei unparteiischen Vorsitzenden die Geschicke des deutschen Gesundheitswesens. Die renommierte Vorsitzende Richterin am Landessozialgericht Niedersachsen-Bremen, Ruth Schimmelpfeng-Schütte, beklagt die Tatsache, dass der Gemeinsame Bundesausschuss »das eigentliche Machtzentrum der GKV geworden ist«.

Mit welcher Härte der von der Politik ins Leben gerufene Gemeinsame Bundesausschuss den medizinischen Alltag verändert, spüren seit dem 1. Januar 2004 vor allem viele in Not geratene Patienten. Wer als schwer Kranker spezielle Therapien benötigt, die nicht im Leistungskatalog enthalten sind, hat dank der obskuren Konstruktion das Nachsehen.

Vor Sozialgerichten klagen Kassen nämlich seit jeher gegen jene, die auf eine Übernahme der Therapiekosten bestehen, wenn diese beispielsweise in den USA, aber eben nicht hierzulande zugelassen sind. Wenn Landessozialgerichte die Kassen dennoch zur Übernahme der Kosten zwingen, weil sonst Leib und Leben der Patienten bedroht erscheinen, gewinnt letztlich dennoch meist die GKV: In einem Urteil des Jahres 2002 legte das Bundessozialgericht fest, dass außerhalb des offiziellen Leistungskatalogs keine Leistung übernommen werden muss, und zwar selbst dann nicht, wenn das Leben des Patienten auf dem Spiel steht. Heute wirkt sich das Urteil im Zusammenspiel mit der enormen Macht des G-BA verheerend aus. Denn die Richter bedachten damals nicht, dass eines Tages die Kassen selbst gemeinsam mit der Ärzteschaft diesen Leistungskatalog bestimmen würden.

Die Politik verfügt zwar durch das BMGS über eine Art Vetorecht bei den Entscheidungen des G-BA. Doch sie macht selten davon Gebrauch. Aus ökonomischer Sicht ein nachvollziehbarer Standpunkt, weil jede Leistung, die vom G-BA nicht als notwendig erachtet wird, Millionen im Etat der ohnehin defizitären Staatskasse spart. Ein Menschen verachtendes Kalkül: Das Überleben Einzelner rechnet sich eben nicht.

Kinder als Verlierer

Kinder haben keine Lobby. Das gilt auch im Gesundheitsbereich. Weil Kinder für die Pharmaindustrie keinen lukrativen Milliardenmarkt versprechen, verzichtet sie darauf, die Zulassung der Wirkstoffe auch für den Einsatz bei Kindern zu beantragen. Tatsächlich sind bis zu 90 Prozent aller Arzneimittel, die Krankenhausärzte und Notfallmediziner bei Kindern verabreichen müssen, weder für diesen Einsatz getestet noch im klinischen Alltag in Form von Studien erprobt. Für Kinderärzte erweist sich die Lage als äußerst prekär, wie Hannsjörg Seyberth, einer der profiliertesten Kinderärzte in Deutschland, erklärt. Der an der Uniklinik Marburg lehrende und arbeitende Medizinprofessor muss wie die meisten Pädiater nach eigenem Ermessen das bieten, was die Politik den Kindern verwehrt: die optimale Behandlung von Kindern mit Arzneimitteln.

Das deutsche Gesundheitssystem fordert seinen größten Tribut von den schwächsten Gliedern in der Kette.

Die Gesundheitsmafia

Über 235 Milliarden Euro verschlingt das Netzwerk der Machenschaften aus Politik, Pharmaindustrie, Ärztelobby und Krankenkassen Jahr für Jahr, um die »Kosten des Gesundheitswesens« zu decken. Die vier gleichen in ihrer Handlungsweise klassischen Mafiaclans. Jede Gruppierung verfolgt die Durchsetzung der eigenen Interessen und respektiert die Belange der jeweils anderen. Krankenkassen bezahlen Rechnungen für Produkte, die teilweise nur einen Bruchteil ihres Preises wert sind. Das Gesundheitsministerium erlässt Gesetze, die der Pharmabranche auf Jahre hinweg den Absatzmarkt Bundesrepublik mehr oder minder ungehindert überlassen. Im Gegenzug garantiert die Industrie den Erhalt von über 100 000 Arbeitsplätzen. Die Ärzteschaft beharrt auf Honorarsätzen, die im internationalen Vergleich an der Spitze liegen, von der Qualität der Leistungen her indes nicht adäquat sind. Nach außen berufen sich die Kassen auf ihre Position als ausführendes Organ, in Wirklichkeit aber setzen sie im Gemeinsamen Bundesausschuss zusammen mit Ärzten fest, was sie bezahlen wollen und was nicht.

Als Gegenleistung für solche Deals segnet die Politik die Daseinsberechtigung der Kassen durch gesetzliche Regelungen auch in Zukunft ab: Milliardendefizite werden durch Leistungskürzungen, höhere Beitragssätze oder schlichtweg durch illegale Kreditaufnahmen geregelt, nicht aber über interne Umstrukturierungen oder einen Systemwechsel.

Ermittlungen der Staatsanwaltschaften gegen rund 8000 Ärzte allein im Jahr 2002, Tausende Fälle von Abrechnungsbetrug und Bestechungen in dreistelliger Millionenhöhe durch die Pharmaindustrie, gezielte Einflussnahme auf die Gesundheitspolitik der Bundesregierung durch ausländische Botschaften und aus den eigenen Reihen sowie das bewusste Vorenthalten von Leistungen durch die gesetzlichen Krankenkassen zu Lasten der Patienten – weite Teile des deutschen Gesundheitssystems stehen unter dem Machtmissbrauch der vier Standesinteressen Pharma, Ärzteschaft, Kassen und Politik.

Über das GKV-Abrechnungssystem

Um die Komplexität des Abrechnungssystems wirklich zu verstehen, bedarf es einiger Mühen. Sogar die Kassenärztlichen Vereinigungen, an sich bestens vertraut mit den Bestimmungen, können die Klagen ihrer Ärzte nachvollziehen. Der Kassenärztlichen Vereinigung Nordbaden (KVNB) war das Thema sogar einen Extra-Beitrag im Haus-Blatt *Forum* wert. »Die Geldverteilung im GKV-System wird immer unübersichtlicher«, heißt es darin, »Beiträge und Risikostrukturausgleich bei den Krankenkassen – Gesamtvergütung und Honorarverteilung in der vertragsärztlichen Versorgung. Wer versteht das alles noch, außer ein paar Profis?«[17]

Eigentlich könnte alles so einfach sein: Der Patient geht zum Arzt, der Arzt schreibt eine Rechnung, der Patient reicht die Rechnung bei seiner Krankenkasse ein, diese überweist das Honorar an den Arzt. Doch leider funktioniert diese Methode, wie sie jeder vom Klempner kennt, nicht im deutschen Gesundheitssystem. Der Arzt rechnet nämlich nur dann direkt mit dem Patienten ab, wenn dieser privat (zusatz-)versichert ist oder die gesamte Behandlung selbst bezahlt. Für einen gesetzlich Versicherten erhält der Arzt sein Honorar dagegen auf Umwegen, sozusagen über die Nebenarme des Geldflusses. Für den Laien gleicht ein Ausflug in das Abrechnungsprocedere einem Abenteuer, auf das es sich einzulassen lohnt.

Im Laufe des Quartals geben sich die Patienten die Klinke in die Hand, entsprechend viele ärztliche Tätigkeiten kommen zusammen. Jeder dieser ärztlichen Tätigkeiten sind, wie erwähnt, Punkte zugeordnet, die der »Einheitliche Bewertungsmaßstab« (EBM/-Bema),[18] eine Art Honorar-Bibel für Vertrags(zahn)ärzte, auflistet. Zum Beispiel wird ein »normaler« Hausbesuch mit 400 Punkten bewertet, ein Hausbesuch bei einem Schwerkranken mit 600 Punkten. Muss der Arzt im Quartal sieben Mal zu einem Tumorpatienten und drei Mal zu Patienten mit grippalem Infekt oder Mandelentzündung fahren, ergibt sich für die Hausbesuche eine Menge von 5400 Punkten. Sämtliche Handreichungen des Arztes werden auf diese Weise in Punkte umgesetzt; sie ermöglichen die Vergleichbarkeit der einzelnen Tätigkeiten miteinander. So ist beispielsweise ein »kurzer ärztlicher Bericht über das Ergebnis einer Untersuchung« 40 Punkte, eine »Blutentnahme durch Arterienpunktion« 100 Punkte und ein Ruhe-EKG bis zu 600 Punkte »wert«. Die Summe aller Punkte ergibt schließlich das »individuelle Punktzahlvolumen« pro Praxis. Jedem Arzt der Region wird so ein »individuelles Punktzahlvolumen« zugeordnet. Zum Schluss addiert die Kassen(zahn)ärztliche Vereinigung alle »individuellen Punktzahlvolumina« sämtlicher Vertrag(zahn)särzte. Die zu verteilende Gesamtvergütung wird nun durch diese Summe geteilt. Ergebnis ist der so genannte Punktwert in Cent – die »harte Währung« für die Berechnung des Honorars (siehe vereinfachtes Rechenbeispiel). Die umständliche Rechnerei verfolgt nur ein Ziel: das Ummünzen von ärztlichen Tätigkeiten in Heller und Pfennig.

Vereinfachtes Rechenbeispiel

Erster Rechenschritt:

Arzt A
Summe aller Tätigkeiten, die Arzt A im Quartal ausgeführt hat = Ax (Ax=A1+A2+A3...)

Arzt B
Summe aller Tätigkeiten, die Arzt B im Quartal ausgeführt hat = Bx (Bx=B1+B2+B3...)

Arzt C
Summe aller Tätigkeiten, die Arzt C im Quartal ausgeführt hat = Cx (Cx=C1+C2+C3...)

Arzt D usw.

Zweiter Rechenschritt:

Ax+Bx+Cx+... = Summe aller »individuellen Punktzahlvolumen«

Dritter Rechenschritt:

Gesamtvergütung (Honorartopf) dividiert durch die Summe aller »individuellen Punktzahlvolumen« = Punktwert in Cent

Beispiel
700 Millionen Euro : 175 Millionen Punkte = 4 Cent

Die vier Cent aus unserem Rechenbeispiel bilden den Wert, der für den Arzt von Belang ist, weil er bestimmt, wie viel Geld er für das abgelaufene Quartal überwiesen bekommt. Hat Arzt A aus unserem Beispiel insgesamt 1 000 000 Punkte abgerechnet, winken ihm 40 000 Euro für ein Vierteljahr (1 000 000 Punkte mal 4 Cent) – für ein ganzes Jahr erwirtschaftet er also einen Umsatz von 160 000 Euro.

»Um mehr zu verdienen, muss ich einfach so viele Tätigkeiten wie möglich abrechnen; am Ende des Quartals habe ich dann nicht nur eine Million Punkte zusammen, sondern zwei Millionen und verdiene damit das Doppelte« war bei vielen die Schlussfolgerung dieses Abrechnungsmodells. Und tatsächlich hatte Mitte der 1990er Jahre die ärztliche Jagd nach EBM-Punkten innerhalb von nur zwölf Monaten zu einer wundersamen Leistungsvermehrung um 30 bis 40 Prozent geführt. Nur eines hatten die Mediziner nicht bedacht: Rechnen viele Ärzte viele Leistungen ab, so fällt der Punktwert, und am Ende des Quartals hat der Einzelne weniger Geld zur Verfügung als im vorigen Quartal.

Aus unserem Beispiel:
Im Honorartopf befinden sich 700 Millionen Euro (= Gesamtvergütung). Statt der 175 Millionen Punkte kommen jetzt 400 Millionen Punkte zusammen. 700 Millionen Euro dividiert durch 400 Millionen Punkte ergibt einen Punktwert von 1,75 Cent – also knapp die Hälfte des oben genannten Punktwerts von vier Cent. Selbst wenn er statt einer Million Punkte jetzt zwei Millionen Punkte abrechnet, käme der Arzt auf einen Quartalsumsatz von 35 000 Euro, also 5000 Euro weniger als bei einem Punktwert von vier Cent.

Scheinbar logische Konsequenz: Noch mehr Punkte abrechnen. Wie ein Hamster im Laufrad sich müht, der Tretmühle zu entfliehen, versuchte auch der Arzt, durch immer mehr abgerechnete Tätigkeiten an immer mehr Geld zu kommen – eine Spirale ohne Ende. Sie führte dazu, dass der Punktwert im Gegenzug von neun Pfennig im Jahr 1992 auf 6,7 Pfennig im Jahr 1996 abrutschte und sich schließlich bei durchschnittlich 3,72 Cent im Jahr 1998[19] einpendelte. Heute liegt er je nach Bundesgebiet zwischen drei und fünf Cent.

Die Ärzte rechneten also zu viele Leistungen ab – der Punktwert drohte ins Bodenlose zu fallen. Um dieser Entwicklung entgegen zu wirken, kamen Politiker, Ärztevertreter und Gesundheitsökonomen auf eine Idee: Sie legten von vornherein die Gesamtpunktzahl pro Praxis fest. Das geistige Kind, das nun geboren war, erhielt den Namen »Fallpunktzahl« und zog als Praxisbudget[20] ab 1. Juli 1997 in die Buchführung ein. Die Fallpunktzahl war eine Art Demarkationslinie; überwand der Arzt sie, blieben die darüber hinaus abgerechneten Punkte unberücksichtigt. Ein Beispiel:

Die hausärztliche Internistin Dr. M. betreut in ihrer Praxis 1100 gesetzlich krankenversicherte Arbeitnehmer und deren Angehörige sowie 450 Rentner. Für jeden Rentner stehen ihr laut Budget 1000 Punkte zu; für jeden anderen Pflichtversicherten 800 Punkte. Das Punktekonto der Ärztin, ihr Praxisbudget, beträgt also insgesamt 1 330 000 Punkte (1100 x 800 + 450 x 1000 = 1 330 000). Beträgt der Punktwert für das abgerechnete Quartal vier Cent, erwirtschaftete Dr. M. innerhalb von drei Monaten einen Umsatz von 53 200 Euro (Jahresumsatz: 212 800 Euro).

Tabelle 1 zeigt, dass einem praktischen Arzt ein anderes Budget zugeordnet wurde als beispielsweise einem Nerven- oder einem Augenarzt.

Tabelle 1: Beispiele für Fallpunktzahlen (Praxisbudget) je Behandlungsfall und Quartal aus 2001

Vertragsarztgruppe	Versichertengruppe		
	Beitragszahler	Mitversicherte	Rentner
Allgemeinärzte, Praktische Ärzte	760	585	1175
Anästhesisten	1520	1535	1475
Augenärzte	580	485	710
Chirurgen	675	650	750
Frauenärzte	415	420	395
Hautärzte	430	415	480
HNO-Ärzte	740	745	725
Hausärztl. Internisten	805	655	1035
Hausärztl. Kinderärzte	675	675	675
Nervenärzte	1280	1300	1250
Psychiater, Ärzte für Psychotherapie	1480	1565	1225
Psychotherapeutisch tätige Vertragsärzte	965	980	940

Quelle: EBM, Dienstauflage der Kassenärztlichen Bundesvereinigung, erschienen im Deutscher Ärzteverlag, Köln, 2001

Der Anschaulichkeit halber bleiben wir bei einem Punktwert von vier Cent. Davon ausgehend erwirtschafteten Praxen, wenn sie von rund 1500 pflichtversicherten Patienten (Beitragszahlern) pro Quartal frequentiert wurden, rein rechnerisch:[21]

Allgemeinärzte, praktische Ärzte	760 Punkte x 4 Cent x 1500 = 45 600 Euro/Quartal
Anästhesisten	1520 Punkte x 4 Cent x 1500 = 91 200 Euro/Quartal
Augenärzte	580 Punkte x 4 Cent x 1500 = 34 800 Euro/Quartal
Chirurgen	675 Punkte x 4 Cent x 1500 = 40 500 Euro/Quartal
Frauenärzte	415 Punkte x 4 Cent x 1500 = 24 900 Euro/Quartal
Hautärzte	430 Punkte x 4 Cent x 1500 = 25 800 Euro/Quartal
HNO-Ärzte	740 Punkte x 4 Cent x 1500 = 44 400 Euro/Quartal
Hausärztl. Internisten	805 Punkte x 4 Cent x 1500 = 48 300 Euro/Quartal
Hausärztl. Kinderärzte	675 Punkte x 4 Cent x 1500 = 40 500 Euro/Quartal

Dr. M. aus unserem Beispiel hat allerdings ein Problem: Rentner E. ist schwer krank; sie muss ihn mehrmals im Quartal zu Hause aufsuchen. Besorgt um ihr Budget, beginnt die Ärztin zu rechnen.

Der Rentner beschert ihrem Punktekonto 1000 Punkte für ein Vierteljahr. Ein einziger Hausbesuch kostet sie 400 Punkte, die zugehörige Konsultationsgebühr 50 Punkte. Da sie Herrn E. jede Woche im Quartal einen Hausbesuch abstatten muss, ergibt sich ein Defizit von 5400 Punkten (450x13=5850). Rechnet sie überdies noch eine Untersuchung (Ganzkörperstatus) ab, die mit 320 Punkten zu Buche schlägt, sowie die zugehörige Erörterung, die mit 300 Punkten belegt ist, hat sie allein für diesen Rentner 6470 Punkte »verbraucht« – gutgeschrieben sind ihr jedoch nur die oben erwähnten 1000 Punkte. So ergibt sich ein sattes Minus auf ihrem Punktekonto von 5470 Punkten, die sie wieder auszugleichen sucht. Das kann sie tun, indem sie fünf kerngesunde Alte akquiriert (5470:1000 = rund 5) – denn die rüstigen Greise bringen ihr jeweils 1000 Punkte, ohne ihr Budget zu belasten.

Im Praxisalltag allerdings müssen Ärzte schon längst nicht mehr über ihre Abrechnungen grübeln, das übernehmen potente EDV-Programme. Sie bestimmen die optimale Verteilung der Punkte und geben Hinweise, wo der Arzt noch Luft hat. Das Raffinierte – und zugleich völlig Unsinnige – an diesen Rechnereien: Selbst wenn die Behandlung eines Patienten nur 100 Punkte vom Punktekonto des Arztes in Anspruch nahm, war er für ihn die volle Summe wert; der Mediziner sparte die Differenz einfach für den nächsten Kranken auf, selbst wenn das zusätzliche EKG, die Blutentnahme, das Abtasten der Lymphknoten oder welche ärztliche Verrichtung auch immer gar nicht nötig gewesen wäre.

Von dieser Warte aus gesehen, kann man das Korsett Praxisbudget weniger als ökonomisches Desaster für die Ärzte begreifen, sondern vielmehr als Garant für ein gesichertes Einkommen.

Jenseits von Wahrheit und Moral nährten viele Ärzte das Gerücht von den nichtbezahlten Kassenleistungen. Ihnen ging es allein um die Vergütung solcher Tätigkeiten, die sie über ihr Punkteguthaben hinaus abgerechnet hatten. Die Patienten wurden als Mittel zum Zweck missbraucht: Indem sie ihnen suggerierten, die Krankenkassen knauserten, wollten die Ärzte nichts anderes als ihren ganz persönlichen Kampf um klingelnde Kassen in die Arena der großen Politik transferieren. Die Vorstellung, das 70-Millionen-Volk unzufriedener Kassenpatienten würde im Erfolgsfall die Daumen senken, war ungemein reizvoll.

Als Antwort auf den vermeintlichen Kassengeiz griffen überall im Land Ärzte zu einem ungesetzlichen Mittel: Sie wiesen Hilfesuchende mit Hinweis auf ihr überzogenes Budget zurück, behandelten Kranke auf »Sparflamme« oder vertrösteten sie aufs nächste Quartal. Der Standpunkt des Gesetzgebers[22] dazu ist eindeutig:

> »Der Vertragsarzt darf einem Patienten nicht unter Hinweis auf bestimmte Vergütungs- oder Mengensteuerungsregelungen die Erbringung von medizinisch notwendigen ärztlichen Leistungen verweigern … Versicherte, die der Auffassung sind, dass ihnen medizinisch notwendige Behandlungen vorenthalten werden, können sich an ihre Krankenkasse wenden. Sie können sich auch unmittelbar an die für die jeweilige Kassen(zahn)ärztliche Vereinigung zuständige Aufsichtsbehörde wenden…«[23]

Es gab neben dem finanziellen noch einen weiteren Aspekt beim Thema Budget, der wahrscheinlich schwerer wog – obwohl ihm die Öffentlichkeit weit weniger Aufmerksamkeit schenkte. Überschritten Ärzte nämlich ihr Punktesoll um einen bestimmten Wert (dieser lag in Abhängigkeit von der jeweiligen Region zwischen zehn und zwanzig Prozent über dem zugrunde gelegten Budget), drohte sie der Argusblick ihrer Kassenärztlichen Vereinigung zu treffen. In diesem Fall müssten sie Rapport ablegen und das Zuviel rechtfertigen, ein Vorgang, bei dem eventuelle Gaunereien mit fingierten Patientenzahlen durchaus auffliegen konnten (siehe Beispiele Abrechnungsbetrug).

Auch beim Thema Gleichbehandlung der Praxen spielten Mediziner nicht immer mit offenen Karten. Regelmäßig wurde der Vorwurf laut, das Budget belaste vor allem solche Praxen, die viele Schwerkranke wie beispielsweise Schmerz- oder Parkinson-Patienten betreuen. Der Sturm der Entrüstung täuschte allerdings darüber hinweg, dass es außerhalb des Budgets durchaus Mittel und Wege gab, die Schere zwischen Erfordernis und Entgelt zu schließen. Denn das ärztliche Gesamthonorar wurde nicht allein über das Praxisbudget bestimmt. Für zehn Prozent dessen, was der Arzt insgesamt tat, standen ihm zusätzliche Töpfe zur Verfügung, die so genannten Zusatzbudgets. Um sie in Anspruch nehmen zu können, musste er entweder eine besondere Qualifikation vorweisen oder es musste ein »besonderer Versorgungsbedarf« bestehen. Der restliche, rund 20 Prozent des Honorarvolumens umfassende Bereich ärztlicher Kunst war nicht budgetiert. Was Zusatzbudgets sind und wie der Arzt auch für »nicht budgetierte« Tätigkeiten Geld bekommt, erläutern wir in den folgenden Abschnitten.

Zusammensetzung des ärztlichen Gesamthonorars:
Gesamthonorar = 70 Prozent aus budgetierten Leistungen + 10 Prozent aus Zusatzbudgets + 20 Prozent aus nicht budgetierten Leistungen

Für Praxen, die viele Schwerkranke oder einen übermäßig hohen Anteil pflegeintensiver Rentner betreuen müssen, wurden Ausnahmeregelungen geschaffen, die eine solche objektive Benachteiligung gegenüber anderen »Durchschnittspraxen« auffangen sollen. Sie sind als Praxisbesonderheiten gekennzeichnet. Hierzu zählen unter anderem solche Praxen, die Patienten mit Niereninsuffizienz, mit Multipler Sklerose, mit Hepatitis B oder C, mit Morbus Gaucher, mit Mukoviszidose, mit HIV, mit Krebs oder mit Kollagenosen betreuen.

Die Praxisbudgets wurden 2003 abgeschafft, eine Budgetierung für ärztliche Leistungen gibt es aber nach wie vor. Auch hat sich an der Berechnungsweise des ärztlichen Gesamthonorars bislang nichts Grundlegendes geändert. Wenn im Jahr 2005 der neue EBM 2000 plus in Kraft tritt, sollen so genannte Regelleistungsvolumina (RLV) verhindern, dass der Arzt zu viele Tätigkeiten abrechnet: Der Arzt bekommt von vornherein eine bestimmte Leistungsmenge mit einem festen Punktwert bezahlt. Was er darüber hinaus abrechnet, wird mit einem sich verändernden Punktwert vergütet.

Es gibt auch Therapiemaßnahmen, die der Arzt außerhalb seiner üblichen Tätigkeit durchführt und die einer Vorab-Zustimmung der jeweiligen Kassenärztlichen Vereinigung bedürfen. Sie sind erst nach ihrer Genehmigung abrechnungsfähig. Ist sich der Arzt im Unklaren, kann er Rücksprache mit seiner zuständigen KV halten. Beispielsweise ist für den Einzugsbereich der Kassenärztlichen Vereinigung Nordrhein die Schulung und Betreuung von Diabetikern genehmigungspflichtig.

»Ohne Preis kein Fleiß« – so mag mancher Abrechnungsakrobat seufzen, wenn er an die vielen Handreichungen denkt, die der medizinische Fortschritt zulässt und die die Krankenkassen nicht in ihren Leistungskatalog aufgenommen haben. Dazu zählen unter anderem Schutzimpfungen, Verbandmaterial, Schul-, Reihen-, Einstellungs- oder Tauglichkeitsbescheinigungen, Bescheinigungen für Arbeitgeber und Behörden sowie spezielle Therapien für Diabetes, Krebsnachsorge oder Asthma. Dass diese Leistungen als »nicht abrechenbar« eingestuft sind, bedeutet aber nicht zwangsläufig, dass der Arzt aus reiner Menschenliebe agieren und Lohnverzicht üben muss. Im Gegenteil. Für viele Tätigkeiten kann er privat kassieren, zum Beispiel:

- für so genannte »individuelle Gesundheitsleistungen (IGeL)« (siehe weiter unten);
- Gesundheitsbescheinigungen stellt er entweder gegen Barzahlung aus, oder er schreibt eine Privat-Rechnung nach der Gebührenordnung für Ärzte (GOÄ). Die GOÄ bietet einen weiten Spielraum für privatärztlich abrechenbare Handgriffe. Je nach Praxis können 20 Prozent der Gesamteinnahmen und mehr aus Privatliquidationen resultieren (siehe folgenden Abschnitt über die Abrechnung bei Privatversicherten).
- Kassenärztlichen Vereinigungen (KV) und Krankenkassen haben außerhalb des EBM-Katalogs Sonderverträge für Spezialtherapien ausgehandelt. Schutzimpfungen[24] sind ein Beispiel. Deren Vergütung hängt vom Verhandlungsgeschick der jeweiligen KV ab; je geistreicher sie feilscht, desto höhere Beträge winken dem impfenden Arzt. Beispielsweise erhält ein Stuttgarter Mediziner von der AOK Baden-Württemberg für eine Ein- bis Fünffachimpfung 7,67 Euro und für eine Sechsfachimpfung 13,78 Euro. Ein Trierer Arzt bekommt für eine Einfachimpfung gegen Diphtherie von der AOK 6,70 Euro, für eine Dreifachimpfung 9,70 Euro und für eine Fünffachimpfung 14,20 Euro.[25] Er wird wohl eher dazu tendieren, seinem Patienten eine Dreifachimpfung anzuraten – in diesem Fall würde er rund 2,20 Euro pro Patient mehr verdienen als sein Stuttgarter Kollege.
- Vakzine, Verbände und Pflaster, Mulltücher und ähnliche Materialien muss ein Praxisinhaber nicht aus eigener Tasche bezahlen. Dieser so genannte Sprechstundenbedarf[26] wird über den Apotheker direkt mit der Kasse abgerechnet. Kostenträger ist meist eine bestimmte Krankenkasse in der Region. Welche das ist, regeln die Kassen unter sich. Und so geht der Arzt vor: Per Formular – das kann je nach KV entweder ein gesonderter Vordruck oder ein Rezept sein – ordert er eine bestimmte Art an Sprechstundenbedarf in der Regel einmal pro Quartal bei einem Lieferanten seiner Wahl. Die Bezugsmenge soll sich am Bedarf für ein Vierteljahr orientieren, so wollen es die Kassen.

Woher der Arzt den jeweiligen Sprechstundenbedarf bezieht, regelt das Arzneimittelgesetz. So dürfen alle Arzneimittel mit Wirkstoffen, Ampullen oder Impfstoffe nur über Apotheken eingekauft werden. Verbandsstoffe hingegen darf der Arzt auch direkt vom Verbandsstoffgroßhändler oder aus dem Sanitätshaus beziehen.

Privatpatienten lassen die Kasse klingeln

Privat Versicherte sind die Könige unter den Patienten, sie können sich vom Chefarzt behandeln und die neuesten der innovativen Therapien angedeihen lassen. Ein Privatpatient ist eben ein besserer Kranker. Das ist im Allgemeinen das Bild, das sich gesetzlich Krankenversicherte von ihren privilegierten Mitpatienten machen. Oft sieht die Realität jedoch anders aus. Wohl dürfen Privatpatienten in den Ledersesseln der Klinikchefs Platz nehmen – liegen sie aber erst einmal im OP, werkeln in vielen Fällen nicht die Oberhäupter, sondern deren Gefolgsleute zum selben Preis, versteht sich.

Immerhin geben die privaten Krankenversicherer jährlich mindestens 1,75 Milliarden Euro für Chefarzthonorare aus. Das sind fast 40 Prozent ihrer Ausgaben für die Behandlung im Krankenhaus und 14 Prozent ihrer gesamten Leistungsausgaben. Ins Gerede sind vor allem Chef-Anästhesisten gekommen, die regelmäßig privat liquidierten und ebenso regelmäßig die Patienten gar nicht selbst in die Narkose schickten. In solchen Fällen prangt zwar der Name des Chefs unter den Operationsprotokollen, aber kein Mitglied des OP-Teams hat seinen Vorgesetzten auch nur eine Minute lang gesehen, während der Patient unterm Messer lag.

Im alltäglichen, ambulanten Praxisgeschäft sind Privatpatienten[27] nicht weniger gern gesehen, werden häufig aber auch nicht anders behandelt als Kassenpatienten. Auf den ersten Blick erscheint das auch logisch: Eine Blutabnahme ist eine Blutabnahme; ob nun ein privat oder ein gesetzlich Versicherter zur Ader gelassen wird – der Aufwand ist der Gleiche.[28] Grundlage für die Abrechnung bildet bei privatärztlicher Arbeit allerdings die »Gebührenordnung für Ärzte« (GOÄ) beziehungsweise beim Zahnarztbesuch die »Gebührenordnung für Zahnärzte« (GOZ).[29] Diese Gebührenordnungen haben nichts mit dem EBM-System zu tun; es handelt sich um separate Bestimmungen, nach denen entweder ein Mitarbeiter des Arztes die Rechnung direkt an den Patienten stellt oder eine der bundesweit 45 Geschäftsstellen des Verbandes der Privatärztlichen Verrechnungsstellen (PVS).

In der Gebührenordnung sind, ganz ähnlich wie bei den EBM-Katalogen, ärztliche Tätigkeiten aufgelistet und Ziffern zugeordnet. Im Gegensatz zum EBM kann man aber direkt aus der Gebührenordnung[30] die Euro-Beträge herauslesen, die der (Zahn-)Arzt für die jeweilige Leistung erhält. Der »Einfachsatz« (1,0 bis 2,3facher Satz) gilt für Leistungen, die mit keinerlei Schwierigkeiten ausgeführt oder mit geringem Zeitaufwand erledigt werden können, alle umständlicheren Behandlungen können mit dem 3,5fachen Satz (und in Einzelfällen darüber hinaus) abgerechnet werden. Es liegt im Ermessen des (Zahn-)Arztes, welchen Satz er seiner jeweiligen Tätigkeit zugrunde legt.

Ärztliche Arbeit ist nicht so einfach zu werten, weil nicht nur objektive Faktoren (Symptome wie Durchfall, Fieber oder Schwellung) sondern auch subjektive Aspekte eine Rolle spielen. Die Grenzen zwischen beiden sind fließend; kein Mensch ist wie der andere: Schmerzempfinden, Vorerkrankungen, Erbkrankheiten und chronische Leiden, Medikamente und deren Wechselwirkungen, Gesundheitszustand, Alter, Gewicht, Lebensgewohnheiten, Psyche, familiäres und soziales Umfeld, Arbeitsbelastung, Kontakt mit gesundheitsschädlichen Stoffen – all das muss der Arzt berücksichtigen und sein weiteres Vorgehen planen. Wie aber soll ein medizinischer Laie einschätzen können, welche ärztliche Verrichtung überflüssig, welche notwendig ist? Im Allgemeinen vertraut auch ein Privatpatient blind. Selten wird er sich feierabends in ein stilles Eckchen zurückziehen, um, bewaffnet mit GOÄ oder GOZ, über seiner Rechnung zu brüten. Eher wird er die Fachtermini und die zugeordneten Summen überfliegen und achselzuckend den Überweisungsschein ausfüllen. Nur besonders dreiste Manipulationen fallen auf.

Gesetzlich vorgeschrieben ist, dass der (Zahn-)Arzt jede einzelne Behandlung hinsichtlich der Gebühren neu überdenkt. Unzulässig ist auch die *generelle Anwendung* eines einheitlichen, an den durchschnittlichen Erfahrungssätzen orientierten Steigerungssatzes – eine Farce, wie die Erfahrung zeigt. Denn was der Gesetzgeber ursprünglich aus »Gründen des Verbraucherschutzes« eingebracht hatte, gilt mittlerweile als Standardtarif: Ihren Privatpatienten berechnen Ärzte wie Zahnärzte oft mindestens den 2,3fachen Satz, obwohl sie durchaus einen niedrigeren wählen könnten. Den Trumpf des Ermessensspielraums reizen gierige Mediziner dabei gerne aus. Wie leicht finden sich »außergewöhnliche« Umstände, Schwierigkeiten, die einen Steigerungsfaktor rechtfertigen, der beim 3,5fachen und einem noch höheren Satz liegt.[31] Die erforderliche Begründung für das kräftige Zulangen ist schnell geschrieben. Derzeit kassieren allein Zahnärzte in 30 Prozent aller Privatrechnungen einen höheren als den 2,3fachen Satz.[32]

EBM und GOÄ/GOZ seien überhaupt nicht vergleichbar, behaupten die Kassenärztliche und Kassenzahnärztliche Bundesvereinigung auf Anfrage.[33] Eine Halbwahrheit, wie die Gegenüberstellung belegt (siehe Beispiel 1). Zwar sind die Leistungen, die in EBM und Gebührenordnung für Ärzte bzw. für Zahnärzte (GOÄ/GOZ) aufgeführt sind, im Wortlaut nicht identisch. Aber die einzelnen Tätigkeiten finden ihren Niederschlag in beiden Katalogen.

Beispiel 1: Abrechnung des Gesprächs mit dem Arzt, Vergleich zwischen EBM (BMÄ) und GOÄ

EBM:

Leistung	EBM-Ziffer	Punkte
Therapeutisches hausärztliches Gespräch	10	300

Legt man einen durchschnittlichen Punktwert von 3,5 Cent zugrunde, bekommt der Arzt für dieses Gespräch (3,5 Cent x 300 Punkte) 10,50 Euro.

GOÄ:

Ähnliche bzw. analoge Leistungen laut GOÄ sind:

Leistung	GOÄ-Ziffer	1fach	Faktor 1,7	Faktor 2,3	Faktor 3,5
Eingehende, das gewöhnl. Maß übersteigende Beratung (einmal pro Behandlungsfall berechnungsfähig)	3	8,74	14,86	20,11	30,60
oder					
Erhebung der Fremd-Anamnese über einen Kranken (einmal pro Behandlungsfall berechnungsfähig)	4	12,82	21,80	29,49	44,88
oder					
Einleitung und Koord. flankierender therap. und sozialer Maßnahmen (einmal pro Jahr abrechenbar)	15	17,49	29,73	40,22	61,20
oder					
Erörterung der Auswirkungen einer Erkrankung auf die Lebensgestaltung in Zusammenhang mit einer lebensverändernden oder lebensbedrohenden Erkrankung (zweimal innerhalb eines halben Jahres berechnungsfähig)	34	17,49	29,73	40,22	61,20
oder					
GOÄ-Ziffern 804 oder 817.					

In unserem Beispiel verdient ein Arzt, wenn er nach EBM-Ziffer 10 abrechnet, und einen durchschnittlichen Punktwert von 3,5 Cent vorausgesetzt, pro Gespräch 10,50 Euro. Die gleiche Leistung brächte ihm, nach dem einfachen Satz der GOÄ-Kennzahl 3 berechnet, 8,74 ein – ein hypothetischer Wert. In Wirklichkeit kassiert er den 2,3fachen Satz, 20,11 Euro – also schon fast doppelt so viel wie für einen Kassenpatienten.

Ein zweites Beispiel macht den finanziellen Unterschied noch deutlicher. Nimmt der Arzt Blut bei einem Kassenpatienten ab, erhält er dafür 3,50 Euro; bei einem selbst zahlenden Patienten bringt ihm der gleiche Stich 8,04 Euro ein (2,3facher Satz) – ein absolut legaler Vorgang. »Konsequenz der Methodik ist, dass der Arzt für dieselbe Behandlung ein höheres Entgelt erhält«,[34] schreibt pkvonline.com, ein bundesweit tätiges Serviceunternehmen mit dem Schwerpunkt der Vermittlung privater Krankenversicherungen, auf seinen Internet-Seiten.

Beispiel 2: Abrechnung einer Blutentnahme nach EBM und GOÄ

EBM (BMÄ)

Leistung	Kennziffer	Punkte
Blutentnahme durch Arterienpunktion	251	100

Legt man einen Punktwert von 3,5 Cent zugrunde, ergibt sich ein Betrag von 3,50 Euro pro Blutentnahme.

GOÄ

Leistung	Kennziffer	1fach	Faktor 1,7	Faktor 2,3	Faktor 3,5
Blutentnahme mittels Spritze oder Kanüle aus der Arterie	251	3,50	5,95	8,04	12,24

Dennoch: Die Privatliquidation scheint wenig lohnend, die wachsenden Ansprüche zu befriedigen. Sämtliche Quellen, die rechtens und aufgrund der Berufsordnung gedeckt sind, sind bereits ausgeschöpft – jetzt geht es um neue Methoden. »Ärzte sind per se keine besseren Menschen«, urteilt Dr. Arne Schäffler von der Anti-Korruptionsorganisation Transparency International, und die privaten Versicherer geben ihm Recht. Neben Vertretern der Kassen(zahn)ärztlichen Vereinigungen und Krankenkassen hatten auch sie auf dem Kongress »Aufklärung von Abrechnungsmissbrauch« der IIR Deutschland GmbH[35] Stellung bezogen. »Bei uns betrügen zwar viele Versicherungsnehmer«, resümierte ein in der Prüfung tätiger DKV-Mitarbeiter,[36] »aber die Ärzte betrügen lukrativer«. Sie fälschen ihre Rechnungen, in dem sie kleinere Positionen erdichten – »das läppert sich«. Der DKV-Prüfer schätzt, dass in 80 Prozent aller Privatrechnungen von Zahnärzten die Behandlungsdaten nicht stimmen. Für die, die es darauf anlegen, verkörpert die Private Krankenversicherung ebenso wie die Gesetzliche einen Selbstbedienungsladen. Die Bereitschaft, auf Kosten des Systems zu betrügen, ist so groß, dass Privatversicherer sogar in betriebswirtschaftliche Turbulenzen geraten. Auch übermächtige Privatversicherer wie die AXA Konzern AG, ein weltweit agierender Gigant unter den Versicherungs- und Finanzdienstleistern, sieht »enormen Handlungsdruck«. »Wenn wir die Dunkelziffer kennen würden, würden wir frustriert unseren Job aufgeben«, scherzte ein AXA-Mitarbeiter[37], »es gibt so viele schwarze Schafe, dass ich jeden Tag meines Lebens allein damit beschäftigt wäre – ohne Wochenenden und ohne in Rente zu gehen.«

IGeL auf dem Vormarsch

Was sich in der Medizin hinter dem scheinbar harmlosen Begriff des »IGeLns« verbirgt, ist bereits ein feststehender Begriff im Gesundheitswesen und Synonym für ein ausgeklügeltes System des Geldverdienens, das für den Patienten selten durchschaubar ist: die »individuellen Gesundheitsleistungen« (IGeL). Arzt zu sein bedeutet nämlich schon längst nicht mehr nur Krankengeschichten erheben, Diagnosen stellen, Behandlungen anordnen, Therapeutika verschreiben und Befunde formulieren. Der Arzt von heute ist mehr Medizinmanager, ein Ökonom im weißen Kittel – und das wird er in Zukunft umso mehr, wie zunehmend Leistungen aus dem Katalog der Gesetzlichen Krankenversicherung (GKV) ausgegliedert werden, die Beitragszahler immer mehr in die Pflicht individueller Gesunderhaltung genommen werden und der medizinische Fortschritt steigt.

Obwohl in seiner Ausbildung betriebswirtschaftliche Fragen keine Rolle gespielt haben, muss der Arzt als Praxisinhaber Kredite aushandeln, Kosten berechnen und Bilanzen aufstellen, kurz: Er muss kalkulieren können. Von seinen Fähigkeiten ist letztlich seine Rendite abhängig, das, was ihm zum Leben bleibt. Während im Reich der Mitte der Arzt erst dann sein Honorar erhielt, wenn ein Kranker genesen war, ist es heutzutage umgekehrt. Denn ein geheilter Patient ist ein verlorener Kunde; Behandeln bringt Umsatz, nicht das Kurieren.[38]

Als Antwort auf die Änderungen im System der Gesetzlichen Krankenversicherung haben die Ärzte 2004 auf ihrem 107. Ärztetag in Bremen faktisch über Nacht die Grundsätze des ärztlichen Berufsrechts aufgehoben. Quasi ab sofort gestattet es jede neue Form unternehmerischer Aktivitäten und Kooperationsformen. Selbst eine Kapitalgesellschaft zu bilden, steht den Medizinern frei. Hinter der Entscheidung steckt die Befürchtung der Standesvertreter, nicht mehr für ihre Klientel sorgen zu können. Seit einem Jahr ist darüber hinaus das Werbeverbot, das dem Arzt bislang untersagte, direkt auf Kundenfang zu gehen, aufgehoben. Der *SchadeBrief*,[39] ein Informationsblatt der Medical Marketing Management Consult (M^{3}C), rät

- zur »Konzentration ... auf gut bezahlte, existenzielle, schwere Krankheitsbilder im Bereich Gesetzliche Krankenversicherung (GKV) und Private Krankenversicherung (PKV). Allerdings betrifft das leider nur 20 Prozent der Patienten, die insoweit als krank zu bezeichnen sind...« und: »Statt mehrere, chronische Krankheitsbilder mit kleinen Patientenmengen zu behandeln«, sollte der Arzt »eine große Menge gleichartigen Patientengutes« akquirieren.

- »Eine weitere Entscheidung muss dahingehend getroffen werden, mit welchen genau definierten, kaufkräftigen und kaufbereiten Zielgruppen von Patienten, mit welchen Wertstrukturen, Geschlecht, Alter, Beruf, Hobbys die Praxis eine nachhaltige Dauerbeziehung kurativ und präventiv aufnehmen will…«

Im Prinzip ist die Änderung der bisherigen Rahmenbedingungen für die Freiberuflichkeit des Arztes nicht mehr als ein Hintertürchen, durch das Niedergelassene ihre GKV- und PKV-Patienten schon seit langem herein bitten. »IGeLn« ist im Praxisalltag etabliert. »Individuelle Gesundheitsleistungen« beginnen dort, wo die Leistungspflicht der Gesetzlichen Krankenversicherung aufhört. Denn die Kassen sind an das Wirtschaftlichkeitsgebot nach § 12 Sozialgesetzbuch V gebunden. Sie übernehmen nur Leistungen, die das Maß des Notwendigen nicht überschreiten. Diese Definition trifft auf IGeL-Leistungen nicht zu – sie sind für das Wohl des Patienten nicht zwingend erforderlich. Im Jahr 1998 hat die Kassenärztliche Bundesvereinigung (KBV) ihr Konzept zu Individuellen Gesundheitsleistungen vorgelegt. Demnach sollen Ärzte gegen private Bezahlung[40] Leistungen anbieten, die entweder vom Patienten nachgefragt werden oder »ärztlich empfehlenswert« oder »zumindest ärztlich vertretbar« sind.

Aus diesem Grund sind sie in manchen Praxen ganz gern gesehen, die Patienten mit den zahllosen Zipperlein, die bei genauer Betrachtung gar nicht richtig krank, aber auch nicht richtig gesund sind. Krankheit oder »gestörtes Wohlbefinden« ist nicht mehr als ein Informationsdefizit. Aus rein betriebswirtschaftlicher Sicht müsste sich ein Arzt eigentlich freuen, dass der Durchschnittsmensch so unvernünftig lebt, dass er Lastern wie Völlerei, Alkohol und Rauchen frönt, sich viel zu selten bewegt und nicht allzu viel Wert auf die Pflege seiner Zähne legt. Das Unwohlsein ernährt den Arzt – und nicht nur den Heilpraktiker, wie viele meinen. Gesundheitsprodukte und Wellnessangebote boomen in einer Zeit, in der das Gros der Bevölkerung auf nichts verzichten, seine Lebensweise nicht ändern, aber dennoch gesund, fit, potent und schön bleiben will, bis ins hohe Alter.

Konsequent »kaufbereite« Neukunden zu gewinnen, ist das Ziel des IGeL-Engagements, clevere Strategien sind der sichere Weg zu mehr Umsatz. Dazu kann der Arzt bestimmte Dienstleistungen zu privatrechtlichen Konditionen anbieten oder verschreiben.

Seit langem haben sich Unternehmensberatungen auf das lukrative Geschäft mit Arzt- und Zahnarztpraxen spezialisiert. Sie bieten Workshops und Tagungen an, auf denen das betriebswirtschaftliche Denken und Handeln der Mediziner den letzten Schliff bekommt. Dialog-Vorschläge sollen dem Unbedarfteren helfen, sich dem potenziellen Kunden mit Bedacht, aber stringent zu nähern:

> »Lieber Patient,
> nach den Gesprächen, die wir geführt haben, möchte ich Ihnen kurz – außerhalb der Kassenpraxis – dies als Anregung mit auf den Weg geben. Es ist ein individueller Vorschlag, den ich Ihnen hier auf Rezept ausdrucke. Es ist eine freiwillige Zusatzmaßnahme, die nur dann gilt, wenn Sie etwas zusätzlich für Ihre Gesundheit tun wollen. Sie können … auch einmal testen im Wert von … Wenn Sie mehr interessiert und wenn Sie sparen wollen, dann sprechen Sie bitte die Mitarbeiterin … an.«[41]

Damit »die Mitarbeiterin« entsprechend motiviert das aufklärende Gespräch mit dem Patienten führt, sei es ratsam, sie nach dem »Tandem-Prinzip« am Gewinn zu beteiligen: Ca. zehn Prozent des IGeL-Umsatzes sollte der Arzt schon für sie erübrigen:

> »Haben wir drei Mitarbeiter, von denen eine volltags arbeitet und zwei halbtags, ergibt sich eine Verteilung wie folgt:
> Von der jeweiligen Geldsumme, beispielsweise 1500 Euro im Monat erhält die Volltags-Mitarbeiterin 750 Euro. Die Restsumme teilen sich die beiden Halbtags-Mitarbeiterinnen.«[42]

Es liegt in der Natur der Sache, dass der Patient nicht auseinander dividieren kann, wann der Arzt »igelt« und wann er seiner Pflicht nachkommt – wo Kassenleistungen aufhören und wo IGeL-Leistungen anfangen. Irritationen sind die Folge, im schlimmsten Fall leidet das Vertrauensverhältnis zwischen dem Kranken und seinem Arzt. Wie auch soll ein medizinischer Laie beurteilen können, was angeblich gut, was schlecht für ihn ist? Gewinnt er nicht den Eindruck, ihm werde ein bekömmliches Stück Medizin nur dann serviert, wenn er es selbst bezahlt, während ihn die Kassen mit einem Knochen abspeisen?

Die medizinische Plausibilität bleibt daher oft auf der Strecke, denn eine Maßnahme wird nicht dadurch sinnvoller, dass sie privat abgerechnet wird. IGeLn dient in erster Linie dem finanziellen Eigeninteresse des Arztes und erst in zweiter Linie der Gesundheit des Patienten. IGeLn ist in vielen Fällen Luxusmedizin, die nicht nur den Patienten, sondern letztlich auch den Arzt teuer zu stehen kommen kann: Wenn nämlich der (versprochene) Erfolg ausbleibt. Der Verlust von Vertrauen, das bekanntlich einen wesentlichen Faktor für den Heilerfolg darstellt, ist für beide Seiten schwer zu verschmerzen.

Um dem zu begegnen, haben einige Ärztevertretungen Kataloge erarbeitet, in denen sie die ihrer Meinung nach medizinisch sinnvollen IGeL-Leistungen auflisten. So empfehlen beispielsweise die Ärztekammer Niedersachsen (ÄKN) und die Kassenärztliche Vereinigung Niedersachsen (KVN) unter dem Vorbehalt, dass »Negativäußerungen über den Leistungsumfang der Gesetzlichen Krankenversicherung in diesem Zusammenhang unzulässig sind und unterbleiben müssen«, eine separate IGeL-Sprechstunde einzuführen, damit der Patient unterscheiden kann, wann er den Vertragsarzt und wann den IGeL-Arzt konsultiert. Nur so sei eine »klare Trennung« möglich. Solche Maßnahmen zur individuellen Gesundheitsvorsorge sind KVN und ÄKN zufolge u.a. die Lungenfunktionsprüfung, der Hirnleistungscheck zur Früherkennung von Demenzen oder die Untersuchung zur Früherkennung von Schwachsichtigkeit und Schielen bei Klein- und Vorschulkindern.

Neu ist sicher für viele, dass Vorsorgeuntersuchungen, die nicht im Sozialgesetzbuch V oder in anderen Verträgen vereinbart worden sind, nicht unter die Kassenpflicht fallen. Wenn der Patient also weder Beschwerden hat noch die für die Erkrankung typischen Symptome zeigt, muss er selbst bezahlen. Man mag darüber streiten, inwieweit beispielsweise die Ausgliederung der Hautkrebs-Früherkennung aus dem gesetzlichen Vorsorgeprogramm sinnvoll ist, wenn der Patient die fraglichen Male ohne fremde Hilfe entdecken kann. Auch dass solche Tests wie der des »prostataspezifischen Antigens« (PSA) zum Einschätzen der Prostatakrebsgefahr oder die Mammographie zur Früherkennung des Brustkrebses ohne relevante Risikofaktoren nicht von den Kassen bezahlt werden, ist kaum nachvollziehbar (siehe dazu Kapitel Kassen) und für den Interessenten ein kostspieliges Unterfangen. Immerhin muss er die Behandlung privat nach der Gebührenordnung für Ärzte (GOÄ) berappen.

Quintessenz: Ein Arzt verdient auf rechtmäßigem Weg besonders gut, wenn er
- sein Wartezimmer stets füllen kann,
- viele »gesunde Kranke« oder »kranke Gesunde« behandelt,
- einen festen Patientenstamm hat (Treue versus »Doctor hopping«),
- sich mit abrechnungstechnischen Details sehr gut auskennt (Praxisbesonderheiten, Zusatzbudgets...),
- eine potente Abrechnungssoftware hat, die sein Punkte-Limit bis zur oberen Grenze ausreizt,
- wenig Zeit mit dem Einzelnen verbringt, um den Durchlauf pro Tag zu erhöhen (deshalb auch die Viel-Besprechungszimmer-Praxis),
- Patienten erst im nächsten Quartal bestellt, damit er bestimmte Leistungen, die nur einmal pro Quartal abgerechnet werden dürfen, wieder abrechnen kann (zum Beispiel Ordinationsgebühr),
- seinen Patienten viele IGeL-Leistungen verkaufen kann,
- seinen Pool an Privatpatienten und Selbstzahlern zu erhöhen versteht.

Medikamente: Über Verordnungswut und Verweigerung

Arznei- und Heilmittel[43] darf der Arzt ohne entsprechende Begründung nicht beliebig oft verordnen. Der Ausgabentopf dafür beträgt bundesweit rund 20 Milliarden Euro und wird auf die 23 Kassenärztlichen Vereinigungen aufgeteilt. Um die Ausgaben für den jeweiligen Arzt zu ermessen, werden Durchschnittswerte für die einzelnen

Fachgruppen[44] gebildet: die so genannten Richtgrößen, die Krankenkassen zusammen mit den Kassenärztlichen Vereinigungen vereinbaren. Beispielsweise kann ein Hausarzt theoretisch jedem sich bei ihm vorstellenden Rentner Medikamente und Anwendungen bis zu einem Wert von 120 Euro pro Quartal verschreiben, jedem anderen Patienten von bis zu 30 Euro. Ausgenommen von dieser Richtgrößenregelung sind Mittel für chronisch und Schwerkranke.

Überschreitet der Arzt die für ihn festgelegte Richtgröße und den festgelegten Ermessensspielraum, wird die Kassenärztliche Vereinigung aufmerksam. So kann eine Überschreitung von bis zu fünf Prozent als »Streubreite« gelten; hier hat der Arzt noch nichts zu befürchten. Bei einer bestimmten Prozentzahl, zum Beispiel bei bis zu 15 Prozent, liegt die Beweislast bei der KV, ihn des unwirtschaftlichen Verschreibens zu überführen. Übersteigt der Betrag die Obergrenze um beispielsweise mehr als 20 Prozent, ist es am Arzt, die Mehrausgabe gegenüber seiner Kassenärztlichen Vereinigung zu rechtfertigen. Allerdings kann er dann Praxisbesonderheiten, wie weiter oben beschrieben, geltend machen, die zu höheren Arzneimittelkosten geführt hatten. Andernfalls droht seiner Praxis Regress.

In der Vergangenheit war der Streit um die Verordnung von Arznei- und Heilmitteln immer wieder eskaliert. Vor dem am 1. Januar 2002 in Kraft getretenen Arzneimittelbudgetablösungsgesetz (ABAG) mühte sich der Gesetzgeber, die rasant steigenden Kosten im Bereich der Arznei-, Hilfs- und Verbandmittel in den Griff zu bekommen. Schon seit Jahren beobachteten die Fachleute nämlich mit Besorgnis, wie die Gesetzliche Krankenversicherung immer mehr Geld für Medikamente und Hilfsmittel aufbringen musste. Innerhalb von nur zehn Jahren kletterte der Anteil dieser Kosten von 13,9 auf 17,9 Prozent der Gesamtausgaben. Mit Hilfe eines festen Ausgabenrahmens versuchte man, des Problems Herr zu werden. 1994 trat zum ersten Mal das Budget für Arznei-, Verband- und Hilfsstoffe in Kraft, später, im Juli 1997,[45] wurde es durch Richtgrößen ersetzt und 1999[46] wiederbelebt.

Die Art und Weise des Steuerns und Gegensteuerns in Form von Gesetzen und Gesetzesentwürfen zeigt, wie verstört Politiker auf das Problem reagieren. Sie, deren Aufgabe es eigentlich ist, Übersicht und einen kühlen Kopf zu bewahren, nahmen jedes Mal die Kritik des Medizinkartells zum Anlass, auf ein Neues an den Regelungen herum zu werkeln. Im Spagat zwischen Wählerauftrag, Lobbydruck und Inkompetenz schenkten sie den Ärztevertretern stets ein offenes Ohr. Es ist vor allem die Politik hinter den Kulissen, die bestimmt, was in der Kassenmedizin möglich ist und was nicht. Der »kleine Gesetzgeber«, wie der Gemeinsame Bundesausschuss aus Kassenvertretern und Ärztefunktionären verniedlichend genannt wird, ist der eigentliche »Strippenzieher« innerhalb der Legislative. Er weist die Richtung, in die die Reise gehen soll, er gibt an, wie die Kostendämpfungsgesetze zu exekutieren sind. Und so erkennt der Gesetzgeber häufig erst durch die konkreten Beschlüsse des Bundesausschusses die Tragweite seiner Gesetze (siehe auch Kapitel Politik).[47]

Zumindest theoretisch hatten die Mediziner bis vor zwei Jahren Grund zur Sorge, für das massenhafte Rezepteschreiben belangt zu werden. Wurde nämlich das Budget überschritten, drohte ihnen ein Kollektivregress: Den Differenzbetrag hätten sie aus eigener Tasche zurückzahlen müssen. Jeder Arzt war sozusagen per Gesetz verpflichtet, nach der Devise »einer für alle, alle für einen« für seinen Kollegen gerade zu stehen, auch wenn er selbst wirtschaftlich verschrieben, sein Kollege dagegen Patientenwerbung mit dem Rezeptblock betrieben hatte. Aber wie gesagt: Dieses Damoklesschwert hat in Wirklichkeit nie über den Häuptern der Doktoren geschwebt. Denn trotz erheblicher Überschreitungen hat es in der Praxis nicht einen einzigen Fall gegeben, in dem Ärzte dafür hätten finanziell gerade stehen müssen.[48]

Das ist umso erstaunlicher, als der wirtschaftliche Schaden immens war. Der Arzneimittelreport 2003 belegte die Ausgabenexplosion in diesem Bereich. Demnach war der Umsatz um 6,5 Prozent auf den Rekordwert von 22,7 Milliarden Euro geklettert – eine Milliarde Euro über den Ausgaben für die ärztliche Behandlung und damit nach dem Posten Krankenhäuser zweitgrößter Kostenfaktor.

Dabei hätten es Ärzte in der Hand, durch wirtschaftlicheres Verordnen problemlos 4,1 Milliarden Euro einsparen zu helfen, ohne dass sie Abstriche an der Versorgung ihrer Patienten machen müssten. Denn es gibt Alternativen: preiswertere Generika[49] zum Beispiel. Mit solchen Arzneimitteln allerdings können Pharmahersteller nur vergleichsweise wenig Geld verdienen. Daher lassen gewiefte Unternehmen Präparate patentieren, die in Wirklichkeit keine innovativen Arzneimittel sind, sondern lediglich Altes im neuen Gewand präsentieren (siehe dazu auch Kapitel 3, Pharma). Dafür spannen sie diejenigen Ärzte vor ihren Karren, die sich eher der Industrie als den Patienten verbunden fühlen.

Berechnungen der Kassenärztlichen Bundesvereinigung zufolge hatten noch vor vier Jahren lediglich drei der 23 KV-Bezirke ihre Budgets eingehalten, und zwar Trier, Südwürttemberg und Hessen. In Brandenburg hatte demnach jeder Arzt rein rechnerisch bis Ende November 1999 umgerechnet knapp 25 000 Euro mehr ausgegeben als ihm zustanden, in Mecklenburg-Vorpommern waren es rund 18 300 Euro. Den dritten Platz in der Riege der Vielverschreiber belegten die 4300 Ärzte Nordbadens, die ein Minus von insgesamt 75 Millionen Euro angehäuft hatten – 17 400 Euro pro Kopf.[50] In Berlin, der Stadt, in der nach Hamburg die meisten niedergelassenen Ärzte praktizieren, hätte damals jeder der rund 6000 Vertragsärzte wegen der Budget-Überziehung damit rechnen müssen, 7500 Euro nachzuzahlen, wenn die damalige Bundesgesundheitsministerin Andrea Fischer (Grüne) auf dem gesetzlich festgelegten Kollektivregress bestanden hätte.

Sozusagen prophylaktisch schlugen die Ärzte Alarm. Der frühere Hauptgeschäftsführer der Kassenärztlichen Bundesvereinigung (KBV), Rainer Hess, bezeichnete die Kollektivhaftung als willkürlich, da Ärzte belangt würden, die überhaupt keine Rezepte verschrieben, wie etwa Laborärzte.[51] Der Aufschrei gipfelte in einer Deutschlandpremiere: Mehrere Niedergelassene legten beim Bundesverfassungsgericht in Karlsruhe Verfassungsbeschwerde gegen den drohenden kollektiven Regress ein, unter anderem vier Mediziner aus Mecklenburg-Vorpommern und ein Berliner, dessen Fall[52] für besonders viel Aufmerksamkeit sorgte. Der Internist ging sogar so weit, Kassenpatienten aus Protest Privatrezepte auszustellen und sie aufzufordern, diese bei ihrer Krankenkasse zur Erstattung der Kosten einzureichen, nachdem sie die Medikamente aus eigener Tasche bezahlen mussten.[53] Am 22. Juni 2001 allerdings schmetterte das Bundesverfassungsgericht die Beschwerde mit der Begründung ab, sie habe keine Aussicht auf Erfolg, weil es der Kläger versäumt habe, die Fachgerichte anzurufen. Seitdem die Neuerungen des GKV-Modernisierungsgesetzes (GMG) gelten, dürften sich die Klagen ohnehin erledigt haben.

Viel subtiler war indes die Einflussnahme anderer Ärzte. Mit dem Hinweis, ihr Budget sei erschöpft, verweigerten sie ihren Patienten die ihnen zustehenden Medikamente. Sie rührten sich auch dann nicht, wenn es sich um schwere Erkrankungen handelte, für die es eine eindeutige Standardtherapie gab.[54] Sie handelten wider besseres Wissen – und verstießen sowohl gegen ihre vertragsärztliche als auch ihre berufliche Pflicht. Der einzelne Arzt darf nicht unter Hinweis auf sein Budget oder sonstige Regelungen die Verordnung von medizinisch notwendigen Arznei- oder Heilmitteln verweigern, mahnt das Bundesgesundheitsministerium.[55] »Versicherte, die der Auffassung sind, dass ihnen für medizinisch notwendige Arznei- und Heilmittel eine Verordnung zulasten der Krankenkasse vorenthalten wird, sollten sich an ihre Krankenkasse wenden«, schreibt das BMGS. Demnach hat jede Krankenkasse die Pflicht, einem Verdacht nachzugehen. Laut Sozialgesetzbuch I[56] hat sie gegenüber ihren Versicherten Auskunft zu geben. Dazu kann sie ihrerseits bei der KV im Einzelfall eine Überprüfung des Verordnungsverhaltens des Vertragsarztes veranlassen. Versicherte können sich aber auch unmittelbar an die Aufsichtsbehörde der jeweiligen KV wenden.

War es das, was die Ärzte fürchteten: Ihr gesamtes Verordnungsverhalten prüfen lassen und Einsicht in ihre Bücher gewähren zu müssen?

Dass Ärzte nicht davor zurückschrecken, politische Entscheidungen zu diffamieren und den Patienten Unwahres als wahr zu verkaufen, hat das Bundesministerium für Gesundheit und soziale Sicherung (BMGS) im »Schwarzbuch Gesundheit« dokumentiert. Das »Schwarzbuch«, eine Sammlung teils unglaublicher, teils anmaßender, teils gesetzeswidriger Aktivitäten gegen die »Gesundheitsreform«, war eine Zeitlang über die Homepage des Ministeriums abrufbar. Den Vorwurf des Ministeriums, die Ärzte hätten das öffentliche Klima gegen die Reform »systematisch und wider besseres Wissen vergiftet«, ließ die Ärztelobby nicht lange auf sich sitzen. Sie schoss scharf zurück. Nachdem einige Protestbriefe eingegangen waren, hatte das Ministerium das »Schwarzbuch« zur Überarbeitung kurz von der Seite genommen. Aber auch die neuere Version widersprach dem Kalkül der Lobbyisten. KBV-Chef Manfred Richter-Reichhelm kritisierte den »katastrophalen Umgang« des Ministeriums mit der Ärzteschaft. Die Mediziner würden »missbraucht, um von hausgemachten Problemen abzulenken«.[57] Schließlich gab das Ministerium dem massiven Druck nach und zog das Schwarzbuch im Mai 2004 endgültig zurück. Doch damit nicht genug: Bundesgesundheitsministerin Ulla Schmidt (SPD) leistete sogar Abbitte. Die Veröffentlichung des Schwarzbuchs habe lediglich der Dokumentation einzelner Fälle von gesetzeswidrigem Verhalten gedient, ließ sie wissen. Es sei damit keinesfalls ein pauschaler Vorwurf an die Ärzte oder deren Organisationen verknüpft gewesen.[58]

In der Sammlung, die den Autoren im Originaltext vorliegt, hatte das Ministerium neben vielen anderen Fällen veröffentlicht, auf welche Weise Ärztevertreter bewusst »manipulativ informieren«,[59] um bei ihrer Klientel Stimmung gegen die Reform zu machen. In dem Schreiben »Auf einen Blick: Neues zu Verordnungen ab 1.1.2004 – die wichtigsten Auswirkungen des GMG« behauptet die Kassenärztliche Vereinigung Bayern (KVB) fälschlicher Weise:

> »Entgegen der wiederholten irreführenden Darstellung in den Medien, von Politikern und von Mitarbeitern der Pharmaindustrie ist eine Übergangsregelung im Gesetz nicht vorgesehen. Der Vertragsarzt hat lediglich die Möglichkeit, den Schweregrad einer Erkrankung sowie den dazu gehörigen Therapiestandard selbst zu definieren und gegebenenfalls in solchen Fällen auf eigenes Risiko eine Verordnung zu Lasten der Gesetzlichen Krankenversicherung auszustellen. Dennoch ist unsere Empfehlung weiterhin … bis zur Veröffentlichung der Ausnahme-Bestimmungen des Bundesausschusses, grundsätzlich kein Kassenrezept wegen drohender Einzel-Regressanträge der Krankenkassen zu verwenden…«

Die Missdeutung bezieht sich auf den Paragraphen 34, Abs. 1 Sozialgesetzbuch V. Der Gesetzesabschnitt gibt dem Arzt die Möglichkeit, entsprechend seinem therapeutischen Ermessen ein Arzneimittel zu verordnen, das er für richtig hält – und zwar bis zu dem Zeitpunkt, an dem die Arzneimittelrichtlinie in Kraft tritt.[60] Damit wollte das BMGS nichts als eine Rechtsgrundlage für den Arzt schaffen, damit dieser freie Hand hatte, um seine Patienten mit Arzneimitteln versorgen zu können. Entsprechend entrüstet äußert sich das Ministerium über die »rechtswidrige« Schmähschrift: Sie sei »rechtswidrig«, verstoße »eklatant« gegen die Neutralitäts- und Objektivitätspflichten einer Körperschaft öffentlichen Rechts und diffamiere darüber hinaus »zu Unrecht die Politiker«. Außerdem habe sie »eindeutig die Intention, die Vertragsärzte im Bundesland Bayern zu verunsichern und ist daher nicht geeignet, im Sinne der Reformbestrebungen zu einer guten Umsetzung der Ansätze des GKV-Modernisierungsgesetzes beizutragen.«[61]

Ping Pong mit den Budgets

Mit Wirkung vom 1. Juli 2003 wurden die Praxisbudgets von der Selbstverwaltung[62] offiziell abgeschafft. Um zu verhindern, dass Ärzte und Zahnärzte wiederum endlos viele Leistungen abrechnen, gibt es Regeln zur Mengensteuerung.[63] Sie sind in den so genannten Honorarverteilungsmaßstäben (HVM) der Kassen(zahn)ärztlichen Vereinigungen festgelegt. Einige Kassenärztliche Vereinigungen haben dazu so genannte Individualbudgets in den HVM aufgenommen: Demnach dürfen Ärzte nur eine bestimmte Menge an Behandlungen abrechnen; diese orientiert sich meist an der im Vorjahr oder in einem Vergleichsquartal abgerechneten Leistungsmenge. Problematisch an den Individualbudgets ist, dass sie insbesondere die Erhöhung der Patientenzahl nicht oder nicht ausreichend berücksichtigen. Derzeit arbeitet der Bewertungsausschuss,[64] der sich aus Vertretern der (Zahn-)Ärzte und Krankenkassen zusammensetzt, an einer für beide Seiten akzeptablen Lösung des Problems. In Zukunft wird es voraussichtlich wieder bundeseinheitliche Vorgaben zur Mengensteuerung geben.[65]

Der Vollständigkeit halber sei noch erwähnt, dass Kassen und Kassenärztliche Vereinigungen die Honorarverteilung ab 1. Juli 2004 gemäß GKV-Modernisierungsgesetz (GMG),[66] im Volksmund auch »Gesundheitsmodernisierungsgesetz« genannt, die Honorarverteilung vertraglich vereinbaren. Diese Regelung ist übergangsweise bis Ende 2006 bindend. Vom 1. Januar 2007 an entfallen sämtliche Honorarverteilungsmaßstäbe; die Arzthonorare werden dann nicht mehr auf der Grundlage von Budgets, sondern auf der Basis von so genannten Regelleistungsvolumina[67] festgelegt. »Arztgruppenspezifische Regelleistungsvolumina« klingt kompliziert. Dahinter verbirgt sich aber ein relativ einfaches Prinzip: Eine bekannte Leistungsmenge wird mit einem Festpreis vergütet; die Leistungsmenge ist dabei der Behandlungsbedarf, der sich an der Krankheitshäufigkeit der Patienten ausrichtet – eine Art Erfahrungs- und Schätzwert also. Wie sich die Neuerungen auf die Moral bestimmter Ärzte auswirkt, und welche Mittel und Wege sie finden, neue, illegale Wege zu gehen, bleibt abzuwarten.

Ärzte auf den Barrikaden

Für den Patienten ist es indes einerlei, ob der Arzt ein Praxisbudget oder ein Individualbudget einhalten muss. Er will möglichst rasch von seinem Leiden kuriert werden. Dabei ist er schon seit Jahren gewohnt, je nach Facharztpraxis mit einem Termin in zwei Wochen rechnen und, wenn der Zeitpunkt endlich gekommen ist, mehrere Stunden im Wartezimmer ausharren zu müssen. Im Sommer 2003 aber bündelte die Ärztelobby ihre ganze Kraft. Überall im Land lehnten sich Mediziner gegen die vermeintliche Gängelung durch Ministerin Ulla Schmidt auf. In Hamburg wurden Kranke bis ins nächste Quartal vertröstet, andere sogar ganz abgewiesen. Die Mediziner stützten sich auf ein 59 Seiten umfassendes Dossier der Kassenärztlichen Vereinigung Hamburg

(KVH). Darin gab die KVH Tipps, wie ihre Mannen angesichts erschöpfter Budgets ein cleveres Termin-Management betreiben und den Patientenstrom je nach Kassenlage »ausdünnen« könnten. Dem *Hamburger Abendblatt* sagte KVH-Chef Michael Späth: »Wenn die Krankenkassen weniger bezahlen, erhalten ihre Versicherten auch weniger Leistung.«[68] Wieder einmal befürchteten die Mediziner, am Ende des Quartals weniger Geld auf ihren Konten zu haben, und ließen ihren Frust an den Patienten aus. Vor allem diejenigen, die bei einer »falschen«, weil billigen Betriebskrankenkasse versichert waren, klopften umsonst an so manche Praxistür: Betriebskrankenkassen zahlen teilweise deutlich weniger in den Honorartopf ein als etwa Ersatzkassen wie Barmer oder die Techniker Krankenkasse. Und weil die Betriebskrankenkassen enormen Zulauf hätten, behaupteten die Doktoren, sänken auch die ärztlichen Einkommen rapide. Erst auf massiven öffentlichen Druck hin entschärfte die KVH ihre Tipps und schrieb besonders umstrittene Passagen um.

Zwar hatten sich Vertragsärzte schon 1931 und, 24 Jahre später, 1955 verpflichtet, dem Streikrecht abzuschwören. Immerhin wurde ihnen von den Krankenkassen im Gegenzug das Monopol für die *gesamte* ambulante ärztliche Versorgung zugesprochen.[69] Doch Gesundheitsministerin Ulla Schmidt (SPD) wagte im Jahr 2000 den Vorstoß, integrierte Versorgungsformen ohne Beteiligung des KV-Kartells ins Auge zu fassen, ähnlich den Polikliniken, wie sie zur DDR-Zeit üblich waren. Die Einführung der Praxisgebühr tat ein Übriges. Die Antwort der Ärzte war so eindeutig wie trotzig. Sie drohten mit Streik – Streik gegen die Reform, gegen Schmidt, Streik als Ausdruck diffuser Zukunftsangst.

Überall im Land verweigerten sich Mediziner. Im Göttinger Stadtteil Geismar schlossen im März 2004 elf niedergelassene Ärzte ihre Praxen, um gegen die Praxisgebühr zu demonstrieren. Andernorts nahmen Ärzte zwar die zehn Euro entgegen, machten aber Stimmung gegen die Vorschrift. Ein Hautarzt in Göppingen quittierte mit einem Zahlungsbeleg, unter dem neben einem Foto der Gesundheitsministerin stand:

»Information: Die Praxisgebühr wurde von Ulla Schmidt (SPD, Lehrerin, derzeit Bundesministerin für Soziales und Gesundheit) den gesetzlich Versicherten auferlegt. Als Beamtin ist Frau Schmidt von dieser Gebühr selbst nicht betroffen.«[70]

Bei den Protesten handelte es sich bei weitem nicht um einzelne Aktionen. Auch Verbände und die Kassenärztlichen Vereinigungen ließen kaum eine Gelegenheit aus, gegen Schmidt und Gebühr zu wettern. So prangte auf Handzetteln, die der Hausärzteverband verteilte, in mächtigen Lettern: »Wir konnten es nicht verhindern ... Praxisgebühr ist Kassengebühr!...« Noch deutlicher sprach der Hartmannbund aus, was viele Ärzte gerne wiederholten. Er stellte Plakate mit dem Slogan »Unsere Zeit gehört den Patienten. Wir sind keine Geldeintreiber für die Kassen« zur Verfügung.[71] Die Kassenärztliche Vereinigung Sachsen organisierte sogar eine Unterschriftenaktion in den Arztpraxen und forderte in den ersten Januarwochen 2004 mehr als 500 von 2500 sächsischen Hausärzten auf, »den Bürokratiewahnsinn« zu stoppen. Die Zielsetzung der polemisch geführten Debatte war klar: Die Ärzte fürchteten um ihr Einkommen. Denn die Praxisgebühr gilt nicht nur unter Politikern, sondern auch unter Ökonomen als wirksames Steuerungsinstrument, um die Kosten im Gesundheitswesen einzudämmen. Der Bevölkerung müsse deutlich werden, dass medizinische Leistungen eben auch etwas kosteten und nicht umsonst zu haben seien, dozierte beispielsweise Bundeskanzler Gerhard Schröder (SPD).[72]

Tatsächlich scheint die Rechnung aufzugehen. So erfahren Großmutters Wadenwickel und Dampfbäder eine ungeahnte Renaissance: Viele besinnen sich wieder auf altbewährte Hausmittel. Die Kassenärztliche Bundesvereinigung schätzt den Rückgang der Patientenzahlen auf fünf bis acht Prozent für den Januar 2004 und auf drei bis vier Prozent für den Februar. Die Deutsche Angestellten-Krankenkasse geht sogar von einem Wert von bis zu 15 Prozent aus. Der Arzt hat davon freilich nichts: Weniger Patienten sind für ihn gleichbedeutend mit einer geringeren Fallzahl – und die bestimmt unter anderem über die Höhe seines Honorars. Die Verbalattacken gegen »das Eintrittsgeld« sollten denn auch bewirken, die Patienten mit ins Boot zu hieven, damit sie in dieselbe Richtung ruderten wie die Ärzte. Eine wenig schickliche Aktion, denn die Durchschnittspatienten wissen selten, welche Interessen sich hinter den Attacken verbergen.

»Stocksauer« sei die Basis über die Gebühr und den »enormen Verwaltungsaufwand« den das Einziehen mit sich bringe, konstatierte Dr. Werner Baumgärtner, Vorstandsmitglied der Kassenärztlichen Bundesvereinigung.[73] Wenn schon die Zehn-Euro-Scheine weiter über den Tresen gingen, dann sollten die »unfreiwilligen Inkassohilfen«[74] wenigstens für das »Abkassieren« angemessen entlohnt werden. Wie viel Aufwand der Arzt tatsächlich betreiben muss, darüber ist sich auch die Kassenärztliche Bundesvereinigung uneins. Mal ist davon die Rede, dass einem Arzt zusätzliche Kosten von 32 Cent und bei Zahlung mit EC-Karte von 78 Cent entstünden,[75] mal beziffert sie deren Höhe auf 90 Cent pro zehn Euro und, falls säumige Patienten gemahnt werden müssen, sogar auf 1,80 Euro.[76] Abgegolten werden könne der Einsatz nur durch einen finanziellen Ausgleich: ein Euro auf jeden der zehn. Da die Forderung ins Leere lief, kam, was kommen musste: Die Gerichte wurden bemüht. Ein niedergelassener Arzt aus Schleswig-Holstein klagte mit tatkräftiger Unterstützung des NAV-Virchow-Bundes[77] beim Sozialgericht Kiel, ein Allgemeinmediziner hatte Klage beim Sozialgericht Berlin eingelegt, der Allgemeinarzt und Landesvorsitzende des NAV-Virchow-Bundes, Dr. Lothar Markus, wagte gar den Gang vor das Bundesverfassungsgericht Karlsruhe, weitere, wie der erwähnte damalige Vorsitzende der Kassenärztlichen Vereinigung Nord-Württemberg und Vorsitzende von Medi Deutschland,[78] Dr. Werner Baumgärtner, folgten. Bislang scheiterte das ärztliche Begehr an der Auffassung der Richter. Am 10. März 2004 wies das Sozialgericht Köln die Klage von Baumgärtner mit der Begründung ab, der organisatorische Aufwand sei durchaus zumutbar;[79] auch das Berliner Sozialgericht hält die Gebühr für verfassungskonform.[80]

Wäre es nach dem Willen der Berliner Ärzteverbände gegangen, hätte im Februar 2003 jede fünfte Praxis dichtgemacht, um gegen die Nullrunde und vor allem gegen die Gesundheitsreform aufzubegehren. Einige Ärzte befürchteten damals, dass ihre Patienten eine solche Aktion nicht verstehen könnten und kamen dem Appell ihrer Funktionäre daher nur sporadisch nach. Die Bedenken bestanden nicht zu Unrecht – denn schließlich beeinträchtigt die zeitweise Schließung von Praxen in erster Linie die Versorgung Kranker, die ärztlicher Hilfe bedürfen.

Auch der von der Kassenärztlichen Bundesvereinigung (KBV) angedrohte »Dienst nach Vorschrift« entfachte nicht überall Beifallsstürme. Die Arbeitsmenge begrenzen, eine immer wieder kehrende Parole im Gefecht ums Geld, das wollen die meisten Niedergelassenen. Auch dass »zeitunkritische Leistungen« ins nächste Quartal verschoben werden und sich Kranke mit Terminen im neuen Quartal abfinden sollten, konnten sie nachvollziehen. Linke Politiker, Kassen- und Patientenvertreter dagegen schüttelten die Köpfe. Doch der Vorsitzende der Kassenärztlichen Bundesvereinigung (KBV), Dr. Manfred Richter-Reichhelm, zudem Vorsitzender der Kassenärztlichen Vereinigung Berlin, räumte die Zweifel aus. »Die niedergelassenen Ärzte und Psychotherapeuten erbringen immer mehr Leistungen für weniger Geld«, behauptete er, »rund 30 Prozent der Arbeit wird ihnen nicht mehr bezahlt. Das kann so nicht weiter gehen.«[81] Logische Konsequenz aus dem vermeintlichen Dilemma: Bummelstreik. »Wenn unsere Patienten das als Mangelversorgung empfinden sollten«, trotzte Richter-Reichhelm, »dann können wir auch mehr Geld verlangen.«[82]

Wie im Norden, so schwelte im Süden Deutschlands monatelang die Auseinandersetzung zwischen Medizinkartell und Staatsmacht. Im April 2004 bereiteten die bayerischen Zahnärzte einen Quasi-Streik vor. »Vor Ostern könnte eine große Urlaubswelle anrollen oder viele Kollegen könnten erkranken«, drohte Landesfunktionär Rüdiger Schott vom Freien Verband Deutscher Zahnärzte und stellte in Aussicht, dass ein großer Teil der Ärzte ihre Kassenzulassung zurückgeben könnten. Der offene Affront konnte allerdings nicht darüber hinweg täuschen, dass es nicht die Medizinerlobby, sondern die Politik war, die das vorausgegangene Scharmützel – zumindest vorerst – für sich entscheiden konnte. Ende Februar hatte nämlich Sozialministerin Christa Stewens (CSU) die Kassenzahnärztliche Vereinigung unter Kontrolle ihres Hauses gestellt – eine zuvor nur einmal, und zwar 1955 – ergriffene Maßnahme.[83] Flankiert von drei Polizeibeamten und vier Ministeriellen hatte Ministerialdirigent Maximilian Gaßner im Auftrag der Sozialministerin die Herrschaft über Bayerns aufmüpfige Zahnärzte übernommen. Trotzig zogen sich die entmachteten Zahnarztfunktionäre zurück und mauerten. Auch Klaus Kocher, Vorsitzender der KZVB-Bezirksstelle Oberbayern, ließ sein Amt ruhen. »Ich habe ehrenamtlich den Notdienst in ganz Bayern organisiert. Das darf nun alles der Dr. Gaßner machen.«

Auslöser für das Säbelrasseln, das die bayerische Gesundheitsministerin schließlich mit einem Knock-out beendete, war ein Aufruf der Kassenzahnärztlichen Vereinigung Bayern (KZVB), einer Vorschrift aus dem GKV-Modernisierungsgesetz nicht Folge zu leisten: Vorsorgeuntersuchungen sind per Gesetz von der Praxisgebühr ausgenommen; ungeachtet dessen sollten die bayerischen Zahnärzte trotzdem kassieren. In dem Schreiben behaupten der Vorsitzende der Bezirksstelle Unterfranken der KZVB, Dr. Jürgen Welsch, sowie das Vorstandsmitglied der KZVB, Dr. Ernst Richter:

> »...Somit besteht für uns in der Praxis eine Rechtsunsicherheit und eine darauf folgende große Verunsicherung! Bis zur endgültigen Rechtskraft ... empfehlen wir folgende Vorgehensweise: Ziehen Sie von jedem Patienten die »Kassengebühr« ein ... Das Geld wird Ihnen sonst bei Auszahlung der Quartalsabschlusszahlung in gut fünf Monaten fehlen, denn die Krankenkassen werden die zehn Euro mit Verweis auf das Gesetz kompromisslos vom Honoraranspruch abziehen ... Lassen Sie sich nicht von den Medien beeinflussen ... Sagen Sie den Patienten, dass nicht die Zahnärzte die Schuld an diesem Chaos haben, sondern die Politiker ... Zeigen wir uns solidarisch untereinander und handeln wir alle in gleicher Weise!«[84]

Die Empörung des Bundesgesundheitsministeriums, das dergleichen Verstöße im »Schwarzbuch gegen die Gesundheitsreform« sammelte, war groß. »Solche Kassierereien sind illegal«, rügte es.

Dabei proben nicht nur bayerische Zahnärzte den Aufstand. Überall im Land reagieren vor allem diejenigen bissig, die zur großen Gruppe der gut verdienenden Doktorenschar gehören. Zusammen erwirtschafteten die 55 000 Vertragszahnärzte in Deutschland einen Umsatz von 12 Milliarden Euro[85] – rund 218 000 Euro pro Kopf und Jahr. Die Kassenzahnärztliche Bundesvereinigung ermittelte für die neuen Bundesländer 2002 einen durchschnittlichen Umsatz von 266 000 Euro und für die alten Bundesländer sogar von 373 000 Euro.[86] Dabei erzielen Kieferorthopäden für gewöhnlich deutlich höhere Umsätze als konventionelle Zahnarztpraxen. Trotzdem breiten sich Unzufriedenheit und diffuse Zukunftsangst aus wie eine Seuche. Dabei übersehen die Mediziner, dass ihre eigene, von ihnen gewählte Selbstverwaltung mit im Boot saß, als es um die strittige Regelung ging. Sie hat zusammen mit den Krankenkassen auf Bundesebene beschlossen, die Unterschiede im Vergütungssystem beider Berufsgruppen (der Zahnärzte und der Kieferorthopäden) einander anzugleichen, was für Zahnärzte bedeutet, dass sie ein Stück mehr vom Honorarkuchen abbekommen und für Kieferorthopäden, dass ihr Stück eben schmaler ausfällt als gewohnt. Was, umgerechnet in Heller und Pfennig, »kleiner« bedeutet, kommentiert die Hannoversche *Neue Presse* am 28. Mai 2004 so: »Ein Monatseinkommen von etwa 7000 Euro wäre für Millionen Menschen ein Grund zu besonderer Zufriedenheit. Nicht aber für 57 der 255 Kieferorthopäden in Niedersachsen, denen besagtes Gehalt so unerträglich niedrig scheint, dass sie ihre Kassenzulassung abgegeben haben.« Der Vorgang war bis dato bundesweit einmalig. Mit der Rückgabe ihrer Kassenzulassung wollten die Kieferorthopäden gegen Gesundheitsreform und Honorarsenkungen protestieren. Sie sahen sich »gegängelt« und in ihrer Existenz bedroht. Anfangs deklarierten die Standesvertreter die massenhafte Rückgabe als »nicht abgesprochene Einzelaktionen«. Kurze Zeit später wetzte die Kassenzahnärztliche Vereinigung Niedersachsen (KZVN) die Messer. KZVN-Chef Karl Horst Schirbort rief nun zum offenen Boykott, zum »Ausstieg aus dem Kassensystem« auf und forderte damit Niedersachsens Gesundheitsministerin Ursula von der Leyen (CDU) heraus, die auch prompt auf den Rücktritt des Funktionärs drang – allerdings ohne Erfolg.

Nicht selten wandelt sich der Heiler zum Zyniker, wenn sein Gewinnstreben im Sande zu verlaufen scheint. So hatten niedersächsische Kieferorthopäden erklärt, Kassenpatienten würden auch weiterhin auf Kassenkosten behandelt werden, selbst wenn der betreffende Arzt seine Zulassung zurückgegeben hätte. Sie verbreiteten diese Halbwahrheit in groß aufgemachten Zeitungsanzeigen – eine Aktion, die vor allem die Patienten traf: Kinder und Jugendliche, die wegen Zahnfehlstellungen auf die Behandlung angewiesen waren. Lassen gutgläubige Eltern ihre Sprösslinge dennoch auf dem Stuhl eines Ex-Vertragsarztes Platz nehmen, müssen sie damit rechnen, letztlich auf den Kosten sitzen zu bleiben – dem nach der (privatärztlichen) Gebührenordnung für Zahnärzte (GOZ) berechneten, doppelten bis über dreifachen Satz dessen, was die Kasse für dieselbe Leistung bezahlen würde. Denn in der Regel wissen die Versicherten nicht, dass der Arzt bei Patienten, die er schon länger wegen derselben Erkrankung behandelt, gar keinen privatrechtlichen Zahlungsanspruch besitzt, sondern lediglich gegen die Kasse, und dann nur zum einfachen Satz. Die so unter Druck gesetzten Eltern werden wohl in den meisten Fällen nachgeben – und Hunderte von Euro hinblättern. »Eine gezielte Verunsicherung der Patienten«, nannte das der Landesleiter der Techniker Krankenkasse, Ernst Thiel, und widersprach der Aussage in der Anzeigenkampagne. Kassenpatienten müssten sich für Neubehandlungen einen Facharzt mit Kassenzulassung suchen. Andernfalls müssten sie die gesamten Leistungen aus eigener Tasche bezahlen, die Kasse gebe keinen Cent dazu.[87] Dass selbst die gewählten ärztlichen Interessenvertreter auf politischer Ebene vom Virus des Raffens infiziert sind und beim Thema Geld berufsethische Bedenken über Bord werfen, offenbarte eine Debatte im niedersächsischen Landtag am 27. Mai 2004. »An nicht regulierten Zähnen ist noch keiner gestorben«, hatte Kuno Winn, CDU-Abgeordneter, Allgemeinmediziner und Vorsitzender des niedersächsischen Hartmannbundes, gespottet.[88]

Viele Kieferorthopäden und Zahnärzte machen sich gar nicht klar, dass der kollektive Zulassungsverzicht, wie ihn auch andere Niedergelassene erwägen, juristisch problematisch ist. Während einzelne Ärzte durchaus ihre Kassenzulassung abgeben dürfen, gilt der kollektive Zulassungsverzicht als Druckmittel zur Durchsetzung von Eigeninteressen und als nicht vereinbar mit den Pflichten eines Vertragsarztes.[89] Geben mehr als 50 Prozent aller Vertragsärzte einer Region ihre Zulassung ab, gefährdet das die Gesundheitsversorgung. Dann müssen die Krankenkassen dem Sicherstellungsauftrag nachkommen – der Anspruch der Kassenärztlichen Vereinigungen darauf erlischt. Im Ernstfall würden die Kassen also Einzel- und Gruppenverträge mit geeigneten Ärzten abschließen, können aber auch eigene Einrichtungen bilden oder sogar Leistungen im Ausland abfragen. Natürlich werden sie davon absehen, die Aussteiger zu engagieren. Hat ein ehemaliger Vertragsarzt es sich anders überlegt und will wieder ins Kassensystem zurück, kann er erst nach Ablauf von sechs Jahren eine neue Zulassung beantragen.[90] Kurz: Wie auch andere Niedergelassene haben Kieferorthopäden und Zahnärzte dafür zu sorgen, dass die Patienten in der Region ausreichend medizinisch versorgt werden – dazu sind sie per Gesetz verpflichtet. Tun sie das nicht, verstoßen sie gegen das Gesetz und müssen mit Konsequenzen rechnen.

Niedersachsens Gesundheitsministerin von der Leyen setzte der Kassenzahnärztlichen Vereinigung mehrere Fristen, um die erhitzten Gemüter ohne ihr Eingreifen zu besänftigen. Doch die Ultimaten verstrichen, und so beauftragte von der Leyen die Krankenkassen, die kieferorthopädische Versorgung sicherzustellen. Damit hatte zum ersten Mal in der Geschichte der bundesdeutschen Selbstverwaltung eine Kassenzahnärztliche Vereinigung den Auftrag für die medizinische Versorgung gleich mehrerer Regionen verloren: für Cuxhaven, Hannover und Hildesheim. Von diesem Zeitpunkt an können die niedersächsischen Krankenkassen, so sieht es das Gesetz vor, Einzelverträge mit niedergelassenen Zahnärzten schließen und sogar Mediziner aus dem Ausland beauftragen.

Die rigorose Maßnahme könnte die Hoffnung nähren, dass der Staat sich nicht erpressen lässt. »Der Beschluss der Ministerin ist eine verzweifelte Machtdemonstration«, stichelte der Bundesvorsitzende des Freien Verbandes Deutscher Zahnärzte, Wilfried Beckmann[91] – und sollte kurze Zeit später von ungeahnter Seite Unterstützung erfahren. Im Juli 2004 setzte das Landesschiedsamt kurzerhand die Budgetobergrenzen für Kieferorthopäden außer Kraft: Ab sofort können diese ihre Kassenpatienten ohne jegliche Abrechnungsobergrenzen behandeln. Auch die internen Honorarschranken zwischen Kieferorthopäden und kieferorthopädisch tätigen Zahnärzten gelten nun nicht mehr. Angeblich hätten die Kassen in diesem Jahr »unerwartet Luft im Budget«. Die Kassen tünchen den Beschluss als Selbstbestätigung, da sie es waren, die den entsprechenden Antrag gestellt hatten – ebenso wie die Chefin der niedersächsischen Kieferorthopäden, Dr. Gundi Mindermann, ihn als Sieg ihrer Klientel feiert. »Wir tragen das gesamte Risiko, selbst wenn unser Gesamtbudget von voraussichtlich 50 Millionen Euro überschritten wird«,[92] legte Hanno Kummer, Sprecher des Verbandes der Angestellten-Krankenkassen und Arbeiter-Ersatzkassen in Niedersachsen, noch nach. Ein Schuft, der Böses dabei denkt? Womöglich sind die Kassen mit dem plötzlich über sie hereinbrechenden politischen Auftrag, die zahnmedizinische Versorgung in den genannten Gebieten zu sichern, überfordert gewesen?

Das – aus Versichertensicht – schlechte Beispiel der niedersächsischen Kieferorthopäden könnte durchaus Schule machen und Nachahmer im ganzen Land finden. »Wir verfolgen mit großem Interesse, ob die Aktionen in Niedersachsen erfolgreich sind«, sagte der Pressesprecher der Kassenzahnärztlichen Bundesvereinigung (KZBV), Reiner Kern, der *Berliner Zeitung*[93] wenige Wochen bevor das niedersächsische Landesschiedsamt den streikenden Zahnmedizinern – ob unwillkürlich oder nicht – in die Hände arbeitete. Mit dem Erfolg der niedersächsischen Kollegen im Hinterkopf, zogen sich noch im selben Monat vier bayerische Kieferorthopäden in Prien, Weilheim-Schongau und Mühldorf aus dem Kassensystem zurück; die anderen Zahnmediziner in den Regionen weigerten sich, deren Patienten zu übernehmen. Bayerns Sozialministerin Christa Stewens (CSU), nicht zimperlich im Umgang mit widerspenstigen Doktoren, hatte daraufhin die Kassenzahnärztliche Vereinigung Bayern (KZVB) aufgefordert, die Ordnung wiederherzustellen. Andernfalls gehe sie von einem »abgestimmten Verhalten« aus. Sie drohte damit, der KZVB den Sicherstellungsauftrag zu entziehen und den Krankenkassen zu übertragen. Inzwischen haben drei der vier Abtrünnigen nach einem Gespräch mit der Sozialministerin um die Rückgabe ihrer Kassenzulassung gebeten und sind in den Schoß der Gesetzlichen Krankenversicherung zurückgekehrt.

Unter der Oberfläche brodelt es dennoch weiter. So zog sich der Freie Verband Deutscher Zahnärzte in Bayern Mitte Juli 2004 aus der »staatlich verwalteten« Kassenzahnärztlichen Vereinigung Bayern (KZVB) zurück. »Durch die massiven Eingriffe kann die Selbstverwaltung der Körperschaft des öffentlichen Rechts ihre Aufgabe, die Interessen der 8500 Vertragszahnärzte im Freistaat zu vertreten, nicht mehr wahrnehmen«, murrte Verbandschef Thomas Thyroff.[94] Denn im Gegensatz zu den niedersächsischen Kassen sind die bayerischen nicht bereit, den Deckel für die Honorartöpfe zu lupfen.

Ermutigt durch den Erfolg der niedersächsischen Kieferorthopäden, kündigte der Vorsitzende des niedersächsischen Hartmannbundes[95] im Mai 2004 an, der Verband werde seinen Mitgliedern empfehlen, ihre Kassenzulassung zurückzugeben, wenn sich »die Rahmenbedingungen für Ärzte weiter verschlechterten«. Dabei geht es diesen Ärzten weniger darum, reihenweise Kassenpatienten abzuweisen. Ihr Interesse liegt vielmehr darin, für deren Behandlung höhere Beträge zu kassieren, ähnlich, wie sie das für Privatpatienten und Selbstzahler bereits heute tun. Sie liebäugeln mit der Kostenerstattung, bei der ein Kassenpatient wohl noch gesetzlich versichert ist, aber zu Privatkonditionen versorgt wird – einschließlich der satten Rechnung. Seine Krankenkasse übernimmt nur den gesetzlichen Anteil; für die Differenz muss der Patient aufkommen.

Keine Spur vom Konkursverwalter

Glaubt man der Ärztelobby, müssten niedergelassene Mediziner mit dem Schlimmsten rechnen. Vom drohenden Kollaps der ambulanten Versorgung ist da die Rede, von ständig steigenden Leistungen bei immer weniger Einkommen, von einem endemischen Praxensterben. Diese vor allem von den Kassen(zahn)ärztlichen Vereinigungen verbreitete Ansicht hat nur einen Haken: Sie hält einer kritischen Überprüfung nicht stand. Tatsächlich wächst die Gesamtvergütung der ärztlichen Leistung seit Jahren – sie nimmt keineswegs ab, wie die Kassen(zahn)ärztlichen Vereinigungen glauben machen wollen. Allein für Westdeutschland verdoppelte sie sich von 15 Milliarden DM im Jahr 1980 auf 34 Milliarden DM im Jahr 1996. Selbst unter dem Diktat der Budgetierung stieg sie, wenn auch im geringeren Tempo als Anfang der 90er Jahre. Heute beträgt sie für das gesamte Bundesgebiet rund 24,3 Milliarden Euro,[96] das sind trotz allgemeiner Wirtschaftsflaute und Hartz IV – wie sie die Arbeitnehmerschaft treffen – zwei Milliarden Euro mehr als im Vorjahr und über 45 Prozent mehr als 1991.

Wie viel Geld der einzelne Arzt ausgezahlt bekommt, darüber sagen diese Zahlen allein relativ wenig. Über den Verdienst entscheiden vor allem die folgenden drei Faktoren:

1. Gesamtanzahl der Ärzte,
2. Verteilung zwischen den Facharztgruppen,
3. Praxiskosten.

Seit Jahren steigen die Arztzahlen. Während 1980 65 000 Vertragsärzte in den alten Bundesländern praktizierten, waren es 1996 schon 91 000. Im Jahr 2003 registrierte die Kassenärztliche Bundesvereinigung für Gesamtdeutschland 116 000 Vertragsärzte. Schon 1990 sprachen Kritiker daher von einer »Überversorgung« und monierten, dass ein Teil der Niedergelassenen ausreichend sei, um eine qualitativ hochwertige medizinische Versorgung zu gewährleisten. Zu viele Ärzte müssten sich den Honorar-Kuchen teilen. Heute malen Gesundheitsfachleute ein differenzierteres Bild. Im Westen nichts Neues, so sagen sie, vor allem Berlin ist Spitzenreiter. Im Osten dagegen sei ein steter Rückgang der Vertragsarztzahlen zu beobachten: Bei den Urologen um 0,3 Prozent, bei den Hautärzten um 0,6 Prozent, bei den Gynäkologen um 0,7 Prozent, bei den Chirurgen um 0,9 Prozent, bei den HNO-Ärzten um 1,2 Prozent und bei den Hausärzten sogar um 1,3 Prozent; unangefochtene Spitzenreiter sind Kinderärzte mit einem Minus von zwei Prozent.[97]

Rein rechnerisch entfällt auf den einzelnen niedergelassenen Arzt trotz der beachtlichen Kollegenschar genug zum Leben, denn schließlich müssten durchschnittlich 207 000 Euro pro Jahr ausreichen, um Fixkosten, Alltag und Freizeit zu finanzieren. In der Realität ist die Streubreite ärztlicher Einkommen relativ groß und entspricht nicht diesem rein rechnerischen Wert. Tabelle 2 zeigt die Gewinne und wie diese zwischen den einzelnen Facharztgruppen differieren. Es ist die Menge Geldes, die der Arzt nach Abzug sämtlicher Praxiskosten als Plus verbuchen kann. Zum Vergleich: Das Gros der Ingenieure, nämlich 40 Prozent, verfügt über ein monatliches Nettoeinkommen von 2600 Euro – das sind 31 000 Euro im Jahr.[98]

Tabelle 2: Gewinne einzelner Facharztgruppen in Tausend Euro pro Jahr, 1998 und 2003 im Vergleich

Fachrichtung	Gewinne Ost 1998/2003	Gewinne West 1998/2003
Augenärzte	67/86	108/130
Chirurgen	75/91	84,5/101
Gynäkologen	75,5/80	93,5/123
HNO-Ärzte	68/72	115/133
Dermatologen	56,5/65	88,5/100
Internisten	71/93	105,5/122
Kinderärzte	67/86	90,5/117
Nervenärzte	71/75	88/100
Orthopäden	88,5/103	111/132
Radiologen	91,5/127	96,5/104
Urologen	82/94,5	93/113
Allgemeinärzte	61/78	79/105

Quelle: Arzt-Trends I/2001, Arzt-Trends II/2003, Oldenburgische Landesbank

Wie die Zahlen belegen, sind sämtliche Jahresgewinne in der Zeit zwischen 1998 und 2003 gestiegen. Die geringste Steigerung konnten im Osten die HNO- und Nervenärzte verzeichnen, Spitzenwerte erreichten die Radiologen mit einem Plus von bis zu 35 500

Euro. Während diese im Westen einen geringen Zuwachs (7500 Euro) verbuchen konnten, die höchsten Werte erreichten hier mit 29 500 Euro die Gynäkologen. Auch Kinderärzte und Allgemeinmediziner, von Standeskollegen wegen ihrer geringeren Gewinnmargen oft als »Barfuß-Mediziner« verspottet, konnten in ihren Praxen einen deutlichen Überschuss erwirtschaften. Im Gegensatz dazu beläuft sich das durchschnittliche Pro-Kopf-Einkommen der Deutschen auf einen Netto-Betrag von 16 926 Euro im Jahr, Spitzenverdiener inklusive.[99] Ein Arbeiter in der Industrie bekam im Jahr durchschnittlich 28 752 Euro brutto, ein kaufmännischer oder technischer Angestellter 38 376 Euro. In Thüringen, Sachsen, Sachsen-Anhalt, Mecklenburg-Vorpommern und Brandenburg mussten sich Arbeitnehmer mit rund 25 Prozent weniger Lohn und Gehalt zufrieden geben – und das, obwohl es kaum mehr ein »Ost-West-Gefälle« in den Lebenshaltungskosten gibt.[100] Mittlerweile müssen auch die weniger finanzstarken Bewohner der fünf östlichen Länder rund 40 Prozent ihrer Einkünfte allein für die Miete aufbringen; diese stieg von 1994 bis ins Jahr 2000 ebenso wie in den »alten« Bundesländern um etwa 25 Prozent.[101] Vergleicht man die Kaufkraft der Bundesbürger, ergeben sich ebenfalls teils enorme regionale Unterschiede. Die Beraterfirma Consodata ermittelt Jahr für Jahr den Pro-Kopf-Index für die Kaufkraft. Er ermöglicht die Vergleichbarkeit einzelner Gebiete miteinander; der Bundesdurchschnitt wird mit 100 angesetzt. Im laufenden Jahr 2004 liegen die Hamburger an der Spitze. Sie haben mit einem Kaufkraft-pro-Kopf-Index von 112 insgesamt 12 Prozent mehr Geld in der Tasche als das Gros der Bundesbürger. Ihnen dicht auf den Fersen sind die Hessen (109,3), gefolgt von den Bayern (106,4) und den Nordrhein-Westfalen (105,5). Auch beim Kaufkraft-pro-Kopf-Index zeichnet sich wiederum ein starkes Ost-West-Gefälle ab. Während sich die Berliner mit 100,3 knapp über dem Bundesdurchschnitt halten und die Saarländer mit 94,1 das Schlusslicht bei den westlichen Bundesländern bilden, verfügen die Bewohner der östlichen Bundesländer über weit weniger Geld als ihre Landsleute. Immerhin können sich die Brandenburger noch über ihre Spitzenstellung im Osten freuen: Hier beträgt der Kaufkraft-pro-

Kopf-Index noch 78,6. Richtig mager sind vergleichsweise die Portemonnaies der Mecklenburger. Sie liegen mit 25,2 Prozent unter dem Bundesdurchschnitt.[102]

Kaufkraft[103] der Bundesbürger (Niedrigverdiener und Gutverdiener) in ausgewählten Städten

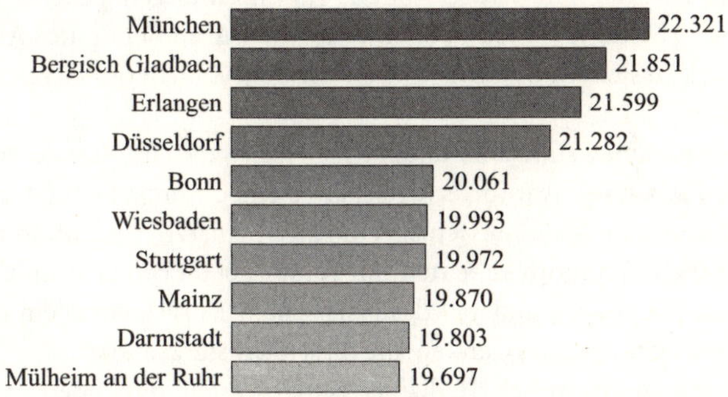

Quelle: GfK-Kaufkraft 2004, GfK Regionalforschung

Selbst vielen Newcomern unter den Ärzten geht es nicht wirklich schlecht. Zahnärztliche Existenzgründer beispielsweise erzielten einer Untersuchung des Instituts der Deutschen Zahnärzte (IDZ) zufolge Gesamteinnahmen von durchschnittlich 296 000 Euro und einen Überschuss von 60 000 Euro pro Jahr – das Doppelte dessen, was ein Akademiker in 12 Monaten nach Hause bringt. Diejenigen Einsteiger, die sich auf einen Arbeitsschwerpunkt konzentrierten, überflügelten ihre Kollegen sogar. Absolute Spitzenwerte erreichten die auf Implantologie spezialisierten Zahnärzte. Ihre durchschnittlichen Gesamteinnahmen beliefen sich auf 498 000 Euro.[104]

Nicht zu unterschätzen sind zudem die Kunstgriffe, die das verzwickte deutsche Steuerrecht erlaubt und die durchaus legal sind. »Der Steuerpflichtige wird in der Regel nicht überblicken, welche Gestaltungsmöglichkeiten zur Minimierung der Steuerlast die Steuergesetzgebung ermöglicht«, gibt der Kölner Praxiswertgutachter Dr. Detlev Nies auf der Homepage seiner Sozietät[105] zu bedenken. Aus diesem Grund, rät Nies, »ist der selbständige Arzt und Zahnarzt in der Praxis gezwungen, die Dienste eines Steuerberaters in Anspruch zu nehmen: Sonst sind gravierende Fehler bei der Führung des – betriebswirtschaftlich gesehen – mittelständischen Dienstleistungsunternehmens ›Arztpraxis‹ unvermeidbar.« Raffiniert und trickreich wird der versierte Steuerberater daher stets Mittel und Wege finden, Abschreibungen geltend zu machen. »Steuern sparen« bedeutet für den Arzt: Sein gutes Auskommen zu sichern und die Konten vor dem Zugriff des Fiskus zu schützen.[106]

Aus welchem Grund aber unterscheiden sich die Umsätze der einzelnen Fachärzte? Warum erwirtschaftet ein Orthopäde rund ein Drittel mehr an Überschüssen als ein Allgemeinarzt? Und wieso haben ärztliche Psychotherapeuten mit rund 41 000 Euro Gewinn pro Jahr gegenüber allen anderen das Nachsehen? Es ist nicht allein die Ausstattung mit teuren Geräten, die diesen Umstand erklärt.

Seit Jahren liefern sich Mediziner heftige Verteilungsfehden – Gefechte um Honorare. Diese permanente Auseinandersetzung hatte zur Folge, dass nicht Arbeitsteilung die ambulante Versorgung kennzeichnet, sondern Konkurrenzkampf. Dreh- und Angelpunkt der Auseinandersetzung sind die Honorarverteilungsmaßstäbe (HVM) der 23 Kassenärztlichen Vereinigungen. Indem sie facharztspezifische Honorartöpfe bilden, verhinderten die KVen bislang eine Geldverteilung nach dem Leistungsprinzip. Das Festschreiben der Honorardifferenzen zwischen den Arztgruppen verfolgte nur ein Ziel: Die Besitzstände etablierter Facharztgruppen zu konservieren. Damit konnten sie von vornherein verhindern, dass die Leistungen kleiner und innovativer Arztgruppen entsprechend vergütet werden; wollten die KVen das tun, müssten sie die Honorartöpfe der Großen anzapfen – ein Politikum, das viele Funktionäre für nicht durchsetzbar halten. Und so verweigert sich so manche KV ihrer eigentlichen Aufgabe, nämlich endgültig für Honorargerechtigkeit zu sorgen. Stattdessen fordern die KV-Kader von den Krankenkassen mehr Geld; Geld als Unterpfand für die eigene Handlungsunfähigkeit, ohne im Gegenzug Macht abzugeben, beispielsweise als Mitspracherecht, wenn es um die Honorarverteilung geht.

Zumindest die psychotherapeutisch tätigen Vertragsärzte können sich über ein höheres Honorar freuen. Am 28. Januar 2004 hat das Bundessozialgericht (BSG) den Beschluss des Bewertungsausschusses vom 16. Februar 2000 für rechtswidrig erklärt.[107] Damals hatte das Spitzengremium, das sich aus Ärzten und Krankenkassen-Vertretern zusammensetzt, über die »angemessene Höhe der Vergütung« für Psychotherapeuten befunden. Dass sie eben nicht angemessen war, befand jetzt das Gericht und verdonnerte die Selbstverwaltung dazu, Nachzahlungen zu leisten. Einziger Wermutstropfen: Einen einklagbaren Rechtsanspruch halten nur diejenigen Psychotherapeuten in Händen, die zuvor regelmäßig – und nicht nur sporadisch – Widerspruch gegen ihre Honorarbescheide eingelegt hatten.

Ausgestanden ist der Konflikt noch lange nicht. Manchem mag dies absurd vorkommen. Denn geht der Prozess so weiter, droht eine Erosion der sozialen Sicherungssysteme: Eine immer geringere Zahl von Pflichtversicherten wird gezwungen, mit immer höheren Ausgaben zu leben. Die Sozialabgaben überschlagen sich – ihre Quote liegt bereits heute bei 19 Prozent des Bruttoinlandsprodukts.[108] Demgegenüber sind Ärzte in der glücklichen Lage, über ihr Entgelt verhandeln zu können.

Dass der Pleitegeier über den Häuptern der Doktoren kreist, gehört ins Reich der Ammenmärchen. Selbst die Kassenärztlichen Vereinigungen, die sonst schon bei leichtem Gegenwind einen Orkan im Anzug glauben, halten sich mit dergleichen Behauptungen zurück und bleiben in ihren politischen Reden vage. Die Kassenärztliche Vereinigung Berlin,[109] die im Jahr 2003 in ihrem Einzugsbereich insgesamt acht Insolvenzen registriert hatte, beschreibt die Situation so: »…Es muss sich nicht unbedingt um eine problematische Honorarsituation des Arztes handeln, sondern die Insolvenz kann auch im Privaten des Arztes fußen, wie zum Beispiel erhöhte Privatentnahmen, Ehescheidungen und anderes mehr…«[110] Gleiches bestätigt die Kassenärztliche Vereinigung Nordrhein auf Anfrage.[111] Die insolvent gemeldeten Praxen (siehe Tabelle 3) werden mit Ausnahme einer Praxis, in der die Tätigkeit 2000 eingestellt wurde, überdies weitergeführt. »Die Gründe der Insolvenzen sind uns nicht bekannt«, resümiert sie, »wir wissen lediglich aus Gesprächen mit unserer betriebswirtschaftlichen Beratung, dass häufig ein Missverhältnis besteht zwischen den Einnahmen und den Ausgaben, insbesondere auch im privaten Bereich. Viele haben sich schlichtweg übernommen.«[112]

Tabelle 3: Anzahl der Insolvenzen, Beispiel KV Nordrhein

Jahr	Anzahl	Jahr	Anzahl
2000	3	2003	15
2001	5	2004	3
2002	13		

Pressestelle der Kassenärztlichen Vereinigung Nordrhein auf Anfrage, E-Mail vom 5. und 6. Mai 2004

Dass der wirtschaftliche Niedergang in anderen Bereichen beträchtlichere Dimensionen hat, belegen die Zahlen aus dem Jahr 2002. Damals zählten die Statistiker des Landesamtes für Datenverarbeitung Nordrhein-Westfalen allein für das dritte Quartal insgesamt 2605 Unternehmensinsolvenzen, fast 60 Prozent mehr als im Vergleichszeitraum des Vorjahres. 19 503 Beschäftigte verloren ihre Arbeit, Gläubigerforderungen von 6,3 Milliarden Euro standen aus. Knapp zwei Jahre später folgten Firmenpleiten, die auch bundesweit für Schlagzeilen sorgten: Traditionsreiche Firmen waren gezwungen, ihre Betriebe zu schließen.[113]

Auf ähnliche Weise wie in Nordrhein-Westfalen traf es Branchen in der gesamten Bundesrepublik. Von der Insolvenz ihres Arbeitgebers waren in den ersten sechs Monaten 2004 mehr als 322 000 Arbeitnehmer betroffen. Städte, Gemeinden, Kommunen, Finanz-, Sozial- und Arbeitsämter blieben auf Forderungen von acht Milliarden Euro sitzen, private Gläubiger mussten den Verlust von 14,7 Milliarden Euro verschmerzen, durchschnittlich 762 000 Euro je Insolvenz – wiederum mehr als 2003.[114]

In Anbetracht solcher Summen mag es schon befremdlich wirken, dass Ärzte ein so lautes Wehgeschrei anstimmen.

Ein Streik würde das Ende der Selbstverwaltung herbeiführen: KVen ohne Macht und Einfluss, die Ärzte hilflos dem Diktat der

Kassen ausgesetzt. Niemand will das, nicht einmal die Kassen selbst. Sie fürchten sich, die Aufgaben der KVen übernehmen und ihre Verwaltung ausbauen zu müssen. Und sie fürchten sich vor dem geballten Wissen, das die KVen angehäuft haben, vor der zusätzlichen Arbeitsbelastung. Da sich das niemand vorstellen will, die Ärzteschaft nicht und die Kassen nicht, testen die Mediziner den Streik in verträglichen Dosen – Kassen und Politik finden sich damit ab.

Lohn der Angst – Sprechstundenhilfen bangen um ihren Job

Viele Ärzte entwerfen derzeit ein Szenario, vor dem überall im Land Arzt- und Zahnarzthelferinnen Angst haben. Aus ökonomischer Bedrängnis heraus müssten Stellen gestrichen werden, behaupten die Niedergelassenen, denn die Praxis bedürfe einer kurativen Maßnahme, um sie sanieren zu können. Dass das »Gesundschrumpfen« keine Erfindung neuzeitlicher Ökonomen ist, dokumentiert ein Artikel in der *Medical Tribune* aus dem Jahr 1998. Schon damals kritisierte das arztfreundliche Blatt den »rigiden Sparkurs der Politik«, der die Ärzte zwinge, »ihr Personal zu entlassen, um überhaupt wirtschaftlich überleben zu können«, und zitiert das damalige Vorstandsmitglied der Kassenärztlichen Vereinigung Koblenz, den Internisten Dr. Frank T. Fueting, mit einer unterschwelligen Drohung: »Die Zuwendung zum Patienten wird auf der Strecke bleiben, wenn weitere Kräfte in den Praxen abgebaut werden.« Zusammen mit dem Zentralinstitut für die kassenärztliche Versorgung (ZI) hatten die KVen Koblenz, Pfalz und Rheinhessen eine Fragebogen-Aktion gestartet. Von den angeschriebenen 4604 Ärzten antworteten 2762, dass sie in zwei Jahren im Schnitt eine halbe Kraft abgebaut hätten und für die kommende Zeit weitere Entlassungen planen. Und weil diese Zahl nicht sonderlich viel Eindruck schindet, rechneten die Funktionäre das Ergebnis rasch auf die gesamte Bundesrepublik hoch: 46 000 Arbeitsplätze seien im Zeitraum 1997/98 verloren gegangen; weitere 98 000 Stellen sollten in den nächsten beiden Jahren folgen.[115]

Zu ähnlich frappierenden Zahlen kam der Internetdienst der Fachärzte, facharzt.de, Anfang März 2004. Einer Umfrage zufolge wollten Niedergelassene sogar 112 000 Kräfte dem freien Arbeitsmarkt zur Verfügung stellen; »Reform kostet 112 000 Arbeitsplätze in Praxen« lautete die sensationsträchtige Schlagzeile. Den Berechnungen zufolge hätten 47 000 Helferinnen ihre Arbeit infolge der Gesundheitsreform bereits verloren, mehr als 65 000 müssten in den nächsten sechs Monaten zum Arbeitsamt, und jede dritte Stelle sei bedroht. »Wenn in der Autoindustrie 5000 Arbeitsplätze gefährdet sind, kommt der Kanzler höchst persönlich«, klagen die Mediziner, »im Gesundheitswesen ist das anders.« Das Umfrageergebnis mag einiges über die Beliebtheit der Gesundheitsreform aussagen, von der Realität ist es aber ebenso weit entfernt wie seinerzeit die Koblenzer Hochrechnung. Schon als 2003 die Debatte um die Nullrunde bei der Vergütung ärztlicher Leistungen entbrannte, diente die Angst der Arzthelferinnen als politisches Druckmittel. Das Bundesministerium für Gesundheit und soziale Sicherung vermutet, dass wohl eher Funktionärsinteressen das Umfrageergebnis leiteten. Eine regelrechte Entlassungswelle, die bis zu 100 000 Arzt- und Zahnarzthelferinnen auf den Arbeitsmarkt spülen werde, hält nicht nur das Ministerium schlichtweg für übertrieben.[116] Die Zahlen des Statistischen Bundesamtes (DeStatis) sprechen für sich.

Tabelle 4: Anzahl arbeitslos gemeldeter Arzt- und Zahnarzthelferinnen

Zeitraum	ArzthelferInnen	ZahnarzthelferInnen
September 1997	20 326	11 735
September 1998	20 277	13 385
Differenz 97/98	-49	+1650
September 1999	19 554	14 766
Differenz 97/99	-772	+3031
März 2004	19 201	11 591
Differenz 1999/2004	-353	-3175

Quelle: Bundesanstalt für Arbeit/Bundesagentur für Arbeit

Kapitel 2: Ärzte auf Beutezug

Nach einer genaueren Betrachtung des deutschen Gesundheitssystems erstaunt es nicht mehr, dass ein Teil der Ärzte dieses System als großen Selbstbedienungsladen begreift und entsprechend handelt. Dass die betreffenden Mediziner damit nicht nur gegen ihre Berufsethik verstoßen und ehrliche Kollegen in Misskredit bringen, sondern auch mit dem Strafrecht kollidieren, wollen die meisten von ihnen nicht gewusst haben. Ihnen fehlt das nötige Unrechtsbewusstsein, die moralische Verantwortung. Schätzungen zufolge ist jede fünfte Arztrechnung manipuliert – der Schaden beläuft sich, defensiv berechnet, auf mindestens eine Milliarde Euro pro Jahr.[1] Andere Mediziner sind korrupt, lassen sich von der Pharmaindustrie mit Geld und Sachgeschenken ködern oder mit teuren Luxusreisen verwöhnen, wenn sie bestimmte Medikamente verschreiben oder die Verwaltung ihrer Krankenhäuser drängen, eben jene Heil- und Hilfsmittel einzukaufen, um deren Verkauf willen sie bestochen worden sind. Was moralisch noch schwerer wiegt, ist die Treue, die viele Mediziner zusammenschweißt – ganz gleich, was sie getan oder unterlassen haben. Wenn ärztlicher Pfusch verschwiegen wird, wenn hoch dotierte Anwälte die »Kunstfehler« ihrer Klienten bagatellisieren oder Opfer keinen Gutachter finden, weil bekanntlich eine Krähe der anderen kein Auge aushackt, fragt sich der Unbedarfte schon, ob das Bild vom selbstlosen Heiler nicht in Wirklichkeit eine Chimäre ist.

Natürlich gibt es sie noch, die Unbestechlichen: Kinderärzte, deren Geduld sich nicht an der Masse erschöpft, Klinikprofessoren, die nicht nur ein Auge auf ihre Privatliquidationen haben, Chirurgen, für die der Kranke eben nicht nur »der Nierenstein« oder »der Oberschenkelhalsbruch« ist. Nicht zu vergessen die Doktoren, die sich außerhalb ihres Arbeitsfelds sozial engagieren, die Spenden für Obdachlose oder Forschungsprojekte sammeln, Anti-Aids-Kampagnen unterstützen oder Schmerz-Patienten Tag und Nacht zur Seite stehen; nicht zu vergessen auch die »Ärzte ohne Grenzen«, die in Krisengebieten Menschen ungeachtet ihrer ethnischen Herkunft, ihrer finanziellen Verhältnisse und ihres Glaubens helfen, und, im kleineren Maßstab, die vielen Assistenzärzte in Krankenhäusern, die nicht, wie ihre Altersgenossen in freier Praxis, auf Prestige und Geld schielen, sondern für verhältnismäßig wenig Geld 24-Stunden-Schichten leisten und den Menschen ins Zentrum ihres Ehrgeizes stellen.

Abrechnungsbetrug als Geschäftsmodell

Die Behörden beobachten zwar schon seit Jahren, wie Ärzte und andere »medizinische Leistungserbringer«[2] Mittel und Wege finden, sich aus dem großen Topf zu bedienen. Doch erst seit 1999 wird Abrechnungsbetrug statistisch erfasst. Unter der bundesweit einheitlichen Kennziffer 5181 der Polizeilichen Kriminalstatistik mühen sich die Ermittler seit dem, den Abrechnungsbetrug nach Paragraph 263 Strafgesetzbuch zumindest in Zahlen zu fassen. Die Statistik hat allerdings zwei Schwachstellen. Zum einen gibt sie nicht nur die Zahl der betrügenden Ärzte, Zahnärzte, Apotheker, Hebammen oder Augenoptiker wieder, sondern auch derjenigen, die ebenso über eine Gebührenordnung abrechnen wie Notare, Anwälte und Steuerberater. Zum anderen weichen einzelne Landeskriminalämter ab, indem sie Fälle von »Abrechnungsbetrug im Gesundheitswesen« gesondert zusammen tragen:

- In Niedersachsen registrierten die Ermittler im Jahr 2002 3400 Fälle von Abrechnungsbetrug im Gesundheitswesen – insgesamt 158 Prozent mehr als 2001.[3]
- In Oberfranken nahm die Zahl aufgedeckter Abrechnungsbetrügereien im Jahr 2003 in exorbitantem Maße zu: um insgesamt 3000 Prozent auf 224 Fälle.[4]

Nach Auskunft des Bundeskriminalamtes[5] ist jedoch die Menge gaunernder Juristen und Steuerberater vernachlässigbar klein, so dass »Gesundheitsdienstleister« unter der Kennziffer 5181 den Löwenanteil ausmachen (Tabelle 5).

Tabelle 5: Verdacht auf Abrechnungsbetrug; PKS Schlüsselnummer 5181

Zum Vergleich: Gesamte Bundesrepublik

Jahr	Anzahl	Jahr	Anzahl
1999	13476	2001	4695
2000	17368	2002	12676

Beispiel: Rheinland-Pfalz

Jahr	Anzahl	Jahr	Anzahl
1993	7	1999	96
1994	9	2000	29
1995	15	2001	499
1996	27	2003	22
1997	69	2004	14
1998	30		(Stand 05/2004)

Beispiel: Hamburg

Jahr	Anzahl	Jahr	Anzahl
1999	99	2002	2912
2000	98	2003	357
2001	117		

Beispiel: Bayern

Jahr	Anzahl	Jahr	Anzahl
1999	2	2002	159
2000	5	2003	260
2001	37	2004	201

Beispiel: Niedersachsen

Jahr	Anzahl	Jahr	Anzahl
1999	5	2002	1921
2000	90	2003	600
2001	161		

Quelle: BKA/div. LKA (Die hohen Schwankungen ergeben sich durch die Zählweise abgeschlossener Fälle, den sog. kumulativen Effekt.)

Unter den Fällen von »Abrechnungsbetrug im Gesundheitswesen« sind nicht nur Ärzte, sondern auch Apotheker, die teure Originalpräparate berechnen, jedoch preiswerte Re-Importe abgeben, Hebammen, die sich täglich länger als 24 Stunden um Schwangere und Wöchnerinnen gekümmert haben wollen oder Versicherte, die ihr Rezept beim Apotheker gegen Bares oder Kosmetika einlösen. Allerdings sind andere Freiberufler wesentlich leichter als Betrüger zu enttarnen. Hebammen beispielsweise rechnen direkt mit den Krankenkassen ab – Zahnärzte und Ärzte in freier Praxis oder »berechtigte« Klinikärzte[6] übermitteln dagegen ihre Abrechnungen an die jeweiligen Standesvertretungen, die Kassenärztlichen Vereinigungen (KV). Die Krankenkassen konnten bis zum 1. Januar 2004 nicht lückenlos nachvollziehen, ob diese korrekt sind oder nicht.

Bereits im Startjahr 1999 weist die PKS-Statistik für die gesamte Bundesrepublik 13 476 Fälle aus; den wirtschaftlichen Schaden bezifferte das Bundeskriminalamt (BKA) damals auf etwa 20,6 Millionen DM. Obwohl die Zahl an sich schon überraschend hoch war, sprach der damalige Leiter der BKA-Abteilung »Organisierte Wirtschaftskriminalität«, Leo Schuster, auf einer eigens anberaumten Tagung im September 1999, an der nicht nur Vertreter von Polizei und Justiz, sondern auch der Kassenärztlichen Bundesvereinigung, der Bundesärztekammer und der Krankenversicherungen teilnahmen, von einem »doppelten Dunkelfeld«. »Das Netzwerk der Abhängigkeiten«, resümierte Schuster, »wird dazu benutzt, um betrügerische Strukturen zu unterfüttern.«[7]

Dass Schusters Vermutung ins Schwarze traf, zeigt ein Blick auf die folgenden Jahre. Zur Jahrtausendwende kletterte die Zahl an registrierten Abrechnungsmanipulationen um 20 Prozent auf insgesamt 17 368 Fälle. Ein Jahr später ging sie auf 4695 zurück, während sie in 2002 wiederum um beachtliche 167 Prozent auf 12 676 anstieg. Schadenssumme laut BKA: 59 028 770 Euro – fast 60 Millionen Euro also, die nachweislich die falschen Taschen füllten. Über die Zahl derjenigen, die durch das grobmaschige Netz der Prüf- und Kontrollmechanismen von Krankenkassen, Kassenärztlichen Vereinigungen und Kassenzahnärztlichen Vereinigungen schlüpfen konnten, gibt die Statistik keine Auskunft.

Die Kassenärztliche Bundesvereinigung (KBV) streitet nicht ab, dass es »einige schwarze Schafe« gibt. 354 Disziplinarverfahren wegen grob fahrlässiger oder vorsätzlicher Falschabrechnung habe sie deshalb im Jahr 2001 eröffnet, 51 an die zuständigen Staatsanwaltschaften abgegeben. Insgesamt habe sie 108 staatsanwaltschaftliche Ermittlungsverfahren gezählt.[8] Fakt ist: Die Staatsanwaltschaften in der Bundesrepublik – es gibt in Deutschland in jeder größeren Stadt eine solche Behörde[9] – erfassen die einzelnen Verfahren nach Namen und Tatvorwurf (»Betrug«), nicht nach dem Beruf der Beschuldigten oder nach dem Ort des Vergehens, beispielsweise einer Praxis oder einem Labor. Auch sind spezielle Arbeitsgruppen in den Ermittlungsbehörden eher die Ausnahme denn die Regel (siehe Kapitel »Die Jagd«). Wer also herausfinden will, wie viele Ärzte auf den roten Listen der Staatsanwaltschaften stehen, müsste jede Betrugsfall-Akte in jeder Behörde durchblättern.

Was ist Abrechnungsbetrug?

Kaum ein Patient macht sich klar, dass es eben nicht nur einzelne sind, von denen die Rede ist, sondern dass eine ganze Herde schwarze Schafe ihr Unwesen treibt. Landauf, landab haben Mediziner entdeckt, wie sie ohne wesentlichen Mehraufwand ihren Umsatz steigern können. Ganz gleich, welcher Fachrichtung, ganz gleich, ob niedergelassen oder im Krankenhaus tätig: Keine Disziplin ist ausgenommen, in jedem Bereich medizinischer Kunst tummeln sich Betrüger. Dass unter den Chirurgen, Orthopäden, Gynäkologen, Labormedizinern, Kardiologen, Nephrologen, Onkologen, Augenärzten, Anästhesisten, Zahnärzten und all den anderen Spezialisten Nimmersatte auf unlautere Art und Weise immer mehr Geld anhäufen wollen, schließt nicht aus, dass sie fachlich kompetent urteilen und therapieren. Einzig ihre Vorstellung von der Verantwortlichkeit im Umgang mit den Beiträgen der Versicherten ist moralisch verwerflich, meist sogar strafrechtlich relevant – und überschattet letztlich auch ihr fachliches Können. Welcher Patient würde schließlich sein Schicksal in die Hände eines betrügerischen Arztes legen? Und wie sicher könnte er sein, dass der Doktor seine Entscheidungen nicht nach monetären, sondern nach medizinischen Gesichtspunkten trifft?

Am Anfang jedes Abrechnungsvorgangs steht die »gebührenrechtliche Erstbewertung durch den Arzt«, der erste Schritt, der schon Manipulationen zulässt. Hier listet er, unbehelligt von Kontrollen, in Eigenverantwortung auf, was er und sein Personal geleistet haben (wollen). Als »falsch abgerechnet« gilt:

- wenn der Arzt die Leistung gar nicht erbracht hat;
- wenn er sie nicht persönlich erbracht hat;
- wenn er sie bewusst einer falschen Nummer zuordnet;
- wenn er sie zwar erbracht hat, die Leistung jedoch laut Vorschrift nicht abrechnungsfähig ist;
- wenn er sie zwar erbracht hat, die Leistung aber medizinisch nicht geboten war.

Die meisten Patienten glauben, dass der Arzt eine Rechnung schreibt, diese an die Krankenkasse weiterreicht und von dort sein Honorar erhält. Doch so einfach ist das nicht. Auf direktem Weg fließt das Geld nur dann auf sein Konto, wenn er private Rechnungen ausstellt. In diesem Fall kommen die Patienten für den Arztbesuch zunächst aus eigener Tasche auf. Sind sie privat versichert oder zusatzversichert, reichen sie die Rechnung später bei ihrer Privaten Krankenversicherung ein, die ihnen die Kosten vollständig oder teilweise erstattet. Für gesetzlich Versicherte, also Kassenpatienten, erhält der Arzt sein Geld dagegen auf Umwegen. Im Lauf der Jahre haben sich die Abrechnungsvorschriften in Teilbereichen immer wieder geändert. Entstanden ist ein Begriffswirrwarr, der für den Laien kaum mehr zu durchdringen ist.

Die Tricks der Betrüger

Das Budget ist für die einzelne Praxis keineswegs so starr, wie Ärzte glauben machen wollen. Vielmehr kann es an die Situation der Einzelpraxis angepasst werden. Für den entsprechend motivierten Arzt ergeben sich hieraus verschiedene Möglichkeiten, seine Abrechnung zum eigenen Vorteil zu manipulieren. Nachfolgend beschreiben wir die wichtigsten Tricks anhand realer Handlungsszenarien. Die handelnden Personen und Institutionen sind dabei aus juristischen Gründen in fiktiven Abkürzungen dargestellt – die aufgezeigten Methoden hingegen sind realer Bestandteil zahlreicher Ermittlungen, die zurzeit bundesweit laufen.

Wie Patienten plötzlich strömen

Die Hautärztin Dr. X. und der Gastroenterologe Dr. Y. kennen sich seit Jahren. Dr. Y. beklagt sich bei Dr. X. über seine Einkommenssituation: Er habe sich an der Börse vertan, eine vielversprechende Auslandsimmobilie habe sich als Bruchbude entpuppt und seine Frau habe überdies die Scheidung eingereicht. Dr. X. und Dr. Y. verabreden sich, um alles Weitere zu besprechen. Bei einem Glas Wein kommen sie zum Schluss, dass Dr. Y. nur mehr

Geld verdienen kann, wenn er für mehr Patienten abrechnet als bisher. Da gibt es allerdings einen Haken: Er kann nicht unendlich viele Patienten finden; sein Pool an potenziellen Kranken scheint ausgeschöpft. Im Laufe der Debatte verfällt Dr. X. auf eine ungesetzliche Idee. Sie schlägt ihrem Freund vor, Versichertendaten auszutauschen – Dr. Y. ist begeistert.

Sowohl Dr. X. als auch Dr. Y. rechnen EDV-gestützt über die Patienten-Chipkarten ab, nutzen aber auch die Möglichkeit, Handzettel auszustellen, wie es sie bereits vor der Einführung der Chipkarten gegeben hatte und noch immer gibt. Beides wird von den Kassenärztlichen Vereinigungen als Leistungsnachweis akzeptiert.

Am nächsten Tag wird Frau Dr. X. ihrem Kollegen eine Reihe von Patientennamen und -adressen nennen, die Dr. Y. auf die Handzettel überträgt. Diesen ordnet er fiktive Behandlungen zu. Er wird also so tun, als wären die Patienten auch bei ihm in Behandlung gewesen, obwohl er sie nie zu Gesicht bekommen hat. Dr. Y. hat das Budget nach der *Anzahl der behandelten Patienten* nach oben abgewandelt (= fallzahlabhängiges Budget).

Schwer krank für den Doktor

Urologe E. hat seine Abrechnungsmöglichkeiten ausgereizt. Ähnlich wie im ersten Beispiel entschließt er sich zu einer künstlichen Erhöhung der Patientenzahlen. Diesmal nutzt er die Akten seines Freundes Professor D., der als urologischer Chefarzt in einem Klinikum arbeitet und viele Männer mit Hoden-, Prostata- und Blasenkrebs operiert hat. D. überlässt E. die Daten dieser Tumorpatienten. Die zuständige Kassenärztliche Vereinigung bemisst E.s Leistungsmenge entsprechend der zusätzlichen Anzahl an Schwerkranken – so kann er mehr abrechnen.

Die eingebildete Bildung

Allgemeinmedizinerin U. hat gerade eine Praxis eröffnet und möchte sich zusätzliche Einnahmequellen erschließen, unter anderem im Bereich Rehabilitation. Von Kollegen weiß sie, dass ein Arzt Leistungen zur Rehabilitation – zum Beispiel Kuren – nur noch bis zum 31. März 2005 abrechnen kann, falls er über keine entsprechende Qualifikation verfügt. Nach Ablauf dieser Frist müssen alle, die Reha-Maßnahmen verordnen wollen, einen Antrag bei der Kassenärztlichen Vereinigung Nordbaden stellen, dem ein Qualifikationsnachweis beigefügt werden muss. U. hat weder jemals Reha-Gutachten verfasst, noch kann sie eine einjährige Tätigkeit in einer Reha-Einrichtung vorweisen – sie hätte also das Nachsehen. Für eine Fortbildung, die die Landesärztekammer anbietet, fehlt es ihr zudem an Engagement und Lust. Deshalb nimmt sie eine Offerte einer privaten Fachklinik aus dem Schwarzwald gerne in Anspruch: drei Tage New York mit Fortbildung zum Thema »Rehabilitationswesen«. Nach Ablauf dieser Zeit kennt sie die Stadt ihrer Träume, von der Materie weiß sie aber kaum mehr als zuvor. Dafür hält sie ein Zertifikat in Händen, das ihre Teilnahme an einer 16-stündigen Fortbildungsveranstaltung beglaubigt. Ihrer Verordnungstätigkeit steht damit nichts mehr im Wege.

Hier handelt es sich um ein Problem, das auch die Kassenärztlichen Vereinigungen nicht in Abrede stellen: Nicht immer zeichnen sich Schulungsmaßnahmen für Ärzte durch eine hohe Qualität aus; in einigen Fällen existieren sie nur auf dem Papier. Solche Pseudo-Qualifikationen treiben die Fallzahlen in die Höhe und verführen zum Abrechnen nicht erbrachter Leistungen. Zudem setzt sich der Arzt, der solche Angebote annimmt, dem Vorwurf aus, bestechlich zu sein – U. wird sicher gerne die fachliche Kompetenz der Klinik-Belegschaft loben und ihre Patienten in die dortigen Ambulanzen überweisen.

Geimpft

Internist H. betrügt seit Jahren bei bestimmten Präventionsleistungen, die erst gar nicht budgetiert sind – dem Impfen zum Beispiel. Er rechnet regelmäßig für 489 seiner Patienten Impfleistungen ab, hat in Wirklichkeit aber nur 57 immunisiert.

Doppelt kassiert

Hautärztin F. entfernt Leberflecke, Muttermale und Warzen gerne auf überhöhte Privatrechnungen. Da die Kassen in der Regel weder Vorsorgeuntersuchungen für Hautkrebs bezahlen noch für kosmetische Operationen aufkommen, dürfen Ärzte nach der (privaten) Gebührenordnung abrechnen. F. aber übertreibt. Sie kassiert schon mal für die Entfernung einer einfachen Warze 25 Euro[10] – obwohl schon der 3,5fache Satz aus der GOÄ 9,38 Euro beträgt. Wenn sie Krampfadern verödet, kassiert sie doppelt: Vom Patienten verlangt sie allein für diesen Posten 38,76 Euro (3,5facher Satz); über die gesetzliche Krankenversicherung rechnet sie für dieselbe Leistung mindestens 825 Punkte ab,[11] bei einem Punktwert von drei Cent wären das 24,75 Euro. Zusätzlich sucht sich die kreative Ärztin aus dem Gebührenordnungskatalog diejenigen Positionen heraus, die höher honoriert werden.

Kleinvieh macht auch Mist

Privatrechnungen sind für den Laien schwer verständlich, unscheinbare Beträge fallen kaum auf. Zahnärztin Dr. E. hat ihre Helferin entsprechend gebrieft. E. nutzt ein gängiges Argument, um die Mitarbeiterin auf Linie zu bringen: Die Staatsmedizin dränge ihre Praxis an den wirtschaftlichen Abgrund – wenn das finanzielle Desaster anhalte, sei sie gezwungen, personelle Konsequenzen zu ziehen. E. weist die Helferin an, Leistungen doppelt aufzuführen oder solche einzuschmuggeln, die sie gar nicht erbracht hat. Mal hier, mal da drei Euro – bei einigen hundert Privatpatienten kann da schon ein ordentlicher Betrag zusammenkommen.

In solchen Fällen ist es den Behörden wie den Prüfgremien der Kassen(zahn)ärztlichen Vereinigungen und erst recht den Kassen praktisch unmöglich, dem (Zahn)Arzt einen Vorsatz nachzuweisen. Werden sie trotzdem einmal erwischt, können sie immer noch behaupten, es handele sich um ein Versehen – wegen des geringen Betrages wird sich wohl niemand groß aufregen – und beim nächsten Patienten einfach so weitermachen (siehe Beispiel 4).

Beispiel einer manipulierten Zahnarzt-Rechnung; Ziel der Behandlung war die Entfernung zweier Milchzähne im Frontbereich, bezeichnet mit Gebiet »51« und »61«.

Gebiet	Nr.	Leistung	Faktor	Betrag (Euro)
51	1	008 Intraorale Oberflächenanästhesie	2,3	3,88
61	1	008 Intraorale Oberflächenanästhesie	2,3	3,88
51	1	009 Intraorale Infiltrationsanästhesie	2,3	7,75
61	1	009 Intraorale Infiltrationsanästhesie	2,3	7,75
51	1	300 Entfernung eines einwurzel. Zahnes	2,3	9,06
61	1	300 Entfernung eines einwurzel. Zahnes	2,3	9,06
	1	001 Eingehende Untersuchung & Befundaufn.	2,3	12,92

Erläuterung: Die Gebührenordnungsnummer 008 bezeichnet eine örtliche Betäubung mittels Spray, 009 mittels Spritze. 008 darf laut Gebührenordnung für Zahnärzte nur einmal je Kieferhälfte bzw. Frontzahnbereich abgerechnet werden. In unserem Beispiel hat der Zahnarzt diese jedoch für beide Zähne – also doppelt – abgerechnet. Schadenssumme: 3,88 Euro. Setzt man voraus, dass 20 Prozent der angenommenen 1500 Patienten Selbstzahler sind, ergibt sich rein rechnerisch eine Gesamt-Schadenssumme von 1164 Euro (300x3,88). Raffiniertere Betrüger gehen noch einen Schritt weiter. Sie rechnen nicht die immer gleiche Leistung doppelt ab (hier: 008), sondern listen zusätzlich zu den tatsächlich erbrachten Tätigkeiten auf, die sie gar nicht ausgeführt haben. Vor allem bei komplizierteren Behandlungen fällt dieses Vorgehen kaum jemandem auf.

Gemeinschaftspraxis/Praxisgemeinschaft
Der eine Begriff klingt wie der andere, doch was für den Unbedarften wie Wortklauberei klingt, bringt die Rechner in den Kassen(zahn)ärztlichen Vereinigungen zum Rattern. Die Rede ist von »Gemeinschaftspraxen[12]« und »Praxisgemeinschaften[13]«. Ob es sich um das eine oder andere handelt, wenn sich Mediziner zusammentun, ist eine Frage der Definition.

Im Gegensatz zur Praxisgemeinschaft gilt eine Gemeinschaftspraxis[14] rechtlich als *eine einzige* Praxis. In Gemeinschaftspraxen arbeiten mehrere Vertragsärzte[15] eines Fachgebietes oder auch verschiedener Fachgebiete unter einem Dach, nutzen Räume, Personal und die Einrichtung zusammen. Sie alle müssen eine Kassenzulassung haben.[16] Die Gemeinschaftspraxis tritt nach außen als eine Einheit auf, auch rechnen die Ärzte *gemeinschaftlich* ab. Bei Schadenersatzansprüchen haften alle Ärzte.

Dagegen bilden Ärzte einer Praxisgemeinschaft sozusagen mehrere Praxen unter einem Dach. Alle können sich zwar der Einrichtung und der Geräte bedienen, auch Helferinnen können für alle Ärzte gleichermaßen tätig werden, jedoch muss jeder Einzelne einen eigenen Patientenstamm haben, sämtliche Vorgänge separat dokumentieren und selbständig abrechnen.

Beiden Kooperationsformen schenken die Ermittler besonderes Augenmerk, denn die Betrugsmöglichkeiten sind vielfältig:

- *Gemeinschaftspraxis:* Die Partner rechnen gemeinschaftlich ab, obwohl nur einer von ihnen eine Kassenzulassung besitzt, der andere dagegen ein festes Gehalt bezieht. Diese strafrechtlich relevante »Scheinselbständigkeit« hat mehrere Vorteile. Zum einen sparen die Partner Sozialabgaben. Zum anderen rechnen sie für den Nicht-Vertragsarzt fälschlicherweise mit der KV ab – und streichen automatisch das Doppelte an Honorar ein.
- *Praxisgemeinschaft:* Diese Kooperationsform macht es den Betrügern besonders leicht. Der Patient gibt am Empfangstresen seine Versichertenkarte ab, und während er im Wartezimmer Platz nimmt, wird seine Karte nicht nur durch das Lesegerät desjenigen Arztes gezogen, bei dem er einen Termin hat, sondern durch sämtliche anderen Lesegeräte aller in der Praxisgemeinschaft täti-

gen Doktoren – so machen die Daten des Versicherten die Runde, und die Ärzte erhöhen künstlich die Zahl »ihrer« Patienten, ohne sie je zu Gesicht bekommen zu haben (Erhöhung der Fallzahl).

Mit List verbunden

Tag für Tag wechselt Schwester H. bei Patient F. die Verbände. Der allein stehende Rentner leidet seit Monaten unter offenen Beinen und traut sich nicht, die Wunden selbst zu versorgen. Schwester H. betreut viele Patienten, die wie F. regelmäßig erscheinen. Über dem Labortisch hängt ein Schrank, der übersät ist mit Boxen und Kästchen, in denen Kompressen, Pflaster, Mullbinden, Watte, Schienen, Tamponaden, Mittel zur Lokalanästhesie, Jod und verschiedene Medikamente lagern. Jede der drei Schwestern in der Praxis hat Zugang zu den Dingen, die allen Patienten gleichermaßen zur Verfügung stehen.

Was die Mitarbeiterinnen nicht wissen: Ihr Chef, Internist J., hat seit Jahren mit dem ortsansässigen Apotheker eine Absprache getroffen. Das ungesetzliche Geschäft mit dem Sprechstundenbedarf ist bislang niemandem aufgefallen, denn auf dem Papier scheint alles seine Ordnung zu haben. J. stellt sich Rezepte aus und schickt diese an die Apotheke. Würde alles mit rechten Dingen zugehen, würde der Apotheker die bestellten Dinge liefern, das Rezept bei der Kasse einreichen und von dort die Kosten erstattet bekommen. Stattdessen reicht er lediglich das Rezept an die Kasse weiter und lässt auch das Geld überweisen – nur Medikamente liefert er nicht. Arzt und Apotheker teilen die Beute brüderlich. Auf diese Weise haben sie sich in den vergangenen vier Jahren um insgesamt 270 000 Euro bereichert. Eigentlich verpflichten sämtliche Rechtsvorschriften den Arzt, keinen direkten Profit aus dem Bezug von Sprechstundenbedarf zu erzielen. Für manchen stellt das allerdings kein Hinderungsgrund dar.

In Ermittlerkreisen gilt das Betrügen mit Sprechstundenbedarf als Einstiegsdroge. Wenn kleinere Summen niemandem auffallen, werden die Beträge peu à peu erhöht. Ob der von der gesetzlichen Krankenkasse bezahlte Sprechstundenbedarf tatsächlich Kassenpatienten – und nicht Selbstzahlern, die dafür noch einmal privat bezahlen müssen – zugute kommt oder ob er nur auf der Rechnung existiert, entscheidet allein die Tugendhaftigkeit des Arztes. Für Ärzte sind solche Betrugseinnahmen gut kalkulierbar, weil kein Budget eingehalten werden muss.[17]

Der Bluff der Funktionäre

Das Argument der Lobbyisten, dass ein falsch abrechnender Arzt lediglich seinem Kollegen in die Kitteltasche fasse,[18] weil die Kassen(zahn)ärztlichen Vereinigungen von den Kassen für die Behandlungen aller Patienten nur einen bestimmten Betrag überwiesen bekämen, hat bei näherer Betrachtung eher etwas mit einer Milchmädchenrechnung gemein. Denn erstens wird die Menge des Geldes, die den Ärzten zur Verfügung steht, durch Versichertenbeiträge finanziert. Rechnen Ärzte falsch ab, fordern sie ein Zuviel an Honorar, das eingespart werden und den Beitragszahlern an anderer Stelle zugute kommen könnte. Zweitens mehren sich durch massenhaft falsche Abrechnungen die Forderungen nach immer größeren Honorartöpfen. Und drittens sind die von den Ärzten abgerechneten Leistungen nur zu 80 bis 90 Prozent budgetiert. Die restlichen 20 Prozent – hierzu zählen eben jene Präventionsmaßnahmen, Sprechstundenbedarf oder Tätigkeiten wie ambulantes Operieren – rechnen sie auf andere Weise ab.

Die spektakulärsten Fälle

Abrechnung mit Toten

Ein Aufschrei ging durch die Bundesrepublik, als das Politmagazin *Panorama* im Januar 2003 über das gewinnträchtige Geschäft mit Toten berichtete. Mehr als 1100 Ärzte in der Bundesrepublik, so die Anschuldigung, hätten Leistungen von Patienten nach deren Tod abgerechnet.

Noch im gleichen Monat hatte die AOK Niedersachsen der Kassenärztlichen Vereinigung (KVN) eine Liste mit mutmaßlichen Ärztebetrügern übergeben – insgesamt 1040 niedersächsische Mediziner, die für ein Plus an Profit über Leichen gegangen sein sollen. Ihrem Beispiel folgten die Techniker Krankenkasse mit 240 Betrügern, die Kaufmännische Krankenkasse (KKH) mit 271 und schließlich die Deutsche Angestellten-Krankenkasse (DAK) mit 600 Verdachtsfällen (siehe Beispiele).

Auf die schweren Vorwürfe der AOK Niedersachsen hin war die Kassenärztliche Vereinigung in rasende Geschäftigkeit verfallen, fürchtete sie doch zu Recht um den guten Ruf der Ärzteschaft. Seitdem untersuchen in den elf Bezirksstellen 25 Mitarbeiter zusätzlich zu ihren üblichen Aufgaben, ob sich der Betrugsverdacht erhärtet, ob Computer- oder Flüchtigkeitsfehler, Verwechslungen oder Irrtümer die Ursache der fehlerhaften Abrechnungen waren. Hausinterne Juristen stehen den KV-Prüfern zur Seite; auch regelmäßige Treffen zwischen KVN und AOK Niedersachsen sollen Gewissheit schaffen. Eberhard Gramsch, Vorstandsvorsitzender der KVN, hatte bei Bekanntwerden der Beschuldigungen gemutmaßt, dass in mindestens 80 Prozent der Fälle der Verdacht nicht haltbar sei; auch bei den restlichen 20 Prozent (200 von insgesamt 11 500 Vertragsärzten in Niedersachsen) seien »die Daten zu ungenau«.[19] Im Juli 2004 wollte die KVN diese Zahlen weder bestätigen noch dementieren. Die Überprüfung dauert voraussichtlich noch bis Ende des Jahres an.

Auch Berliner Ärzte stehen im Verdacht, für tote Patienten kassiert zu haben. Diesmal war es die Deutsche Angestellten-Krankenkasse (DAK), die bis Sommer 2003 der Kassenärztlichen Vereinigung Berlin insgesamt 50 Ärzte genannt hatte, nachdem sie allein in der Hauptstadt insgesamt 104 Verdachtsfällen nachgegangen war. Andere Kassen zogen nach und übergaben der KV eine Liste mit weiteren 59 Ärzten – insgesamt also 109 Mediziner, die Leistungen bei 391 verstorbenen Patienten geltend gemacht hatten. Sämtliche Fälle landeten beim Landeskriminalamt. Bis April 2004 wurden 46 Verfahren eingestellt, über den restlichen 53 sitzen die Ermittler noch.

Globudent
Kein anderer Fall sorgt so dauerhaft und zuverlässig für Schlagzeilen wie der Globudent-Skandal, den das ZDF-Magazin *Frontal 21* im Herbst 2002 aufgedeckt hatte. Hunderte von Zahnärzten in der gesamten Bundesrepublik sollen auf Kassenkosten gemauschelt haben; der vorläufig geschätzte Schaden beläuft sich auf 50 Millionen Euro.[20]

Angefangen hatte alles mit einer schriftlichen Offerte der Dentalfirma Globudent aus Mühlheim an der Ruhr an die Dentisten. Bei Interesse besprach ein Firmenvertreter dann das weitere Procedere unter vier Augen: In China für etwa 120 Euro produzierte Billig-Gebisse sollten zum Volltarif von rund 900 Euro bei den Krankenkassen abgerechnet werden. Willigte der Zahnarzt ein, gab es per Brief ohne Absender den »Rabatt« – 15 bis 30 Prozent des ausgewiesenen Nettoumsatzes –, also Tausende Euro Bargeld über Jahre hinweg. Natürlich hätten die Zahnärzte das Geld ihrer zuständigen Kassenzahnärztlichen Vereinigung (KZV) und den Selbstzahlern unter ihren Patienten abführen müssen. Und natürlich hätte ihnen klar sein müssen, dass es sich um ein illegales »kick back«-Geschäft[21] handelte, das ihr Vermögen auf gesetzeswidrige Weise mehrte. Aber dazu wäre entsprechendes Unrechtsbewusstsein vonnöten gewesen. Die Krankenkassen jedenfalls gehen von bundesweit 2000 Zahnärzten aus, die in den Betrug verwickelt sein sollen; nachweislich sind es bis jetzt 478 Zahnärzte – allein 70 aus Nordrhein-Westfalen. Allerdings waren es im Fall Globudent nicht die Kassen, denen der Blick hinter die Kulissen vergönnt war. Sie, die ohnehin selten genug Plausibilitätsprüfungen durchführen und denen verborgen bleibt, wann und wie oft ihre Patienten bei welchem Arzt waren und welche Behandlungen dieser an ihnen vollzogen hat, sind nur einer Anzeige nachgegangen: Ein Zahnarzt hatte die Firma bei der AOK Niedersachsen angeschwärzt.

Anfang September 2004 eröffnete das Landgericht Duisburg das Verfahren, schon am 22. September verurteilte es zwei ehemalige Manager von Globudent zu drei Jahren Haft, ein dritter erhielt zwei Jahre Haft auf Bewährung. Die geschmierten Ärzte indes kamen davon. »Aus Gründen der Verfahrensökonomie« beziehe sich das Gericht auf den Deal mit nur 68 Zahnärzten, denen insgesamt 2337 Einzelrückerstattungen über einen Gesamtbetrag von 3 113 177,11 Euro gewährt worden seien, teilte die Pressestelle der Staatsanwaltschaft Wuppertal mit. Nach Auskunft der Staatsanwaltschaft Wuppertal hatten einige Zahnmediziner mehr als 220 000 Euro zu Unrecht kassiert.[22]

Bis heute haben die Behörden den Fall Globudent nicht abgeschlossen. Überall in der Bundesrepublik laufen derzeit noch Ermittlungsverfahren.

Der Fall ist besonders pikant, wenn man bedenkt, dass knapp die Hälfte aller deutschen Zahnärzte ihr eigenes Dentallabor hat – und stets mit sich selbst abrechnen kann: Das Labor setzt eine Rechnung auf, die an die Zahnarztpraxis adressiert und von dort aus an die Krankenkasse weiter gereicht wird. Hat der Arzt über sein Labor Billig-Zahnersatz, beispielsweise über Globudent, geordert, taucht der Name »Globudent« nicht einmal in der Rechnung auf.

Im Prinzip weiß kaum ein Patient, was er wirklich im Mund hat. Auf Treu und Glauben lässt er seinen Zahnarzt Brücken bauen und Prothesen einsetzen, überkronen und implantieren. Wie die anderen Ärzte reichen auch die Zahnärzte ihre Rechnungen nicht bei den Kassen direkt, sondern bei ihren zuständigen Kassenzahnärztlichen Vereinigungen ein, die diese dann mit den anderen Rechnungen ihrer Zahnärzte quartalsweise als eine Art pauschalierte Gesamtrechnung an die Krankenkassen übermitteln. Die Kassen können den Rechnungen nicht entnehmen, ob die Dentalfirma dem Zahnarzt Rabatte gewährt oder nicht. Allein die Barmer Ersatzkasse kommt pro Jahr für 1,5 Millionen Fälle von Zahnersatz auf.[23] Fünf Milliarden Euro beträgt der Markt für Zahntechnikleistungen – eine Summe, die viele reizt.

Laborärzte in der Schusslinie

In den Augen mancher Doktoren sind Laborärzte gar keine richtigen Ärzte. Schließlich fehlt ihnen die unmittelbare Nähe zum Patienten, sie nehmen den Kranken lediglich über seine Körperflüssigkeiten wahr. Dennoch ist die Arbeit der Laborärzte essenziell, wenn Diagnosen gestellt und Therapien festgelegt werden sollen – und überaus lukrativ. Vor allem eine gut gehende Laborgemeinschaft gilt als Lizenz zum Gelddrucken. Obwohl Laborärzte eine Minderheit von 400 Fachärzten stellen (das sind 0,5 Prozent aller niedergelassenen Mediziner), liegt ihr Anteil am Honorarumsatz bei rund 3,5 Prozent. Und wer auf phantasievolle Weise seine Dienste auszudehnen weiß, dem winken satte Boni. Da wird zum Beispiel von Softwareentwicklern ganz Spezielles geordert. Diese »Sondersoftware« dient einzig dem Zweck, Maximalprofit zu erzielen. Weil ein Labor ohne finanzielle Einbußen nur eine maximale Anzahl an Proben abrechnen darf, sorgt eine solche Software dafür, dass diese obere Grenze möglichst genau erreicht und nicht überschritten wird. Bei »Luft nach oben« schickt sie eine »automatische Nachforderung« heraus, die die Durchführung medizinisch *nicht* erforderlicher und häufig teurer Zusatzuntersuchungen verlangt. Im Klartext: Dem Patienten wird – real oder auf dem Papier – ein zweites Mal Blut abgenommen oder er muss ein zweites Mal Urin abgeben, damit die Kasse klingelt.

Der illegalen Wege gibt es viele im Bereich Labormedizin. Beispielsweise wird um die niedergelassenen Ärzte in der Region geworben, damit sie ein bestimmtes Labor mit der Probenauswertung beauftragen. Oder der Laborarzt geht Koppelgeschäfte mit niedergelassenen Medizinern ein nach dem Motto »Du bringst mir möglichst viele Proben, ich beteilige dich am Gewinn«. Oder er fälscht, ganz banal, seine Abrechnungen. Oder er beschäftigt Strohmänner als Scheinpartner, damit er mehr abrechnen kann.

Seit Jahren stoßen die Ermittler auf zahlreiche Fälle von Betrug und Korruption. Ende Oktober 1999 hat das Landgericht Koblenz einen Laboreigentümer zu vier Jahren und vier Monaten Haft verurteilt. Er soll massenhaft Abrechnungen gefälscht und dadurch mehr als 850 000 Euro erhalten haben.

Von besonderer Brisanz aber war ein anderer Fall, der wenige Monate später im Einzugsbereich der Kassenärztlichen Vereinigung Rheinhessen hohe Wellen schlug. Ende 2000 stellte eine Handvoll Staatsanwälte mit über hundert Polizeibeamten im Schlepptau die »Bioscientia Institut für Laboruntersuchungen Ingelheim GmbH«[24] auf den Kopf. Mit der Razzia reagierten die Behörden auf eine Reihe von Anzeigen, unter anderem von der anonymen »Gruppe gegen Abrechnungsbetrug«. Die Firma soll über Jahre hinweg den Transport von Proben falsch abgerechnet haben – mit einer Schadenshöhe von neun Millionen Euro sowie Scheinselbständigkeit.

Im Januar 2003 begann die Staatsanwaltschaft Lübeck, Laborärzte in ganz Deutschland zu überprüfen. In mehr als 50 Praxen, Labors und Privatwohnungen suchten die Ermittler nach Beweisen. Bei den Laborärzten würden »gigantische Summen verschoben« beschwerte sich der rheinische Allgemeinarzt Wolfgang D. beim damaligen Vorsitzenden der Kassenärztlichen Bundesvereinigung. »Der einzige Unterschied zwischen Laborärzten und der Mafia«, so D. auf einem Ärztetag, bestehe darin, »dass bei der Mafia Blut fließt, wenn kein Geld gezahlt wird«.

Berlin/Nordrhein-Westfalen: Kick-back aufs eigene Konto

Anfang März 2004 ist ein neuer Abrechnungsbetrug mit Zahnersatz bekannt geworden, der laut Staatsanwaltschaft Wuppertal nichts mit dem Globudent-Skandal zu tun hat. Auch hier geht es um billige Ware aus dem Ausland – diesmal aus der Türkei – und auch hier sollen Dentalfirmen Zahnärzte mit hohen Provisionszahlungen geködert haben. Staatsanwaltschaft und Polizei hatten Büros, Privaträume und Dentallabors in Münster, Berlin, Gronau und Sprockhövel durchsucht; sie gehen davon aus, dass mehr als 250 Zahnärzte in den neuen Abrechnungsbetrug verwickelt sind.

Brandenburg: Patientendaten verschoben

Ein Ärzte-Ehepaar in Brandenburg agierte besonders dreist. Bei der zuständigen Kassenärztlichen Vereinigung machten die Augenärztin und der Neurologe, die jeweils separate Praxen unterhielten,

Leistungen geltend, die sie nie erbracht hatten. Das Landeskriminalamt Brandenburg beziffert den Gesamtschaden, den das kriminelle Paar zwischen dem ersten Quartal 1996 beziehungsweise dem ersten Quartal 1998 bis ins Jahr 2001 zu verantworten hat, auf 250 000 Euro. Entdeckt wurde ihre kriminelle Kreativität von der Task Force der AOK Brandenburg.

Die beschuldigte Augenärztin hatte Versichertendaten von Patienten, die früher einmal in ihrer Praxis vorgesprochen hatten, in das aktuelle Quartal übertragen und diesen fiktive Behandlungen zugeordnet. Auf diese Weise überstanden die imaginären Patienten zahlreiche Eingriffe, die sie von Bindehautentzündung und Gerstenkorn, Hornhautverletzungen oder Schielen befreiten. Mindestens ebenso viel Einfallsreichtum bewies ihr Ehegatte. Der Facharzt für Neurologie/Psychiatrie speiste ohne große Umschweife die Daten der bei seiner Frau tatsächlich vorstelligen Patienten in seine eigene Datenbank ein und ließ die armen Augenkranken obendrein an depressiven Verstimmungen, Migräne, Durchblutungsstörungen im Gehirn oder Tinnitus leiden. Damit sie den Betrug nicht auch noch mit einem wesentlichen Plus an Arbeitsaufwand bezuschussen mussten, bedienten sie sich einer für Notfälle konzipierten Soft- und Hardware. Das spezielle System der Passauer Firma ZEMO EDV ist eigentlich für diejenigen Patienten gedacht, die ihre Chipkarte vergessen haben, sich aber dennoch behandeln lassen müssen. Das Gauner-Pärchen nutzte den Lesesimulator »Chip-Simu«, den Chipkartenadapter 0666, das Chipkarteneingabegerät »Card-Star«, das mobile Chipkartenlesegerät »Card-Star/memo« sowie die Software »Chiparchiv«. Mittels »Chiparchiv« können die auf den Versichertenkarten gespeicherten Stammdaten des Patienten eingelesen und, auch über das Quartal hinaus, als virtuelles Datenarchiv vorrätig gehalten werden. Diese Stammdaten stehen jederzeit im Speicher zur Verfügung, so dass die beiden Ärzte damit immer neue Patientenvorgänge anlegen konnten. Die Speicherkapazität von »Chiparchiv« beträgt 20 000 Versichertenkarten.[25]

Mitte Juni 2004 verurteilte das Landgericht Potsdam das Paar wegen gemeinschaftlichen Abrechnungsbetrugs in 13 Fällen zu zwei Jahren Gefängnis auf Bewährung. Zusätzlich müssen die beiden jeweils 25 000 Euro an die Landeskasse und einen gemeinnützigen Verein zahlen. Die Richter haben außerdem die ursprünglich verhängten Berufsverbote aufgehoben. Das für deutsche Gesetzesmühlen eher rasant abgewickelte Verfahren war nach Angaben der Geschäftsstelle des Landgerichts Potsdam deshalb so schnell abgeschlossen worden, weil die Ärzte geständig waren und der Kassenärztlichen Vereinigung Brandenburg schon vor der Gerichtsverhandlung 108 000 Euro gezahlt hatten.[26] Die Augenärztin und der Neurologe dürfen weiter praktizieren – allerdings nicht als Vertragsärzte,[27] da ihnen die Zulassung entzogen wurde.

Bayern/Sachsen: Mit Scheinrezepten gehandelt

Die Staatsanwaltschaft Coburg ermittelt derzeit gegen einen Hausarzt und einen Apotheker aus dem Landkreis Coburg, die zusammen mit einem weiteren Apotheker aus Nossen in Sachsen drei Jahre lang unentdeckt geküngelt haben sollen.[28] Mit Hilfe von Scheinrezepten, so der Vorwurf, hatten sie allein die AOK um 1,5 Millionen Euro betrogen. Der Krankenkasse war aufgefallen, dass der Allgemeinmediziner einem Bluter das Mittel Recombinate 1000® in bis zu 20facher Wirkstoffdosis verordnet hatte. Auch anderen Patienten habe der Hausarzt Medikamente in viel zu hoher Dosierung verordnet, von denen die meisten jedoch die Medikamente entweder gar nicht oder in nur geringen Mengen tatsächlich auch erhalten hatten. Die vom Allgemeinmediziner ausgestellten Scheinrezepte hatten nach Erkenntnissen der Behörden die beiden Apotheker bei der Verrechnungsstelle der AOK Bayern eingereicht, um den Gewinn aus dem lukrativen Geschäft anschließend zu teilen.

Die Sicherstellung von Unterlagen hält seit Ende April 2004 mehr als einhundert Beamte der Kriminalpolizei, Finanzermittler, Steuerfahnder und Staatsanwälte auf Trab. Außer in den beiden Apotheken und in der Arztpraxis hätten die Ermittler weitere elf Objekte durchsucht und umfangreiches Beweismaterial sichergestellt. Noch dauert die Auswertung an.

Hessen: Universitätsklinik Gießen

Seit Monaten tobt am Universitätsklinikum Gießen eine Schlammschlacht, die für Wirbel in den Medien und für Besorgnis bei den Patienten sorgt. Vier Ermittlungsverfahren[29] hat die Staatsanwaltschaft Ende 2003 eingeleitet; sie wirft den betreffenden Ärzten Abrechnungsbetrug in Millionenhöhe und Körperverletzung mit Todesfolge vor. Besonders pikant ist, dass sich die Klinikärzte gegenseitig bei der Behörde angeschwärzt hatten.

Den Anfang hatte der Abteilungsleiter für Herz- und Gefäßchirurgie gemacht, als er den geschäftsführenden Direktor des Zentrums für Chirurgie, Anästhesiologie und Urologie anzeigte; später folgten weitere Anzeigen. Der ins Fadenkreuz der Kritik geratene Anästhesie-Chefarzt soll nicht nur seine Abrechnungen manipuliert und dadurch Privatpatienten und private Krankenversicherungen um Millionen Euro geprellt haben. Ihm wird außerdem vorgeworfen, illegale Medikamentenversuche an Patienten zur Grundlage von Promotionen und Habilitationen gemacht zu haben – zwei Patienten sollen infolge dessen gestorben sein. Mittlerweile hat die Staatsanwaltschaft 23 Privatwohnungen, Arbeitsplätze und universitäre Bereiche in ganz Deutschland durchsuchen lassen; zehn weitere Ärzte, die damals am Universitätsklinikum Gießen gearbeitet hatten und jetzt unter anderem in Hannover, Köln, Rosenheim und Waldshut beschäftigt sind, sollen an den Tests[30] beteiligt gewesen sein.

Berlin: Zu viele Leistungen abgerechnet

Auch einem Berliner Allgemeinmediziner ist seine Habgier im April 2004 zum Verhängnis geworden. Der Arzt hatte über acht Quartale hinweg, im Zeitraum 1996 und 1997, Leistungen abgerechnet, die er nicht erbracht hatte. Das Geschäft mit dem Nichtstun bescherte ihm 30 000 Euro. Strafanzeige hatte die AOK Berlin gestellt.

Der 45-jährige, der als HIV-Schwerpunktarzt in Berlin eine Praxis unterhielt, wollte HIV-Infizierten massenhaft das Medikament Octagam®[31] verschrieben und die Behandlung ärztlich begleitet haben. Als strafverschärfend wertete das Amtsgericht Tiergarten, dass ein Pharmaunternehmen dem Angeklagten darüber hinaus auch noch hohe Summen für Anwendungsbeobachtungen gezahlt habe. Allerdings seien diese Zahlungen rechtlich nicht zu beanstanden gewesen. Zu Beginn des Verfahrens hatte die Staatsanwaltschaft die Verhängung einer Geldstrafe von 180 Tagessätzen zu je 250 Euro gefordert (45 000 Euro). Der Mediziner will jetzt gegen das Urteil – ein Jahr und drei Monate Freiheitsstrafe auf Bewährung – Rechtsmittel einlegen, um den ihm drohenden Entzug der Kassenzulassung abzuwenden.

Niedersachsen: Phantompatienten behandelt

Im Landkreis Göttingen war eine Hausärztin aufgeflogen, die über acht Quartale zwischen 2000 und 2002 Phantompatienten behandelt hatte. Die Staatsanwaltschaft Göttingen wirft ihr vor, zu hohe Fallzahlen und damit eine zu hohe Zahl von Patienten angegeben zu haben, von denen keiner in den betreffenden Quartalen je die Praxis betreten hatte. Auf Grund ihrer Angaben hatte die Kassenärztliche Vereinigung Niedersachsen für sie ein überhöhtes Praxisbudget errechnet. Die Ärztin kassierte 52 000 Euro zu viel. Auch in diesem Fall war die AOK aufmerksam geworden.

Doppelt und dreifach abgerechnet

Um insgesamt rund 818 000 Euro hatte ein niedersächsischer Chirurg Kassen und Patienten betrogen. Der Arzt hatte nachweislich 4036 Versicherten so genannte Laser-Handstücke, die bei Operationen am Knie oder der Schulter verwendet werden, privat in Rechnung gestellt, obwohl die Kosten dafür bereits mit dem Honorar aus der Gesetzlichen Krankenversicherung abgegolten waren. Anfangs berechnete der Arzt noch 250 Euro pro Stück, stockte dann aber auf 300 und später sogar auf 350 Euro auf. Laut AOK beträgt der Einkaufspreis für ein Handstück höchstens 150 Euro. Aber auch das reichte dem Chirurgen nicht. Um seinen Gewinn zu maximieren, hatte er die für den einmaligen Gebrauch konzipierten Laser-Handstücke sterilisiert und danach bis zu 20 Mal wiederverwendet.

Rheinland-Pfalz: Abrechnungsbetrug und Vertuschung

Unter Verdacht geraten waren seit Ende 2000 auch 80 rheinland-pfälzische Ärzte, dazu sechs ehemalige Vorstandsmitglieder und Mitarbeiter der Kassenärztlichen Vereinigung Koblenz. Vorausgegangen war eine interne Routinekontrolle, bei der die Prüfärzte auf bergeweise zweifelhafte Abrechnungen gestoßen waren. Polizei und Staatsanwaltschaft reagierten prompt auf die Anzeigenflut. Eine Hundertschaft Polizisten und acht Staatsanwälte stellten schließlich die Kassenärztliche Vereinigung auf den Kopf und Unmengen an Akten und Disketten sicher. Betrug und Vertuschung – so lauten die Tatvorwürfe der Ermittler, die von den Beschuldigten bestritten werden.

Ihre energische Reaktion auf die Betrügereien ihrer Kollegen brachte den Prüfärzten in den eigenen Reihen allerdings nur Schimpf und Schande ein. Bei einem flogen Steine durchs Fenster; alle verloren ihr Amt als Prüfer. Inzwischen hat die Kassenärztliche Vereinigung einen neuen Vorstandsvorsitzenden. Hehres Ziel des Mittvierzigers: Das ramponierte Image seiner KV aufzupolieren – die damals von der Regenbogenpresse als »Kriminelle Vereinigung« tituliert wurde – und die Zusammenarbeit mit der Staatsanwaltschaft zu verbessern.

Vier Jahre lang wühlen sich die Behörden nun schon durch ärztliche Abrechnungen und mühen sich, Tausende Seiten von Schlüsselnummern auszuwerten. Die Staatsanwaltschaft Koblenz hat 45 Ermittlungsverfahren gegen insgesamt 80 Ärzte eingeleitet; zwischenzeitlich sind 37 der genannten 45 Verfahren eingestellt worden – und 51 Ärzte dürfen aufatmen. Der gesamte Vorgang wird nicht vor 2005 abgeschlossen sein.

Sachsen-Anhalt: Körperverletzung und Betrug

Dass Herr W. einmal Mittel zum Zweck werden würde, hätte sich der 53-jährige nicht träumen lassen. Fünfmal setzte ihm ein Kardiologe Katheter, man spritzte ihm Kontrastmittel in die Vene, machte fünf Röntgenaufnahmen von der Aorta, unternahm fünf Ballonerweiterungen, setzte Stents in die Herzarterie – um W. schließlich zu raten, seiner Gesundheit zuliebe die Ernährung umzustellen und sich mehr zu bewegen. Ebenso entrüstet wie W. war auch die Staatsanwaltschaft. Sie wirft dem Herzspezialisten Körperverletzung und Abrechnungsbetrug vor. Dass auch dessen zwei Kollegen, allesamt aus einer Gemeinschaftspraxis in einem Hallenser Krankenhaus, ohne Rücksicht auf Verluste untersuchten und dabei auch noch die Kassen plünderten, stellte sich im Laufe der Ermittlungsverfahren heraus. So sollen die Beschuldigten allein zwischen 1995 und 1999 insgesamt 29 Straftaten begangen und dabei 2,5 Millionen Euro zu Unrecht kassiert haben. Die Behandlungszahlen der dreiköpfigen Ärzte-Praxis entspreche mindestens der einer mittelgroßen Klinikabteilung mit einem Chefarzt, zwei Oberärzten, zehn Assistenzärzten und zwei Ärzten im Praktikum, rechnete ein Gutachter vor. Die meisten jener kardiologischen Handgriffe seien völlig überflüssig gewesen, urteilte die Staatsanwaltschaft, die Ärzte hätten »aus Gründen der Gewinnerzielung« die Patienten mit schmerzhaften Diagnoseverfahren malträtiert und sie durch die mehrfachen Röntgenuntersuchungen einem »völlig unnötigen Tumorrisiko« ausgesetzt. Mit der drastischen Antwort auf seine Recherchen hätte der zuständige Staatsanwalt Norbert Hartge dennoch nicht gerechnet. In einem Schreiben an das Amtsgericht Halle-Saalkreis warnte der anonyme Verfasser davor, weiter gegen die drei Herzspezialisten zu ermitteln: »Es warten über 600 Menschen in Deutschland auf einen Herzspender – dieser Staatsanwalt hat es in der Hand, einer davon zu werden.«[32]

Eine Hand wäscht die andere: Das Gemauschel mit der Industrie

Einladungen von spendablen Pharmaunternehmen für Ärzte zu Formel-1-Rennen, bei denen das Ticket 400 Euro kosten kann, oder zu anderen Vergnügungen sind in der Branche keine Seltenheit – bietet sich dadurch doch die einmalige Gelegenheit, auf subtile Weise Einfluss auf die Verordnungstätigkeit des Arztes zu nehmen. Unter dem Vorwand, lediglich eine Fortbildungsmaßnahme zu finanzieren, wird der Ort der Wissensvermittlung mit dem attraktiver Freizeitgestaltung kombiniert. Dass der Ausgewogenheit zwischen wissenschaftlichen Inhalten und Kurzweil damit alles andere als Genüge getan wird, wird dabei gern übersehen.

Im angelsächsischen Raum widmen seriöse Fachblätter wie *The Lancet* den »increasingly uneasy bedfellows«[33] seitenweise Artikel. Doch machen wir uns nichts vor – solche Beziehungen bestehen seit Jahren, mehr oder weniger offen, mehr oder weniger öffentlich. Man könnte meinen, dass es in der Natur der Sache liege, wenn der Pharmaindustrie der »gute Wille« der Ärzteschaft am Herzen liegt, denn schließlich sind es die Mediziner, die für Absatz (und Umsatz) sorgen. Und auch umgekehrt fühlen sich die Ärzte den Arzneimittelherstellern verpflichtet, denn es sind vor allem wirksame und gut verträgliche Medikamente, die das Leiden ihrer Patienten lindern und Krankheiten kurieren können. So scheint geradezu zwangsläufig eine gegenseitige Abhängigkeit zu bestehen: Hier die Industrie, die profitorientiert arbeiten muss, um am Markt zu bestehen, und dort die Mediziner, die, das Wohl ihrer Patienten im Kopf, auf die Innovationen angewiesen sind. Noch vor zwanzig Jahren hat sich wohl kaum jemand darüber Gedanken gemacht, dass dieser Wechselbeziehung ein Begünstigungssystem entspringt, das fern jeder medizinischen Plausibilität und Verantwortlichkeit funktioniert. Berufsethische Bedenken werden über Bord geworfen, der Kranke wird zum Konsumenten degradiert.

Dabei beginnt die Einflussnahme schon im Kleinen. Arzneimittelhersteller richten Kongresse aus, laden zu Vorträgen, organisieren Tagungen und Fortbildungen – der Imbiss, das gemeinsame Abendessen, die Weinprobe und auch die Übernachtung im Vier-Sterne-Hotel sind frei, meist wird den Teilnehmern selbstverständlich reich bebildertes, mit Marketingtexten gespicktes und auf Hochglanzpapier gedrucktes Prospektmaterial mit auf den Weg gegeben. Auch die zahlreichen Broschüren, Faltblätter und Plakate über Herzinfarkt, Zahnersatz, Prostatakrebs, gesundes Abnehmen oder die Darmspiegelung überlassen Firmen den Medizinern nicht ganz uneigennützig. Nirgends fehlt das Firmenlogo und der mal marktschreierisch aufgemachte, mal dezente Hinweis, von welchem Hersteller das Heil bringende Produkt bezogen werden kann (siehe dazu Kapitel Pharma). Wann aber überschreitet der Arzt die Grenze des Legalen? Wann verstößt er gegen seine moralischen Pflichten, wann gegen das Gesetz?

Universitätsmediziner zwischen Moral und Kommerz

Es sind vor allem die »Meinungsbildner« der Ärzteschaft, die besonders umworben werden – die forschenden und lehrenden Koryphäen an den Hochschulen. Sie bekleiden Schlüsselpositionen, können im großen Maßstab Pharmaprodukte über die Verwaltung der Kliniken ordern, ihren Stab anweisen, bestimmte Mittel einzusetzen, in Vorlesungen oder Referaten die Vorzüge von Therapeutika oder Behandlungsprocedere preisen. Im Extremfall werden sie zum Freiwild der Pharmagiganten, mausern sich zu Produkt-Propagandisten, die weniger kostenintensiv als ständige Marketing-Mitarbeiter, dabei aber von Politikern und Fachkollegen hoch geschätzte Berater sind. Warum der Grat zwischen Redlichkeit und Missbrauch schmal ist und warum Mediziner teils aus Unwissenheit, teils aus Kalkül gegen Recht und Gesetz verstoßen, zeigen wir in den folgenden Abschnitten.

Derzeit ist keine andere Fachdisziplin an deutschen Universitäten so häufig Gegenstand von Reformvorschlägen, politischen und öffentlichen Diskussionen und gesetzlichen Eingriffen wie die Universitätsmedizin, beklagt der Wissenschaftsrat in seinen »Empfehlungen zu forschungs- und lehrförderlichen Strukturen«:[34]

Der Haushalt der Universitätsmedizin, der wesentlich durch Einnahmen aus Dienstleistungen finanziert wird, ist meist deutlich größer als der aller nicht-medizinischen Fächer der Universität zusammen. Die sich daraus ergebenden Konsequenzen sind jedoch nicht alleine ausschlaggebend für den besonderen Status, den die Universitätsmedizin im Gefüge der Hochschulen einnimmt. Vielmehr bestehen auch in funktioneller Hinsicht deutliche Unterschiede: Anders als alle anderen Fächer der Hochschulen dienen die universitätsmedizinischen Einrichtungen nicht nur Forschung und

Lehre, sondern erbringen zudem per Gesetzesauftrag Krankenversorgungsleistungen für die Bevölkerung und reichen damit über den Wissenschafts- und Lehrbereich hinaus. Sie sind im Schnittpunkt der weitgehend in die akademische Verantwortung fallenden Forschung und Lehre einerseits und der vom Staat übertragenen, unter Fachaufsicht stehenden Krankenversorgung und öffentlichen Gesundheitspflege andererseits.

Längst sind die deutschen Universitäten Opfer von Kostendruck und Sparmaßnahmen geworden. Wie andere Hochschulen auch muss die Universitätsmedizin die Kürzung von Landesmitteln[35] verkraften, darüber hinaus aber noch andere finanzielle Probleme bewältigen:

– Die Löhne und Gehälter steigen, während die Ausgabentöpfe gedeckelt sind.
– Durch das neue Abrechnungssystem für Krankenhausleistungen (»diagnoseorientierte Fallpauschalen«, DRG) sinken die Erlöse, weil die Kassen pro Fall bezahlen werden und nicht, wie bisher, nach Tagespflegesätzen.
– Wegen der Anerkennung des Bereitschaftsdienstes als Arbeitszeit entstehen Mehrkosten.
– Das »Gesundheitsmodernisierungsgesetz« (GMG) sieht die Abschaffung des »Arztes im Praktikum« (AiP-Phase) vor. Demnach steigen Ärzte im Praktikum gleich nach ihrer Ausbildung in den Rang eines Assistenzarztes auf – und müssen entsprechend bezahlt werden: 29 000 Euro pro Jahr und Kopf mehr.[36]
– Die neue Ärztliche Approbationsordnung (ÄappO) schreibt die Bildung von Kleingruppen und interdisziplinäre Arbeit vor, damit die Lehre besser fruchten kann – die Dozenten müssen mehr Zeit aufbringen und organisatorischen Aufwand betreiben (die Stundenzahl erhöht sich, ebenso die Anzahl der Prüfungen...). Die Kliniken tragen die Mehrkosten.

Oft werden öffentliche Forschungsgelder nach dem Gießkannenprinzip verteilt: ohne thematische Einschränkung an die jeweilige Einrichtung. Derzeit sind fünf große Förderprogramme für die Universitätsmedizin etabliert. Wie das Geld im Einzelnen verwendet werden soll, regeln die Institutionen intern:

- Seit 1988 fördert die Deutsche Forschungsgemeinschaft (DFG) »Klinische Forschergruppen (KFG)« an den Hochschulen. Gesamtvolumen: 109,2 Millionen Euro.
- Seit 1995 unterstützt das Bundesministerium für Bildung und Forschung (BMBF) neue Strukturen und Formen des Forschungsmanagements in klinischen Forschungsbereichen, »interdisziplinäre Zentren für Klinische Forschung (IZKF)«. Gesamtvolumen: 103,8 Millionen Euro.
- Seit 1998 finanziert das Bundesministerium für Bildung und Forschung (BMBF) »Koordinierungszentren für klinische Forschung (KKS)«. Gesamtvolumen: 29,6 Millionen Euro.
- Seit 1999 vergibt das BMBF Gelder für das »Programm zur Förderung von Kompetenznetzwerken für die Medizin« (Gesamtvolumen: 176,1 Millionen Euro) sowie das »Programm zur Verbesserung der Leistungsfähigkeit der klinischen Forschung an den medizinischen Fakultäten der neuen Bundesländer (NBL-KF)«. Gesamtvolumen: 40,3 Millionen Euro.
- Seit November 2003 bezuschussen BMBF und Deutsche Forschungsgemeinschaft (DFG)[37] erstmals klinische Studien unabhängig von ihrer Fragestellung oder von der jeweiligen Krankheit. Gesamtvolumen: 40 Millionen Euro.

Darüber hinaus fließen Gelder von Bund, Ländern und DFG in Sonderforschungsbereiche, werden zur Förderung des wissenschaftlichen Nachwuchses und für Klinische Forschergruppen aufgewendet.

Aus Landesmitteln erhielten die 36 Medizinischen Fakultäten im Jahr 2000 für Forschung und Lehre insgesamt rund 2,7 Milliarden Euro – im Schnitt also 76 Millionen Euro pro Einrichtung. Einige Bundesländer behalten einen Teilbetrag zunächst ein, um ihn später nach Leistungskriterien an die Medizinischen Fakultäten zu verteilen. Dort wird darüber entschieden, wie weiter zu verfahren ist. Ein Teil der Fakultäten vergibt die vom Land erhaltenen Mittel, ohne bestimmte Maßstäbe anzulegen. Ein großer Teil allerdings stellt das Geld leistungsorientiert zur Verfügung. Zum Beispiel erhält dasjenige Institut mehr Zuwendungen als andere, das viele Publikationen vorweisen kann oder erfolgreich Drittmittel eingeworben hat. Andernfalls bekommt die Einrichtung womöglich nur den Basissatz zugewiesen – darüber hinaus aber geht sie leer aus. So hat es den Anschein, als könne allein der Staat im Poker um Fördermittel als Sieger hervorgehen. Sind die Wissenschaftler erfolgreiche Drittmittelwerber, beweisen sie damit, dass es auch ohne öffentliche Gelder geht. Sind sie es nicht, wird ihr Forschungsetat gekürzt.

Auf diese Weise wird indirekt erzwungen, was direkt nicht immer mit rechten Dingen zugeht: das Buhlen um Gelder aus der Industrie. Schon lange sehen Wissenschaftler, egal welcher politischen Richtung, den »Forschungsstandort Deutschland« in Gefahr – und zwar nicht nur in Debatten um Gentechnik oder Tierversuche. Während der Bund im Jahr 1991 noch knapp 8,7 Milliarden Euro für die Wissenschaft ausgab, waren es im Jahr 2000 nur noch 8,4 Milliarden. Betrachtet man die Ausgaben für Bildung im Verhältnis zum öffentlichen Gesamthaushalt, wird das Ausmaß noch deutlicher. In den vergangenen 30 Jahren sank der Anteil der Bezuschussung nämlich von 3,9 auf 2,7 Prozent.

Die Zahlen zur Drittmittelfinanzierung sprechen dagegen Bände. Um fast 50 Prozent ist ihr Anteil in den vergangenen zehn Jahren gestiegen; schon 1999 machte sie 32,7 Prozent der Gesamtfinanzierung aus. Für das Jahr 2002, das neueste Berichtsjahr, ermittelte das Statistische Bundesamt Wiesbaden (DeStatis), dass alle deutschen Hochschulen zusammen 3,3 Milliarden Euro an Drittmitteln eingenommen hatten. Das sind 7,5 Prozent mehr als gegenüber 2001, bezogen auf jede Professorenstelle in Deutschland wären das 79 600 Euro. Wenn diese Summe auch schon groß erscheint, so wird beim Blick auf die Drittmitteleinnahmen, aufgesplittet nach Wissenschaftsgebieten die wahre Dimension sichtbar: Umgerechnet hat jeder Professor im Bereich Humanmedizin sage und schreibe 228 300 Euro akquiriert – ein Plus von 16,5 Prozent gegenüber 2001.[38] Der Staat zieht sich zunehmend aus der Förderung von Wissenschaft und Forschung zurück – und die Industrie springt in die Bresche. Über 90 Prozent der klinischen Studien und der wissenschaftlichen Forschung werden direkt oder indirekt durch die Pharmaindustrie finanziert. »Forschung ohne Drittmittel wäre heute gar nicht mehr möglich«, resümiert der Prorektor der Kölner Universität, Professor Thomas Krieg.[39]

Es liegt auf der Hand, dass die Wissenschaftler damit ihre Unabhängigkeit aufs Spiel setzen und die Forschung ihre Unschuld verliert. So vollzieht sich, menschlich verständlich, aber objektiv kaum vertretbar, insgeheim eine Wende, die niemand wollen kann: Forschung wird käuflich. Dabei geht es weniger darum, dass Daten und Fakten in Studien gefälscht oder frei erfunden werden. Es geht vielmehr um subtilere Methoden, um das sprichwörtliche Weglassen und Schönschreiben und um den Eindruck, den der Leser von Fachartikeln gewinnt:

- Belanglose Unterschiede interpretieren die Autoren der Studien so, als ob sie klinisch bedeutsam wären.
- Unerwünschte Nebenwirkungen beispielsweise von neuartigen Medikamenten/Substanzen erwähnen sie nur am Rande oder lassen sie in der Diskussion ganz weg.
- Sie betonen Vorzüge des neuen Medikaments/der neuen Substanz, die bei genauer Betrachtung keine sind.
- In Wirklichkeit handelt es sich bei dem untersuchten Medikament/der untersuchten Substanz gar nicht um eine Innovation, sondern lediglich um Abwandlungen bereits bekannter Wirkstoffe, so genannte Scheininnovationen. Seit 1990 konnte die Forschung nur sieben wirklich innovative Wirkstoffe vorweisen: Drei durch die Industrie entwickelte (Statine, Imatinib, 5-HT3-Antagonisten) und drei dank klinischer Forschung aufgespürte »alte« Medikamente, die auch bei anderen Krankheiten wirken (Helicobacter-Eradikation, ACE-Hemmer und Beta-Blocker bei Herzinsuffizienz); die Industrie bringt aber jedes Jahr 40 scheinbar innovative Wirkstoffe in 150 bis 300 angeblich neuartigen Arzneimitteln auf den Markt (siehe dazu Kapitel Pharma).

Es ist traurige Tatsache, dass es in Deutschland nicht ein einziges international bedeutsames klinisches Journal mehr gibt. Kritische Artikel sind nicht publizierbar, ohne mit einer einstweiligen Verfügung des Herstellers rechnen zu müssen. Vioxx®[40] und Celebrex®[41] sind beredte Beispiele für den langen Arm der Pharmaindustrie. Beide Medikamente sind Vertreter der so genannten Cox-2-Hemmer. Vioxx® wurde zur Behandlung von Migräneattacken – mit oder ohne Aura – eingesetzt, Celebrex® kommt gegen Entzündungen und Schmerzen bei Arthrose und rheumatoider Arthritis zum Einsatz. Als Senkrechtstarter erreichten die beiden Mittel innerhalb von nur zwei Jahren nach ihrer Markteinführung einen Umsatz von elf Milliarden Dollar. Beide Medikamente können erhebliche Probleme verursachen. Für Vioxx® sind bei der britischen Arzneimittelbehörde von 1999 bis 2000 etwa 1100 Meldungen über Nebenwirkungen eingegangen. Fast die Hälfte bezog sich auf Übelkeit, Bauchschmerzen und Durchfall. 68 Fälle von Blutungen, Magen- und Darmdurchbruch und Geschwürbildungen traten auf, 117 berichteten über Bluthochdruck, Flüssigkeitsansammlungen in den Extremitäten, Herzinsuffizienz und Herzinfarkte. Hinzu kamen Depressionen, Verwirrtheitszustände, Halluzinationen, Niereninsuffizienz, Leberfunktionsstörungen und andere Krankheitserscheinungen.[42] Die Behörden erhielten auch die entsprechenden Informationen und gaben sie nach dem »Freedom of Information Act« weiter. Doch in Deutschland sind sie nie angekommen. Dabei war einigen Medizinern bereits damals aufgefallen, dass Vioxx® mehr bedrohliche Nebenwirkungen hervorrief als die klassischen Antirheumatika, obwohl die Werbung das Gegenteil behauptete. Doch der Pharmahersteller zeigte sich unbeeindruckt, zu reizvoll waren die Milliardenumsätze mit dem Präparat. Merck meldete im ersten Halbjahr nach der Produkteinführung weniger Probleme als im zweiten. Wissenschafter modelten die Daten im Sinne des Herstellers um: Sie rechneten die (besseren) Resultate des ersten Halbjahres einfach hoch und ließen die (schlechteren) unter den Tisch fallen.

Erst im Herbst 2004 folgte das Desaster: Am 30. September 2004 zog die Firma Merck & Co. das Medikament Vioxx® mit dem Wirkstoff Rofecoxib weltweit vom Markt zurück, nachdem eine Studie ein signifikantes Risiko nachgewiesen hatte.

Forschende der Universität Bern hatten festgestellt, dass die Herz-Kreislauf-Risiken des Medikaments bereits Ende 2000 belegbar gewesen wären und »dass die Risiken unabhängig von der eingenommenen Dosis und der Dauer der Einnahme bestehen«. Die Fachzeitschrift *The Lancet* publizierte diese Ergebnisse in ihrer Online-Ausgabe vom 5. November 2004.

Ein Team um Peter Jüni und Matthias Egger vom Institut für Sozial- und Präventivmedizin der Universität Bern hatte das Projekt im Rahmen des Nationalen Forschungsprogramms »Muskuloskeletale Gesundheit – Chronische Schmerzen« (NFP 53) erforscht. Die als unabhängig geltende Untersuchung basiert auf öffentlich zugänglichen Studiendaten der amerikanischen Medikamentenzulassungsbehörde (FDA) sowie auf einer ausgedehnten Literaturrecherche. In diese Meta-Analyse wurden 18 randomisierte kontrollierte Studien und 11 Beobachtungsstudien aufgenommen.

Bereits Ende 2000 waren der Untersuchung zufolge bei 52 der insgesamt 20742 Patienten Herzinfarkte aufgetreten, 41 davon nach Einnahme von Vioxx® – ein statistisch signifikanter Unterschied zuungunsten von Vioxx®. Die Forscher der Universität Bern kritisierten daher insbesondere die Interpretation der Daten der so genannten VIGOR-Studie aus dem Jahr 2000. Diese hatte Wirkung und Nebenwirkung von Rofecoxib (Vioxx®) mit einem anderen Schmerzmittel, Naproxen® (auch Apranax oder Aleve), verglichen. In dieser Studie waren deutliche Unterschiede bei den Herzinfarkt-Risiken zutage getreten. Die Leiter der VIGOR-Studie hatten diesen Unterschied aber der vermeintlich schützenden Eigenschaft von Naproxen und nicht einem erhöhten Herzinfarkt-Risiko von Rofecoxib zugeschrieben. Für diese Interpretation fanden die Berner Wissenschaftler aber keine Belege.

In ihrer Medienmitteilung zum Rückruf schreibt Merck, dass die Firma »aufgrund der vorhandenen alternativen Therapiemöglichkeiten und der Fragen, die durch diese Daten aufgeworfen werden, zu dem Schluss gekommen« sei, dass eine freiwillige Marktrücknahme der beste Schritt sei. »Wenn diese Aussage im September 2004 angemessen war, dann hätte die Firma dieselbe Aussage bereits mehrere Jahre zuvor machen können oder müssen, als die Daten vorlagen, auf die wir Zugriff hatten«, sagt Matthias Egger.

Zu dieser Zeit aber sei eine Medienmitteilung von Merck mit dem Titel: »Merck bestätigt erneut die günstige kardiovaskuläre Sicherheit von Vioxx« erschienen. Vernichtendes Urteil der unabhängigen Schweizer Forscher: »Risiken bestehen unabhängig von Dauer und Dosis.«

Die weltweit beachtete Meta-Analyse stellt weitere Aussagen von Merck & Co. in Frage: So wurde das Medikament mit dem Hinweis zurückgezogen, von den Risiken seien nur Patienten betroffen, die Vioxx 18 Monate und länger eingenommen hätten. »Dies konnten wir nicht bestätigen«, sagt Jüni. »Die Daten zeigen, dass ein erhöhtes Herzinfarktrisiko bereits bei einer Einnahmedauer von wenigen Monaten besteht und dass dieses Risiko unabhängig ist von der eingenommenen Dosis.«

Auffallend war den Forschern zufolge auch, dass Studien, bei denen die Daten unabhängig erfasst und bewertet wurden, ein deutlicheres Ergebnis in Hinblick auf die Nebenwirkungen aufwiesen. Bei einer unabhängigen Datenerfassung werden die Studienergebnisse nicht durch die Studienleiter bewertet, sondern durch unabhängige Forschende, welche die Studie nicht selbst durchführen. »Es könnte sein«, so Egger, »dass bei einer fehlenden unabhängigen Beurteilung der Daten die Resultate günstiger eingestuft werden, so dass Medikamentenrisiken kleiner erscheinen. Wir empfehlen deshalb, dass Studien grundsätzlich mit einer unabhängigen, externen Datenbewertung durchgeführt werden.«

Die Analyse der Daten zu Vioxx® zeige auch, dass die Zulassungsbehörden ihr eigenes Vorgehen kritisch überdenken sollten. Neue Daten und Erkenntnisse zu einem Medikament sollten regelmäßig in die Dokumentation aufgenommen und fortlaufend analysiert werden. »Wie das Beispiel Vioxx zeigt, ist dies heute nicht immer gewährleistet«, sagt Jüni. »Nur mit einem kontinuierlichen Monitoring könnten wir sicherstellen, dass die Bevölkerung vor unnötigen Medikamentennebenwirkungen geschützt wird«, ergänzt Egger. »In diesem Fall sollten zudem die Gründe, weshalb Hersteller und Zulassungsbehörden neue Erkenntnisse und Daten nicht kontinuierlich erfasst und neu bewertet haben, durch ein unabhängiges Gremium untersucht werden.«[43]

Was die Schweizer im Spätherbst 2004, also nach dem Vioxx-Desaster, herausfanden, erwähnte Schönhofer bereits drei Jahre zuvor auch hierzulande – und blieb mit seinen kritischen Äußerungen nahezu ungehört. Seine Worte von damals freilich hallen angesichts solcher Fälle noch heute wie eine Mahnung für die Zukunft nach: »Betrüger müssen Betrüger genannt werden.«[44]

Der Arzt als Sprachrohr der Pharmaindustrie

Beispiel kardiovaskuläre Erkrankungen

Eine Östrogentherapie soll bei Frauen das Risiko von Herz-Kreislauf-Erkrankungen minimieren, suggerieren einige klinische Forscher.[45] Tatsächlich verspricht der Hormonersatz aber als Primär- und Sekundärprävention keinen Nutzen, zeigen Ergebnisse der Women's Health Initiative. Diese Studie sollte die Wertigkeit einer bestimmten Östrogenersatztherapie als Herz-Kreislauf-Prophylaxe untersuchen. 16 000 Frauen im Alter zwischen 50 und 79 Jahren nahmen teil. Ursprünglich sollte die Studie bis 2005 fortgeführt werden. Doch bei einer Zwischenauswertung hatte sich herausgestellt, dass die Erkrankungsrate ethisch nicht mehr zu vertreten war. Unter anderem stieg das Herzinfarktrisiko im Vergleich zur Gruppe, die wirkstofffreie Mittel – so genannte Placebos – erhielt, um 29 Prozent, die Anzahl der Schlaganfälle um 41 Prozent, und es traten doppelt so viele Thrombosen und Embolien auf. Sowohl die American Heart Association als auch die Deutsche Menopause Gesellschaft und die Deutsche Gesellschaft für Endokrinologie raten schon seit 2001 davon ab, Östrogene nur deshalb zu nehmen, um das Risiko für kardiovaskuläre Erkrankungen zu minimieren. Doch allein in Deutschland nehmen 4,6 Millionen Frauen Östrogenpräparate.[46]

Beispiel Bluthochdruck

Anfang der 1990er Jahre startete die Pharmaindustrie eine groß angelegte Anti-Diuretika-Kampagne. In Fernsehspots, Radiosendungen und Artikeln, auf »Fortbildungsveranstaltungen« und Ärztesymposien rund um den Globus nahm die Branche Einfluss auf die Ärzteschaft, um jene alten Blutdrucksenker anzuprangern und neue – teurere – anzupreisen. Die Kampagne zeigte Wirkung. Obwohl wissenschaftlich unumstritten ist, dass die neuen keinerlei Vorteile gegenüber den alten und die alten keinerlei Nachteile gegenüber den neuen haben, verschrieben die Ärzte mehr neue Blutdrucksenker. In der Folge stiegen die Ausgaben für die Behandlung von Bluthochdruck-Patienten: Zwischen 1984 und 1994 verzehnfachten sich die Verordnungszahlen der neuen Bluthochdruckmittel. Allein der Umsatz der ACE-Hemmer und der Kalziumantagonisten stieg deutschlandweit in dieser Zeit von umgerechnet eine Viertel Million auf über 1,5 Milliarden Euro. Erst gegen Ende der 90er Jahre prüften Forscher die alten und neuen Mittel auf Herz und Nieren. Tendenziell zeigte sich, dass die konventionelle Therapie mit Diuretika die Rate von Herzinfarkten und Todesfällen senken konnte.[47]

Beispiel Osteoporose

Frauen werden immer älter und wollen immer länger jung bleiben – so das Credo der Werbung. Eine ältere Frau müsse eben die Haut einer Siebzehnjährigen und die Knochen einer 20-Jährigen haben, wird suggeriert. Dass der Mensch bis zu seinem 70. Lebensjahr rund ein Drittel seiner Knochenmasse einbüßt, ist jedoch ein natürlicher Prozess und per se keine Krankheit.[48] Bis Mitte des 20. Jahrhunderts galt eine Frau erst als erkrankt, wenn das Schwinden der Knochenmasse zu einer Fraktur geführt hatte – zu wenige Fälle für eine umsatzstarke Volkskrankheit. Vor etwa 20 Jahren kamen findige Marketingstrategen des Östrogenherstellers Ayerst auf die Idee, Osteoporose zur Massenerkrankung zu erklären. In einer groß angelegten Werbekampagne scheuten sie auch nicht davor zurück zu erklären, dass jede dritte Frau, die einen Oberschenkelhalsbruch erlitt, innerhalb eines Jahres sterben würde.

Selbstverständlich offerierten sie auch gleich den Ausweg aus dem Dilemma: Premarin, das rettende Hormonpräparat. Heute ist Premarin das meistverkaufte rezeptpflichtige Medikament in den USA.[49]

Selbst seriöse Institutionen wie die Weltgesundheitsorganisation (WHO) ließen sich anstecken. Die Firmen Sandoz Pharmaceuticals und SmithKline Beecham sponserten 1993 ein Treffen der WHO-Kommission. Auf diesem Treffen definierten die Fachleute der WHO die Krankheit Osteoporose um. Seitdem gilt auch laut WHO jeder Erwachsene schon dann als Osteoporose-Patient, wenn sich »der allmähliche Abbau der Knochenmasse im Alter« zeigt. Röntgenmessungen belegen, dass demnach jeder Mensch, der älter ist als 35, an Osteoporose litte – eine Krankheit, die jeder hat, kann aber eigentlich gar keine sein. So sah sich die WHO gezwungen, Grenzwerte zu setzen. Demnach liegt eine Osteoporose dann vor, wenn die Knochenmasse zwischen 20 und 35 Prozent unterhalb des Normwerts liegt. Auf diese Weise waren mit einem Schlag 31 Prozent der Frauen zwischen 70 und 79 behandlungsbedürftige Osteoporose-Patientinnen – und zwar selbst dann, wenn sie sich ihr Leben lang noch nie etwas gebrochen haben. Eine wissenschaftlich fundierte Begründung blieben die WHO-Experten bis heute schuldig. Demgegenüber konnte die University of British Columbia, Vancouver, in einer Studie nachweisen, dass die Messung der Knochendichte völlig ungeeignet zur Vorhersage von Knochenbrüchen ist. Trotzdem wird auch in Deutschland weiter fleißig untersucht und verordnet. Bis 2007 prognostiziert die Unternehmensberatung Frost & Sullivan dem Europamarkt für Osteoporose-Mittel ein Wachstum auf insgesamt 1,87 Milliarden US-Dollar.

Beispiel »Attention Deficit/Hyperactivity Disorder« (ADHS) und andere Zappelphilipp-Phänomene[50]

Kinder, die nicht aufmerksam sind, sind krank, und Krankheit muss behandelt werden. So oder ähnlich mag die von gestressten Eltern dankbar angenommene Erklärung übereifriger Psychologen, Psychiater, Kinderärzte und Homöopathen lauten. Früher hätte ihr Sprössling vielleicht als ausgesprochen agil oder besonders verträumt gegolten, heute wird er allzu schnell als krank erklärt: Er leidet unter einem Aufmerksamkeits-Defizit-Syndrom, unter hyperkinetischen Störungen, ist deshalb achtlos, impulsiv und desorientiert, droht in Gewaltexzesse oder Tagträumereien auszubrechen und später in die Drogenszene abzurutschen.[51] Überall in Deutschland befassen sich renommierte Forschungseinrichtungen mit dem Phänomen. Die Universität Lübeck veranstaltete im September 2002 ein internationales Symposium zum Thema; Psychologen der Universitäten Oldenburg und Regensburg wollen in einem gemeinsamen Forschungsprojekt herausfinden, ob die Symptome auf Unterschiede in Hirnfunktionen zurückgeführt werden können. Oft zitieren Mediziner die Gruppe um Anna Baumgaertel, die 1995 in einem Artikel[52] geschrieben hatte, dass rund 18 Prozent der deutschen Schulkinder ADHS-Patienten seien; andere meinen, dass zehn Prozent aller Kinder bis neun Jahre einer Therapie bedürfen.[53] Geht man davon aus, dass es derzeit in Deutschland zwischen 800 000 und eine Million Schulkinder zwischen sechs und neun Jahren gibt, sind also per se mindestens 80 000 von ihnen so »krank«, dass sie einer Therapie bedürfen – und damit ein eigenes, beachtliches Marktsegment bilden. Seit Anfang der 90er Jahre verschreiben immer mehr Ärzte den Wirkstoff Methylphenidat, eine Amphetamin-verwandte Substanz,[54] berichtet die Bundesopiumstelle. Ob »hier die Medikalisierung psychosozialer Probleme stattfindet«, fragen sich nicht nur die Kölner Forscher einer Studie für das Bundesministerium für Gesundheit und soziale Sicherung (BMGS).[55]

Diese Aufzählung gibt beileibe nicht den ganzen Umfang ärztlicher Dienstbarkeit wieder, weitere Beispiele ließen sich ohne weiteres finden. Da fällt es schwer zu glauben, dass Mediziner wirklich unempfindlich gegenüber unternehmerischer Willenslenkung sind. Von der Industrie honorierte, hochkarätige Gastredner auf wissenschaftlichen Tagungen und Kongressen sind eher die Regel denn die Ausnahme. Als es beispielsweise darum ging, den Absatz für die neuen blutdrucksenkenden Mittel zu forcieren, zeigten sich die habilitierten Persönlichkeiten wenig spröde. Für einstündige Vorträge bekamen sie Honorare von bis zu 7500 Euro.[56] Auch die Industrie weiß den Wert der so genannten »opinion leaders«, der »Meinungsmacher«, zu schätzen und in bare Münze umzurechnen – schließlich glauben viele Ärzte an ihre Forschungs-Gurus. Die 100. Jahrestagung der Deutschen Gesellschaft für Kinderheilkunde und Jugendmedizin, zu der sich im September 2004 im Berliner Internationalen Congress Centrum (ICC) Experten aller pädiatrischen Disziplinen trafen, ist beredtes Beispiel für die immer enger werdende Verzahnung zwischen Industrie-Engagement und Wissenschaftsabhängigkeit. Schon auf der Internetseite[57] prangen die Firmenlogos des Baby-Nahrungsherstellers Hipp und des Pharmazieunternehmens Baxter. Auch das Programm offenbart, dass eine saubere Trennung nicht mehr existiert: Industrievorträge und offizielle Themen der Fachgesellschaften stehen einhellig nebeneinander; dem Kongressteilnehmer wird erst bei näherem Studium klar, dass es sich um das eine oder andere handelt. Transparenz in Form von Vortragsreihen – vormittags von den Fachgesellschaften, nachmittags von der Industrie – scheint weder gewünscht noch durchsetzbar. Reklamegespickte Informationen prägen das Kernprogramm zu Lasten von Objektivität und Neutralität. Mittlerweile übernimmt die Industrie die Hälfte der Kosten aller Kongresse direkt, zusätzlich 80 Prozent der Gebühren über Sponsoring der Teilnehmer.[58] Es ist keineswegs so, dass solche Veranstaltungen von Medizinern organisiert und dass die Inhalte von Ärzten bestimmt werden, noch dass die Nennung von Produkten oder Sponsoren in wissenschaftlich aufgemachten Texten unterbleibt, von einer Offenlegung der Interessenlage – welcher Forscher von welchem Unternehmen in welchem Bereich unterstützt wird – ganz zu schweigen.

Einige Wissenschaftler sind sich nicht zu schade, als Berater bei Arzneimittelherstellern tätig zu sein, Patentrechte an Produkten oder Firmenaktien zu besitzen und Geschenke anzunehmen. Sie schrecken nicht einmal davor zurück, Texte unter ihrem eigenen Namen zu veröffentlichen, die zuvor von Ghostwritern aus der Industrie verfasst wurden. So ist die Zusammenarbeit zwischen Ärzten und Pharmaindustrie enger, als es den Kassen, den Versicherten und letztlich den Patienten lieb sein kann. In Abhängigkeit von der Industrie finanzierte Forschung hat nämlich zwei gravierende Folgen. Zum einen wird nur auf dem Gebiet geforscht, auf dem sich die Industrie ein gutes Geschäft verspricht. Zum anderen ist industriefinanzierte Forschung vor allem auf *Krankheit* ausgerichtet und nicht auf *Gesunderhaltung*. Das Interesse der Industrie an präventiver Forschung steht daher stets an letzter Stelle.

Neben der Forschung leidet auch die Qualität der Bildung unter dem Diktat der Industrie. Bildung wird zunehmend zur Ware degradiert. Der Personalabbau an den Universitäten führt dazu, dass die Verwaltung Experten aus der freien Wirtschaft als Dozenten einstellt. Außerdem fließen Industriegelder in Seminarzentren, Bibliotheken und die medizinisch-technische Ausstattung von Lehrräumen und Labors – und, außerhalb der Legalität, als »Boni« auf Privatkonten. Ganz uneigennützig ist die Unterstützung durch die Industrie selbstverständlich nicht. Als Gegenleistung erwartet die Branche, dass die Hochschule den Namen des Sponsors wann immer möglich nennt; das sorgt für Publicity und Ansehen. Spenden, Zuschüsse zu Forschungs- und Förderprojekten und all das, wofür Professoren auf rechtmäßige Art und Weise mit den Firmen liebäugeln, ist von der Politik sogar ausdrücklich gefordert.[59] Mehr noch: Sie sieht, wie schon beschrieben, Drittmittel als Maßstab für die Exzellenz einer Hochschule an – um ihr eigenes Engagement zurückzufahren. Dabei vergessen die Verantwortlichen nur allzu gern, dass der Grat zwischen erlaubter Zusammenarbeit und rechtswidriger Kungelei in der Praxis äußerst schmal ist.

Leistung muss sein, findet die Politik, und Geld, das zu mehr Leistung anspornt, ist gutes Geld – Hauptsache, es stammt nicht aus öffentlichen Mitteln. Etwas schal ist der Beigeschmack, wenn man sich vergegenwärtigt, worauf die »Reform der Professorenbesoldung« abzielt: »Professoren, die Drittmittel der Privatwirtschaft für Forschungs- oder auch für Lehrvorhaben einwerben, können ... persönliche Zulagen erhalten«, entschied der Bundestag im Dezember 2001. So orientiert sich die Vergütung der Hochschullehrer unmittelbar am Kriterium der Drittmitteleinwerbung. Dasselbe Parlament, das knapp vier Jahre zuvor das »Gesetz zur Bekämpfung der Korruption« verabschiedet hat, ermächtigt die Privatwirtschaft nun durch die Hintertür, unmittelbar Einfluss auf das Entgelt von Inhabern öffentlicher Ämter in Universitäten zu nehmen. Wie strafbar unter dieser Maßgabe mitunter »Dienstausübung« sein kann, erfährt die Öffentlichkeit, wenn sich Einzelfälle zu Skandalen auswachsen. Noch immer arbeiten die Behörden den »Herzklappenskandal« ab, der 1994 ins Rollen kam und 1997 die höchsten Wellen schlug. Damals waren nicht nur juristisch naive Professoren und Verwaltungsmitarbeiter ins Fadenkreuz der Staatsanwälte geraten, sondern vor allem diejenigen, die sich von Außendienstmitarbeitern schmieren ließen. Die dreistesten unter den fast 1900 Verdächtigen in 480 Kliniken ließen sich entsprechende »Zuwendungen« auf ihre Privatkonten auszahlen. Vom Schulterzucken über Ärger und Wut bis zu flammenden Dementi reichte die Reaktion der Ärzteschaft. Ein Präsidiumsmitglied des Medizinischen Fakultätentages giftete in einer Bonner Zeitung: »Im Grunde lässt sich die so genannte Medizinkorruption nur soziologisch verstehen – da treibt der Sozialneid giftige Früchte.«[60]

Wer eine solche Auffassung vertritt, leugnet die Realität und schürt die Selbstsucht. Das Bundeskriminalamt hat im »Bundeslagebild Korruption 2003« aufgelistet, aus welchen Bereichen sich die Gruppe der »Nehmer« zusammensetzt. Die Zahlen erfassen nüchtern, was grafisch überraschend scharf ins Auge sticht: 18,8 Prozent aller Korruptionsfälle, die die Behörden überhaupt aufdecken, stammen aus dem Gesundheitswesen.[61] Das Gesundheitswesen hält damit Platz 1 in der Riege der Korrumpierten – noch vor den »Nehmern« aus den Bauämtern, die mit 18,7 Prozent die zweitgrößte Gruppe stellen. Schon in den Jahren 1997 bis 1999 war die Mehrheit der »Nehmer« dem Gesundheitssektor zuzuordnen, im Jahr 2002 führte dieser Bereich sogar laut *Lagebericht Korruption 2002* des BKA mit 34,3 Prozent.

Der Wachstumsmarkt Gesundheit besitzt ein hohes Verführungspotenzial. Immerhin werden in der Bundesrepublik jährlich für rund 35 Milliarden Euro Medikamente verkauft und verschrie-

Verteilung der »Nehmer« nach Behörden und Unternehmen der Wirtschaft

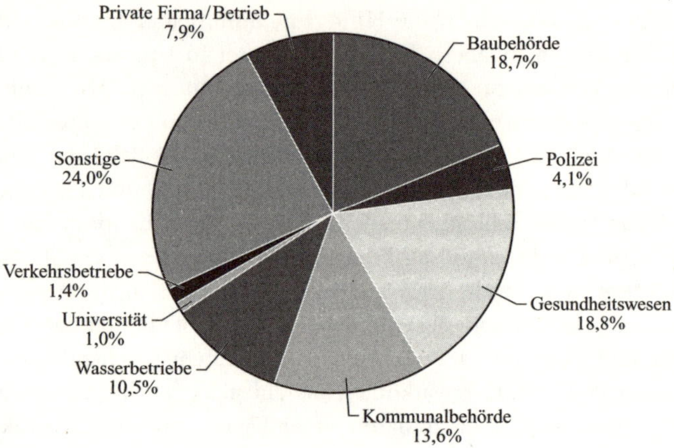

Quelle: Lagebild Korruption Bundesrepublik Deutschland 2003, veröffentlicht vom Bundeskriminalamt, Stand 4. August 2004

ben, weitere 12 Milliarden an Hilfsmitteln kommen hinzu. Verschärfend wirkt die derzeitige wirtschaftliche Flaute, die nicht unerheblich dazu beiträgt, dass die Hemmschwelle weiter sinkt. Diffuse Zukunftsangst, Furcht vor dem Verlust von Privilegien und vor einem gewissen Lebensstandard unterstützen gewiefte Marketingstrategen beim Beackern immer neuer Felder. Vielfach laufen Firmenvertreter bei Ärzten offene Türen ein – sie wissen, dass wirtschaftlich schlechte Zeiten besonders gute für Sponsoren sind. Weltweit werden vier Milliarden Euro für Sponsoring ausgegeben, vor allem im Sport, aber auch in Kultur, Wissenschaft und Bildung. Auf dem hartumkämpften Markt der Therapeutika und Medizinprodukte bedeutet jeder Fingerbreit Vorsprung gegenüber dem Konkurrenten ein kleiner Sieg. Droht das Terrain des Legalen durch Dauernutzung zu veröden, liegt es nahe, den kleinen Schritt über die Grenze hinüber ins saftige Grün des Verbotenen zu wagen.

Üblich ist, dass Firmen insbesondere für Chefärzte von Universitätskliniken und Verwaltungschefs firmeninterne Bonuskonten führen, die von umsatzabhängigen Rückvergütungen gespeist werden. Über die Verwendung solcher Mittel kann der begünstigte Arzt frei entscheiden; er kann sie auch entweder auf Drittmittelkonten oder auf Privatkonten einzahlen lassen. Um das Auge des Gesetzes nicht in eine unerwünschte Richtung zu lenken, deklarieren die Beteiligten den Vorgang dann als »Spende« um. Dabei ist selbstverständlich, dass die betreffenden Unternehmen für den Deal keinen Euro aus eigener Tasche zuschießen. Vielmehr addieren sie die als Schmiergeld geflossene Summe zu den Verkaufspreisen – und diesen höheren Gesamtpreis zahlen die Krankenhäuser wiederum an die Firmen. Korruption verteuert die Ware.[62]

Industrie und Ärzteklientel diskreditieren die Kritik an ihrem mafios anmutenden Beziehungsgeflecht gerne als üble Nachrede. Intern allerdings geht die Debatte um das Wie und vor allem das Wieviel weiter, nicht zuletzt als Antwort auf die sich häufenden Medienberichte. Weil das Argument vor Gericht, derlei Aktivitäten seien »in der Branche üblich« – also moralisch nicht anfechtbar – allzu oft auf taube Ohren stieß, mussten sich die Führungsriegen in Unternehmer- und Ärzteschaft etwas einfallen lassen. Der 106. Deutsche Ärztetag hat eine Novellierung der Berufsordnung beschlossen. Sogar Staatsanwälte halten die Paragraphen 30 ff. der Musterberufsordnung für Ärzte (MBO),[63] die Prinzipien wie

- Transparenz der Finanzflüsse,
- Trennung von Beschaffungsentscheidung und Zuwendungsempfange,
- Äquivalenz von Leistungen und Gegenleistung sowie
- Dokumentationspflicht der Zusammenarbeit

enthalten, im Prinzip für wenig interpretationsanfällig (siehe Kapitel »Die Jagd«). Tatsache aber ist, dass über Jahrzehnte hinweg eine Unkultur des Einwerbens von Drittmitteln und des Sponsorings wuchern konnte, die bis heute praktiziert und von den Verantwortlichen dementiert wird. Die Verweigerung aber, Korruption überhaupt zur Kenntnis zu nehmen, verhindert, dass Gefahren rechtzeitig erkannt und gebannt werden können.

Quasi als Antwort auf den Herzklappenskandal Mitte der 1990er Jahre hat sich auch die pharmazeutische Industrie dazu durchgerungen, nach außen Entschlossenheit im Kampf gegen Korruption und Bestechung zu demonstrieren. Den Anfang hatte der »Gemeinsame Standpunkt zur strafrechtlichen Bewertung der Zusammenarbeit zwischen Industrie, medizinischen Einrichtungen und deren Mitarbeitern« gemacht, den führende Verbände der Krankenhäuser und Ärzte sowie der pharmazeutischen und medizintechnischen Industrie im Jahr 2000 beschlossen hatten. Am deutlichsten wird die Schere zwischen Strafrecht und Aussage beim Problem der Kostenübernahme für wissenschaftliche Tagungen und Kongresse. Hier fällt vor allem der Begriff »angemessen« auf:

> »Nimmt ein Mitarbeiter medizinischer Einrichtungen an … wissenschaftlichen Tagungen, Kongressen, Fort- und Weiterbildungen … teil, ohne hierbei im Auftrag des Unternehmens etwa ein Referat oder eine Präsentation zu halten … oder eine andere Leistung zu erbringen, können von Seiten der Industrie folgende Kosten erstattet werden:
> - angemessene Hin- und Rückreisekosten…
> - Übernachtungskosten
> - Kongressgebühren
> - Kosten für Bewirtungen, soweit sie einen angemessenen Rahmen nicht überschreiten und von untergeordneter Bedeutung bleiben…
> - Die Annahme/Gewährung von sonstigen Belohnungen, Geschenken und geldwerten Vorteilen mit privatem Charakter (z. B. Kosten für Begleitpersonen) darf ebenfalls nicht erfolgen…«[64]

Zum einen ist überhaupt nicht definiert, was »angemessen« heißt und welche Zuwendungen ausgeschlossen sind. Zum anderen begründet nicht die Übernahme der Kosten für Begleitpersonen die Strafbarkeit, sondern der unlautere Grund für die Vergünstigungen. Auch eine »angemessene« Erstattung der Kosten ist strafrechtlich relevant, wenn dahinter eine Unrechtsvereinbarung zwischen Nehmer und Geber steckt.

Kurz nachdem die Ärzte die Modifikation ihrer Musterberufsordnung vereinbart hatten, veröffentlichten die Pharmaverbände 2003 »Verhaltensempfehlungen für die Zusammenarbeit der pharmazeutischen Industrie mit Ärzten«. Doch Ethikrichtlinien sind nur solange gut, wie sie auch eingehalten werden. Juristisch bindend sind sie nicht. Als Mittel zur wirksamen Selbstregulierung taugen sie wenig, wenn sie nicht mit Sanktionen verbunden sind. So jedenfalls lautete die Begründung des Verbandes Forschender Arzneimittelhersteller (VfA), als er im Februar 2004 den Verein »Freiwillige Selbstkontrolle für die Arzneimittelindustrie« ins Leben rief. Kernpunkt ist ein Kodex, der nicht nur bei Veranstaltungen, sondern auch für Anwendungsbeobachtungen oder Einladungen gelten soll. Der »Benimmkodex mit Lücken«, wie ihn sogar das *Deutsche Ärzteblatt*[65] bezeichnete, weist wesentliche Mängel auf:

- Viele Pharmaverbände haben sich der Initiative erst gar nicht angeschlossen.
- Es fehlt die Verpflichtung, auf so genannte Naturalrabatte für Apotheker zu verzichten. Ein Apotheker, der bestimmte Generika einkauft, erhält mehrere Arzneimittelpackungen kostenlos dazu. Diese »Naturalrabatte« kann er bei den Kassen abrechnen, ohne sie zuvor bezahlt zu haben. »Naturalrabatte« verursachen zusätzliche Kosten für die Gesetzliche Krankenversicherung von schätzungsweise 375 000 Euro pro Jahr.[66]
- Die Vereinsmitglieder müssen keine Auskunft darüber geben, welche Honorare an Wissenschaftler und Gutachter gezahlt wurden, die in Studien Empfehlungen zu Medikamenten abgeben.
- Der Kodex stellt keine Regeln für seriöse Produktinformationen auf. Die meisten Produktinformationen für Ärzte verharmlosen und verfälschen wissenschaftliche Daten und schreiben Risiken schön. Zudem sind sie gespickt mit Werbeaussagen, die von substanziellen Aussagen nicht zu unterscheiden sind. Unseriöse Produktinformationen stellen die Neutralität, Objektivität und Urteilsfähigkeit des Arztes zur Disposition und gefährden damit die Gesundheit/Genesung seiner Patienten.

Das Problem der Finanzierung von Forschung und Lehre ist hausgemacht. Seit Jahren hält der Trend zur Zentralisierung in der Universitätsmedizin an; die Mittel von Bund, Ländern und Kassen füllen Töpfe, aus denen ein beachtlicher Teil des Geldes versickert oder in unsinnigen Investitionen vergeudet wird. Ärzten, die zwar Führungspositionen inne haben, jedoch keinerlei Einfluss auf die Vergabe öffentlicher Gelder besitzen, ist in vielen Einrichtungen der Einblick in die Bilanzen verwehrt. Es fehlt an Transparenz, an Logik und sogar an einer nachvollziehbaren Aufteilung der Töpfe in Teilbudgets: In Ausgaben für Forschung, Lehre und Krankenversorgung, die so genannte Trennungsrechnung. Vielerorts werden die Kosten auf Grund normativer Hypothesen errechnet und nicht auf Grund objektiver Gegebenheiten. Doch Krankheiten sind in der Regel wenig berechenbar, noch ist es die Konstitution der Patienten. In manchen Monaten erleiden mal mehr, mal weniger Krebspatienten Rückschläge oder, vor allem in der kalten und feuchten Jahreszeit, schwere Infekte. Therapeutische Maßnahmen bei Menschen mit Krebs sind aufwendig und teuer – die Kosten steigen. In vielen Kliniken existiert keine »korrespondierende Buchführung«. Die Ursache für den rapiden Anstieg der Medikamentenkosten, hier die gestiegene Anzahl der Krebspatienten, wird nicht hinterfragt. Einzig das Mehr muss verantwortet werden.

Verwaltungsbeamten in öffentlich-rechtlichen Kliniken fehlt häufig der nötige Marktüberblick für einen zielgerichteten und kosteneffizienten Einkauf, ja sogar das eigentliche Fachwissen. Entscheidungen werden aus rein aktuell-merkantilen Gesichtspunkten heraus gefällt – ohne Sensibilität für das Patientenwohl, tatsächliche Erfordernisse und ohne Scharfblick für die wissenschaftlichen Zusammenhänge. Mediziner, die in ihrem Fach gescheitert sind, tummeln sich in der Administration, weil sie dort Aufstiegschancen bis in die politische Ebene wittern. So entscheiden beispielsweise »Chirurgen mit fünf Daumen«, wie sie von desillusionierten Fachkollegen treffend genannt werden, als Kaufmännische Direktoren über die Notwendigkeit der Anschaffung von Sach- und Hilfsmitteln und die Verteilung der Gelder. Profilieren sie sich als besonders harte Sparer, winkt ihnen ein Sitz im Ministerium. Eine

Interventionsmöglichkeit für die – hierarchisch untergeordneten – forschenden und in den klinischen Alltag eingebundenen Ärzte gibt es nicht; monieren sie die Entscheidung, droht ihnen im nächsten Quartal eine Kürzung der Mittel. Darüber hinaus werden diejenigen abgestraft, die sparsam zu wirtschaften wissen; sie erhalten im Folgequartal weniger Geld – den anderen dagegen wird das Budget entsprechend der Höhe ihrer Verschwendung aufgestockt. Oft agieren die Verantwortlichen weltfremd und kurzsichtig. Sie streichen, was nicht ins Konzept des »Schnell & Billig« passt. Die ambulante Versorgung von Diabetikern beispielsweise leidet unter dem verordneten Sparzwang. Ein schlecht eingestellter Diabetiker verursacht pro Jahr Kosten in Höhe von rund 10 609 Euro, ein gut eingestellter dagegen nur einen Bruchteil dieser Summe, nämlich 1790 Euro.[67] Außerdem drohen dem schlecht eingestellten Diabetiker früher oder später gravierende Spätfolgen wie Dialyse, diabetischer Fuß, Herzinfarkt und Schlaganfall. Diese belasten nicht nur die Betroffenen und ihre Angehörigen physisch und psychisch, sondern auch finanziell das System der Gesetzlichen Krankenversicherung. Ein einziger Dialyse-Tag kostet 340,20 Euro pro Patient.[68]

Niedergelassene: umgarnt und benutzt

Wenn der Postmann zweimal klingelt, freut sich der Doktor. Am Freitag hatte er Besuch von einem netten Herrn einer noch netteren Firma – und schon heute wird der versprochene, ladenneue iMac G5 mit 20-Zoll-Monitor seinen Schreibtisch zieren. Der Computer hätte beim Händler mindestens 2000 Euro gekostet; jetzt muss der Arzt lediglich ein neu zugelassenes Medikament an seine Patienten abgeben und ein paar Sätze zur Wirkung aufschreiben. Medizinische Peanuts, das Ganze; eigentlich nicht mehr als eine Geste in Schriftform für die Akten und den neidischen Kollegen um die Ecke.

Tatsächlich dürfte kaum ein niedergelassener Arzt je mit dem Strafgesetzbuch in Konflikt geraten. Wohl finden sich im Berufs- und Strafrecht Fallstricke, über die der Niedergelassene stolpern könnte. Aber das kommt meist auf den Eifer der ermittelnden Staatsanwälte an. Während manche Staatsanwaltschaften bekannt gewordene Fälle rechtlich nur kurz prüfen und das Verfahren rasch einstellen, haben sich andere vorgenommen, den Sumpf aus Korruption und Bestechung endgültig trockenzulegen. So verstehen Staatsanwälte in Wuppertal, Berlin oder Rheinland-Pfalz wenig Spaß, andere wiederum lassen die ins Schussfeld der Justiz geratenen Ärzte mit einem blauen Auge oder gänzlich unbehelligt davonkommen (siehe Kapitel 7, »Die Jagd«).

Zwar hat der Gesetzgeber mit dem »Antikorruptionsgesetz«[69] die Schlinge noch enger gezogen und den Strafrahmen erweitert. Auch hat er den Straftatbestand »Angestelltenbestechung«[70] eingeführt. Bis dahin war der Empfang von Zuwendungen im Gesundheitswesen nämlich nur dann strafbar, wenn die Empfänger bei einer Körperschaft angestellte Ärzte oder Amtsträger waren – wie es eben Klinik- oder Universitätsärzte sind. Der Status »niedergelassen« fiel dabei durch das Raster. Demnach ist der selbständige Arzt privilegiert gegenüber den anderen Arztgruppen; für ihn sind die Paragraphen 229, 331 oder 332 des Strafgesetzbuches nicht relevant. Niedergelassene sind in keinem Angestellten- oder Beauftragtenverhältnis gebunden – weder zu den Krankenkassen noch zu den Kassen(zahn)ärztlichen Vereinigungen. Insofern könnte sich der korrupte Arzt getrost zurücklehnen und aufatmen. Einige Sandkörner knirschen dennoch im ansonsten gut geölten Getriebe. Eines davon stellt die Passage aus dem Paragraphen 299 Strafgesetzbuch dar, die nicht nur Angestellte einschließt, sondern auch »Beauftragte eines geschäftlichen Betriebes im geschäftlichen Verkehr«. Demnach können Niedergelassene als Beauftragte der Krankenkassen angesehen werden, weil sie es auf Grund ihrer Verordnungen in der Hand haben, die Nachfrage von Arzneimitteln durch die Kassen zu steuern. Allerdings bewegen sich die Ermittler mit dieser Rechtsauffassung auf dünnem Eis, und das wissen auch die betreffenden Mediziner.

Zweitens ist über das Strafgesetzbuch hinaus eine andere Rechtsvorschrift für den Niedergelassenen bindend: die Musterberufsordnung (MBO) für Ärzte. Verstößt der Arzt dagegen, kann er Probleme mit den Ärztekammern bekommen. Hier besteht die Gefahr, dass der Konflikt auch die Staatsanwaltschaften auf den Plan ruft – dieses Risiko ist im täglichen Leben allerdings äußerst gering.

Praxispräsente

Berufsrechtliche Vorschriften[71] verbieten dem Arzt, »von Patienten oder Anderen Geschenke oder andere Vorteile, für sich oder Dritte zu fordern, ... , wenn hierdurch der Eindruck erweckt wird, dass die Unabhängigkeit der ärztlichen Entscheidung beeinflusst wird. Eine Beeinflussung liegt dann nicht vor, wenn der Wert des Geschenks ... geringfügig ist«. Die Bundesärztekammer definiert »geringfügig« als Wert von weniger als 50 Euro. Bei regelmäßigen Zuwendungen, die im Einzelfall innerhalb dieser Grenze liegen, ist nicht der Wert der einzelnen Leistungen zugrunde zu legen, sondern eine Gesamtbetrachtung vorzunehmen. Dennoch, das Beschenkt-Werden gehört ebenso zum Praxisalltag wie der obligatorische Handschlag: der Patient, der Pralinen überreicht, oder auch der Pharmavertreter, der mit einer Flasche Sekt zum Geburtstag gratuliert. Was der eine aus Dankbarkeit tut, ist beim anderen Kalkül, schließlich erhalten kleine Geschenke die Freundschaft. Mit Präsenten erkauft das Unternehmen nicht nur die Aufmerksamkeit des Doktors, sondern vor allem seine Treue.

Es gehört zum guten Ton, dass Vertreter nicht mit der Tür ins Haus fallen. Korruptionsstrukturen entwickeln sich langsam, aber sicher. Spezielle Schulungen lehren die verschiedenen Strategien des Kundenfangs und zeigen Lösungsmöglichkeiten auf, wenn »die Zielperson« ein schwieriger Charakter ist oder sich sträuben sollte. Pharmareferenten erlernen von der Pieke an die Kunst der »Landschaftspflege«, wie diese Form der Kundenbetreuung gerne genannt wird. Die Vertreter gehen dabei recht phantasievoll vor. Auf Konferenzen, Kongressen, Tagungen, Fortbildungen und anderen Veranstaltungen verteilen sie kleine Aufmerksamkeiten: Notizblöcke, Kugelschreiber oder Zettelboxen mit dem Firmenlogo, ohne eine bestimmte Person im Auge zu haben. Erst in der zweiten Phase picken sie sich heraus, wen sie für geeignet erachten; meist ordnen sie demjenigen sogar einen bestimmten Betrag, eine bestimmte Anzahl von Präsenten und einen bestimmten Zeitrahmen zu, um mit dieser Investitionsgröße kalkulieren zu können. Dann wird der Auserkorene angesprochen – direkt, aber vorsichtig. Der Vertreter schaut regelmäßig vorbei, legt mal einen Strauß Lilien, mal zwei Eintrittskarten für ein Symphoniekonzert auf den Tisch oder füttert den Doktor mit einer Schachtel teurer Pralinés an. Später gibt er ihm einen Überblick über die Vorteile, die ihm eine engere Zusammenarbeit mit dem Unternehmen ermöglicht: Zuwendungen für Forschungsprojekte, ein Röntgengerät, ein neues, EDV-gestütztes Abrechnungssystem, Zuschüsse für eine Sprechstundenhilfe, die Übernahme von Kosten für Praxisbedarf wie Einmalspritzen, Kanülen und Einweghandschuhe … Nimmt der Arzt den Vorschlag an, ist die erste Hemmschwelle überwunden. Peu à peu erhöht der Korruptionsprofi den Wert seiner Avancen. Was mit dem Kugelschreiber beginnt, ist ein Prozess, der sich über Jahre hinziehen kann. Er kann so sensibel geplant und ausgeführt sein, dass mancher Betroffene, ohne es sich bewusst zu machen, immer tiefer im Sumpf versinkt. Vielleicht ist man sich nur sympathisch, vielleicht aber spielen weniger emotionale als vielmehr materielle Aspekte die tragende Rolle: Die Dinge, die den Alltag versüßen, die industrie-finanzierten Reisen, das gesponserte Stipendium der Tochter. Korruption birgt auch ein Suchtpotenzial – der Sucht nach immer wieder, immer mehr. Von einem bestimmten Zeitpunkt an wird der Bestochene erpressbar, meist dann, wenn Geld ins Spiel kommt oder die Korruption dokumentierbar ist. Beispielsweise können Referenten den hofierten Medizinern firmeneigene Ferienwohnungen zur Verfügung stellen oder Kreditkarten, deren Transaktionen über die Unternehmensverwaltung laufen. Aus dieser Erpressbarkeit kann der Arzt nicht mehr ausbrechen, ohne sein Gesicht zu verlieren. Nicht zuletzt deshalb sind korrupte Beziehungen so langlebig.

Manchmal ist ein »Anfüttern« auch gar nicht nötig, denn Korruptionsbeziehungen sind vererbbar. Wechselt der Praxisinhaber aus Alters- oder familiären Gründen, überdauern sie. Besonders dreiste Mediziner setzen auf Eigeninitiative und lassen beim Vertreter durchblicken, was ihr Verordnungsverhalten positiv beeinflussen könnte.[72] Bei solchen Ärzten bekommen Patienten nicht das sinnvollste Medikament, sondern das, für dessen Verschreibung die Pharmaindustrie am meisten bezahlt. Pro Rezept, auf dem nur dieses und kein anderes Mittel steht, wechseln schon mal zwischen 100 und 2500 Euro den Besitzer.

Die Korruption per Umsatzbeteiligung ist an der Tagesordnung. Das zeigt auch ein Leserbrief, den der unabhängige Informationsdienst *arznei-telegramm* im August 2004 veröffentlichte. Er berichtet über den Bestechungsversuch durch das Pharma-Unternehmen CT-Arzneimittel, Berlin, das zu den fünf Großen der Generikahersteller in Deutschland gehört:

> »Als die Pharmavertreterin von ct meine Praxis aufsuchte, war ich ja noch gesprächsbereit. Das änderte sich, als ich konkret folgenden Vorschlag bekam: Über eine Umsatzbeteiligung bei ct-Präparaten ließe sich neuerdings verhandeln. Im Einzelnen sehe der Plan so aus: Für verschriebene Präparate dieser Firma würden mir fünf Prozent der Kosten des jeweiligen Arzneimittels honoriert. Komme es im darauf folgenden Quartal zu einer Umsatzsteigerung, kämen noch einmal 7,5 Prozent hinzu. Das Ganze liefe natürlich ohne schriftlichen Vertrag und sei durch Computerausdruck nachzuweisen. Andere ärztliche Kollegen hätten bereits zugesagt, sich an der Aktion zu beteiligen. Mehr möchte ich dazu nicht schreiben, weil ich sonst in Gefahr bin, wegen dieser schamlosen Form der Korruption zu polemisch zu werden…«[73]

Dass diese juristisch und moralisch anrüchige Art der Kundenbindung auch andere Firmen betreiben, skizziert das *arznei-telegramm* mit einem weiteren Beispiel. Die Sandoz GmbH Deutschland, zweitgrößte Einzelgesellschaft der globalen Firmengruppe Sandoz und Anfang 2003 aus dem früheren Geschäftszweig Novartis Generics entstanden, suche ihre Klientel ebenfalls über »Provisionen« auf den »berechneten Umsatzzuwachs… im Vertragsgebiet« zu ködern. Wer dem etablierten Infodienst zufolge damit einverstanden ist, muss sich »weitere Kooperationen mit anderen Generika-Unternehmen« schriftlich von Sandoz genehmigen lassen und sich zur Geheimhaltung verpflichten.[74] Bis zu zehn Prozent der Umsatzsteigerung versprach Sandoz den willigen Ärzten.

Mitte September 2004 reagierte Sandoz auf das plötzliche öffentliche Interesse an seinem unmoralischen Angebot. Man werde die Vereinbarung, mit denen lokalen oder regionalen Ärzteverbünden Provisionszahlungen zugesichert werden, wenn in deren Gebiet der Absatz von Sandoz-Medikamenten gesteigert wird, juristisch prüfen und mit Gesundheitspolitikern darüber sprechen, sagte Sandoz-Geschäftsführer Gerhard Hörl der *Frankfurter Rundschau.*[75]

Wenn die Öffentlichkeit Korruption im Gesundheitswesen thematisiert, bemühen Ärztefunktionäre und Pharmalobby stets die Mär von der Selbstverwaltung, die fähig sei, die Selbstheilungskräfte in Gang zu setzen. Es soll der Eindruck entstehen, das System sei optimal. Jeder Versuch, der die Macht des Gesundheitskartells schwächen könnte, wird als »Überbürokratisierung und Entmündigung der Selbstverwaltung«[76] gegeißelt. Weil sich die Lage zuspitzt, Politiker und Patienten zunehmend hellhörig werden und Resultate anstelle von Versprechungen erwarten, mussten Verbände und Ärzteschaft reagieren: Die Mediziner mit einer Novelle ihrer Berufsordnung, die Pharmaverbände mit einem Verhaltenskodex (siehe oben). Beide haben damit dem Druck nachgegeben, sich selbst endlich Regeln zum Nebenerwerb und zur Präsentpraxis aufzustellen. Die vielen Grauzonen auszuleuchten, unter jede wissenschaftliche Arbeit die Namen der Geldgeber zu setzen und damit für Transparenz zu sorgen, haben sie bewusst versäumt.

Lukrative Nebenjobs

Findige niedergelassene Mediziner haben eine weitere Geldquelle entdeckt: Sie gehen einem Nebenjob nach. Ob sie für Heilkunde- oder Wellness-Firmen als Berater arbeiten, an Vitalshops, Fitness-Instituten oder sogar pharmazeutischen Firmen beteiligt sind oder auch nur an ihrem Empfangstresen Hilfsmittel, Pulver und Salben gegen Bares abgeben – Marktlücken im Gesundheitswesen gibt es viele. Obwohl die Berufsordnung[77] dem (Zahn-)Arzt vorschreibt, dass er weder im Empfangsbereich seiner Praxis noch in den Besprechungsräumen Produkte vertreiben darf, legen geschäftstüchtige Doktoren ihren Patienten gerne nahe, das eine oder andere Mittel zu erwerben. So kommt es schon vor, dass die Zahnarzthelferin dem Patienten mit freiliegenden Zahnhälsen eine besonders schonende Zahnbürste verkauft, dazu eine milde Zahnpasta und eine spezielle Spülung. Oder dass eine Venenpatientin in der orthopädischen Praxis eine Kompressionsstrumpfhose kauft, der Kontaktlinsenträger beim Augenarzt ein Benetzungsmittel, der permanent Erkältete beim Allgemeinmediziner ein Echinacea-Präparat ... Wenn die Mittel auch medizinisch sinnvoll sein mögen – der Handel mit ihnen verquickt ärztliche und gewerbliche Tätigkeit: Der Heilauftrag des Arztes ist in Gefahr, kaufmännische Beweggründe scheinen schwerer zu wiegen als das Patientenwohl. Nur wenn er Gesundheits- und Pflegeprodukte außerhalb seiner Praxis in separaten Räumen vertreibt,[78] verletzt der niedergelassene Arzt nicht seine berufsethischen Pflichten. Auch ist es ihm rechtlich nicht verwehrt, sich finanziell an Unternehmen zu beteiligen, die Gesundheitsprodukte oder Pflegemittel herstellen.[79] Durch die Ärztekammern zu ahnden ist diese Verquickung nur dann, wenn der Gewinn abhängig von den ärztlichen Empfehlungen ist, der Arzt also eine Art verdeckter Provision bezieht.[80]

Doch wer sollte den ersten Stein werfen? Die logische Antwort lautet: Wohl kaum jemand, denn alle sitzen im Glashaus. Offiziell mag die Berufsordnung den schönen Schein von der ärztlichen Autarkie wahren. In Wirklichkeit ist es um die Unabhängigkeit des Arztes nicht gut bestellt. Die Heimlichtuerei um »Geschäfte hinter der Praxistür« trägt dazu bei, dass die Vertrauenswürdigkeit des Arztberufes weiter ausgehöhlt wird.

Beispiel leitende Krankenhausärzte

In ihrem nebenberuflichen Freiraum sind leitende Krankenhausärzte wesentlich mehr beschnitten als niedergelassene Ärzte, da sie – meist als C4-Professoren – verbeamtet sind. Zwar dürfen auch sie prinzipiell Nebentätigkeiten übernehmen. Sie müssen sich aber vorab mit ihrer zuständigen Dienstbehörde in Verbindung setzen. Laut Hochschulrahmengesetz[81] legt die Dienstbehörde entsprechend der Landesgesetze[82] fest, was erlaubt ist und was nicht.[83] Gleiches gilt für die selbständige Gutachtertätigkeit.[84] Werden bei der Ausübung der Nebentätigkeit gegen Entgelt Personal, Sachmittel oder Einrichtungen der Hochschule in Anspruch genommen, muss dafür ein »angemessenes Nutzungsentgelt« an die Hochschule entrichtet werden.

Nebentätigkeiten gelten bei Chefärzten vor allem deshalb als besonders attraktiv, weil ihnen damit die Möglichkeit offen steht, für die ambulante Betreuung Kranker privat abrechnen zu können.[85] In der Regel überschreiten die Nebeneinkünfte aus der privatärztlichen Versorgung deutlich das eigentliche Professorengehalt. Nicht selten betrachten manche Professoren deshalb ihre eigentlichen Aufgaben, die Klinik (ohne gesonderte Vergütung) zu leiten und für Lehre und Forschung zur Verfügung zu stehen, als lästige Dienstpflicht. Die Neufassung des so genannten Chefarzt-Mustervertrages der Deutschen Krankenhausgesellschaft (DKG) im Februar 2002 hat daran im Wesentlichen nichts geändert.[86]

Wenn der Dienstherr zustimmt, können Chefärzte im Nebenamt klinische Arzneimittelprüfungen, Anwendungsbeobachtungen und Studien zum Einsatz von Medizinprodukten übernehmen. Schließt der Klinikchef selbst entsprechende Verträge mit der Industrie ab, macht er sich verdächtig, käuflich zu sein – und zwar auch dann, wenn er Firmengelder ausschließlich für die Forschung verwendet.[87] Dabei gibt es viele Arten der Einflussnahme, wie wir bereits gezeigt haben. Strafbar ist, wenn Ärzte

- Mengenrabatte, Bonuszahlungen und Rückvergütungen auf ein Privatkonto überweisen oder, an der Verwaltung vorbei, auf Vereinskonten überweisen lassen;
- »Prämien« in Form von Sach- und Hilfsmittelspenden an die Abteilung oder Einladungen entgegennehmen;
- ihre Verschreibungsgepflogenheiten ändern und Medikament X oder Therapie Y anderen – kostengünstigeren – vorziehen;
- Mitarbeiter anweisen, ebenso zu verfahren.

Moralisch verwerflich ist, wenn Klinikärzte

- Untersuchungsergebnisse im Sinne der Unternehmen fälschen;
- ihre Stellung und ihr Ansehen ausnutzen, um die Vorteile des Mittels hervorzuheben.

Eigentlich beruht wissenschaftliche Arbeit auf Grundprinzipien, die unabhängig von Land und Fachgebiet stets gleich sind, sollte man meinen. An erster Stelle steht die Ehrlichkeit; sie ist die wichtigste ethische Norm. Jeder Fall, der diese Norm verletzt, stellt nicht nur die Redlichkeit desjenigen in Frage, der ihn verursacht hat, sondern die Glaubwürdigkeit der gesamten Wissenschaft.

Kliniker im Dienste der Industrie

Gutachten zu erstellen gehört zum Arztberuf – und bessert das Einkommen auf. Da Richter, Staatsanwälte und häufig auch Anwälte Laien auf medizinischem Gebiet sind, greifen sowohl Gerichte als auch die streitenden Parteien gerne auf medizinische Sachverständige zurück. Ob Gutachten in Sozialgerichtsverfahren, in Verfahren um Gewaltverbrechen oder Ärztepfusch, die vom Gericht bestellten medizinischen Gutachten entscheiden für oder gegen den Kläger. »Ein Gutachten kann helfen, eine vernünftige Lösung im Prozess zu finden. Es ist eine potenzielle Rechtswohltat«, meint Martin Kiesewetter, einer der bekanntesten Gerichtspsychiater in der Schweiz. Dass auch solche Gutachten keineswegs immer objektiv sind und von falsch verstandener Loyalität geprägt sein können, zeigen wir im Abschnitt »Ärztepfusch«.

Während sich das Honorar für medizinische Sachverständige, die vom Gericht bestellt worden sind, in einem überschaubaren Rahmen hält, kann ein Gutachter in der freien Wirtschaft sehr viel mehr Geld verdienen. Medizinische Gutachten bilden einen Wirtschaftsmarkt; ihr Preis richtet sich nach Angebot und Nachfrage.

Gerichtsgutachter erhalten nach dem Justizvergütungs- und Entschädigungsgesetz beispielsweise für einen Befundbericht mit »außergewöhnlich umfangreicher gutachtlicher Äußerung« 75 Euro, für Befundberichte »ohne nähere gutachtliche Äußerung« 21 Euro, zusätzlich 25 Cent pro zurückgelegtem Autokilometer, ein

Tagegeld sowie eine Entschädigung für Schreib- und Kopierarbeiten und ärztliche Leistungen zur Diagnose wie Röntgen oder Labor – alles in allem also keine übertriebenen Summen.[88] Viele Ärzte beurteilen diese Vergütung daher als nicht angemessen und lehnen entsprechende Aufträge ab.[89]

Gutachtertätigkeit wird in Deutschland nicht einheitlich honoriert. Sie differiert von Auftraggeber zu Auftraggeber und orientiert sich zudem an den Schwierigkeitsgraden: Ob lediglich Formulare ausgefüllt oder so genannte freie Gutachten mit einem wesentlich höheren Zeit- und Arbeitsaufwand erstellt werden. Adäquat für die ärztliche Gutachtertätigkeit ist, wenn die Auftraggeber die Gebührenordnung für Ärzte/Zahnärzte (GOÄ/GOZ) zugrunde legen und pro Stunde den 2,3fachen bis 3,5fachen Satz zahlen, also zwischen 67,02 Euro und 101,99 Euro oder der Mediziner einen Pauschalbetrag erhält. Beispielsweise wird er, um die Berufskrankheit »Lärmschwerhörigkeit« festzustellen, in der Regel pauschal 153,28 Euro für diese Leistung beziehen. Auch für die »freien« Gutachten hat sich ein Gebührenrahmen etabliert:

– ohne auf die Ursache einzugehen 67 bis 156 Euro;
– mit ursächlicher Betrachtung 84 bis 236 Euro;
– als wissenschaftliches Gutachten 100 bis 317 Euro.[90]

Gutachter für private Versicherungen verdienen mehrheitlich besser als Gerichtsgutachter oder Ärzte, die für gesetzliche Kranken- oder Rentenversicherer arbeiten. Beispielsweise kann ein privater Unfallversicherer von einem Neurochirurgen klären lassen, ob der Bandscheibenvorfall seines Mitglieds tatsächlich darauf zurück zu führen ist, dass der Mann, mit einer schweren Leiter beladen, über einen Farbeimer stolperte. Entscheidet der Mediziner gegen die Unfallvariante, hilft er der Versicherung sparen – und die Versicherung wird nicht zögern, ihn mit weiteren Fällen zu betrauen. Er avanciert zum Stammgutachter. Umgekehrt haben Schweizer Statistiker festgestellt, dass Ärzte Gefälligkeitsgutachten schreiben, um ihre Patienten bei der Stange zu halten. Die Zahl derjenigen, die eine Invalidenrente beziehen, scheint der These Recht zu geben: Sie hat sich innerhalb von nur zehn Jahren verdoppelt.[91]

Wenn viele Privatversicherer die Höhe des Honorars auch nach der Gebührenordnung für Ärzte bzw. für Zahnärzte (GOÄ/GOZ) festlegen, so gibt es doch keine Empfehlung und erst recht keine Richtlinie des Gesamtverbandes der deutschen Versicherungswirtschaft – die Summe bleibt also Verhandlungssache.

Bis heute gelten Gutachter vielerorts als unabhängig und unparteiisch. Sie gründen ihre Aussagen allein auf Fakten. Wichtige Entscheidungen werden vor allem auf Grund ihres Urteils gefällt. Wen sollte es da wundern, dass Unternehmen ein Auge auf diejenigen unter den Wissenschaftlern haben, die weniger der Wahrheit als vielmehr dem eigenen Einkommen verpflichtet sind: Günstige Expertisen verleihen den Firmen Seriosität und bewahren vor Regress. Unter dem Deckmantel objektiver Wissenschaftlichkeit manipulieren käufliche Gutachter im Dienste ihrer Auftraggeber Daten aus wissenschaftlichen Arbeiten.

Nachfolgend ein Beispiel zum Stichwort Berufskrankheiten:

1960 wurden 24 Prozent aller Leiden als Berufskrankheiten anerkannt; die Betroffenen erhielten entsprechende Renten. In den 1990er Jahren sank die Quote auf 7,5 Prozent, weil Mediziner Gefälligkeitsgutachten erstellten.

Krankheiten, die durch Lösungsmittel am Arbeitsplatz hervorgerufen werden, sind seit den 70er und 80er Jahren wissenschaftlich gut dokumentiert. Seit die Weltgesundheitsorganisation (WHO) 1985 Kriterien zum Erkennen der schweren, teils irreversiblen Nervenschäden verabschiedet hat, drohten der Industrie massenhaft Schadenersatzansprüche, den Verbänden der Berufsgenossenschaften und den Unfallversicherungen jahrelange Zahlungen. Erst seit 1997 hat das Bundesministerium für Arbeit nach zähem Kampf Betroffener, Gewerkschafter und Fachleute das Leiden als Berufskrankheit[92] anerkannt. Was als Durchbruch gelten könnte, demütigt in Wirklichkeit die Kranken, denn nur ein Bruchteil bekommt tatsächlich eine Entschädigung in Form einer Rente. Zwischen 1997 und 2002 wurden 1636 Verdachtsfälle registriert; anerkannt wurden aber nur 67, von denen wiederum einige wenige tatsächlich eine Rente erhalten. Die meisten Anträge werden von den Berufsgenossenschaften abgelehnt.[93] In ihren Gremien sitzen Vertreter aus Politik und Industrie, als »Richter ohne Robe« agieren professorale Gutachter. Solange das abschließende »Urteil« im Sinne der Auftraggeber ausfällt, können sie sicher sein, ihren Status als Hofgutachter nicht zu verlieren. Dass das Anliegen der Kranken bis dato zum Scheitern verurteilt war, war vor allem dem »Merkblatt für die ärztliche Untersuchung« anzulasten. 1997 herausgegeben vom Bundesministerium für Arbeit, wurde es verfasst vom heute emeritierten Professor für Arbeits- und Sozialmedizin Johannes Konietzko aus Mainz, »einem in Kreisen Chemiegeschädigter berüchtigten Sachverständigen«.[94] Hausärzte, die auf solche Anleitungen angewiesen sind, wandten daher geradezu zwangsläufig wissenschaftlich strittige Abschnitte in der Erstbegutachtung des Kranken an und erteilten dem Anliegen eine Absage. Der damalige Bundesarbeitsminister Norbert Blüm schreibt später dazu:

> »Die Ursache dafür ist eine prägnant falsche Darstellung der Erkrankung – insbesondere des Krankheitsverlaufs – im Merkblatt für Ärzte zur Berufskrankheitsanzeige, so dass schon die Verdachtsanzeige in der Regel unterbleibt. Die Minderheit, die durch Eigeninitiative bis zu einem Gerichtsverfahren durchdringen, werden dort abgelehnt, da die arbeitsmedizinischen Gutachter sich ebenfalls an diesem Merkblatt orientieren. Das Merkblatt steht im krassen Gegensatz zu den wissenschaftlichen Grundlagen wie sie durch den Sachverständigenbeirat dargelegt wurden – obwohl einer der Autoren des Merkblatts, Prof. Johannes Konietzko, selbst Mitglied des Beirats war…«[95]

1999 verfasst eine ganze Reihe »notorischer Gutachter«[96] einen Beitrag zum Thema im Berufskrankheiten-Report 3/99. Darunter finden sich Konietzko und der Heidelberger Arbeitsmediziner Prof. Gerhard Triebig vom Institut für Arbeits-, Sozial- und Umweltmedizin der Universität Erlangen, wieder. Triebig war wegen seiner verlässlichen Ablehnung von Schadenersatzansprüchen Geschädigter gegenüber Berufsgenossenschaften und Versicherungen ein bewährter Gefälligkeitsgutachter. Selbst offensichtliche Zusammenhänge zwischen Erkrankungen oder Tod der Betroffenen und gesundheitsschädlichen Auswirkungen am Arbeitsplatz stritt er regelmäßig ab.[97] Unter anderem hatte Triebig innerhalb von nur 730 Tagen 1260 »Gutachten« produziert – also fast zwei pro Tag. Nachdem er von einem Dioxin-geschädigten Wissenschaftler, den er begutachten sollte, beim Vertauschen der Blutproben erwischt wurde, wurden auch die Behörden aufmerksam.

Im BK-Report 3/99 stutzen Triebig und seine Kollegen Ergebnisse internationaler Forschungen zurecht. Unter anderem behaupten sie, dass es keinerlei Hinweise auf eine Verschlechterung der Krankheitssymptome gebe, wenn die Betroffenen den Lösungsmitteln nicht mehr ausgesetzt wären. Als Beweis führten sie zwei Studien an, die diese These stützen sollten. Genau diese beiden schwedischen Langzeitstudien aber weisen nach, dass neun von 17 Untersuchten zunehmend an Problemen litten – und zwar noch zwei Jahre nachdem sie die Arbeit beendet hatten.[98] Blüm empört sich:

> »...Ich erachte es als unerträglich, dass eine kleine Gruppe gut organisierter Gutachter mittels Fälschung der wissenschaftlichen Grundlagen eines Spezialgebietes die Beschlüsse der Bundesregierung und die gerichtliche Überprüfung unterlaufen, um das Einzelinteresse der Versicherungen (Berufsgenossenschaften) ... doch noch über das Allgemeinwohl zu stellen. Ein Gutachter, der es gewohnt ist, solchen Widersprüchen nachzugehen, hat mich davon in Kenntnis gesetzt, dass solche Fälschungen auf dem Gebiet umweltbedingter Erkrankungen notorisch sind, so dass ein bereinigtes Wissenschaftsbild entsteht. Das Risiko erscheint viel kleiner und verhindert so flächendeckend Prävention, unterdrückt diagnostische Instrumente und verhindert angemessene Therapien. Der Wegfall von Prävention und falschen Therapien, z. B. produziert chronische Kranke und eine Explosion der Kosten. Auf diesem Wege fügt der Hauptverband der Berufsgenossenschaften und seine Autoren Einzelnen und der Gemeinschaft enormen Schaden zu. Dies führt alljährlich vermutlich bei Tausenden von Menschen regelmäßig zum sozialen Ruin, und die Kosten der Solidarkassen werden zugunsten von organisierten Einzelinteressen aufgebläht. Gegenüber der menschlichen Niederträchtigkeit einer solchen Karrierepflege kann ich nur Abscheu empfinden...«[99]

In der Zwischenzeit haben die Berufsgenossenschaften den umstrittenen Report zurückgezogen und arbeiten an einer Neufassung.

Bis heute treiben schamlose Gutachter ihr Unwesen:
- in Kommissionen bei der Grenzwertdiskussion und -interpretation;
- in der Bundesärztekammer;
- beim Umweltbundesamt als Fürsprecher der Industrie;
- bei Anhörungen im Parlament und in Sachverständigengremien, um Einfluss auf den Gesetzgeber zu nehmen;
- in Gutachtergremien von Institutionen der Forschungsförderung, um sich gegenseitig Fördergelder zuzuschieben;
- als Herausgeber wissenschaftlicher Zeitungen und Zeitschriften, um non-konforme Beiträge zu unterbinden und zurecht gebogene wissenschaftliche »Wahrheiten« zu verbreiten;
- als Autoren, um für eine weite Streuung der Wissenschaftslügen zu sorgen. Die Gefahr ist groß, dass die gefälschten Daten von anderen Wissenschaftlern als Tatsache akzeptiert und in Publikationen zitiert werden.[100]

Wie viele Mediziner neben ihrem üblichen Aufgabenbereich als Gutachter tätig sind, weiß niemand. Auch wie viel Geld Wissenschaftler für Gefälligkeitsgutachten in der Industrie einstreichen, ist unbekannt. Insider berichten immer wieder über einen Stückpreis von 25 000 Euro.[101]

Paradebeispiel: Holzschutzmittelprozess

Besonders krass äußerte sich der Versuch, mit Hilfe gekaufter Gutachten für sich Recht sprechen zu lassen, im »Frankfurter Holzschutzmittelprozess« im Juni 1993. Damals musste sich die Düsseldorfer Chemiefirma DESOWAG Bayer Holzschutz GmbH vor dem Frankfurter Oberlandesgericht verantworten, weil ihre Mittel gegen Wurmfraß bei Heimwerkern und Hausbewohnern schwere gesundheitliche Schäden hervor gerufen hatten. Natürlich war sich die Firma bewusst, dass sie Wiedergutmachungszahlungen in Millionenhöhe erwarteten, falls sie den Prozess verlieren würde. Also sahen sich die Manager nach geneigten Gutachtern um und erstellten eine Liste von Koryphäen, aus der hervor ging, »wer uns sehr genehm, wer uns genehm und wer uns unangenehm« wäre. Unabhängig von DESOWAG ließ der Kieler Toxikologe Prof. Otmar

Wassermann dem Oberlandesgericht eine Expertise über die umstrittenen Produkte zukommen – und diese fiel alles andere als industriefreundlich aus. Die Reaktion ließ nicht lange auf sich warten. DESOWAG wandte sich mit der Bitte an das Institut für Arbeits-, Sozial- und Umweltmedizin der Friedrich-Alexander-Universität Erlangen, das schon seit längerem auf der Förderliste des Unternehmens stand, doch einen möglichst hochrangigen Fachmann zu finden, der Wassermanns Gutachten verriss. Als solcher trat schließlich Prof. Helmut Greim[102] auf, Ordinarius und Direktor des Instituts für Toxikologie und Umwelthygiene der Technischen Universität München. Greim sollte sich wie sein Kollege Prof. Gerhard Lehnert, Leiter des Erlanger Instituts für Toxikologie, als »Experte für Unbedenklichkeit«[103] erweisen – und stellte den Holzschutzmitteln eine Unbedenklichkeitsbescheinigung aus.[104] Die Furcht vor Krebs sei unbegründet, hatte Greim bereits drei Jahre zuvor auf einer Wissenschaftstagung in Bonn-Bad Godesberg beruhigt und dabei die US-Forscher Judith Zack und Raimond Suskind zitiert. Zack und Suskind hatten 1980 einen Artikel im *Journal of Occupational Medicine* veröffentlicht, in dem sie abstritten, dass Dioxin, das 1949 aus einer Chemiefabrik der Firma Monsanto austrat und eine ganze Kleinstadt verseuchte, für den Menschen gefährlich sein könnte. Erst 1985 machte die britische Wissenschaftszeitschrift *Nature* publik, dass Zack bei Monsanto angestellt war und die Daten im Interesse ihres Brötchengebers gefälscht hatte.

Allerdings zeigten sich die Frankfurter Richter wenig beeindruckt vom Greimschen Gutachten und verurteilten zwei DESOWAG-Manager wegen fahrlässiger Körperverletzung und fahrlässiger Freisetzung von Giften zu hohen Geldstrafen und jeweils einem Jahr Freiheitsentzug auf Bewährung – ein in der Nachkriegsgeschichte Deutschlands einmaliger Vorgang. Ein Handstreich des Bundesgerichtshofs (BGH) lehrte die Rechtgläubigen in Deutschland kaltschnäuzige Realität: Es kassierte das Urteil. Aus Protest und Enttäuschung quittierte der Frankfurter Staatsanwalt Erich Schöndorf seinen Dienst – er sah seine jahrelange Ermittlungsarbeit, in der er gegen alle Widerstände ankämpfte und gewann, ad absurdum geführt. In seinem Buch *Von Menschen und Ratten – Über das Scheitern der Justiz im Holzschutzmittelskandal*[105] findet Schöndorf dazu deutliche Worte.

Indes begutachten korrupte Wissenschaftler unbehelligt weiter für die Industrie – und die Politiker sind dankbar für jede Aufgabe, die ihnen die Fachleute abnehmen (siehe Kapitel Politik). Die Beispiele zeigen, dass weder die Gutachtertätigkeit an sich noch die Arbeit von Expertengremien eine Gewähr dafür bietet, dass die Wissenschaft dem Schutz und dem Wohl der Allgemeinheit verpflichtet ist.

Das Geschäft mit der versteckten Werbung

Aus marketingtechnischer Sicht zahlt sich ein Arzt dann besonders aus, wenn er auf Veranstaltungen über Firmenprodukte referiert und seinen ärztlichen Sachverstand zur Verfügung stellt. Allerdings haben seine Kollegen, wie bereits kurz erwähnt, auf dem 106. Deutschen Ärztetag 2003 den allzu gefälligen Doktoren einen Strich durch die Rechnung gemacht, indem sie eine Novellierung der Berufsordnung[106] beschlossen haben. Durch sie soll die Zusammenarbeit zwischen Ärzten und Industrie neu geregelt werden. Hehres Ziel ist es, »die auch von der Ärzteschaft für notwendig gehaltene Kooperation mit Industrieunternehmen so zu gestalten, dass die Unabhängigkeit des Arztes zweifelsfrei gesichert ist«.[107]

Und so verstößt gegen den Paragraphen 34 der Musterberufsordnung für Ärzte,[108] wer so offenkundig sein Wissen verkauft – das ist auch den Firmen klar. Hindernisse aber sind dazu da, sie zu überwinden, und so geht es auch anders, quasi mit Produktwerbung »durch die Blume«. Praxen niedergelassener Ärzte werden förmlich überflutet von »Informations«-Blättern aller Art. Im Alltag verfügt kaum ein Arzt über die Zeit oder das nötige Fachwissen, um die Originalstudien zu lesen und die Zahlen und Fakten kritisch zu überprüfen. Die insbesondere bei neuen Medikamenten entscheidenden Zulassungsstudien bleiben in Deutschland ohnehin geheim.[109] Deshalb ist es für den Arzt schwierig, an objektive Informationen zu kommen und nicht zum Spielball der Industrie zu werden. Das Kölner Institut für evidenzbasierte Medizin hat für eine Untersuchung alle Produktinformationen ausgewertet, die in 43 nordrheinischen Hausarztpraxen innerhalb eines Monats von Pharmareferenten abgegeben oder mit der Post zugeschickt wurden. Das Ergebnis ist erschreckend: Verharmlosung von Nebenwirkungen, Verschweigen von wesentlichen Studienergebnissen, Übertreiben des therapeutischen Effekts, Manipulation von Risiken und sogar Aussagen über Menschen auf Grund von Tierversuchen. »Die Beschreibung der Sicherheit und Wirksamkeit der pharmakologischen Produkte kann auf diese Weise einseitig verzerrt und die medizinische Qualität und Wirtschaftlichkeit der ärztlichen Verschreibungspraxis wesentlich beeinträchtigt werden«, monieren die Autoren.[110]

Ärzte entscheiden also weniger durch eine kritische, eigenständige Bewertung als vielmehr durch aufbereitete externe Informationen, die meist von den Pharmareferenten übermittelt werden. 293 verschiedene Info-Blätter flatterten den Ärzten in den untersuchten vier Wochen ins Haus. »94 Prozent der Werbeprospekte der pharmazeutischen Industrie werden nicht durch valide wissenschaftliche Untersuchungen belegt,« so die Untersuchung. Dabei ist die Gefahr für Patienten, die von verheimlichten Risiken und Nebenwirkungen, schöngefärbten Zahlen und Fakten und von der Vermischung kommerzieller Interessen mit wissenschaftlichen Halbwahrheiten ausgeht, nicht zu unterschätzen.

Dabei handelt es sich keinesfalls um ein typisch deutsches Problem. Auch in anderen Ländern kennt man die Praktiken der Industrie, um ihre Produkte an den Mann zu bringen. Regelmäßig berichtete das *British Medical Journal* über Ergebnisse aus entsprechenden Untersuchungen. Eine Studie offenbarte, dass Niedergelassene, die mehr als einen Besuch von Pharmareferenten in der Woche bekamen, auch deutlich häufiger bereit waren, neue Medikamente zu verschreiben – auch wenn ein älteres den gleichen Zweck erfüllt hätte. Auch weichen sie häufiger von den Empfehlungen ab, die Klinikärzte nach der Entlassung des Patienten aus dem Krankenhaus im Arztbrief gaben.[111] Selbst Publikationen rein wissenschaftlicher Studien sind nicht frei von Subjektivität, schreibt Joel Lexchin von der University of Toronto.[112] Fazit seiner Untersuchung, bei der er 30 Medikamenten-Studien miteinander verglichen hatte: Die von einem Hersteller durchgeführten kamen viermal häufiger zu einem positiven Ergebnis als die Studien, die nicht von der Industrie gesponsert waren. Dabei handelt es sich keineswegs um statistische Mängel. Vielmehr wählt die Industrie als Vergleichstherapie diejenige, von der zu erwarten ist, dass sie weniger gut abschneidet. Hans Melander von der schwedischen Zulassungsbehörde Läkemedelsverket, Stockholm, nennt drei Möglichkeiten, die Veröffentlichung zu Marketingzwecken zu missbrauchen.

1. Die geeignete Prozedur, einen misslichen Eindruck von vornherein zu verhindern, ist die Auswahl des »geeigneten« Verfahrens beim Ablauf der Studie. Es gibt nämlich zwei verschiedene Analyse-Wege. Die »Intention to treat«-Analyse schließt wirklich alle Patienten ein, bei denen eine Behandlung geplant war. Die »Per Protocoll«-Analyse bezieht dagegen Patienten nicht mit ein, die beispielsweise wegen der Nebenwirkungen die Behandlung abbrechen mussten. Sie zeitigt in der Regel »dankenswertere« Ergebnisse, die sich im Sinne der Pharmaindustrie verwerten lassen.
2. Studienergebnisse im Sinne der Pharmaindustrie werden häufiger publiziert als weniger günstige.
3. Ähnlich wie die Werbung gebetsmühlenartig die Vorzüge eines Produkts preist, setzt auch die pharmazeutische Industrie auf den Wiedererkennungswert ihrer Mittel. Nutella ist schließlich jedem ein Begriff, obwohl es andere Nuss-Nugat-Cremes gibt, die einen wesentlich höheren Haselnuss-Anteil aufweisen. Das Nutella-Beispiel auf die Pharmaindustrie bezogen heißt: Eine Studie wird mehrfach und in verschiedenen Fachzeitschriften publiziert.

Ebenso wie niedergelassene Ärzte bauen Patienten, angespornt von den Versprechungen, auf das geschönte Informationsmaterial der Firmen und verlangen genau dieses Medikament, genau diese Behandlung. So mausert sich so manche Therapie zur Medizin nach

Gutdünken und gutem Glauben, und die Rechnung der Pharmaindustrie geht auf.

Anwendungsbeobachtungen: Ich sehe was, was du nicht siehst

Die alternde Gesellschaft fordert ihren Tribut. Gebrechen nehmen in den 40ern ihren Anfang und in den 60ern ihren Lauf. Doch kaum jemand ist bereit, die Zipperlein als unabwendbares Schicksal in Kauf zu nehmen. Sie wollen kämpfen: Kämpfen für mehr Lebensqualität. Und wie die Alten, so die Jungen. Obwohl viele Probleme selbst verschuldet sind, die Deutschen zu viel, zu fett, zu süß essen und meinen, jeder Schritt stehle ihnen kostbare Lebenszeit, schiebt so mancher Halbgesunde seinem Arzt den schwarzen Peter zu: Verschreibst du nicht, so taugst du nichts. Eine solche Einstellung kommt der pharmazeutischen Industrie gerade recht. Mit immer mehr Medikamenten überschwemmt sie den Markt. Doch für so manches Mittel fehlt der Nachweis, wie es sich unter praktischen Bedingungen bewährt, denn es wurde lediglich in Zulassungsstudien getestet. Da kann es schon hilfreich sein, sich auf das Heer der Niedergelassenen und die vielen ambulant tätigen Klinikärzte zu besinnen, denn die Ärzte haben ja ihre Warteräume voll mit potenziellen Probanden.

Verantwortungsvoll durchgeführt, sind Anwendungsbeobachtungen ausdrücklich vom Arzneimittelgesetz vorgesehen und für das Helfen und Heilen sinnvoll. Denn neu auf den Markt gebrachte Medikamente wirken häufig unter Praxisbedingungen anders als unter den Beschränkungen klinischer Studien. Auch etablierte Medikamente können Gegenstand von Anwendungsbeobachtungen sein, wenn sie über ihr Indikationsgebiet hinaus auch andere Leiden zu lindern scheinen.

Vor einer beabsichtigten Anwendungsbeobachtung sind Unternehmen per Gesetz gezwungen, die Kassenärztliche Bundesvereinigung und das Bundesinstitut für Arzneimittel und Medizinprodukte zu informieren. Zudem müssen Anwendungsbeobachtungen auf Erkenntnisgewinn angelegt sein und bestimmte Voraussetzungen erfüllen. Wichtige Merkmale sind ein Prüfplan, eine professionelle Durchführung und ein Ergebnisbericht. In der korrupten Praxis allerdings genügen Anwendungsbeobachtungen diesen Ansprüchen nicht; hier befriedigen sie nicht den Wissensdrang, sondern die Habsucht. Sobald das Honorar nicht nur den Aufwand an Zeit und Mühe für das Ausfüllen und Rücksenden des Berichtsbogens vergütet, sondern einen Anreiz bietet, das zu beobachtende Arzneimittel häufiger als vorgesehen anzuwenden, macht sich der Arzt verdächtig.[113] Angemessen wären Beträge, die sich z. B. an der Gebührenordnung für Ärzte bzw. für Zahnärzte (GOÄ/GOZ) orientieren. Manch ein Arzt weiß gar nicht, dass seine akribisch dokumentierte Anwendungsbeobachtung lediglich den Papierkorb einer Konzern-Sekretärin füllt.

In erster Linie sind Anwendungsbeobachtungen ein starkes Marketinginstrument. Pharma-Marketing zielt, und das ist legitim, auf den höchst möglichen Verkauf von Produkten. Es ist kein Geheimnis, dass die Industrie sich bei Ärzten einkauft, indem sie für die oft wertlosen Anwendungsbeobachtungen bezahlt. 750 Millionen Euro hat sich das die Branche im Jahr 2000 kosten lassen. Allerdings: Korrupte Machenschaften bei Anwendungsbeobachtungen werden selten aufgedeckt. Gelingt das dennoch, kommen die Geschmierten in der Regel besser weg als die Schmierenden (siehe dazu Kapitel »Die Jagd«).

Wohl jeder Arzt macht früher oder später Erfahrungen mit solchen »Feldversuchen«. Üblich ist, dass der Unternehmensvertreter den Arzt überredet, eine bestimmte Anzahl Patienten auf ein bestimmtes Medikament umzustellen. Ist er einverstanden, winkt ihm pro Kopf relativ viel Geld – zwischen 500 und 1000 Euro. Damit das Ganze einen wissenschaftlichen Touch bekommt, schreibt der Arzt ein Resümee, das kaum das Papier wert ist, auf dem es steht. Auch Winfried Beck, Vorsitzender des Vereins Demokratischer Ärztinnen und Ärzte, kann über einen Fall aus seiner eigenen Praxis berichten. Die Offerte der Pharmafirma klang verführerisch. Er hätte lediglich fünf Patienten das Medikament X ins Kniegelenk spritzen müssen – und wäre dafür mit 250 Euro pro Spritze entlohnt worden. Allein für die »Schulung«, die an einem Abend stattfand, hätte er 500 Euro zusätzlich bekommen. Legt man einen Behandlungszeitraum von vier Wochen zu Grunde (eine Spritze pro Woche), hätte sich Beck über insgesamt 5500 Euro freuen können – schnell verdientes Geld. Beck hat das Angebot, das ihm die Firma sogar in Schriftform vorgelegt hatte, an die Kammer und die Staatsanwaltschaft weitergeleitet – die Ermittlungen verliefen im Sande.[114]

Fortbildungen: Sonnenbad und Wunschpunsch

Vier Tage Costa Smeralda auf Sardinien, getarnt als Fortbildung, hätte die Allgemeinärztin genießen können, ohne für Anfahrt, Kost und Logis aufkommen zu müssen. Aber ihr gefiel die Offerte des Pharmaunternehmens nicht: Außer einem attraktiven Freizeitprogramm reizte sie an der Veranstaltung nichts, und in ihrer Praxis stapelte sich die Schreibarbeit.

»Verordnungskauf« nennt sich das im Marketing-Deutsch, und zwar nicht nur gegen Bargeld, sondern auch in Form von Geschenken, Einladungen zu Reisen und Kongressen. Gern nutzt die Industrie die ärztliche Fortbildung als Plattform, um die eigenen Produkte flächendeckend bekannt zu machen – bietet sich doch hier die einmalige Gelegenheit, gleich zwei Fliegen mit einer Klappe zu schlagen. In entspannter Atmosphäre, des Abends bei einem Cocktail tauscht man sich über die Botschaften aus, die Stunden zuvor habilitierte »Pharmareferenten« arztnah platziert hatten; der unangenehme Beigeschmack, Veranstalter hätten die Fortbildung vielleicht nur zum Selbstzweck choreografiert, wird einfach verdrängt, »suboptimale« Informationen werden erst gar nicht vermisst.

Auf einigen industrie-finanzierten Fortbildungsveranstaltungen wird nicht nur bewusst weggelassen, sondern schamlos gelogen, monieren sogar Ärzte.[115] Alles, was nicht ins Bild des besseren Therapieansatzes passt, wird ausradiert. Klinikchefs lassen sich gegen Honorar vor den Karren der Industrie spannen; oft fungieren sie lediglich als Aushängeschild, die Fortbildung übernehmen speziell ausgebildete, auf Desinformationsstrategien gedrillte Vortragende. Ärzte können sich nicht darauf verlassen, qualitativ hochwertige

Fachkenntnisse vermittelt zu bekommen. Nicht einmal die Produktinformationen sind frei von Fehlern. Was die Pharmaindustrie wissen lässt, ist das, was sie wissen lassen will.

Auch wenn die Musterberufsordnung[116] deutlich macht, was ein Arzt darf und was nicht, bewegt er sich bei der Annahme von Vergünstigungen auf dünnem Eis. So darf er »einen geldwerten Vorteil in angemessener Höhe« annehmen, zum Beispiel Bahnfahrkarten, Flug-Tickets der Economy Class, Kosten für Taxen, für öffentliche Verkehrsmittel und die Übernachtung. Auch das Erstatten der Tagungsgebühren ist abgesegnet – wenn der Zweck der Fortbildung im Vordergrund steht. Das Logieren in Luxushotels ist ihm ebenso untersagt wie von der Industrie finanzierte »Verlängerungstage« oder das Mitnehmen von Begleitpersonen auf Kosten des Sponsors. Einladungen zu den so titulierten »Rahmenprogrammen« darf der Arzt auch nicht akzeptieren, und schon der Ort der Veranstaltung sollte ihn skeptisch stimmen, wenn es sich dabei um so interessante Ziele wie die Côte d'Azur, New York oder den Genfer See handelt und er nicht nachvollziehen kann, dass die Veranstaltung im Ausland stattfindet, obwohl keinerlei internationaler Themenbezug zu erkennen ist.

Aus Sicht der Staatsanwaltschaften genießen niedergelassene Ärzte auf Grund ihres Freiberufler-Daseins einen Sonderstatus: Im Prinzip können sie sich aushalten lassen, von wem und wie oft sie wollen. Nur ihr Berufsrecht verbietet ihnen das Gekungel mit der Industrie[117] – und kann ihnen mitunter ein Verfahren vor dem Berufsgericht für Heilberufe einbringen. Dagegen machen sich Klinikärzte, da sie angestellt oder sogar verbeamtet sind, auch im strafrechtlichen Sinn schuldig.

Doch nur selten wird öffentlich, welche Blüten das gegenseitige Hofieren treibt. Manchmal sind es Ärzte, die trotz allen Werbens standhaft geblieben sind und sich auch morgen noch in die Augen blicken wollen, manchmal sind es Funktionäre in den Kassenärztlichen Vereinigungen, denen das Treiben einfach zu bunt wird. »Letztes Jahr hätte ich drei Tage im Hilton in Malta oder drei Tage in Nizza verbringen können – alles auf Kosten der Arzneimittelhersteller«, erzählt Wolfgang Schwinzer, Allgemeinmediziner aus dem Harzstädtchen Bad Sachsa.[118] Pech für die Branche, denn Schwinzer ist Aktivist der internationalen Anti-Korruptions-Organisation Transparency International und hält mit seinem Unmut nicht hinter den Berg. Ganz im Gegensatz zu der großen Zahl seiner Kollegen, die die Freigiebigkeit zu schätzen wissen und gerne einmal einen Kurztrip lang Abstand vom Tagwerk nehmen. Denn dass das Problem trotz aller Vorschriften nach wie vor existiert, wird kein »medizinischer Leistungserbringer« leugnen können.

Fortbildung à la Carte

Die Vorschriften lesen sich gut. Das am 1. Januar 2004 in Kraft getretene GKV-Modernisierungsgesetz (GMG) verlangt von jedem praktizierenden Arzt den Nachweis einer fachlichen Fortbildung und den Erwerb von »Continuous Medical Education«-Punkten (CME). Innerhalb von fünf Jahren muss er 250 Punkte sammeln – sonst muss er damit rechnen, weniger Honorar zu verdienen oder, wesentlich schlimmer, seine Zulassung zu verlieren.

Ein rigider, aber plausibler und nützlicher Schritt, könnte man meinen: Besorgt um das Wohl der Patienten und den rasanten medizinischen Fortschritt hält der Gesetzgeber die Ärzteschaft zur kontinuierlichen Fortbildung an. Doch die von der Gesundheitsministerin gefeierte Maßnahme erweist sich bei genauerem Hinsehen als Glücksfall für die Pharmaindustrie.

In Online-Kursen bietet sie den Ärzten die begehrten CME-Punkte an. Zugang zu diesen Online-»Fortbildungskursen« hat die Öffentlichkeit nicht. Lediglich approbierte Ärzte, die sich zuvor unter Nachweis ihrer Zulassung registrieren und dafür ein spezielles Passwort erhalten, können an den Fortbildungen per Mausklick teilnehmen.

Möglicherweise blieb bisher auch der Gesundheitsministerin der Blick in die »qualitätssichernde Maßnahme« verwehrt. Denn schon als medizinisch bewanderter Laie stellt man fest:

Hinter den Fortbildungsangeboten der Pharmakonzerne steckt verdeckte Werbung für die eigenen Präparate. Zum Erlangen der

CME-Punkte wird Wissen auf einem Niveau abgefragt, das selbst Medizinstudenten kaum den Schweiß auf die Stirn treiben dürfte. »Die grundsätzliche Verpflichtung zur Fortbildung ist in der Berufsordnung festgelegt, nicht jedoch die Form des Wissenserwerbes«, beschreibt die Bundesärztekammer das Prinzip.[119] Die Industrie, so scheint es, hat es verstanden.

Mit Hilfe von Informanten verschafften wir uns gesicherte Kenntnisse über den für die Öffentlichkeit gesperrten Fortbildungsbereich.

Auffallend ist in diesem Zusammenhang die Übereinstimmung mit den Empfehlungen eines Berichts der Unternehmensberatung Cap Gemini Ernst Young, in dem die Pharmaindustrie auf die Notwendigkeit der Einflussnahme in der Meinungsbildung aufmerksam gemacht wird (siehe dazu auch Kapitel 3).[120]

Die deutsche Bayer Vital etwa, eine der Bayer AG gehörende Tochter, bereitet ihre Ärzteklientel mit einem objektiv anmutenden Vorwort auf den Online-Test vor: Nach den einheitlichen »Bewertungskriterien der Bundesärztekammer werden Fortbildungsaktivitäten in vier verschiedene Kategorien eingeteilt, durch welche die Ärzte jeweils eine begrenzte Zahl an Fortbildungspunkten pro Jahr erreichen können. In einem Zeitraum von drei Jahren sollen die Ärzte insgesamt 150 Fortbildungspunkte sammeln«.[121]

In ansprechendem Webdesign offerieren beispielsweise Bayer Health Care, Merck, Boehringer Ingelheim und GlaxoSmithKline die »leitlinienkonforme Fortbildung Diabetes mellitus« unter pharma-aktuell.de. Der Link ist nach Angaben der betreibenden Unternehmen mit der Zielsetzung ins Leben gerufen worden, »Ihnen auf einem gemeinsamen Portal im Internet den Zugang zum Wissen führender Pharmaunternehmen anzubieten, aber auch spezielle Services wie den interaktiven Online-Fortbildungskurs ›Diabetes‹ bereitzustellen«.[122] Inwieweit derartige Verknüpfungen eine neutrale Fortbildung überhaupt ermöglichen, ist mehr als fraglich. Die Ärztekammer Nordrhein indes hat diese Art der strukturierten Fortbildung im Rahmen des Modellprojektes »Freiwilliges Fortbildungszertifikat« entsprechend Kategorie D (max. zehn Punkte pro Jahr) anerkannt. Gut für den Arzt. Denn für jeden Themenkomplex können bei abschließender erfolgreicher Prüfung drei Fortbildungspunkte für das Fortbildungszertifikat erworben werden.[123]

Befremdlich wirkt die Einstellung der Ärztekammer Nordrhein vor dem Hintergrund der Beschlüsse des Deutschen Ärztetages 2003. Dort nämlich einigte man sich darauf, dass Fortbildungsinhalte unabhängig von Industrieinteressen sein müssen. Gesponserte Inhalte, beschloss der Ärztetag, sollten auch in Zukunft erlaubt sein – wenn »kein Einfluss auf den Inhalt der Fortbildung genommen wurde«, wie das *Deutsche Ärzteblatt* kommentierte.[124] Kann das funktionieren?

Der vom *Deutschen Ärzteblatt* durchgeführte »Berufsreport 2003« geht unter anderem der Frage nach, wie Ärzte in Deutschland ihre eigene Fortbildung finanzieren. Ernüchterndes Fazit der bundesweit größten repräsentativen Studie ihrer Art: Niedergelassene Ärzte setzen zu 31,6 Prozent Industriemittel ein, wenn es um den Besuch von Fortbildungsveranstaltungen geht. Im Klartext: Die Pharmabranche ermöglicht rund einem Drittel aller Ärzte den Besuch von Fortbildungsmaßnahmen.

Die vom Ärztetag geforderte Unabhängigkeit der Fortbildungskurse ist ohnehin nicht belegbar, wie Volker Rohde, Mediziner am Universitätsklinikum Gießen schreibt. Unter Bezug auf den Artikel »Wir dankbaren Ärzte«[125] weist der Mediziner auf »inhaltliche Verzerrungen in gesponserten Veranstaltungen« hin.[126]

Wie sehr die Pharmaindustrie Fortbildungen als Marketinginstrument einsetzt, belegen Aussagen von Ärzten, die sich als Leserbriefe in Fachpublikationen wieder finden. Darin geben die Mediziner ihre Erfahrungen mit der Pharmaindustrie preis – und plaudern, wenn auch ungewollt, aus dem Nähkästchen.

»Mich erinnert CME an einen Volkswandertag, an dem die Menschen nicht wegen des Wanderns teilnehmen, sondern wegen der Plaketten, die am Ende verteilt werden«, schreibt beispielsweise ein Arzt,[127] während einer seiner Kollegen an anderer Stelle die Verbindung zwischen Pharma und Weiterbildung ausdrücklich verteidigt: »Dennoch gibt es meines Erachtens keinen (standes)politischen Grund, die Pharmaindustrie von Fortbildungen auszuschließen.«[128]

Warum – aus Sicht der Ärzteschaft – dic Gelder der pharmazeutischen Industrie willkommen sind, erfahren Leser ebenfalls aus den Leserbriefen des *Deutschen Ärzteblattes.* »Seit 16 Jahren organisiere ich für unseren Berufsverband (Deutscher Hausärzteverband) Fortbildungsveranstaltungen mit Unterstützung der Pharmaindustrie, bekam immer kompetente Referenten zur Verfügung gestellt«, schreibt ein Nutznießer der Pharmaindustrie. Und das, obwohl die auch Ärzten bekannte gesetzliche Vorgabe im Sozialgesetzbuch V unter § 95d (1) unmissverständlich formuliert ist: Fortbildungsinhalte müssen frei von wirtschaftlichen Interessen sein.[129]

Um warnende Stimmen aus der Ärzteschaft braucht sich die Pharmaindustrie nicht zu sorgen. Sie sind nicht nur rar, sondern in der Masse der Veröffentlichungen auch kaum auffindbar. »Ich befürchte nur, dass es den Lobbyisten der pharmazeutischen Industrie gelingen wird, § 95 d (1) ebenso zu Fall zu bringen, wie ihnen das bei der Positivliste wiederholt gelang«, befürchtet ein Medizinprofessor im *Deutschen Ärzteblatt.* Er nennt auch gleich ein Beispiel:

In einem Fachartikel berichtete eine Autorin über den »Europäischen Kardiologiekongress« und stellte dort den angeblichen Nutzen des Medikamentes Candesartan bei Patienten mit Herzinsuffizienz in der so genannten CHARM Studie vor. Demnach verringerte sich die Zahl der Krankenhauseinweisungen unter Candesartan-Therapie um 21 Prozent, die Mortalität gar um zwölf Prozent. Eine offenbar gezielte Desinformation, wie Prof. Frank P. Meyer erklärt: »Ihre Berichterstattung hat die industriefreundlichen, umsatzfördernden – aber nichtssagenden – Werte der relativen Risikoreduktion (RRR) verwendet, ohne allerdings zu schreiben, dass es sich eben um die RRR handelt. Die seriösen Zahlen«, folgert der Mediziner, »lauten 4,3 Prozent (statt 21 Prozent) und zwei Prozent (statt zwölf Prozent).«[130]

Die Pharmaindustrie als Ratgeber

Besonders fürsorglich zeigt sich die Pharmabranche, wenn es um die Einkünfte ihrer Klientel, der Ärzte, geht. Die an sich sinnvoll erscheinende Trennung zwischen Arzneimittelherstellern, deren primäre Aufgabe die Entwicklung hochwertiger Medikamente sein sollte, und der Ärzteschaft, die absolut unabhängig von den Pharmainteressen die besten Mittel verschreiben müsste, wird auf diese Weise untergraben. Der Pharmakonzern Bayer stellt Honorarüberlegungen für Ärzte an und rechnet vor, wie eine optimale Privatrechnung aussehen sollte:

> »Höhe des ärztlichen Honorars bei privatärztlichen Leistungen wird erst dann transparent, wenn Kenntnis über Kosten je Arbeitsstunde, denn GOÄ-Gebühren enthalten auch Praxiskosten. Wenn z. B. 100 000 Euro Gesamtkosten/Jahr und 220 Arbeitstage bei durchschnittlicher Arbeitszeit acht Std./Tag, dann 57 Euro Kosten je Stunde. Bedeutet knapp ein Euro je Minute. Multipliziert mit Zeitaufwand der erbrachten Leistung = Kosten je Leistung. Ggf. Materialkosten hinzurechnen. Soll ärztliches Honorar angemessen sein, muss Gebühr, nach GOÄ berechnet, über errechneten Kostensatz je erbrachter Leistung liegen, anderenfalls noch nicht einmal kostendeckende Tätigkeit.«

Auch um die Inkasso-Möglichkeiten der Ärzteschaft zeigt sich Bayer besorgt:

> »Bei Einziehung der Praxisgebühr handelt es sich jedoch nicht um Arzthonorar, sondern um Einzugsverpflichtung zugunsten der gesetzlichen Krankenversicherung: Daher sind dem Arzt Vollstreckungsmaßnahmen verwehrt. Wenn Dritte die Praxisgebühr einziehen, muss Patienteneinverständnis dazu vorliegen.«[131]

Und wer sich als Doktor fragt, wie er den Patienten möglichst transparent über die kaum nachvollziehbar hohen Sätze informieren kann (siehe Kapitel 2), findet bei Bayer den richtigen Tipp:

> »Wenn GOÄ-Gebührenrahmen differenziert angewendet wird, haben Patienten mehr Verständnis für Ansatz eines relativ hohen

> Multiplikators für schwierige Differenzialdiagnostik und Therapie: z. B. für Sonographie von mehreren Organen höherer Steigerungssatz, für Injektionen niedrigerer Faktor. Konkrete Begründungen bei Überschreitung des 2,3fachen Satzes erleichtern Akzeptanz.«[132]

Damit dem behandelnden Arzt auch ja kein Cent entgeht, weist Bayer auf Feinheiten hin, die sonst möglicherweise unerkannt bleiben würden:

> »Wird Präventionssprechstunde auf Samstage gelegt, kann Nr. 6 EBM zusätzlich abgerechnet werden. Bei telefonischen Beratungen an Samstagen ist Nr. 6 EBM nach zwölf Uhr berechenbar.«[133]

Ärzten, die ins Visier der Kassenfahnder geraten, gibt sich der Pharmagigant als Ratgeber in der Not:

> »Disziplinarbescheid einer Kassenärztlichen Vereinigung ist aufzuheben, wenn er keine ausreichenden Feststellungen zum Sachverhalt enthält, der die Pflichtverletzung ergeben soll. In Fällen, in denen die Bewertung eines Verhaltens als Pflichtverstoß eine grundrechtliche Abwägung erfordert, muss der Disziplinarausschuss auch hierzu in seinem Bescheid Stellung nehmen.«[134]

Ganz unverblümt deklariert gleichzeitig Bayer seine Arzneimittel-Werbeinfos beispielsweise als »Vortragsunterlagen zu Fluanxol und zur Behandlung von Schizophrenie« – eine aus juristischer Sicht legale, aber mehr als zweifelhafte und im Endeffekt für den Patienten wenig nützliche Praxis. Denn die distanzierte und neutrale Berichterstattung ist verständlicherweise nicht gegeben. Es geht schlichtweg – wissenschaftlich verpackt – um das eigene Pharmaprodukt, wie der Literaturservice bei Bayer demonstriert.

Was andernorts, etwa in öffentlichen Bibliotheken, nicht nur teuer, sondern auch zeitintensiv zu haben wäre, liefert Bayer Ärzten als Service umsonst. Vorausgesetzt, diese interessieren sich auch für Bayer-Medikamente.

Bayer – kein Einzelfall

Die Rundum-Betreuung von Ärzten ist ein neuer Trend in der Marketingstrategie der Pharmaindustrie. Bayer ist dabei kein Einzelfall. Ob Roche, Novartis, Schering oder Merck, nahezu jeder Gigant am Pharmahimmel versucht seine Präparate durch aktive Meinungsbildung zu platzieren. Die Pharmaindustrie als Steuerberater, CME-Punktelieferant oder Veranstaltungsausrichter – der Kreativität der PR-Spezialisten scheinen keine Grenzen gesetzt.

In den Konzepten der Kommunikationsexperten ist alles genauestens kalkuliert, denn es geht um die Sicherung der Zukunft. Das renommierte IBM Institute for Business Value bringt die Sache in der Studie *Pharma 2010* für die Konzerne auf den Punkt: »Nur indem völlig neue Wege beschritten werden, können Pharmafirmen hoffen, innovative Medikamente zu produzieren, für die Patienten bereitwillig bezahlen.«[135]

Vom Geben und Nehmen – Beispiele

In Deutschland läuft's wie geschmiert, zeigt einer der spektakulärsten Bestechungsfälle in Deutschland, der im Jahr 1999 seinen Anfang nahm und seitdem immer weitere Kreise zieht. Überall in der Bundesrepublik stoßen Ermittler auf korrupte Ärzte, die vom Pharmakonzern SmithKline Beecham[136] für die Verschreibung bestimmter Medikamente mit Vergnügungsreisen und Sachleistungen belohnt wurden. Die Liste der Geschenke ist lang und reicht von Büchern über Computer bis hin zu Reisen zu Formel-1-Rennen und zu Spielen der Fußballweltmeisterschaft. Den Mitarbeitern von interpoolTV waren Dokumente von Insidern zugespielt worden, die belegen, dass SmithKline Beecham in den 90er Jahren zahlreiche Ärzte zu Städtetrips eingeladen hatte. Diese waren als »Fortbildung« getarnt. Die Staatsanwaltschaften werfen den Medizinern außerdem vor, bis zu 26 000 Euro als »Zuwendungen« kassiert zu haben. Anfangs waren die Ermittler 3500 Klinikärzten auf die Schliche gekommen, im Jahr 2002 bezifferten die Behörden die Zahl der verdächtigen Mediziner schon auf 4500. Mehr als drei Viertel der Verfahren gegen die Doktoren sind in der Zwischenzeit eingestellt worden, wobei die Staatsanwaltschaften Schmiergeld bis 511 Euro als geringfügig eingestuft hatten.[137] Wie viele charakterlose Ärzte bis jetzt entdeckt wurden, lässt sich nicht feststellen, da gesonderte Statistiken über Korruption, Bestechung und Bestechlichkeit sowie Vorteilsannahme nicht existieren (siehe dazu auch Kapitel Die Jagd).

Aus den Antwortschreiben[138] der Staatsanwaltschaften und Landeskriminalämter auf Anfrage der Autoren dieses Buches gehen lediglich folgende Zahlen zur Schmiergeldaffäre um SmithKline Beecham hervor:

Anzahl der Ermittlungen:

Aus den Bundesländern:
Brandenburg: 56 Ärzte, 47 Apotheker, zwei Entscheidungsträger aus Krankenhäusern
Mecklenburg-Vorpommern: 39 Ärzte
Sachsen-Anhalt: 60 Ärzte
Sachsen: 40 Ärzte[139]
Thüringen: 54 Ärzte

Und aus den Städten:
Berlin: 103 Ärzte
Bayreuth: 12 Ärzte[140]
Rostock: 3 Ärzte
Detmold: 2 Ärzte
Neubrandenburg: 1 Arzt
Flensburg: 3 Ärzte
Magdeburg: 1 Arzt

Der ehemalige Präsident der Berliner Ärztekammer, Ellis Huber, zeigte sich wenig überrascht vom Ausmaß des Bestechungsskandals: »Ein Drittel der Ärzte ist zynisch-gewissenlos orientiert, ein Drittel hält sich an die ethischen Grundsätze, ein Drittel schwankt irgendwie dazwischen«, sagte er in einem Interview mit dem Westdeutschen Rundfunk.[141]

Das Geschäft mit dem Giftmüll

Müll ist nicht gleich Müll – das weiß mittlerweile jedes Kind. Da gibt es den »besseren«, wozu der Hausmüll zählt, und den »schlechteren«, den Sondermüll. Auch in den Praxen niedergelassener Urologen und Radiologen fallen diese beiden Müllarten an: Ersterer in Form von jodhaltigen, nichtradioaktiven Röntgenkontrastmitteln nebst Rückständen des Kontrastmittels, der zugehörigen Infusionsnadeln und des Infusionsbesteckes, Letzterer als Fixierlösungen oder Entwickler für Röntgenfilme. Nun fällt bei den genannten Fachärzten eine ganze Menge photochemischer Abfall an; Entsorgungskosten von bis zu 5000 Euro im Jahr sind deshalb keine Seltenheit. Da diese nicht gesondert abgerechnet werden können, weil sie in die EBM-Ziffern einfließen, schlossen Ärzte und das Pharmaunternehmen Schering einen Handel ab: Schering entsorgt den unliebsamen Müll und die Mediziner ordern als Gegenleistung Kontrastmittel. Bekannt wurde der Fall nur deshalb, weil bei der Staatsanwaltschaft Wuppertal ein anonymer Hinweis einging. Die Behörden wurden hellhörig und stießen auf ein weites Netz solcher »Win-to-Win-Geschäfte«: Mehr als 1000 Ärzte schienen beteiligt zu sein. Sie warfen den Ärzten Betrug vor, denn diese hätten das Rabattsystem den Kassen melden müssen. »Wir erleben in unserem eigenen Leben überall, dass unser Müll entsorgt wird. Zeitungen werden kostenfrei abgeholt, Flaschen werden entsorgt, Kleider werden entsorgt. Wenn jemand bei mir den Müll abholt, mache ich mir keine Gedanken darüber, wenn er keine Rechnung stellt«, rechtfertigte Dirk Erich Speth von der Landesärztekammer Westfalen-Lippe die Aktion.[142] Laut ARD-Wirtschaftsmagazin *Plusminus* wies auch die Kassenärztliche Vereinigung Westfalen-Lippe die Vorwürfe zurück. Die Vertragsärzte seien nicht »Vermögensverwalter der Krankenkassen« und die Entsorgung sei »im Sinne einer Werbung« übernommen worden, ähnlich wie bei den »berühmten Kugelschreibern«.[143] Dagegen ärgerte sich die AOK Westfalen-Lippe darüber, dass die betreffenden Ärzte der Versichertengemeinschaft Kostenersparnisse in Millionenhöhe vorenthalten hätten.

Wie so oft im Geschäft mit der Gesundheit gestaltete sich die Beweisführung äußerst schwierig. Aufgabe der Behörden war es nämlich, eine Kausalität zwischen der Übernahme der Kosten und der Abnahme von Produkten zu belegen und zu zeigen, dass die Ärzte mit dem Vorsatz handelten, die Kassen zu betrügen. Beides ist praktisch kaum möglich, und so verliefen die Ermittlungen im Sande (siehe dazu auch Kapitel die Jagd).

Legendär – der Herzklappenskandal

Der Fall schlug hohe Wellen: Professoren und Krankenhausmitarbeiter in der Verwaltung an Herzkliniken in ganz Deutschland sollen Herzklappen zum vierfachen Preis abgerechnet und einen Milliardenbetrug an den Kassen begangen haben. Der Vorwurf wurde laut, dass unzulässige Zahlungen von 33 Millionen Mark nachzuweisen seien, dass der Schaden für die Kostenträger sich auf 1,5 Milliarden DM belief und dass in 1860 Fällen an 418 Krankenhäusern ermittelt wurde. Diese Erfahrung musste eine Reihe von Hochschulprofessoren der Universitäten Hamburg, Heidelberg, Köln, Münster, Ulm und Hannover machen. Leitende Ärzte wurden rechtskräftig durch Strafbefehl oder durch Urteil wegen Bestechlichkeit oder Vorteilsannahme verurteilt und erhielten Geldstrafen oder Freiheitsstrafen mit Bewährung. Der Bundesgerichtshof und einige Oberlandesgerichte haben sich mit Einzelfällen befasst. Alle Fälle des »Herzklappenskandals« werden nicht nach dem Recht des neuen, verschärften Antikorruptionsgesetzes abgewickelt, sondern nach altem Recht, weil die Tatzeit mit Durchsuchungsaktionen bei den Lieferfirmen im Jahr 1994 endete. Die Staatsanwaltschaften hatten drei Firmen überprüft – und offensichtlich wird, dass die Bestochenen besser wegkommen als die Bestechenden: 80 Prozent der involvierten Firmenmitarbeiter waren betroffen. Gegen sie ergingen Strafbefehle, Anklagen, Verurteilungen und Einstellungen gegen Geldauflage. Der Begriff »Herzklappen«-Komplex ist insoweit völlig unzureichend. Die Korruptionspraktiken gingen weit über das recht enge Feld der Herzklappen hinaus und betrafen eine Vielzahl anderer medizinisch-technischen Produkte.

Psychiater als Pharmapropagandist

Hermann Benninger[144] gehört zu denen, für die sich ehrbare Mediziner schämen. Benninger, seinerzeit angesehener Psychiatrie-Professor und Chefarzt an einer großen deutschen Uniklinik, scheint der Prototyp eines korrupten Mediziners zu sein. Ohne das Wissen der Hausärzte ließ er an depressiven Patienten neue Medikamente testen. Die illegalen Versuche, die 1997 ans Tageslicht kamen, zeitigten keinerlei Erfolg – zum Glück kam auch niemand zu Schaden. Die von der Pharmaindustrie finanzierten Medikamentenstudien hatte der hemmungslose Professor zudem über die Gesetzliche Krankenversicherung abgerechnet. Nach dem Disziplinarverfahren, das die Universität noch 1997 eröffnete, hatten auch die Behörden begonnen, gegen Benninger zu ermitteln. Im Verlauf des Strafverfahrens stellte sich heraus, dass der Psychiater auch Klinikpersonal zur Mitarbeit an den Studien heran gezogen hatte. Für die Tests soll er zwischen 1993 und 1997 umgerechnet 1,25 Millionen Euro von der Pharmaindustrie erhalten haben. Seinen Arbeitgeber, die Universität, hat er um die vereinbarte Abführung von 30 Prozent (375 000 Euro) geprellt. Im November 2000 bekam der Professor einen Strafbefehl überstellt: Er wurde wegen Betrugs zu einer Freiheitsstrafe von elf Monaten auf Bewährung und einer Geldbuße von 200 000 Euro verurteilt. Außerdem muss er der Universität Schadenersatz in Höhe von 800 000 Euro zahlen und verliert einen Teil seiner Pensionsansprüche. Um seinem Rausschmiss aus der Universität zuvorzukommen, hatte Benninger seine Entlassung aus dem Staatsdienst beantragt.[145]

Tödliche Werbung

Lipobay, der Cholesterinsenker, war eigentlich überflüssig. Schon als das Mittel 1997 auf den Markt kam, konnten Ärzte unter vier anderen Medikamenten wählen, um die Blutfettwerte ihrer Patienten in den Griff zu bekommen. Doch die heftige Werbekampagne der Herstellerfirma Bayer war erfolgreich. Lipobay, der »besonders sichere« Fettsenker, wurde innerhalb kurzer Zeit zum Verkaufsschlager und erkämpfte sich Platz drei. Grund für die massenhafte Verschreibung waren Pseudoinformationen, auf deren Aussagen

Ärzte ihre Verordnung stützten. Lipobay sei das »weltweit erste Mikrostatin«, dass 100-mal niedriger dosiert werden könne als herkömmliche Mittel der gleichen Wirkstoffgruppe. Außerdem würde Lipobay nicht nur auf einem Weg abgebaut, sondern gleich auf zweien. Dadurch würden auch nur äußerst selten Wechselwirkungen mit anderen Mitteln auftreten. Mediziner vertrauten den Lobpreisungen des Herstellers, ohne sie kritisch zu hinterfragen und stellten ihre Patienten um – sechs Millionen Menschen weltweit. Ein folgenschwerer Fehler, der 52 von ihnen das Leben kostete. Im August 2001 nahm Bayer das Mittel schließlich vom Markt.

Peter Eckert, vormals Bayer-Sicherheitsexperte und Autor des Buches *Das Pharmakartell*, beschreibt das Vorgehen als üblich in der Branche: »So machen es alle Konzerne, und Bayer ist bei weitem nicht der schlimmste. Pharmareferenten schwärmen in die Praxen aus und halten Ärzten Folien mit fragwürdigen Grafiken unter die Nase, aus denen natürlich immer hervorgeht, dass das eigene Produkt viel besser und billiger ist als das der Konkurrenz.«[146]

Schon zwei Jahre zuvor wurden Vorwürfe laut, Ärzte hätten sich auch auf andere Weise manipulieren lassen. Für die Einstellung von 25 Patienten auf Lipobay wären sie in den Genuss einer Fahrt mit dem legendären Orientexpress gekommen, hieß es damals. Bayer bestritt die Behauptung; es habe sich lediglich um eine Gratisfahrt zwischen München und Seefeld im Rahmen einer Fortbildung gehandelt.[147]

Schlecht gerüstet: Was macht den Arzt zum Arzt?

Die Ärzteschaft arbeitet unter einer Doktrin, die sie vom Studium bis ins hohe Arbeitsalter verfolgt. Zum Arzt ist niemand geboren, zum Arzt wird man gemacht. Am Anfang des Weges steht ein gesellschaftliches Versprechen, denn kaum ein Beruf ist so angesehen wie der des Arztes. Prestige und ein hohes Einkommen locken den Abiturienten mit gutem Abschluss in den Hörsaal für Medizin, wo er in den ersten beiden Jahren seines Studiums nichts als theoretische Grundlagen büffelt. Auch danach erblickt er lebende Patienten nur aus der Entfernung – als Adlatus hinter einem Professor herschwebend, gebannt jedem Wort lauschend, das diesem über die Lippen kommt. Zukünftige Gynäkologen können sich auch schon mal an einer Gummipuppe versuchen und die schmerzlose Geburt trainieren, ansonsten bleiben auch sie den Kranken meist fern.

Selbst in den vorgeschriebenen Praktikumszeiten während der Semesterferien und im Praktischen Jahr (PJ), dem letzten Studienjahr, darf der Medizinstudent nur ausnahmsweise einen Patienten behandeln. Im Allgemeinen aber wird er zur Verwaltung der Patientenakten abgestellt.

Ist das Examen bestanden, ist er noch immer nicht berechtigt, seinen Heilberuf auszuüben. Erst die Approbation macht den Absolventen zum Arzt: eine staatliche »Bestallung« nach der bundesweit einheitlichen Approbationsordnung,[148] die auch entsprechende Prüfungen enthält. Ab Oktober 1988 musste er zudem eine 18-monatige Lernphase anschließen, als »Arzt im Praktikum (AiP)«, diese hat der Gesetzgeber seit Oktober 2004 wieder abgeschafft.

Damals wie heute ist es üblich, dass ein Arzt im Anschluss an sein Studium mehrere Jahre lang im Krankenhaus tätig ist – und jetzt endlich die Praxis erlernt. Hier kann er sich auf Spezialgebiete konzentrieren, sich in Orthopädie, Pädiatrie, Dermatologie oder auf einem der vielen anderen Gebiete der Medizin weiterbilden und am Ende einen Facharzttitel erwerben. Fünf Jahre trennen den Arzt vom Facharzt.

Genau genommen bilden die Neulinge das Fußvolk in der ärztlichen Hierarchie: Bei vergleichsweise geringem Entgelt – Assistenzärzte werden nach Bundesangestelltentarif (BaT) bezahlt – schieben sie bis zu 24-Stunden-Schichten, leisten »Überstunden für Gotteslohn« und sind auf Gedeih und Verderb den Launen des Chefarztes und seiner direkten Untergebenen, den Oberärzten, ausgesetzt. Nach sozialer Kompetenz wird nicht gefragt. Auf diese Weise schon zu Beginn seiner Laufbahn verschlissen, verwandelt er sich im Laufe der Zeit in das, was nie aus ihm werden sollte: Ein frustrierter, getriebener Kliniker.

Kein Wunder, dass vielen die Puste ausgeht und sie nicht den langen Atem haben, es irgendwann bis zum Oberarzt zu bringen. Sie streben in die weite Welt der ambulanten Versorgung, und widmen sich ab sofort in eigener Praxis den Kranken.[149] Wenn sie unterwegs neben ihrem Facharzt-Abschluss auch noch eine Doktorarbeit verfasst haben, können sie auf ihr Praxisschild sogar einen Titel schreiben.

Was die Ausbildung versäumt, wird der Alltag schon richten. Nach dieser Maxime werden Mediziner ausgebildet. Nicht nur das gesamte Studium, sogar die Multiple-Choice-Tests im Physikum sind voller Details, die nicht geeignet sind, die Übersicht, den Blick fürs Ganze, zu behalten. Den zukünftigen Ärzten wird kein Werkzeug an die Hand gegeben, das Gelernte richtig umzusetzen und anzuwenden; ethische Fragen oder gar die Schulung im Umgang mit Patienten gehören erst gar nicht zum Lehrstoff. Für den Berufsalltag derart schlecht gerüstet, verwundert es nicht, dass Ärzte Fehler begehen.

Zahlenrätsel Ärztepfusch

Genaue Zahlen sind Mangelware, Schätzungen sind natürlich nur Annäherungswerte. Je nachdem, wessen Interessen sie vertreten, bestreiten die Befragten entweder eine signifikante Dunkelziffer oder sie schweigen darüber.

Übersicht:
Einige Zahlen und Fakten über Behandlungsfehler

Prof. Jürgen Fröhlich, Leiter des Instituts für Klinische Pharmakologie an der Medizinischen Hochschule Hannover (MHH): Als Folge unerwünschter Medikamentenwirkungen muss jährlich deutschlandweit mit 58 000 Todesfällen allein in internistischen Abteilungen gerechnet werden. In der Hälfte der Fälle, also 29 000, handelt es sich um Fehler bei der Verabreichung von Medikamenten, die vermeidbar gewesen wären.[150]

Kantonsspital Winterthur: In der Schweiz erkranken pro Jahr

etwa sechs Prozent aller Patienten an einem im Krankenhaus erworbenen (nosokomialen) Infekt, das sind 60 000. Zehn Prozent dieser Menschen sterben daran (6000). 30 Prozent der nosokomialen Infekte wären zu verhindern gewesen, weil bis zu 90 Prozent aller verursachenden Keime über die Hände übertragen werden.[151]

Vermeidbare unerwünschte Ereignisse nach Art des Ereignisses (Leape, 1994)

Unerwünschte Ereignisse	Anzahl	Frequenz (%)	Vermeidbare Ereignisse (%)
Konservative Behandlung			
Im Zusammenhang mit Arzneimitteltherapie	19.130	19,4	45,2
Im Zusammenhang mit Diagnostik	7.987	8,1	98,8
Im Zusammenhang mit Therapie	7.396	7,5	91,3
Prozedurenabhängig	6.903	7,0	52,8
Systemfehler	1.362	1,4	85,5
Sturz	2.662	2,7	92,2
Anderes	6.100	6,2	54,3
Alle konservativen Behandlungen	51.540	52,3	65,5
Operative Behandlung			
Wundinfektionen	13.411	13,6	71,9
Technische Komplikationen	12.721	12,9	86,7
– Spätkomplikationen	10.453	10,6	67,2
– Nicht-technische Komplikationen	6.903	7,0	54,5
– Später Misserfolg der Intervention	3.550	3,6	94,0
Alle operativen Behandlungen	47.038	47,7	74,0
Gesamt	**98.578**	**100,0**	**69,6**

Quelle: Ärztekammer Berlin http://www.aerztekammer-berlin.de/30_Qualitaetssicherung/10_Fehlermanagement/20_FehlerqMensch.html

Der Sachverständigenrat für die »Konzertierte Aktion im Gesundheitswesen« schreibt 2003:

> »Studien in den USA deuten darauf hin, dass bei 2,9 Prozent bis 3,7 Prozent aller im Krankenhaus behandelten Patienten unerwünschte Ereignisse auftreten. Diese führen in 6,6 bzw. 13,6 Prozent zu Todesfällen. Vergleichbare Untersuchungen aus anderen Ländern sprechen für zum Teil noch höhere Raten … Unter der vereinfachten Annahme, die angloamerikanischen Untersuchungsergebnisse wären auf die Verhältnisse in Deutschland übertragbar, ergäben sich bei ca. 16,5 Millionen Krankenhausbehandlungsfällen im Jahr 2001 zwischen 31 600 und 83 000 Todesfälle auf Grund unerwünschter medizinischer Interventionen … Damit würden mehr Menschen an den Konsequenzen medizinischer Diagnostik und Therapie beziehungsweise an Behandlungsfehlern versterben als beispielsweise an Dickdarmkrebs, Brustkrebs oder Verkehrsunfällen…«

Die Schätzungen, wie viele »Kunstfehler« es in Deutschland wirklich gibt, reichen von minimal 40 000[152] bis zu 100 000 und mehr. Nach Angaben der Notgemeinschaft Medizingeschädigter verlangen pro Jahr etwa 30 000 Menschen Schadenersatz, aber nur die Hälfte hat Erfolg.

Dass es sich keineswegs nur um Einzelfälle handelt, belegen Untersuchungen an Forschungsinstitutionen. Aus Angst, von Kollegen beschimpft, verunglimpft oder geächtet zu werden, hüten sich die Autoren davor, ihre Erkenntnisse »an die große Glocke« zu hängen und publizieren sie in Medien, die lediglich vereinzelt von der Öffentlichkeit wahrgenommen werden: in der Universitätszeitung, über Informationsdienste, als winzige Meldung in einem Fachblatt. Dabei handelt es sich durchweg um Erkenntnisse, die eine Schlüsselfunktion inne haben – nur wer Fehler benennt, kann Strategien entwickeln, sie zu beseitigen.

Der Spezialist als Qualitätsgarant

Wissenschaftler der Ruhr-Universität gingen der Frage der Mehrfacheingriffe nach. Ihre Untersuchung zeigt, dass Patienten am besten beim Spezialisten aufgehoben sind. Das hat auch einen logischen Grund: In den vergangenen Jahrzehnten ist das Wissen um Krankheiten und ihre Behandlung derart rasant gestiegen, dass kein Arzt sich wirklich freischwimmen kann – es sei denn, er erobert eine Insel. Diese Insel, sein Spezialgebiet, kann er nach seinem Ermessen und den Erfordernissen seines medizinischen Alltags ausbauen, kann Dämme errichten, wo die Flut sie zu überspülen droht und dort Sand aufschütten, wo er fehlt. Nicht umsonst gibt es in großen deutschen Krankenhäusern und Universitätskliniken kaum mehr Abteilungen für Innere Medizin; an ihre Stelle sind Abteilungen wie Onkologie, Kardiologie, Hämatologie, Endokrinologie oder Gastroenterologie getreten. Auch für den Patienten bringt das Vorteile mit sich. Herzchirurgen machen den ganzen Tag nichts anderes, als sich um Herz und Gefäße ihrer Kranken zu sorgen; ein Universitätsklinikum bringt es pro Jahr auf schätzungsweise 650 Bypass-Operationen, außerdem setzen die Fachärzte 400 Herzschrittmacher ein, wechseln 270 mal Herzklappen aus, führen zusätzlich 100 minimalinvasive Eingriffe durch, ersetzen 50 mal die Aorta und bringen es auf 25 komplizierte Eingriffe am Herzen. Kleinere Krankenhäuser decken dagegen einen Querschnitt aller Gebiete ab: Hier werden Blinddärme und Gallenblasen entfernt, Hüftprothesen eingesetzt, Schilddrüsen- und Bypass-OPs vorgenommen. Tatsächlich zeigen Studien, dass ein Kranker auf der sichereren Seite steht, wenn er sich in größeren Kliniken operieren lässt. Nicht nur Hochrisiko-Patienten profitieren von der Erfahrung der Chirurgen, auch die Todesrate bei »Durchschnittspatienten« ist deutlich geringer. Chuntao Wu von der Universität des US-Staates New York in Albany hatte die Daten von 57 000 Bypass-Eingriffen ausgewertet. Er konnte nachweisen, dass der Tod weit weniger Operierte ereilte, wenn diese zuvor eine Klinik gewählt hatten, an der die Chirurgen mehr als 200 Bypass-

OPs pro Jahr durchführen. Die Sterblichkeitsrate lag um 47 Prozent unter der der Vergleichsgruppe. Die Erfahrung des Operateurs war ein weiterer wichtiger Aspekt in der Beurteilung der Überlebenszeit. Sie verminderte die Wahrscheinlichkeit, infolge des Eingriffs zu sterben, um 48 Prozent.[153] Fachleute aus Deutschland bestätigen solche Erfahrungen. Prof. Karl W. Lauterbach, Direktor des Instituts für Gesundheitsökonomie und Klinische Epidemiologie der Universität Köln, hält die Qualität einer Darmkrebs-Operation sogar für bedeutender als das Stadium der Krankheit zum Zeitpunkt des Eingriffs.[154]

Sicher, die derzeitige naturwissenschaftlich-technisch orientierte Medizin hat auch Nachteile: Sie fokussiert sich auf die Krankheit, nicht auf den Kranken. Mit zunehmender Spezialisierung ist ihr damit ein wesentliches Indiz für ihre eigene Existenzberechtigung abhanden gekommen. Spezialisten sind in erster Linie an technischen Lösungen interessiert, weniger an der Integration multipler Probleme. Dabei sind es besonders die Alten, die mit einer Vielzahl an Gebrechen leben müssen – solchen, deren Grenzen fließend sind und deren Behandlung und Medikation in Wechselwirkung zueinander stehen. Dass unsere Gesellschaft immer älter wird, ist kein Geheimnis. Die Medizin sollte darauf eine Antwort haben – auch im Interesse der vielen jüngeren Patienten. Jeder Patient verdient eine Therapie, die seinem Leiden angemessen ist; manchmal können Ärzte helfen, die hochspezialisiert sind, ein anderes Mal diejenigen, die über ein breit gefächertes Wissen verfügen. Der Medizin, so wie sie jetzt ist, mangelt es am Bezug zum Menschen. Wer Fehler in der Medizin ausmerzen will, muss den Patienten in ihr Zentrum rücken, Kooperations- und Gesprächsbereitschaft zeigen und den Kranken als gleichberechtigten Partner, nicht als Objekt oder Widersacher begreifen.

Ärzte in Deutschland schweißt ihr Beruf, ihr Ansehen, ihr Geld und ihre Angst zusammen. Niemand bekommt das mehr zu spüren als ein Patient, der an den Folgen einer falschen Medikation, Therapie oder Operation krankt. Betroffene haben ein ungutes Gefühl, spüren, dass irgendetwas schief gelaufen ist – wissen aber nicht was. Medizinisch meist unbedarft, verheddern sie sich im dicht geknüpften Netz aus falsch verstandener Kollegialität. Sie finden keinen Arzt, der ihnen weiter hilft, keinen, der die Arbeit seines Vorgängers kritisch bewertet. Dabei gibt es durchaus Ärzte, die sich über den alltäglichen Pfusch in deutschen Krankenhäusern und Praxen mindestens ebenso ärgern wie die Patienten – und das auch offen sagen. Die meisten allerdings tilgen ohne großen Aufhebens die Fehler der anderen, bessern aus und schweigen, weil sie fürchten, selbst einmal zu versagen. Jeder fürchtet den potenziellen Angriff.

Die Mediziner der Unfall- und Wiederherstellungschirurgie der Charité in Berlin sind sehr beschäftigt, mehr als 3600 Menschen operieren sie pro Jahr. Die Hälfte davon sind Patienten, die ärztlichen Stümpern zum Opfer gefallen waren. »Ich habe im Februar zählen lassen, wie viele Reparatur-Operationen wir durchgeführt haben – es waren 48,8 Prozent«, sagte Oberärztin Almut Tempka dem *Berliner Kurier*.[155] Die meisten waren Kranke mit verpfuschten Operationen an Kniegelenk und Schulter oder Tumorpatienten. Vielleicht waren Tempkas Kollegen an anderen Kliniken überlastet, vielleicht auch überfordert.

Am wahrscheinlichsten aber ist, dass die Doktoren hart kalkulierten: Wo die Kosten drücken, wird lieber beobachtet als behandelt. So unterbleiben wichtige Voruntersuchungen, die notwendig gewesen wären, um OP und Folgebehandlung adäquat zur Erkrankung planen zu können. Kurzsichtig und mit der aktuellen Sparsumme im Hinterkopf, vergessen solche Ärzte, wie teuer Zweit- und Drittoperationen sind. Das Geld wird verbrannt, und die Kassen schauen zu. Statt die klinische Güte von Operationsergebnissen zu bilanzieren, berufen sie sich auf den Datenschutz (siehe Kapitel Kassen). Auch die Mediziner sind wenig bereit, aus ihren Fehlern zu lernen.

Wenn in Medizinerkreisen schon über das Thema gesprochen wird, dann selten direkt. Ärzte, die sich mit dem Pfusch ihrer Kollegen befassen, wählen ihre Worte sehr bewusst. In ihren Ausführungen finden sich selten Begriffe mit negativem Anstrich: Eine falsche Entscheidung »Fehler« zu nennen, werden sie tunlichst vermeiden, ebenso werden sie eine »Reparatur-OP« lieber schönfärberisch als »Folge-, Zweit- oder Dritt-Operation« bezeichnen – die Berliner Oberärztin Tempka gehört da sicher zur Minderheit. Natürlich handelt es sich nicht bei jeder wiederholten Operation stets um eine Wiedergutmachungsleistung. Aber weil die Ärzteschaft und ihre Vertreter so vehement bestreiten, dass ärztliche Kunst in dem Maße versagen kann, wie Menschen fehlbar sind, wird sich die Spirale aus Vertuschung, Verleumdung, Ignoranz und Arroganz ungehindert weiter drehen.

Während die Fehlerforschung in der Medizin rudimentär ausgebildet ist, hat sie sich in anderen Branchen zu einer Wissenschaft ausgewachsen. Langsam beginnt auch die Ärzteschaft umzudenken, erste vorsichtige Schritte haben Management und Mediziner in den Kliniken gewagt, die Niedergelassenen ziehen langsam nach.

Dabei muss die Ärzteschaft das Rad nicht einmal neu erfinden – sie muss sich nur in fachfremden Bereichen umschauen, um auf Lösungsansätze zu treffen. In vielen Wirtschaftszweigen sind Arbeitsprozesse so aufgebaut, dass es der Zusammenarbeit mehrerer Spezialisten bedarf, bis das gesteckte Ziel erreicht ist. Hier wie dort entscheidet die Qualität dieser Zusammenarbeit und die jedes Einzelnen darüber, ob und wie viele Fehler auftreten. Christian Thomeczek, Arzt, Verkehrsflugzeugführer und stellvertretender Geschäftsführer der Ärztlichen Zentralstelle Qualitätssicherung in einer Person, vergleicht die Medizin gerne mit dem Flugverkehr. Er stellt seinen Überlegungen eine wichtige Erkenntnis voran: »Dass Fehler passieren«, sagt er, »ist unvermeidlich.«[156] Von NASA-Untersuchungen weiß er, dass 70 Prozent der Flugunfälle auf menschliches Versagen zurückzuführen sind. Die Fehlerquote wächst, wenn Personen verschiedener Qualifikationen miteinander agieren, um zehn Prozent. Wenn gefährliche Ereignisse schnell aufeinander folgen, beträgt die Fehlerrate bis zu 25 Prozent. Thomeczek schließt daraus, dass die Wahrscheinlichkeit für Fehler umso mehr steigt, je mehr Menschen zusammenarbeiten und je mehr sie tun müssen – und das selbst auf höchstem Sicherheitsniveau. Seit 1975 betreibt die NASA das freiwillige Meldesystem ASRS (Aviation Safety Reporting System), in das inzwischen mehr als 400 000 »Incident Reports« eingegangen sind – anonym und freiwillig. Weil die NASA fürchtet, Sanktionen könnten dem System der Flugsicherung mehr schaden als nützen, sichert sie jedem Meldenden Immunität zu, wenn er binnen zehn Tagen einen Vorfall meldet, den er (mit-)verschuldet oder beobachtet hat. Sämtliche NASA-Projekte dieser Art (es gibt noch einige andere) gründen auf der Überlegung, aus Fehlern lernen zu müssen, damit es kein nächstes Mal gibt. Dabei ist es gar nicht so entscheidend, wie oft ein Fehler auftritt. Gerade in der Medizin kann ein seltener Fehler den schlimmsten aller Fälle verursachen – den Tod eines Patienten – oder, im Umkehrschluss, ein anderer, häufiger Fehler kaum direkten Einfluss haben. Ganz besonders interessant an Thomeczeks Überlegungen sind die Vergleichszahlen einer Befragung von über 30 000 Piloten sowie 1033 Ärzten und Schwestern. Der Aussage »Unerfahrene Teammitglieder sollten nicht die Entscheidungen der Erfahreneren (Chefärzte/Flugkapitäne) in Frage stellen«, stimmten nur zwei Prozent der Piloten, dafür 24 Prozent der Chefärzte zu. Die Behauptung »Auch wenn ich übermüdet bin, bin ich in der Lage, in Notfallsituationen effektiv zu handeln« bejahten nur 26 Prozent der Piloten, aber 70 Prozent der Chefärzte. Auch waren stolze 30 Prozent der Ärzte und Schwestern, die auf Intensivstationen arbeiten, der Meinung, sie würden keinerlei Fehler begehen.

Was tun Kassen, Politik und Ärzte gegen den Pfusch?

Die meisten der 287 Krankenkassen[157] haben Hotlines oder Service-Stellen eingerichtet, die Patienten bei Fragen zur Seite stehen sollen. Je nach Größe und Mitgliederzahl beschäftigen die Kassen hierfür zwischen einem und mehreren Mitarbeitern. Die fachliche Kompetenz der Ansprechpartner lässt sich natürlich nicht pauschal beurteilen; einen Versuch ist der Kontakt zur eigenen Kasse jedoch allemal wert – zumal Kassen nicht selten auch ein Interesse daran haben, Schadenersatzansprüche gegenüber dem Arzt oder dem Krankenhaus geltend zu machen. Allerdings: Ähnlich wie beim Abrechnungsbetrug ist der Patient auch hier weitgehend auf sich allein gestellt, denn er ist der Vertragspartner des Arztes, nicht die Kasse.

Für Kassen wie die Allgemeine Ortskrankenkasse oder die Techniker gehört es zur Kundenpflege, Versicherten das Gefühl zu vermitteln, sie seien im Schoß der Kasse gut aufgehoben. So spricht die Techniker ihre Mitglieder ganz direkt an: »Noch ein Hinweis für Ihre persönliche Betreuung: Während des gesamten Zeitraumes Ihres Verfahrens werden wir als TK an Ihrer Seite sein.«

Als Erste der Allgemeinen Ortskrankenkassen (AOK) hatte die AOK Rheinland ein »Behandlungsfehlermanagement« angeboten[158] und löste damit eine Aktionswelle aus. Unter dem Motto »Mehr Schutz für den Patienten« beschäftigte sich von da an eine Arbeitsgruppe beim AOK-Bundesverband mit den Möglichkeiten eines Beratungsservices für Versicherte, die meinten, Opfer von Ärztepfusch geworden zu sein. Die Geschäftigkeit hatte einen für die AOK angenehmen Zusatznutzen: Sie realisierte damit einen »einheitlichen Marktauftritt auf dem Beratungsmarkt«. Versicherte können sich an die »Service-Teams« mit juristischen, medizinischen und sozialversicherungsrechtlichen Fragen wenden.

Später entwickelten alle Landeskassen ein entsprechendes Angebot. Beispielsweise rief die AOK Bremen/Bremerhaven 2001 ebenfalls das Projekt »Behandlungsfehlermanagement« ins Leben. Der zuständige Referent musste allein in den ersten drei Monaten 250 Fälle bearbeiten. Zwischen 1999 und 2001 gab die AOK Bremen/Bremerhaven 166 Gutachten in Auftrag; 46 bestätigten ärztliche Fehlbehandlungen. Die »Gesundheitsberater« der AOK sammeln Fakten für ein eventuelles Fehlverhalten von Ärzten und leiten gegebenenfalls einen Regress ein – nicht nur als »Anwalt von Patienten und Versicherten«, sondern auch, weil die AOK in einigen Fällen selbst Anspruch auf Schadenersatz stellt.

Im September 2004 hat auch die AOK Berlin eine Zwischenbilanz gezogen. Von den 3700 vermuteten Behandlungsfehlern, die die AOK-Berater seit August 2000 bearbeitet hatten, haben sich 343 bestätigt. Laut Pressestelle der AOK konnten einige Versicherte sogar ihre Schadenersatzansprüche realisieren; sie konnten zwischen 500 und 482 000 Euro einfordern.

Der größte Teil der entdeckten Fälle entfiel auf die Fachgebiete Chirurgie, Innere Medizin, Orthopädie, Zahnmedizin sowie Gynäkologie und Geburtshilfe. Allein seit August 2003 sind laut AOK Berlin auch 73 Kinder Opfer von Ärztepfusch geworden – vor und während der Geburt. Diese Angabe stützt die Meinung der Notgemeinschaft Medizingeschädigter e.V., die bereits in einigen Bundesländern aktiv geworden ist: »Die weit überwiegende Zahl der Kunstfehlerprozesse ... wird in Deutschland wegen Schlampereien bei der Geburt oder Pfusch beim Frauenarzt geführt.«

Prinzipiell können sich die Geschädigten auch an eine der 17 Landesärztekammern wenden. Diese unterhalten meist seit Mitte der 1970er Jahre Gutachterkommissionen. Sie sollen »unabhängige Einrichtungen« sein, die laut Statut feststellen, »ob einer Ärztin oder einem Arzt ... ein Behandlungsfehler in Diagnostik oder Therapie vorzuwerfen ist, durch den der Patient einen Gesundheitsschaden erlitten hat oder voraussichtlich erleiden wird«.[159] Der jeweiligen Gutachterkommission gehören ehrenamtlich tätige Juristen und Mediziner an, die erst auf einen schriftlichen Antrag hin aktiv werden. Nur wenn bereits ein Verfahren der staatlichen Behörden läuft oder die Behandlung länger als fünf Jahre zurück liegt, begutachten die Fachleute von der Landesärztekammer den Fall nicht. Im Antrag enthalten müssen sein: Angaben zur Person, Name und Anschrift des Arztes, eine Schilderung des Sachverhaltes, Unterlagen wie Befunde, Röntgenaufnahmen, Schriftverkehr sowie der Vordruck »Entbindungserklärung von der ärztlichen Schweigepflicht«, den einige Landesärztekammern auf ihrer Homepage zum Herunterladen anbieten. In der Regel muss sich der Antragsteller zwischen einem und anderthalb Jahren gedulden, bevor er eine Antwort – den »gutachterlichen Bescheid des Geschäftsführenden Kommissionsmitglieds« – erhält. Ist der Patient mit der Entscheidung nicht einverstanden, kann er binnen eines Monats nach Zustellung Einspruch erheben. Daraufhin entscheidet die Gutachterkommission in voller Besetzung. Erfahrene Juristen raten zu einem pragmatischeren Weg: Der Gang des Patienten zum Fachanwalt kostet zwar unter Umständen am Anfang mehr, als die zuvor geschilderte Methode. Doch der »eigene« Anwalt wird im Notfall ohne Scheu die Zivilklage im Interesse seines Mandanten ansteuern – nicht selten verhilft dieser den Betroffenen zu ihrem Recht.

Der zerstörte Glaube

Kranke vertrauen sich Ärzten an – und erwarten im Gegenzug, dass der Mediziner gewissenhaft und respektvoll mit Leib und Leben seines Patienten umgeht. Das Verhältnis zwischen Arzt und Patient ist ein besonderes, im Alltag einmaliges, und gleichzeitig besonders sensibles: Der Hilfesuchende gibt preis, was ihn quält, macht sich dadurch verletzlich, liefert sich auf Treu und Glauben aus, und der Arzt ist gerade auf diese Offenheit angewiesen, um das Leiden beim Namen nennen und richtig kurieren zu können. Menschen, die schlechte Erfahrungen mit Ärzten gemacht haben, werden nie wieder vorurteilsfrei eine solche Beziehung eingehen können.

Wie in anderen Berufen auch gibt es die Guten auf der einen, die Schlechten auf der anderen Seite und eine ganze Reihe Mittelmäßiger dazwischen – Ärzte, die ihr Handwerk verstehen und solche, die das Wirtschaftlichkeitsgebot über das Patientenwohl stellen, die vom Alltag verschlissen oder an den eigenen Ansprüchen gescheitert sind. Niemand kann in Abrede stellen, dass auch die guten Ärzte nicht immer angemessen urteilen und handeln – auch wenn wir allzu gern an dieser Illusion festhalten. Wenn sich auch langsam ein Wandel bemerkbar macht, so fällt es doch bis heute vielen Patienten schwer, ihrem Arzt selbstbewusst und informiert gegenüber zu treten und einzufordern, was Ausdruck ärztlicher Berufsethik sein sollte: Sorgfalt und Verantwortung.

Der Patient, der für den Behandlungsfehler physisch oder psychisch büßt, ist allein auf weiter Flur. Ihm stärkt keine Lobby den Rücken, kein Heer an Juristen steht ihm zur Seite. Noch unter dem Schock der Fehlbehandlung muss er sich entscheiden, ob er kämpft oder aufgibt. Spätestens, wenn er das erste Gespräch mit dem Arzt sucht, weiß er, dass es ein langer und harter Kampf sein wird, bei dem nicht einmal gewiss ist, ob ihm als Opfer am Ende des mühsamen Weges Gerechtigkeit widerfahren wird. Ärzte sind eben keine besseren Menschen.

So werden sich die meisten Mediziner hüten, Fehler zuzugeben. Im Gegenteil: Sie werden mit allen Mitteln ihre Version vom Vorfall verteidigen, schließlich haben auch sie zu verlieren – falls es überhaupt so weit kommt.

Status quo: Das sagen die Richter heute

Bis vor kurzem musste also der Patient beweisen, dass der Arzt einen Fehler begangen hat – die Beweislast lag nicht beim Mediziner. Dieses Prinzip hat der Bundesgerichtshof (BGH) im vergangenen Jahr gekippt. Demnach muss der verdächtigte Arzt seine Unschuld schon dann beweisen, wenn eine Fehlbehandlung wahrscheinlich ist; oder er einigt sich außergerichtlich mit dem Betroffenen auf Zahlung eines bestimmten Geldbetrages.

Der VI. Zivilsenat des Bundesgerichtshofs (BGH) hatte einer Patientin Recht gegeben, die nach einem Motorradunfall in einem Krankenhaus behandelt worden war. Die Klinikärzte hatten wohl einige Brüche diagnostiziert, nicht aber das Becken der Frau geröntgt, obwohl sie unter starken Schmerzen litt. Daher übersahen sie auch, dass das Becken ebenfalls gebrochen war. Wegen ihrer permanenten Schmerzen ging die Frau später zu einem anderen Arzt. Er entdeckte die Bruchstelle, die inzwischen schlecht verheilt war. Die Frau klagte – und bekam Recht. Zwar kam ein Sachverständigen-Gutachten zu dem Ergebnis, dass die Heilung auch bei korrekter Diagnose mit 90-prozentiger Sicherheit wahrscheinlich nicht besser verlaufen wäre. Die Richter entschieden jedoch, dass die Beweislast dafür beim Arzt liegt. Nur wenn der Arzt hätte nachweisen können, dass es nicht der Behandlungsfehler gewesen war, der den Gesundheitsschaden verursacht hat, wäre die Frau vor dem BGH gescheitert.[160]

Für Betroffene ist das BGH-Urteil ein Meilenstein, für die Ärzte eine Katastrophe. Dem BGH reichte es nämlich völlig aus, dass der Behandlungsfehler »geeignet« ist, den (bleibenden) Schaden hervorzurufen. Der Arzt muss seine Unschuld beweisen – hat er den Ablauf der Therapie nicht akribisch dokumentiert, steht es schlecht um seinen Erfolg vor Gericht. Während dergleichen Verfahren früher Medizinern, ihren Anwälten und Versicherungen kaum schlaflose Nächte beschert hatten, steigt plötzlich allerorten das Interesse an einer Schlichtung. In ihrem Stiftungsbrief aus dem dritten Quartal 2004 lässt die Stiftung Gesundheit den Rechtsanwalt und Leiter Arzthaftpflicht der DBV-Winterthur-Versicherung,[161] Patrick Weidinger, zu Wort kommen. Weidinger rät den streitenden Parteien zu folgender Lösung:

> »Grundsätzlich ist jedem Beteiligten zu raten, sich in die Lage des anderen hineinzuversetzen und hineinzufühlen. Vieles, auch überzogenes Verhalten, kann so verständlich werden ... Wenn ein Patient im Schadensfall das Gespräch mit Ihnen sucht, sollten Sie sich die Zeit nehmen, sich alles ohne Einwände anhören. Nur dann fühlt sich der Patient ernst genommen. Durch eine bloße wahrheitsgemäße Schilderung des Sachverhaltes gefährden Sie Ihren Versicherungsschutz übrigens nicht. Sie dürfen lediglich nicht Ihre Einstandspflicht oder die Kausalität eines Fehlers bestätigen (Anerkenntnisverbot). Sonst hätte die Versicherung ja nur noch eine Zahlungsverpflichtung, ohne irgendetwas prüfen zu können...«

»In einem medizinisch-juristischen Komplex«, sagt der Allgemeine Patientenverband in Marburg, der auf eine über 20-jährige Erfahrung zurückblickt, »versagt die Justiz ebenso wie der Medizinbetrieb.«[162] Unser Gesundheitssystem kann eben genauso wenig immer mit Gesundheit gleichgesetzt werden wie unsere Rechtsprechung mit Gerechtigkeit.

Phönix aus der Asche

Obwohl die Lobbyisten regelmäßig glauben machen wollen, dass die »systematischen Diffamierungskampagnen«[163] gegen Ärzte deren Ansehen schmälerten, sprechen die Fakten eine andere Sprache. Schon im Geburtsjahr der Schlüsselnummer 5181 der Polizeilichen Kriminalstatistik konnte die Stiftung Gesundheit, 1996 von Medizinern und Patienten gegründet und nach eigenem Bekunden unabhängig von Politik, Industrie und Religion, keinen wesentlichen Reputationsverlust des ärztlichen Berufsstandes erkennen. »Die Berichterstattung in den Medien, die ein anderes, oft unfreundliches Bild zeichnet, hat also offensichtlich wenig gemein mit der Stimmung unter den Patienten«, schreiben die Förderer in ihrem Stiftungsbrief vom ersten Quartal 1999, »...denn unter vier Augen befragt, zollen die Patienten ihren Ärzten Hochachtung.«

Im Jahr danach, als das Bundeskriminalamt gegen eine noch höhere Zahl von mutmaßlichen Abrechnungsbetrügern ermittelte, wollte auch die Industrie wissen, wie es um das Image ihrer wichtigsten Klientel steht. Das Unternehmen Janssen Cilag, eine Tochtergesellschaft des Health-Care-Konzerns Johnson&Johnson, erkundigte sich damals in Zusammenarbeit mit dem Emnid-Institut und emphasis, Institut für Marktforschung im Gesundheitswesen, München, bei insgesamt 2181 wahlberechtigten Deutschen nach ihrem Glauben an die ärztliche Loyalität. Das Ergebnis war ebenso eindeutig wie bemerkenswert: 80 Prozent verlassen sich auf ihren Arzt; handelt es sich um den Hausarzt, sind es sogar 90 Prozent.[164]

Eine dritte Umfrage im Jahr 2002 schließlich lässt keinen Zweifel am ungebrochenen Vertrauen der Deutschen zu ihren Ärzten. Das Institut für Demoskopie Allensbach, eine führende Einrichtung in der Umfrageforschung, die 90 hauptberufliche Mitarbeiter und über 2000 nebenberufliche Interviewer beschäftigt, machte das Prestige einzelner Berufsgruppen zur Gretchenfrage und konstatierte: Zwar wird der Nimbus von Studienräten und Ingenieuren immer schlechter, der von Ärzten dagegen überstrahlt noch immer den anderer Gewerbe. 74 Prozent der 2054 Befragten gaben an, den Arzt besonders zu schätzen; mit nur 38 Prozent folgt auf dem zweiten Platz weit abgeschlagen der Pfarrer.[165]

Gerade weil so viele Menschen den Ärzten vertrauen, haben die 73 Millionen gesetzlich Krankenversicherten ein Recht darauf zu erfahren, wie es um die Rechtschaffenheit ihrer Doktoren wirklich bestellt ist. Denn Betrug und Pfusch sind ein schwer zu erkennendes Leck im Pool beitragsfinanzierter, begrenzter Mittel – Mittel, die Arbeitgeber und Versicherte aufbringen müssen und die ihrem eigentlichen Zweck, nämlich der Versorgung Kranker, entfremdet werden. Zu Recht befürchten nicht nur die ehrlichen Ärzte, sondern auch lautere Krankenkassenfunktionäre und Politiker, dass das Vertrauen der Bevölkerung in die Redlichkeit des Abrechnungsverkehrs von Tag zu Tag schwindet.[166]

Kapitel 3: Der Pharmaclan

Pharmagiganten

Eine Entwicklung treibt den Beobachtern des Pharmamarktes schon lange Sorgenfalten auf die Stirn: Die Stars der Branche schlucken die kleinen Firmen, sie expandieren rücksichtslos, entwickeln sich zu Giganten mit Milliardengewinnen – wo die Grenze für solch enormes Wachstum liegt, darüber wagt niemand nachzudenken.

Vier Pharmariesen dominierten im Jahr 2004 den globalen Arzneimittelmarkt. »Mit Pfizer, GlaxoSmithKline, Novartis und Merck & Co. scheint das Quartett festzustehen, das in den kommenden Jahren das Gesicht der Pharma- und, in wichtigen Teilen, wohl auch der Biotechnologie-Branche prägen wird«,[1] schreibt dazu der Ludwigshafener FH-Professor für Corporate Finance und Strategisches Management, Werner Hoffmann.

Allein Pfizer, dessen Namen spätestens seit der Potenzpille Viagra vielen ein Begriff ist, bringt es auf eine Börsenkapitalisierung von rund 265 Milliarden US-Dollar – was in etwa dem Bruttoinlandsprodukt der Schweiz oder Belgiens entspricht. Innerhalb von rund zehn Jahren verzehnfachte sich dabei der Marktwert des Unternehmens, weil Pfizer unliebsame Konkurrenten wie Warner Lambert oder Pharmacia seinem Imperium einverleibte. Die Armada des Pfizer-Reichs besteht aus weltweit 122 000 Mitarbeitern, die im Jahr 2003 allein für die Pharmasparte einen Umsatz von knapp 40 Milliarden US-Dollar generierten – und damit 40 Prozent mehr, als ein Jahr zuvor.[2] Die Gesamtumsätze, zu denen auch die Bereiche Animal Health oder Consumer Health zählen, beliefen sich gar auf

45,2 Milliarden US-Dollar im Jahr 2003. 7,9 Milliarden investierte das US-Unternehmen ein Jahr später in Forschung und Entwicklung.[3] Selbst die deutsche Tochter in Karlsruhe ist ein Gigant. Sie erzielte mit verschreibungspflichtigen Medikamenten einen Umsatz von 1,2 Milliarden Euro.

Mit Marktwerten zwischen 110 und 140 Milliarden US-Dollar liegen die restlichen drei Superstars zwar deutlich hinter dem Viagra-Erfinder aus den USA. Doch zusammen bringen es die vier auf immerhin eine halbe Billion Dollar an Aktienwert, und damit in etwa soviel wie Norwegen, Dänemark und Finnland an Bruttoinlandsprodukt zusammen.

Ohnehin lesen sich die Zahlen der Pharmaökonomie im Vergleich zu den Pendants aus anderen Industriezweigen wie ein Wirtschaftsmärchen. Der weltweite Umsatz an Arzneimitteln lag im Jahr 2002 bei 424 Milliarden US-Dollar, nach 304,7 Milliarden nur vier Jahre zuvor.[4] Im September 2004 verkündete der Bundesverband der Pharmazeutischen Industrie einen weiteren Anstieg um sagenhafte neun Prozent auf nunmehr über 466 Milliarden US-Dollar – ein weiteres Umsatzplus in Höhe von rund neun Prozent. Mit einem Umsatz von 21,2 Milliarden Euro allein in der Bundesrepublik gehört auch die deutsche Pharmaindustrie samt 118 720 Beschäftigten zu den bedeutsamsten Branchen der Wirtschaft hierzulande.[5]

Altana, Bayer, Boehringer Ingelheim – sie alle zählen neben Schering, Schwarz Pharma oder Merck Darmstadt zu den Mächtigen im Lande – und bringen es dennoch, allen Anstrengungen zum Trotz, nicht einmal gemeinsam auf den Umsatz des Weltmarkt-Dominators Pfizer.

Boehringer Ingelheim etwa verbuchte im Jahr 2003 einen Umsatz von 7,382 Milliarden Euro[6] – und spielt damit im internationalen Geschäft der Pharmamultis lediglich im Mittelfeld. Doch wie so oft, sagen Zahlen allein nicht viel aus. Erst der Blick hinter die Kulissen offenbart die enorme Schlagkraft der Pharmaindustrie in Deutschland. Sie dominiert nämlich weite Teile des Gesundheitssystems, beeinflusst politische Entscheidungen und trägt durch eine absolut freie Preisgestaltung der Medikamente wesentlich zu den enormen Kosten für Arzneimittel bei. Während viele der traditionellen, mittleren Betriebe längst nur noch zu Pillendrehern mutierten und keine eigene Forschung auf internationalem Niveau mehr betreiben, diktieren vor allem die großen Mitglieder des Verbandes der Forschenden Arzneimittelhersteller (VFA) die Spielregeln für den gesamten deutschen Markt. Im Visier der Konzerne steht die aus Sicht der Unternehmen legitime Gewinnmaximierung – um jeden Preis.

Nach wie vor liegen die Wachstumsraten der Pharmabranche hierzulande im Durchschnitt bei über sechs Prozent. Allein die Jahresüberschüsse des im globalen Vergleich kleinen Konzerns Schering sprechen für sich. Von 131 Millionen Euro im Jahr 1993 stieg der Jahresüberschuss schon fünf Jahre später auf 249 Millionen an, danach kletterte er schließlich stetig bis auf 869 Millionen Euro (2002).[7]

Während weite Teile der deutschen Wirtschaft seit nahezu drei Jahren dahindümpeln, abspecken und Verluste einfahren, trotzt die Pharmabranche solchen Entwicklungen. Arbeitsplatzverlust? »Dank der sehr guten Geschäftsentwicklung konnten 2003 in den Kerngeschäften Pharma und Diagnostics weltweit rund 2000 neue Stellen geschaffen werden«, ließ Roche die Medien Ende März 2003 wissen und fügte hinzu: »Roche investierte allein 2003 über 4,5 Milliarden Franken in Forschung und Entwicklung, deren Ergebnisse wiederum anhaltendes Wachstum, attraktive Stellen, eine angemessene Verzinsung des eingesetzten Kapitals sowie Großzügigkeit gegenüber dem Umfeld ermöglichen«.[8]

Möglich werden derartige Traumrenditen und -gewinne durch teilweise eklatant hohe Medikamentenpreise, die das deutsche Gesundheitssystem über die gesetzlichen Krankenversicherungen – trotz Festbetragsregelung – anstandslos bezahlt. Oder eben die Patienten selbst, wenn die Kassen die Kosten nicht übernehmen.

Kritikern ihrer knallharten Preisgestaltung antwortet der Verband forschender Arzneimittelhersteller (VFA), zu dessen Mitgliedern auch Roche und Pfizer zählen, vor allem mit einem Argument: »Auf der Strecke bleibt die Einsicht, dass ein wirksamer Patentschutz dazugehört, wenn Armut und Krankheit überwunden werden sollen.«[9] Tatsächlich verfügen die Stars am Pharmahimmel über eine ganze Reihe von so genannten Blockbustern, patentgeschützten Medikamenten also, deren Verkauf über eine Milliarde Dollar Umsatz pro Jahr einbringt. Diese Mittel sind es vorwiegend, die die Giganten stetig weiterwachsen lassen.

Allein der Cholesterinsenker Lipitor beispielsweise bescherte Pfizer über sieben Milliarden Euro Umsatz weltweit, Merck strich im gleichen Jahr (2001) für sein Mittel Zocor 7,4 Milliarden Euro ein. Nicht nur die Namen klingen futuristisch – Paxil, Vioxx, Allegra oder Prilosec – auch die Umsätze, allesamt deutlich über der Milliardengrenze, lassen auf rosige Zeiten schließen.

Doch der Schein trügt. Eine Studie der weltweit tätigen Cap Gemini Ernst Young (CGEY)[10] attestiert »Besorgnis erregende« Aspekte. Umsatzeinbrüche zwischen 30 und 50 Prozent sind den Experten zufolge ebenso wahrscheinlich wie das mögliche Dahinschmelzen des heutigen Kapitalmarktwertes. Sind die »shining stars« von heute die Roten Riesen von morgen? Stehen sie, den Sternen gleich, allmächtig und aufgebläht vor einem gigantischen Kollaps?

Vieles spricht dafür, dass es so kommen wird. »In den nächsten fünf Jahren werden bei den führenden Herstellern Patente für Medikamente auslaufen, die zwischen 10 und 50 Prozent zum Umsatz beitragen«, sagt dazu Michael C. Müller.[11] Eine geradezu fatale Entwicklung, wie Insider bestätigen. Allein in den Vereinigten Staaten werden von 2002 bis 2007 35 Patente mit einem Jahresumsatz von 75 Milliarden US-Dollar ausgelaufen sein.[12]

Hauptcrux für die Pharmaindustrie: Ausreichender Ersatz für die auslaufenden Blockbuster-Patente ist nicht in Sicht. Lediglich 18 wirklich chancenreiche Mittel befinden sich in der Entwicklungspipeline der Pharmariesen – zu wenig, um die anstehenden Verluste wieder auszugleichen.[13] »Strategisch ist dadurch eine kritische Phase selbst für die großen Pharmahersteller eingeläutet: Deren Geschäftsmodell zur Marktwertschaffung beruhte zunehmend auf der erfolgreichen Entwicklung und Vermarktung von Blockbustern«, heißt es in der Studie des Autorentrios Hoffmann, Roventa und Weichsel.[14]

Die Unruhe der Hersteller wird verständlich, wenn man einen Blick auf die Preisentwicklung von Medikamenten nach Auslauf des Patentschutzes wirft. Bis zu 90 Prozent weniger kosten die Nachahmerpräparate, so genannte Generika. Dabei ist die Qualität der Wirkstoffe keinesfalls schlechter als jene der Originale. Zudem gelten für Generika die gleichen strengen Zulassungsregeln wie für die Erstprodukte. Kritische Verbraucher, die spätestens seit der Gesundheitsreform 2004 ihre Ausgaben teilweise selbst steuern können, haben keinen Grund, nach Auslauf eines Patentes das Originalpräparat zu beziehen – der Marktanteil des Erstpräparates schmilzt dahin.

Einziger Ausweg aus der drohenden Umsatzmisere wären neue Patente für innovative Medikamente. Zwar weist der VFA bei jeder sich bietenden Gelegenheit darauf hin, dass allein hierzulande bis zum Jahr 2007 über 200 Wirkstoffe den Markt erreichen werden. Ein Blick in die VFA-eigene Statistik hingegen zeichnet ein anderes Bild: »In den Jahren 2000 bis 2002 ist die niedrigste Anzahl von Neuzulassungen der letzten zehn Jahre zu verzeichnen.«[15]

Die harten Fakten sprechen eine noch deutlichere Sprache. Lediglich 27 innovative Arzneimittel erblickten im Jahr 2002 das Licht der Welt – bei einem Forschungsaufwand von immerhin 3,59 Milliarden Euro bei den Mitgliedern des VFA. Bei den 27 Arzneimitteln handelt es sich indes nur in einigen Fällen um wirklich neuartige Wirkstoffe. Auf die aber käme es an, denn nur sie versprechen, sich als absolutes Novum patentgeschützt zu extrem hohen Preisen verkaufen zu lassen.

Aus dieser Perspektive sieht die Bilanz für die forschenden Pharmahersteller verheerend aus. »In Deutschland wurden seit 1998 pro Jahr im Durchschnitt nur zwei Wirkstoffe weltweit zugelassen«, konstatiert der VFA und gesteht im gleichen Atemzug ein: »Insgesamt wird die Erforschung und Entwicklung neuer Wirkstoffe zunehmend schwieriger und teurer: Obwohl die forschenden Arzneimittelhersteller ihre Forschungs- und Entwicklungs-Aufwendungen weiter gesteigert haben, wächst die Zahl der in den Markt gebrachten Wirkstoffe nicht proportional.«

Wie sollen, bei bereits über 40 000 registrierten Arzneimitteln allein in Deutschland, immer wieder neue, innovativere und bessere Mittel entdeckt werden? Selbst bei anderer, von der Pharmaindustrie vorgeschlagenen Zählweise, bei der die Mittel nach Wirkstoffen, und nicht nach Packungsarten in die Statistik einfließen, bleiben rund 9000 Arzneien[16] verfügbar – weitaus mehr, als es an sich Krankheiten geben kann, wie Jörg Blech in seinem Buch »Die Krankheitserfinder« dokumentiert.[17]

Auch die Unternehmensberatung Cap Gemini Ernst Young (CGEY) widmete sich im Jahr 2002 dem sich abzeichnenden Trend. Dabei befragten CGEY-Analysten 120 Entscheidungsträger der Life Science Industrie, zu der die Pharmabranche zählt. Das Fazit der Studie erweist sich als niederschmetternd. Selbst jene Pharmariesen, die mehr als eine Milliarde US-Dollar pro Jahr in Forschung und Entwicklung investieren, kommen durchschnittlich auf maximal 1,8 neue Wirkstoffe als Ergebnis dieser gewaltigen Anstrengung. »Das allein«, resümieren die Verfasser der Studie, »reicht nicht aus, um das bisherige Wachstum nachhaltig zu sichern, vor allem anbetracht der Umsatzerosion, die auf Grund der epidemischen Patentschutz-Abläufe zu erwarten ist«.[18]

Damit nicht genug. In ungewohnt eindringlicher und offener Weise sprechen die Analysten aus, was Pharmamanager längst ahnten: »Wir fangen an, eine Reihe Besorgnis erregender Trends zu beobachten, die das Vertrauen in die Zukunft (der Branche) beeinflussen.«

Bittere Erkenntnis: Die Zahl der so genannten New Molecular Entities (NME), jener wirklich neuen Wirkstoffmoleküle also, die ein echtes Novum darstellen, nimmt seit nahezu einem Jahrzehnt weltweit dramatisch ab.

Allein in den USA schwindet der Ideenreichtum massiv. Während die US-amerikanische Zulassungsbehörde FDA im Jahr 1996 noch 53 NMEs zuließ, nahm deren Menge innerhalb von nur vier Jahren auf nur noch einen Wirkstoff pro Monat ab. Selbst dieses bescheidene Ergebnis dürfte heute vielen forschenden Arzneimittelherstellern wie eine Erinnerung aus besseren Zeiten vorkommen. Lediglich eine einzige NME pro Jahr hält die Unternehmensberatung CGEY in ihrer Studie in Zukunft für realistisch – bei steigenden Forschungsausgaben.

Wie schnell das Vertrauen der Anleger erschüttert werden kann, erfuhr einer der vier Giganten im Februar 2004. Innerhalb weniger Minuten sackte der Börsenwert von GlaxoSmithKline um über 3,5 Prozent ein – nahezu vier Milliarden Dollar an Börsenwert verpufften auf diese Weise ins Nichts. Vorausgegangen war eine Ankündigung des Vorstandschefs Jean-Pierre Garnier, in der er für das Jahr 2004 kein weiteres Wachstum des Unternehmens mehr in Aussicht stellte. Der Auslauf von gleich drei Patenten, teilte der zweitgrößte Pharmakonzern der Welt mit, würde rund drei Milliarden britische Pfund an Konzernumsatz gefährden. »Glaxo ist derzeit keine Wachstumsfirma, insgesamt ist die Lage ziemlich trübe für das Unternehmen«, zitierte daraufhin die Nachrichtenagentur Bloomberg die Analystin June Scott vom Fondsmanager SAM. Die daraus resultierende Hintergrundgeschichte in der Financial Times Deutschland (FTD) schließlich brachte die Sache auf den Punkt: »Nachahmer jagen GlaxoSmithKline.«[19]

Die Strategien der Großen werden angesichts solcher Aussichten zunehmend rabiater, wie der Journalist Peter Kuchebuch in der *Financial Times Deutschland* kommentierte: »Große Produkte werden mit Millionenaufwand per Marketing, klinische Studien und durch neue Formulierungen der Wirkstoffe künstlich am Leben gehalten.«

Eine Studie, die das belegt, umfasst exakt 40 Seiten und gehört seit ihrer Veröffentlichung zur Pflichtlektüre eines jeden Pharmamanagers. »Beyond 2005: The Future of Pharmaceutical Marketing and Sales« nannte Cap Gemini Ernst Young (CGEY) das vor knapp zwei Jahren erschienene Papier – und präsentierte in für viele Manager ungewohnt offener Weise die Zukunft der großen Pharmahersteller. 120 Senior Executives stellten sich den Fragen der CGEY-Analysten, das Projekt gilt unter Insidern damit als wegweisend. Denn die üblicherweise eher verschlossene Pharmagemeinde gewährte einen Einblick in die interne Denkweise der Manager. Vor allem schilderten diese ihre eigenen Vorstellungen und Erwartungen von der Zukunft der Pharmaindustrie.

»Der Druck auf die Pharmaindustrie, neue Produkte schneller zu entwickeln und zu vermarkten, war noch nie größer«, konstatiert folgerichtig die CGEY- Studie. Zu Recht, wie es scheint. Denn neben dem Leck in der globalen Produktpipeline kommen Verluste aus den auslaufenden Patenten hinzu.

Das Antidepressivum Prozac beispielsweise, das dem Pharmariesen Eli Lilly einst üppige Milliardenumsätze garantierte, bekam nach Ablauf der Patentschonfrist im Jahr 2001 unliebsame Konkurrenz. Nachahmerpräparate mit dem gleichen Wirkstoff, Fluoxetine, ließen die Prozac-Umsätze seitdem um 34 Prozent schrumpfen. Niemals zuvor verlor ein patentgeschütztes Medikament derart schnell an Umsatzwert.

Die Pharmakolosse sind also angeschlagen, hat es den Anschein, doch ihre Tage sind noch nicht gzählt. Im Gegenteil. Ihre Größe und der Druck seitens der Aktionäre zwingt sie zum Handeln – immer öfter am Gesetz vorbei.

Patente um jeden Preis

In Wirklichkeit wären auslaufende Patente für Pharmariesen kein Grund illegal zu handeln. Vor allem dann nicht, wenn die Arzneimittel von Anfang an auf dem Preisniveau der späteren Generika angeboten würden. Die Preise der Medikamente in der Dritten Welt belegen, dass viele patentgeschützte Wirkstoffe zu einem Bruchteil der hiesigen Kosten zu realisieren wären.

Um welche Summen Patienten in Deutschland letzten Endes geprellt werden, verdeutlicht folgendes Beispiel: Die Behandlung eines Aids-Patienten veranschlagt in den Industrienationen rund 10 000 Dollar im Jahr. Wenn Länder der Dritten Welt die gleichen Wirkstoffe in Eigenregie herstellen, kosten die Mittel lediglich 300 US-Dollar pro Patient und Jahr.[20]

Die international anerkannte Organisation BUKO[21] hat dazu ein beeindruckendes Beispiel parat. »Im großen Stil hat Brasilien bewiesen, dass auch ein armes Land seine Bevölkerung behandeln kann. Brasilien produziert viele Medikamente selbst und hat dies gegen den erbitterten Widerstand der USA und der Pharmaindustrie durchgesetzt«, heißt es dazu in einem BUKO-Papier. Erstaunliches Resultat der Niedrigpreispolitik auf dem Pharmamarkt: Die Zahl der Aids-Toten wurde innerhalb von drei Jahren halbiert.

Schon die Preisunterschiede der Arzneien zwischen Indien und Deutschland machen klar, dass die in Deutschland freie Preisgestaltung für Medikamente einer Gelddruckmaschinerie gleicht. Fünf Milligramm des Wirkstoffs Diazepam, Laien eher unter dem Medikamentnamen Valium bekannt, kosten als Markenpräparat hierzulande 1,94 Euro. In Indien kostet die gleiche Menge des gleichen Wirkstoffs einen einzigen Cent. Hinzu kommt ein weiterer Trick, mit dem der Pharmaclan hierzulande das Gesundheitssystem schröpft. Die kleinste Packung Valium gibt es laut Gelber Liste nur ab 20 Tabletten – und die kosten dann gleich fast vier Euro.[22]

Das ist nicht das einzige Beispiel. Zehn Tabletten mit dem Wirkstoff Albendazol kosten 129,29 Euro. Rein theoretisch, denn die kleinste Packung enthält 15 Tabletten, wofür die GKV gleich mehr als 150 Euro zahlen muss. In Indien hingegen kosten 10 Tabletten mit identischem Wirkstoff 20 Cent.

Big Pharma als Menschenretter? Die renommierte britische Medizin-Fachzeitschrift *The Lancet* gelangt zu einem anderen Ergebnis. Von 1393 neuen Medikamenten, die zwischen 1975 und 1999 weltweit entwickelt wurden, wirken nur 13 gegen Tropenkrankheiten und lediglich drei gegen Tuberkulose.[23] »Und das, obwohl alleine Malaria und TB fast fünf Prozent aller weltweiten Todesfälle ausmachen«, konstatiert BUKO in einer entsprechenden Stellungnahme.[24]

Die mit dem Nobelpreis ausgezeichnete Organisation »Ärzte ohne Grenzen« bestätigt diese Beobachtung. Trotz vereinzelter Forschungsaktivitäten investiert die Pharmaindustrie kaum in die Entwicklung neuer TB-Medikamente. Mit neuen Präparaten auf diesem Gebiet, stellen »Ärzte ohne Grenzen« fest, sei »in naher Zukunft nicht zu rechnen«.[25] Und das, obwohl rund ein Drittel der Weltbevölkerung an Tuberkulose leidet.

Die Gleichgültigkeit der global forschenden Arzneimittelindustrie wird erst richtig deutlich, wenn man sich die derzeit verwendeten Mittel zur Tuberkulosebehandlung anschaut. Die eingesetzten Mittel, die Olivier Bruant, Leiter des TB-Programms von »Ärzte ohne Grenzen« in Bombay zur Verfügung stehen, stammen »aus den 40er und 60er Jahren«. Die Folge: geringe Effektivität bei der Krankheitsbekämpfung und enorm hohe, gesundheitsgefährdende Nebenwirkungen.

Es geht demnach in erster Linie um gewinnbringende Absatzmärkte. Und die liegen keinesfalls in der Dritten Welt, sondern in den Industrienationen. Entwickelt wird indes auch hier nach dem gleichen Prinzip. Nur was satte Absatzmöglichkeiten verspricht, verdient aus Sicht der Marketingstrategen die Aufmerksamkeit der Forscher.

Längst kursieren daher in der Branche Bestsellerlisten für Blockbuster, wie der CGEY-Report »Perspectives Special 2005« offenbart. Darin aufgeführt finden sich beispielsweise Schätzungen für die zu erwartenden Umsätze des Jahres 2005 (alle Angaben in Milliarden US-Dollar).

2005: Top 10 der Blockbuster-Medikamente

Lipitor	Pfizer	10,33
Zocor	Merck	8,10
Seretide	GlaxoSmithKline	6,30
Celebrex	Pfizer	5,50
Vioxx[26]	Merck	5,32
Norvasc	Pfizer	4,92
Zyprexa	Eli Lilly	4,61
Crestor	AstraZeneca	3,67
Procit	Johnson & Johnson	3,43
Plavix	Bristol-Myers-Squibb	3,37

Quelle: Beyond 2005: The future of pharmaceutical marketing and sales. Cap Gemini Ernst & Young, Special Edition 2002. Seite 33/ Source CGEY Analysis 2002

Zur Premier-League gehören demzufolge Mittel gegen Erkrankungen der großen Industrienationen: Cholesterinsenker, Osteoporose oder Bluthochdruck. Die großen Volkskrankheiten sind es, die den Big Pharmas Blockbuster garantieren und Umsätze von bis zu zehn Milliarden US-Dollar pro Jahr generieren (Pfizer mit Lipitor).

Diese Lifestyle-Drugs sind es, auf die sich die Pharmabranche in Zukunft verstärkt konzentrieren muss, glauben die Branchenanalysten und füttern diese Prognose mit Zahlenmaterial: Noch im Jahr 1995 setzte das damals bestverkaufte Medikament Zantac »nur« 3,5 Milliarden US-Dollar um. Zehn Jahre später, 2005, rechnen die Fachleute von CGEY mit Verkäufen von über zehn Milliarden allein für Pfizers Cholesterinsenker Lipitor.[27]

Der Sprung in die Top-10-Tabelle entscheidet damit nicht selten über Aufstieg oder Fall eines Pharmakonzerns, wie Forscher der amerikanischen Duke University zeigten. 70 Prozent der Profite generiert danach die Pharmabranche mit nur 20 Prozent ihrer Produkte[28] – wer in der Premier-League nichts zu bieten hat, droht früher oder später unterzugehen oder von der Konkurrenz aufgekauft zu werden. Es sei denn, er lässt sich etwas einfallen.

Kunst-Comeback der alten Garde

Schmerzmittel gegen Krebs, Blutdruckpräparate gegen Alzheimer – innerhalb ihrer Strategie der gezielten Meinungsbildung weist die Pharmaindustrie immer häufiger auf »positive« Wirkungen ihrer altgediegenen Medikamente hin. Doch Fachleute warnen vor zu viel Optimismus. Denn auch hier steckt hinter den stark beworbenen Effekten allzu oft Kalkül.

Beispiel ASS. Der Pillenwirkstoff ist seit über 100 Jahren am Markt – und an neuen Erkenntnissen über positive Effekte der Acetylsalicylsäure (ASS) mangelt es in der Fachliteratur wahrlich nicht. Danach besiegt ASS Schmerz ebenso wie Migräne, und entpuppt sich sogar als Schutzschild gegen Alzheimer, Dickdarmkrebs und Lungentumore. Selbst dem meist tödlich endenden Bauchspeicheldrüsenkarzinom entgehen jene, die lang genug ASS-Präparate zu sich nehmen – wenn man den Studien Glauben schenkt.

Wie kein anderer Medikamentwirkstoff symbolisiert ASS einen neuen Trend der Pharmabranche. Mit hohem Aufwand bewerben Arzneimittelgiganten die positiven Wirkungen ihrer alten Präparate und rücken selbst totgeglaubte Mittel wieder ins Blickfeld der Zulassungsbehörden.

Ob Aspirin, Viagra oder der gegen Bluthochdruck entwickelte Wirkstoff Mibefradil, die Liste der bisher gewollt entdeckten »Nebenerscheinungen« bei Präparaten ist lang:

- Wie amerikanische Mediziner in der Fachzeitschrift »Neurology« berichteten, können so genannte »ichtsteroidale entzündungshemmende Arzneimittel«(NSAIDs), zu denen auch Aspirin gehört, das Alzheimer-Risiko fast halbieren. Studien mit mehr als 5000 Rentnern belegten diese Aussage.
- Gewöhnliche Schmerzmittel könnten fast jeden zweiten Fall von Bauchspeicheldrüsen-Krebs verhindern. Das ergab eine groß angelegte Studie in den USA, über die das »Journal of the National Cancer Institute« berichtete.
- Die regelmäßige Einnahme von Aspirin soll bei weiblichen Rauchern das Lungenkrebsrisiko um die Hälfte senken. Davon sind Forscher der New York School of Medicine überzeugt.
- Acetylsalicylsäure hilft möglicherweise auch gegen ein weit verbreitetes Virus. Das Mittel blockierte in Laborversuchen die Fortpflanzung des menschlichen Cytomegalo-Virus (HCMV), berichtete das Magazin »Proceedings« der Amerikanischen Akademie der Wissenschaften.
- Viagra hilft nicht nur bei Erektionsproblemen, es könnte auch ein wirkungsvolles Mittel gegen die Folgen von Schlaganfällen sein. Das berichteten Wissenschaftler der Henry-Ford-Klinik Detroit auf einer Tagung für Schlaganfallforschung in San Antonio.
- ASS, die mitunter Verschlüssen von Gefäßen vorbeugen kann, werde nicht konsequent genug eingesetzt, kritisierte unlängst das »British Medical Journal« (Bd. 324, S. 71). Rund 40 000 Menschenleben könnten jährlich weltweit gerettet werden, wenn alle

Patienten mit hohem Risiko für Herzattacken und Hirnschläge Aspirin verabreicht bekämen, fanden Experten nach Auswertung von dreihundert klinischen Studien heraus.

Was auf den ersten Blick nach reiner Wissenschaft aussieht, erweist sich bei näherer Betrachtung jedoch als hartes, wirtschaftliches Kalkül. Denn jede neue, positive Wirkung eines Mittels steigert die Verkaufszahlen der Präparate. Die Konzerne jedenfalls sind sich ihrer Strategie bewusst. Innerhalb von nur fünf Jahren stiegen beispielsweise in den USA die Gesamtwerbeausgaben für rezeptpflichtige Medikamente um 70 Prozent auf 15,7 Mrd. Dollar. Dieselbe Wachstumsrate verzeichnet auch der Medikamentenverkauf, wie die Studie »Direct-to-Consumer Advertising-Education or Emotion Promotion?«, die das renommierte New England Journal of Medicine (Vol. 346, Nr. 7) veröffentlichte, belegt.

Unumstritten ist diese Praxis nicht. Den immer wieder erwähnten positiven Effekten stehen nämlich oft gravierende Risiken gegenüber.

So müssen inzwischen Patienten vor Operationen erfahren, dass regelmäßige »ASS-Schlucker« in manchen Fällen auf dem OP-Tisch verbluten. Die blutverdünnende Wirkung, gerade in den letzten Jahren als Präventivfunktion gegen Schlaganfall und Herzinfarkt gepriesen, beeinträchtigt nämlich die Blutgerinnung. Doch solche Nebenwirkungen erfasst in der Regel der Beipackzettel – publik gemacht werden sie in der Werbung nicht.

Vielmehr erweisen sich neu entdeckte Positivmerkmale alter Präparate für die Hersteller manchmal als Rettungsanker. Magdeburger Wissenschaftler etwa fanden heraus, dass der ursprünglich gegen Bluthochdruck entwickelte Wirkstoff Mibefradil im Tierversuch auch gegen Epilepsie wirkt. Für den damaligen Hersteller Roche eine gute Nachricht. Denn das Mittel war 1998 wegen unerwünschter Wirkungen auf die Leber vom Markt genommen worden.

Selbst totgesagte Medikamente könnten dank neu entdeckter Eigenschaften den Weg zurück in die Regale der Apotheken finden. Die Europäische Agentur für die Beurteilung von Arzneimitteln (EMEA) beispielsweise erwägt einem Bericht der BBC zufolge die

Wiederzulassung des Wirkstoffs Thalidomid. Die Substanz solle in Zukunft Patienten mit Knochenkrebs zur Verfügung stehen.

Mehr als 10 000 Menschen, die mit verkrüppelten Gliedmaßen vor rund 40 Jahren das Licht der Welt erblickten, ist Thalidomid unter den Handelsnamen des damals noch zugelassenen und längst aus dem Verkehr gezogenen Mittels gegen Schwangerschaftsübelkeit bekannt: Contergan.

Die Preisgestaltung

Die eigentliche Lizenz zum Gelddrucken aber erteilt ausgerechnet der deutsche Gesetzgeber. Er ermöglicht nämlich den Pharmakonzernen eine im europäischen Vergleich einzigartige Preisgestaltung hierzulande: Arzneimittel dürfen kosten, was der Hersteller für angemessen hält. Grenzen nach oben sind bei der Preisbildung nicht gesetzt. Welch Wunder, dass die Preise der Arzneimittel in astronomische Höhen schießen, wie Folgende, exemplarisch gewählten Beispiele belegen.

Vier Durchstechfläschchen à 4 mg des Wirkstoffs Zoledronsäure, das Krebspatienten zur Vermeidung von Skelett-Tumorkomplikationen einnehmen, kosten fast 1300 Euro (Apothekenverkaufspreis, AVP). Geiz ist geil? Nicht, wenn es um Mittel für Krebskranke geht.

Noch ein Beispiel. Wer an einer besonders schweren Form der Leukämie, der so genannten chronisch-myeloischen Leukämie, leidet, kann sich einer Interferon-Alpha-Therapie unterziehen. Versagt aber diese lebensrettende Maßnahme, können CML-Patienten seit geraumer Zeit auf den Wirkstoff Imatinibmesilat hoffen, den hierzulande ebenfalls Novartis Pharma verkauft. Eine einzige Packung mit 96 Hartkapseln à 100 Milligramm kosten laut Angaben der nur für Ärzte und Apotheker zugänglichen »Gelben Liste« nahezu 2300 Euro. Der Wirkstoff erweist sich bei solchen Preisen als wahre Umsatzmaschine: 1,128 Milliarden US-Dollar flossen durch den weltweiten Verkauf des dazugehörigen Präparates in die Konzernkasse von Novartis. Damit war der Blockbuster nach dem Blutdrucksenker

Diovan (Umsatz: 2,425 Mrd. US-Dollar im Jahr 2003) die Nummer zwei auf der Umsatz-Hitliste.[29]

Keinesfalls zimperlich bei seiner Preisgestaltung ist auch die Berliner Schering AG. Ihr Wirkstoff Interferon beta-1b wirkt für Menschen mit Multipler Sklerose aus medizinischer Sicht wahre Wunder – wenn auch zu einem stolzen Preis. 15 Ampullen Trockensubstanz samt Fertigspritzen mit Lösung schlagen in der Apotheke mit rund 1300 Euro zu Buche. Mit 770 Millionen Euro Umsatz stand der Wirkstoff im Jahr 2003 an der Spitze der Liste mit den umsatzstärksten Medikamenten des Unternehmens.[30] Ein Jahr zuvor hatte das Präparat ebenfalls ähnliche Umsätze erreicht.

Nicht minder rentabel für den Hersteller erweist der Wirkstoff Darbepoetin alfa des US-Herstellers Amgen. Wer als Arzt oder Apotheker in der Datenbank der Gelben Liste nach vergleichbaren – und damit preisgünstigeren Mitteln – sucht, bekommt als Ergebnis nur einen Satz auf den Monitor: »Keine vergleichbaren Präparate gefunden«.[31] Auch hier greift das simple Prinzip der freien Preisgestaltung: Eine einzige Fertigspritze mit nur 500 Millionstel Gramm Wirkstoff kostet die Gesetzliche Krankenversicherung über 1600 Euro.

Besonders bitter für die Versichertengemeinschaft ist die Tatsache, dass Blockbuster-Hersteller de facto jeden Preis verlangen dürfen. Denn Vergleichpräparate für solche Mittel gibt es in der Regel während der Patentschutz-Zeit nicht. Auf diese Weise können weder Festbeträge, noch die im Jahr 2002 eingeführte aut-idem-Regelung, bei der Apotheker den preisgünstigsten Wirkstoff abgeben müssen, die Kosten senken, wie die Lektüre des fünften Sozialgesetzbuches zeigt.

Dort nämlich steht, auch für Laien klar verständlich, ein für die Pharmaindustrie wie Lebenselixier wirkender Paragraph. Unter »SGB V § 35a Rechtsverordnung zu Festbeträgen für Arzneimittel« in der Fassung vom 25. November 2003 erklären die Gesetzgeber, wie es um die Preisgestaltung steht.

Zwar gelten für eine ganze Reihe von Wirkstoffen, die sich zu Gruppen mit gleichen Eigenschaften zusammenlegen lassen, so genannte Festbeträge.[32] Bis zu dieser Summe übernehmen dann die gesetzlichen Krankenkassen die Kosten für das jeweilige Medikament, was darüber hinausgeht, bezahlt der Patient. Erhoffter Effekt der vorgeschriebenen Preisbarriere: Die Hersteller gleichen die Preise bei neuen Mitteln, deren Wirkstoffe in diesen Gruppen auftreten, automatisch an den Festbetrag an.

Doch diese von der Pharmaindustrie immer wieder gerne kritisierte Stellschraube erweist sich im Detail als Papiertiger. Die gleiche Rechtsverordnung macht über Absatz (3) den Weg frei zur flexiblen Preisgestaltung:

»Ausgenommen von der Gruppenbildung ... sind ferner Arzneimittel mit patentgeschützten Wirkstoffen, deren Wirkungsweise neuartig ist und die eine therapeutische Verbesserung, auch wegen geringerer Nebenwirkungen, bedeuten.«

Was unter ›neu‹ zu verstehen ist, beschreibt das Gesetz so:

»Als neuartig gilt ein Wirkstoff, solange derjenige Wirkstoff, der als Erster dieser Wirkstoffklasse in Verkehr gebracht worden ist, unter Patentschutz steht.«[33]

Für den Pharmaclan gleicht diese Definition einem Freibrief. Gerade die patentgeschützten Medikamente verfügen in den ersten Jahren faktisch über keine Konkurrenz, wie wir anhand der weiter oben beschriebenen Beispiele zeigten.

Die simple Rechnung der Pharmaindustrie geht damit auf. Was die Größten der Branche in Form der Herstellerabgabepreise – rund 55 Prozent des Apothekenverkaufspreises – verlangen, bekommen sie von der Solidargemeinschaft stets bezahlt.

Erscheinen schon die einzelnen Packungspreise mit Beträgen von teilweise über 2300 Euro horrend, wirken die Gesamtkosten pro Patient geradezu erschütternd.

So konstatierte die von der Arzneimittelkommission der deutschen Ärzteschaft herausgegebene »Arzneiverordnung in der Praxis« bereits im Jahr 2000, dass die Behandlung eines einzigen Multiple-Sklerose-Patienten mit dem von Schering konkurrenzlos angebotenen Präparat Betaferon damals 28 536 DM, pro Jahr kostete. Immerhin 55 Prozent davon, also rund 15 700 DM, setzte Schering demnach mit einem einzigen MS-Kranken jährlich um. Fünf Jahre später sieht die Bilanz – in Euro – nicht minder rosig aus. Das Mittel bescherte dem Konzern im Jahr 2002 einen Umsatz von 783 und ein Jahr später von 770 Millionen Euro[34] und rangierte damit auf Platz eins der firmeneigenen Bestsellerliste.[35]

Das Beispiel Betaferon zeigt auch, dass solche von den Kassen Jahr für Jahr aufzubringenden Summen vermeidbar wären, wenn die freie Preisgestaltung durch die Hersteller unterbunden würde. Was diese in Form von Blockbustern über Jahre hinweg am Markt positionieren, ist nämlich keinesfalls der medizinischen Weisheit letzter Schluss, wie ebenfalls das Beispiel Betaferon belegt.

»In einer vergleichenden Darstellung wurde gezeigt, dass für das Zielkriterium ›Verminderung der Schubzahl‹ durch Azathioprin mindestens ähnlich gute Ergebnisse erreicht werden können wie durch neuere Therapieprinzipien, zu denen Interferon beta und Glatirameracetat gehören«, publiziert die Arzneimittelkommission der deutschen Ärzteschaft. Das Fachchinesisch zu übersetzen lohnt allemal: Ein anderer Wirkstoff bringt bei MS-Patienten ähnliche Resultate wie Scherings Verkaufsschlager – ist aber nur knapp ein Zehntel so teuer wie das Berliner Präparat.[36]

Dieses recht einfache Prinzip kostete das deutsche Gesundheitswesen 24,2 Milliarden Euro im Jahr 2003. So viel nämlich zahlten die gesetzlichen Krankenkassen für Arzneimittel.

Der 800-Millionen-Euro-Bluff

Angesichts dieser Zahlen scheinen die Bemühungen der Pharmaindustrie, die horrenden Preise ihrer Pillen mit Entwicklungskosten von rund 800 Millionen Euro je Medikament zu rechtfertigen, verständlich. Nur: Was verbirgt sich dahinter?

Ein gut inszeniertes Märchen, wie die US-amerikanische Verbraucherschutzorganisation Public Citizen in einem Bericht an den US-Kongress bereits im Jahr 2001 dokumentierte.[37] Die renommierte, seit 30 Jahren in den USA auf dem Gebiet des gesundheitlichen Verbraucherschutzes tätige Organisation nahm eine Studie des Tufts Center genauer unter die Lupe. In dieser Studie berichtet Joseph Di Masi, dass die Entwicklung eines einzigen neuen Wirkstoffes in den USA exakt 802 Millionen US-Dollar kostet. Nur zehn

Jahre zuvor hatte das Tufts Center, das sich zu rund 65 Prozent aus Pharmageldern finanziert, ebenfalls von Di Masi eine andere Zahl publizieren lassen. Damals kostete ein neues Mittel lediglich 231 Millionen US-Dollar.[38] Eine Veröffentlichung im angesehenen »Journal of Health economics« schließlich brachte Licht ins wirre Verwirrspiel um die Entwicklungskosten. Di Masi selbst erläuterte darin seine Berechnungsmethoden – die herzlich wenig mit den realen Entwicklungskosten der Unternehmen zu tun haben.

Denn ein internes Dokument der US-Gesundheitsbehörde National Institutes of Health (NIH), das Public Citizen im Rahmen des Freedom of Information Act einsehen durfte, belegt: Alle fünf im Jahr 1995 betrachteten Top-Seller der amerikanischen Pharmaindustrie entstanden mit Hilfe öffentlicher Gelder. In Form von universitären oder staatlichen Kooperationen ließen die Konzerne auf der Suche nach Wirkstoffen die Öffentlichkeit die Rechnung mitbezahlen. Auch die amerikanische Zeitung »The Boston Globe« und das weltweit renommierte Massachussetts Institutes of Technology (MIT) kamen zum selben Ergebnis wie Public Citizen. Die großen und innovativen Medikamente entstehen demnach nicht durch die ausschließliche Investitionsfreude der Pharmakonzerne, sondern mit Hilfe staatlicher Forschungsgelder.

Dabei bedient sich die Pharmaindustrie einer raffinierten Taktik – und spart massive Forschungskosten ein, wie ein exemplarisches Beispiel der Freien Universität Berlin demonstriert.

Auch hierzulande ist die Einwerbung so genannter Drittmittel aus der Industrie nicht nur legal, sondern, wie bereits erwähnt, explizit von der Bundesregierung erwünscht. Mit Geldern der Industrie, so der ursprüngliche Gedanke der Politiker, sollten Universitäten forschen können – ohne dabei die gesetzlich verankerte Forschungsfreiheit zu verlieren.

Auf den ersten Blick eine sinnvolle Symbiose. Während die Unis ihre ohnehin chronisch leeren Kassen schonen, profitiert die Industrie von gut ausgebildetem Nachwuchs, der auf Grund der Kooperationen Wissen über neue und moderne Technologien einbringt.

In Wirklichkeit profitieren führende Pharmakonzerne von dieser politisch gewollten Konstruktion. Das amerikanische Pharma-

Unternehmen Pfizer Inc. beispielsweise kooperiert mit dem Institut für Pharmazie der Freien Universität Berlin (FU) »auf dem Gebiet der Forschung und Entwicklung innovativer Arzneiformen mit kontrollierter Wirkstofffreigabe«, wie die Universität im Frühjahr 2004 bekannt gab. Drei Jahre lang wird Pfizer das Forschungsvorhaben mit einem Volumen von 1,62 Millionen Euro finanzieren. Was genau mit dem Geld geschehen soll, erklärt die FU so:

»Ziel der Zusammenarbeit ist es, das wissenschaftliche Know-how der FU-Pharmazie im Bereich der Arzneiformenentwicklung auf bereits zugelassene und neue Pfizer-Arzneistoffe anzuwenden. Der Schwerpunkt liegt dabei auf der Entwicklung neuer Retard- und Depotarzneiformen, die den Arzneistoff verzögert und mit spezieller Kinetik über einen längeren Zeitraum im Körper freigeben«.[39]

Das Forscherteam um Roland Bodmeier, Professor an der Abteilung Pharmazeutische Technologie der Freien Universität Berlin arbeitet somit im Auftrag der globalen Nummer Eins der Pharmaindustrie – und somit an der Arzneimittelforschung für Pfizer-Medikamente.

Warum der Pharmagigant die Berliner Universität ausgerechnet auf dem Gebiet der so genannten »Depotarzneiformen« forschen lässt, hat seinen guten Grund. Diese Mittel, bei denen der Wirkstoff erst langsam an den Organismus abgegeben wird, versprechen den Herstellern einen Milliardenmarkt.

Das Wirkprinzip der alten, neu entdeckten Technologie ist dabei ebenso einfach wie trickreich. Der eigentliche Wirkstoff befindet sich meist in einer speziellen Formulierung. Diese Formulierung ist beispielsweise ein Pulver, das vor der Injektion in den Körper mit etwas Wasser aufgeschwemmt wird und anschließend mit einem einzigen Stich injiziert wird. Direkt am Injektionsort bildet es kleine, kugelförmige Gebilde, die sich mit der Zeit auflösen. »Die Mikrokugeln sind aus bioabbaubaren Kunststoffen, in denen der Wirkstoff fein verteilt ist«, sagt Sergio Freitas, Forscher an der Eidgenössischen Technischen Hochschule Zürich (ETHZ).[40] Ursprünglich kommt das Material aus der Chirurgie, wo es als bioabbaubares Nahtmaterial bereits seit mehr als 25 Jahren bekannt ist. Durch das

Verhältnis der Copolymere – der unterschiedlichen Zusammensetzung des molekularen »Verpackungsmaterials« also – lässt sich sein Abbau genau einstellen. In den Labors abrufbereit stehen bereits solche Formulierungen, welche die enthaltenen Wirkstoffe entweder über einen, zwei, drei oder sogar sechs Monate hinweg an die umliegenden Zellen abgeben können. »Wir haben einen Depot-Impfstoff entwickelt, der vor vier Krankheiten gleichzeitig schützt, nämlich vor Keuchhusten, Diphtherie, Tetanus und einer Form der Hirnhautentzündung«, sagt dazu Bruno Gander von der ETHZ. Dass den Pharmaunternehmen satte Renditen winken, zeigt das Beispiel Lupron des japanischen Herstellers Takeda. Es hat sich über die Jahre zu einem Blockbuster mit mehr als einer Milliarde US-Dollar Umsatz entwickelt.

Kein Wunder, dass Pharma- und Biotechkonzerne den weltweiten Wettlauf um die besten Depot-Medikamente eingeläutet haben. Aventis und Pfizer beispielsweise arbeiten derzeit an einem inhalierbaren Insulinpräparat, wie das Handelsblatt im Februar 2004 berichtete. Astra-Zeneca wartet bereits seit einem knappen Jahrzehnt mit dem Brust- und Prostatakrebsmittel »Zoladex« auf. »Zoladex« unterscheidet sich lediglich in der Art der Formulierung: Der Patient bekommt ein rund zehn Millimeter langes und vom Körper vollständig abbaubares Stäbchen über eine Injektionskanüle unter die Haut geschoben. Im Unterschied zur herkömmlichen Chemotherapie bekämpft das Mittel Brustkrebs-Tumorzellen mit weitaus weniger Nebenwirkungen – dafür aber ebenso effektiv.

Ähnliches medizinisches und wirtschaftliches Potenzial wittern auch andere Pharmagiganten. »Wir forschen mit Nachdruck an weiteren Medikamenten und haben mehrere in der Pipeline«, sagte David Bodmer, Leiter der Pharmazeutischen und Analytischen Entwicklungsabteilung bei Novartis in Basel, gegenüber der Berliner Nachrichtenagentur DDP. Und jenseits des Atlantik vergab der Leuprogel-Entwickler und MediGene-Partner Atrix die nordamerikanischen Vermarktungsrechte für sein Prostatakrebs-Mittel an den französischen Pharmakonzern Sanofi-Synthelabo.

Diese Zusammenhänge spiegeln sich jedoch in den Aussagen der Universitäten und Konzerne nicht wider, wie das Beispiel FU Berlin belegt. Warum Pfizer seine eigene Forschung durch universitären Support flankiert, hat womöglich einen weiteren, wirtschaftlichen Aspekt. Denn für 1,62 Millionen Euro erhält der Konzern drei Jahre lang den Einsatz hochmotivierter Doktoranden und Diplomanden, die allesamt auf dem neusten Stand der Forschung stehen. Das Institut für Pharmazie der FU Berlin verfügt zudem über einen hoch qualifizierten Mitarbeiterstamm. Auf dieses Know-how greift Pfizer für 540 000 Euro im Jahr zu. Allein das Startgehalt eines deutschen promovierten Forschungschemikers beginnt bei rund 50 000 Euro pro Jahr, bei zusätzlichen sozialen Zulagen und Verpflichtungen des Konzerns. Die Drittmittelforschung erweist sich somit als Möglichkeit für die Pharmaindustrie, ihre eigene Forschung kostengünstig auszulagern – und an der Entwicklung potenzieller Blockbuster arbeiten zu lassen.

In den USA, wo die 800-Millionen-Dollar-Legende ihren Ursprung hat, pickte sich Di Masi hingegen bei seiner Kostenanalyse 68 Mittel aus, deren Entwicklung ohne solche öffentlichen Gelder erfolgte, wie Public Citizen kritisiert.

Er untersuchte 61 niedermolekulare Wirkstoffe, vier rekombinante Proteine, zwei monoklonale Antikörper und einen Impfstoff, die allesamt zwischen 1983 und 1994 in den USA in klinischen Phasen getestet wurden. Diese damals neuen Entwicklungswirkstoffe stammten von zehn multinationalen Pharmaunternehmen – geforscht wird in der Branche längst nahezu nur noch global und vernetzt. Zudem waren die Substanzen nach Ansicht von Public Citizen weder Blockbuster noch wirkliche spätere Renner des Pharmamarktes.

Di Masi verschwieg einen weiteren Aspekt. Nahezu 34 Prozent der Entwicklungskosten dürfen US-Konzerne steuerlich geltend machen, und somit reduzieren. Die für Pharma zuständige Handelskammer Pharmaceutical Research and Manufacturers of America (PhRMA) gibt an, dass lediglich 29 Prozent der in Bilanzbüchern auftretenden Forschungs- und Entwicklungskosten der Pharmaindustrie tatsächlich in die Entwicklung eines neuen Mittels fließen. Warum Di Masi auf die astronomisch wirkende Summe von 802 Millionen Dollar kommt, kann nur verstehen, wer genau hinschaut. Denn zu den reinen Entwicklungskosten rechneten die Forscher schließlich noch »Kapitalkosten« hinzu. Diese errechnen sich aus der Länge der Entwicklungszeit und fiktiven »Zinssätzen« von 11 Prozent pro Jahr. Erst auf diesem Wege gelangt man zum Wert von 802 Millionen US-Dollar.

Über eine Studie der Boston Consulting Group erreichte die Summe letztlich auch Europa – wo sie sich auf wundersame Weise mit einem Mal als 800-Millionen-Euro-Ausgabe der Pharmakonzerne – für ein einziges Medikament – wiederfindet. Dass die Entwicklung eines einzigen Präparates über 800 Millionen Euro kosten soll, gilt intern als gelungene PR-Kampagne. »Innerhalb dieser Zahl stecken die opportunity costs«, erklärte uns ein ehemaliger Manager der BAYER AG, der nicht genannt werden möchte, im vertraulichen Gespräch und: »Da kommen eben auch Kosten für andere Präparate, die es nicht zur Marktreife brachten, hinzu.«

Public Citizen orientierte sich an den Zahlen der Pharmaceutical Research Manufacturers of America und kam zu einem anderen Ergebnis. Ohne fiktive Zinsen, Kapitalkosten und Marketingposten, die in Di Masis Berechnungen eingeflossen waren, beziffert die Organisation die tatsächlichen Entwicklungskosten für ein zwischen 1994 und 2000 erfolgreich eingeführtes Medikament nach Versteuerung rund 71 Millionen US-Dollar.[41]

Sind das die Zahlen betonköpfiger Pharmagegner? Es sieht nicht danach aus. Ein internes Präsentationspapier des Bundesverbandes der Pharmazeutischen Industrie e.V. (BIP), das am 4. Dezember 2002 während einer Veranstaltung der staatlichen Gesellschaft für Biotechnologische Forschung (GBF) in Braunschweig vorgetragen wurde und den Autoren vorliegt, belegt: Von der Frühphase der Entwicklung bis zur Zulassung nach rund 10 Jahren summieren sich die Entwicklungskosten für ein einzelnes Präparat auf knapp 50 Millionen US-Dollar. Gleichzeitig fällt das Risiko, einen Fehlschlag zu erleiden, auf null. Mit anderen Worten: Wer nach zehn Jahren die 50 Millionen in ein Medikament investierte, kann davon ausgehen, es auch zu verkaufen.

Selbst die von der Pharmabranche nach außen hin propagierte lange Entwicklungszeit sieht in internen Gesprächen deutlich anders aus. So dauerte es, zum Beispiel, lediglich rund acht Jahre, bis der Blockbuster Neupogen des US-Konzerns Amgen zum ersten Mal das Licht der Welt erblickte. Das gentechnisch hergestellte Medikament, das sowohl Krebs- als auch HIV-Patienten hilft, ihre weißen Blutkörperchen zu regenerieren, ist seit dem 20. April 2003 auch in Deutschland zu haben. Die Entwicklungszeit freilich war schon 1991 beendet, wie das BPI-Papier belegt.

Dennoch kostet eine Packung mit fünf Spritzen laut Eintrag in der vom BPI betriebenen »Gelben Liste« über 1200 Euro (Stand: März 2004).

Wie sehr sich das in Forschung und Entwicklung investierte Geld für solche Medikamente rentiert, belegte eine Studie der Unternehmensberatung Frost & Sullivan im März 2004.[42] Danach beziffern sich die globalen Investitionen in die Wirkstoffforschung auf lediglich 21,3 Milliarden US-Dollar (2003), bis 2006 soll diese Summe auf weltweit 25,1 Milliarden ansteigen. Dem gegenüber kann sich der Output der Pharmaindustrie mehr als sehen lassen: Der Umsatz betrug allein im Jahr 2003 über 400 Milliarden US-Dollar.

Das Geschäft mit den Hoffnungen und Ängsten der Patienten läuft demnach nicht nur gut, sondern auch zu deutlich niedrigeren realen Kosten als offiziell genannt. Dennoch nutzt der Pharmaclan jede sich bietende Chance, wenn es darum geht, die hohen Preise aufrechtzuerhalten. Auch dann, wenn sich die einzelnen Pharmagiganten dabei selbst zerfleischen, wie der folgende Fall zeigt.

Die legendäre »Operation Haifischflosse«

Södertälje gehört mit seinen knapp 80 000 Einwohnern immer noch zu den eher überschaubaren Orten der Welt – ist aber innerhalb der Pharmabranche ebenso bekannt wie New York, London oder Paris. Ein Grund für das Renommee des schwedischen Orts mag sein, dass der globale Pharmakonzern Astra-Zeneca hier zu Hause ist. Der andere liegt hingegen in einer von Astra-Zeneca 1996 gestarteten Aktion, die in der Geschichte der Pharmaindustrie bis Mitte der neunziger Jahre des vergangenen Millenniums einmalig war und einen neuen Trend im Geschäftsgebahren der Giganten einläutete: die Operation Haifischflosse.

Seitdem gilt »Operation Shark Fin« als Meilenstein im gnadenlosen Kampf der Big Player um ihre Patente. Die nämlich garantieren, wie wir bisher zeigen konnten, den Unternehmen schier unendliche Gewinne: Die gesetzlichen Krankenkassen bezahlen, was immer die Mittel kosten, solange es keine Vergleichspräparate gibt.

Das wussten die Manager des schwedisch-britischen Konzerns Astra-Zeneca, als sie sich vor nunmehr fast acht Jahren zu einer internen Krisensitzung trafen. Dabei ging es um die Zukunft ihres Blockbusters Prilosec, einem Magen-Medikament, das bis zu jenem Zeitpunkt jährlich rund 5 Milliarden Euro Umsatz einbrachte und auf diese Weise einen Grundpfeiler des Unternehmens darstellte. Allerdings drohte die Geldquelle 1999 endgültig zu versiegen. Denn zu diesem Zeitpunkt endete der ursprüngliche Patentschutz für das Blockbuster-Präparat.

Operation Haifischflosse verfolgte nun ein einziges Ziel: Den auslaufenden Patentschutz mit allen Mitteln zu verhindern. Denn ohne Patentschutz, wussten die Manager bei Astra-Zeneca, drohten deutlich günstigere Nachahmerpräparate den Markt zu überschwemmen. Also entschied man sich, durch verschiedene Finessen das bestehende Patent zu retten. So veränderte man beispielsweise winzige molekulare Bestandteile und verbesserte die Wirkstoff-umgebende Hülle. Zwar brachten diese Schritte den Patienten keinerlei Vorteile – wohl aber Astra-Zeneca eine verlängerte Galgenfrist bis Oktober 2002.

Wer allerdings glaubte, dass der Konzern den Kampf um seinen Blockbuster spätestens bei der Markteinführung des ersten Nachahmerpräparates Omeprazol des deutschen Herstellers Schwarz Pharma aufgeben würde, sah sich getäuscht. Mit einer Härte, die selbst Branchenkenner überraschte, verklagte Astra-Zeneca jeden, der auch nur ansatzweise auf dieses Marktsegment vordringen wollte. Die Liste der Verklagten liest sich wie das »Who is who« der Pharmabranche: Novartis, Ratiopharm, Schwarz Pharma oder Mylan. Insgesamt 15 Unternehmen sahen sich in Folge der Operation Haifischflosse vor Gericht – und dürfen davon ausgehen, dass

Astra-Zeneca bis in die letzte Instanz, also über Jahre hinweg, ihren Patentschutz aufrechterhalten wollen.

Die Klagefreude der Patentschützer in den Konzernen hat handfeste wirtschaftliche Gründe. Normalerweise gilt ein Patent für 20 Jahre. Doch oft vergehen zwischen Anmeldung – die bereits in der ersten Phase der Entwicklung geschieht – und der Marktzulassung bis zu zehn Jahre. Auf diese Weise verbleibt den Blockbuster-Herstellern ein weiteres Jahrzehnt, um die Mittel konkurrenzlos und vor allem teuer zu verkaufen.[43] Erst danach kommen die Generikahersteller mit ihren Nachahmerprodukten zum Zug. Das versuchen die Erstvertreiber zu verhindern.

Nuancierungen in den jeweiligen Formulierungen sind dabei ein beliebtes Mittel. Zwar erwirken die Konzerne dadurch nicht immer ein neues Patent auf den alten Wirkstoff. Doch mit jeder Klage blockiert die amerikanische Zulassungsbehörde FDA die Zulassung von Konkurrenzprodukten automatisch um 30 Monate. Das entspricht einem garantierten Umsatz von rund 12,5 Milliarden Euro bei einem Blockbuster, der fünf Milliarden pro Jahr einfährt. Genau diese Summe aber bringen Gesundheitssysteme und Patienten weltweit auf – obwohl ohne Aktionen wie die Operation Haifischflosse die gleichen Wirkstoffe als Generika deutlich billiger wären.

Auch im Fall von Prilosec gewann Astra-Zeneca diesen Zeit- und Gewinnvorsprung.

Der Arzneimittelhersteller Schwarz Pharma errang erst im Dezember 2003 den endgültigen Sieg über die Operation Haifischflosse. Ein US-Berufungsgericht bestätigte das Urteil vom 11. Oktober 2002 – und ermöglichte es dem Monheimer Unternehmen, fortan sein Generika-Geschäft in den USA über seine Tochter KUDCO mit dem Kassenschlager Omeprazol laufen zu lassen. Zähneknirschend müssen die Patentanwälte bei Astra-Zeneca daraufhin die Umsatzzahlen des Nachahmer-Produkts zur Kenntnis genommen haben: Allein im ersten Halbjahr 2003 verbuchte Schwarz Pharma einen Umsatz von 703,5 Millionen Euro mit dem Generikum Omeprazol.

Wenn es um die Sicherung von Patenten geht, kennt die Branche keine Gnade. Auch dann nicht, wenn dadurch Patienten die optimale Versorgung versagt bleibt.

Menschen mit einer besonderen Virusinfektion der Leber, der so genannten Hepatitis C, laufen ohne adäquate Behandlung Gefahr, an Krebs oder Zirrhose zu sterben. Allerdings gibt es für diese Menschen seit geraumer Zeit Hoffnung. US-Forscher fanden nämlich heraus, dass eine Kombination der Wirkstoffe Interferon und Ribavirin in zwei Drittel aller Fälle den Viren den Garaus macht. Die an sich noch bessere Nachricht: Bei Ribavirin handelt es sich um ein altes und deshalb günstiges Präparat, während der Botenstoff Interferon vom US-Giganten Schering-Plough vertrieben wird.

Letzterer jedoch witterte durch die wissenschaftliche Entdeckung das große Geschäft. Kurzerhand sicherte sich 1999 der US-Konzern alle Rechte für die neue Anwendung des alten Präparates auf drei Jahre. Die Folge: Die Deutschland-Tochter des US-Riesen, Essex, legte den Preis für Ribavirin auf damals 2375,42 DM fest,[44] obwohl »die Herstellungskosten nicht mal ein Hundertstel davon betragen«, wie das Nachrichtenmagazin DER SPIEGEL feststellte.[45] Hinzu kommen die Kosten für den Botenstoff Interferon, den Schering-Plough für rund 26 Euro am Tag zugänglich machte.

Auf diese Weise kostet eine neunmonatige Therapie um die 17 000 Euro je Patient. Etwa 400 000 Patienten aber leiden in Deutschland an Hepatitis C – rund 6,8 Milliarden Euro müssten die gesetzlichen Krankenkassen allein für diese Versichertengruppe an Arzneimittelkosten aufbringen.

In Wirklichkeit verschreiben Ärzte jedoch nur ca. 10 000 Menschen die exklusiv-teure, aber wirksame Therapie. Zwar hätten auch die verbleibenden 390 000 Patienten Anrecht auf die entsprechenden Rezepte, die die Kassen auch bezahlen müssten. Doch die meisten Doktoren fürchten Sonderprüfungen bei Überschreitung der Richtmittelgrößen, obwohl es eine Limitierung der einzelnen Arztpraxis bei der Menge der zu verschreibenden Arzneien nicht gibt, wie bereits erwähnt.

Gegenüber dem *Spiegel* erklärte der Internist Roland Gugler die Strategie der Unternehmen: Sie wollten »in kürzester Zeit den maximalen Profit machen«.

Dieser Problematik nahm sich im Juni 2002 das 26. Interdisziplinäre Forum der Bundesärztekammer an. »Die Ausnutzung einer Monopolstellung bei der Vermarktung eines Arzneimittels durch die Pharmaindustrie«, resümierte der Vorsitzende der Arzneimittelkommission der Deutschen Ärzteschaft, Professor B. Müller-Oerlinghausen, »führt zu stetig ansteigenden Kosten.«[46]

Tatsächlich beklagte auch die Kassenärztliche Bundesvereinigung (KBV) die Preispolitik des Herstellers Essex: »Das ist ein Vielfaches der Wirkstoffkosten am freien Markt. Damit ist der hohe Verkaufspreis nicht zu rechtfertigen.«[47]

Der hat es, noch heute, in sich. Für eine Packung mit 168 Filmtabletten à 200 Milligramm des Essex-Präparat, Rebetol zahlen Patienten 988,47 Euro.[48] In einer Packung enthalten sind 33,6 Gramm Wirkstoff Ribavirin – von dem die Produktion eines ganzen Kilos, also nahezu der 300-fachen Menge, lediglich knapp 200 Euro kosten soll, wie das Deutsche Hepatitis C Forum e.V. bereits 1999 vorrechnete.[49]

Angesichts solcher Profitmargen blieb Essex, als Tochter des US-Giganten Schering Plough, bis zum Auslaufen des Patentes nach drei Jahren, Preismonopolist am Markt. Für betroffene Menschen mit Hepatitis C änderte sich jedoch auch fünf Jahre nach Sicherung der Patente nichts. Im Gegenteil: Der Schweizer Konzern Roche sprang auf den lukrativen Zug auf und vermarktete eine eigene Variante des gleichen Wirkstoffs unter anderem Namen als »Alternative« zu Rebetol.

Das als »Copegus« vertriebene Präparat erweist sich indes alles andere als ein Segen für die Kassen der gesetzlichen Krankenversicherung und bleibt ebenso unerschwinglich wie das Essex-Pendant. Es kostet mit 922,18 Euro lediglich knapp sieben Prozent weniger als das Konkurrenzpräparat. Bringt aber, ebenso wie Rebitol, in etwa das 300-fache der Herstellungskosten wieder ein.

Preisabsprachen, Verstoß gegen das Kartellrecht? Dem Laien mögen solche Gedanken kommen – das Kartellamt jedenfalls lassen diese Zahlen unbeeindruckt. Das Schicksal von über 390 000 Menschen, die auf Grund dieser Preispolitik keine Behandlung erfahren, interessiert die Konzerne nicht. Die Preise ihrer Produkte, erläuterte ein Schering-Plough-Konzernsprecher, »richten sich nicht nach den Herstellungskosten, sondern danach, welchen Wert sie dem Patienten bringen«.[50] Wohl wissend, dass zunehmend aufgeklärte Patienten auf die Therapie bestehen werden – und darauf bauend, dass das Gesundheitssystem die Rechnung bezahlen muss. Nur allzu schnell könnten auf diese Weise durch die Preispolitik der Konzerne allein bei einer Therapieform, jene für Hepatitis C, die Kosten der Arzneimittelausgaben von rund 23 Milliarden im Jahr 2003 auf über 30 Milliarden hochschießen – wenn alle Menschen mit Hepatitis C das ihnen zustehende Recht auf Verschreibung dieser Präparate einfordern.

Das vielleicht empörendste Kapitel der Pharmabranche aber bleibt deren Umgang mit Kindern als wirtschaftlich uninteressante Zielgruppe.

Kinder als schlechtes Geschäft

Kinder sind schlecht fürs Pharmageschäft. Weil ihre Therapie keinen Milliardenmarkt verspricht, spart die Pharmaindustrie an entsprechender Forschung. Aus diesem Grund fehlen für die meisten Präparate, die Ärzte Kindern in Deutschland verschreiben, Angaben zu Risiken, Nebenwirkungen und der Höhe der Dosis. Im Vorfeld eines internationalen Kongresses, den die European Society for Developmental Perinatal & Paediatric Pharmakology (ESDP) am 16. Juni 2004 in Marburg ausrichtete, warnten Pädiater vor den dramatischen Folgen: Schwangere und Frühgeborene sind demnach ebenso einem erhöhten Arzneimittelrisiko ausgesetzt wie Kinder und Jugendliche – allein auf Intensivstationen müssen Kinderärzte bei rund 90 Prozent der eingesetzten Mittel ohne die lebenswichtigen Testdaten der Hersteller auskommen.

Nur etwa 20 Prozent der auf dem deutschen Markt befindlichen Arzneimittel sind hinreichend für Kinder und Jugendliche geprüft und für pädiatrische Indikationen zugelassen. Mehr als die Hälfte der Medikamente, die Säuglinge und Kinder bis 16 Jahren einnehmen, seien »ausschließlich für Erwachsene, aber nicht für jüngste Patienten entwickelt« worden, konstatierte unlängst auch das Deutsche Ärzteblatt. Gerade bei schweren Diagnosen wie Krebs, Herz- und Nierenerkrankungen oder Epilepsie bleibt Ärzten auf Grund der mangelnden pharmakologischen Daten nichts anderes übrig, als nach dem Trial-and-error-Prinzip die jeweils richtige Dosis eines Präparates herauszufinden, bestätigt Hannsjörg Seyberth, Direktor am Zentrum für Kinder- und Jugendmedizin der Universität Marburg und Leiter der Kommission für Arzneimittelsicherheit der Deutschen Gesellschaft für Kinderheilkunde und Jugendmedizin (DGKJ), im Gespräch mit den Autoren dieses Buches.

Tatsächlich schreibt hierzulande kein Gesetz Pharmaunternehmen vor, ihre Produkte in klinischen Studien unter strengen Auflagen auch für Kinder zu testen. Im Gegenteil: Wenn Ärzte ihren kleinen Patienten Medikamente verordnen, die nicht explizit für diese zugelassen sind, entfällt für den Hersteller die Haftungspflicht. Das Risiko für Spätfolgen oder gar für den Fall, dass ein Kind stirbt, trägt der Arzt – falls er die Eltern vor Beginn der Therapie nicht ausreichend über die fehlenden Daten informiert hatte. Meist aber sind es Mutter und Vater, denen die Last der Verantwortung aufgebürdet wird: Eltern, die ein krebskrankes Kind haben und auf den Erfolg einer Therapie hoffen, werden immer das Risiko einer Medikation ohne Sicherheit eingehen, um das Leben ihres Kindes zu retten, weiß Seyberth. »Ihnen bleibt gar keine andere Wahl«, urteilt der Präsident der ESDP, »schließlich sieht die Pharmaindustrie in diesem Punkt einfach weg.«

Dabei ist das Problem keineswegs unbekannt. Bereits im Jahr 2000 schockierte das Ergebnis einer an fünf europäischen Großkrankenhäusern durchgeführten Studie. Damals mussten die Forscher feststellen, dass mehr als zwei Drittel der 624 untersuchten Kinder an Kliniken in Marburg, Rotterdam, Bergamo, Derby und Uppsala für sie nicht zugelassene Präparate erhielt. Von den insgesamt 2262 Verordnungen für stationär behandelte Kinder im Alter zwischen vier Tagen und 16 Jahren waren fast die Hälfte nicht zulassungskonform. In Marburg, Uppsala und Bergamo entsprachen Dosis und die Zahl der Einnahmen pro Tag am wenigsten der Zulassung.

Zahlen der Europäischen Behörde zur Beurteilung von Arzneimitteln (EMEA) nähren die schlimmsten Befürchtungen. Unter den 110 im Jahr 2000 zugelassenen Präparaten waren lediglich 15, für die Hersteller in der Packungsbeilage einen kindgerechten Gebrauch vorschrieben. »Bei der Behandlung und Dosierung moderner Antiinfektiva, Antikonvulsiva oder auch Analgetika«, kritisierte daher das Deutsche Ärzteblatt im Februar 2004, »müssen Ärzte mehr auf ihre Erfahrung als auf wissenschaftliche Erkenntnisse zurückgreifen.«

Im Vergleich zu den USA, wo Hersteller seit 1997 gezwungen werden, ihre Produkte in aufwändigen klinischen Studien unter strengen Auflagen auch für Kindern zu testen, zwingt hierzulande kein Gesetz die Pharmaindustrie zu einem solchen Schritt. Dem Präparatentwickler steht es frei, sein Mittel beispielsweise nur für Erwachsene zu prüfen – um für dieses Segment die Zulassung zu erhalten.

Zweifelsohne könnten globale Giganten wie Pfizer (geplanter Gewinn in 2004: 12,8 Milliarden US-Dollar), GlaxoSmithKline (Gewinn in 2003: 11 Milliarden US-Dollar) oder Roche (Gewinn in 2003: 6,104 Milliarden Schweizer Franken) bei der Entwicklung lebensrettender Präparate auch Kinder als Zielgruppe berücksichtigen. Die Kosten für klinische Studien, bei denen im Vergleich zu Erwachsenenstudien sehr viel strengere Regeln gelten, sind nach Ansicht Seyberths, der auch Mitglied im Experten-Panel der Europäischen Zulassungsbehörde EMEA ist, nicht einmal das ausschlaggebende Argument für die Pharmaindustrie. »Vielmehr fürchten Hersteller negative Ergebnisse bei Medikamenten, die für Erwachsene als Blockbuster einen sicheren Milliardengewinn einfahren.«[51]

So habe der US-Gigant Pfizer, der in diesem Jahr auf einen Forschungsetat von rund 7,9 Milliarden US-Dollar zurückgreifen kann, für Viagra unendlich viel Aufwand mit klinischen Studien betrieben, um Wirkungen und Nebenwirkungen seines Potenzmittels akribisch zu dokumentieren. Der Wirkstoff Sildenafil könnte jedoch auch Neugeborenen mit Lungenhochdruck das Leben retten – wenn man nur wüsste, in welchen Dosen er verabreicht werden muss und welche Wechselwirkungen mit anderen Mitteln auftreten können. Im Vergleich zur globalen Millionenschar potenzschwacher Männer ist die Zielgruppe lungenkranker Kleinstkinder freilich gering. Zudem birgt eine solche Studie die Gefahr einer Marketing-Katastrophe: Würde der Blockbuster, der im Erwachsenensegment Milliardenumsätze generiert, auch nur einen einzigen Sterbefall bei Babys verursachen, wäre er aus Unternehmersicht ein finanzielles Fiasko. Der Viagra-Markt drohte zusammenzubrechen.

Daher fordert die marktstrategische Taktik der Pharmakonzerne auf ganz andere Weise ihren Tribut. Zwar fehlen konkrete Zahlen über bislang eingetretene Todesfälle auf Grund mangelnder Therapiedaten. Fest aber steht, dass die Zahl der schweren und lebensbedrohlichen Nebenwirkungen durch ungetestete Präparate in den vergangenen Jahren auf das Doppelte hochgeschnellt ist, wie der ESDP-Kongress in Marburg zeigte. Auch das *Deutsche Ärzteblatt* schätzt die Lage ähnlich kritisch ein: Die Zahl unerwünschter Nebenwirkungen sei »bis zu 200 Prozent höher als beim Erwachsenen«.

Kein Wunder. Denn aus medizinischer Sicht sind Kinder keinesfalls »kleine Erwachsene«. Die Europäische Zulassungsbehörde EMEA beispielsweise differenziert in fünf Altersklassen, in denen sich Kinder sowohl untereinander als auch von Erwachsenen unterscheiden. Schließlich kann ein Wirkstoff, der einem zwei Jahre alten Kind hervorragend hilft, einem zwei Monate alten Säugling das Leben kosten. Pädiater wissen zudem von der Gefahr, die falsch eingesetzte Medikamente auch noch nach Jahren der Erstverschreibung hervorrufen können. Denn unumstritten ist, dass sie, wenn schon nicht heute, dann aber Jahre später, Schäden am Immunsystem, an den Keimdrüsen oder am zentralen Nervensystem verschulden können – obwohl diese beim Arzneimitteleinsatz im fortgeschrittenen Erwachsenenalter ausgeschlossen sind, wie Wolfgang Rascher, Leiter der Universitäts-Kinderklinik in Erlangen, auf dem Marburger Kongress vortrug. Von den Angaben des Erwachsenen-Beipackzettels Rückschlüsse auf Wirkungen bei Kindern zu ziehen, erweist sich demnach als riskantes Unterfangen. Allerdings: Wie sollen Pädiater eine Gefahr erkennen, wenn keine entsprechenden Studiendaten der Hersteller vorliegen?

Eine medizinische Datenbank, die auf gefährliche Nebenwirkungen bei Medikamenten für Kinder hinweist, fehlt ebenso wie spezielle Kinderpräparate gegen Krebs, Epilepsie oder Nierenerkrankungen. Denn aus ökonomischer Sicht sind Kinder kaum nützlich. Sie erkranken selten an therapieintensiven Leiden und benötigen nur geringe Mengen eines Wirkstoffs.

Dabei zeigen ausgerechnet die USA, dass Gesetze die Arzneimittelhersteller zum Handeln bewegen können. Im Jahr 1997 beschloss die damalige Regierung Clinton den »Best Pharmaceuticals for Children's Act«, ein Gesetz, das für neue Medikamente Testdaten bei Kindern fordert. Ohne Angaben zu Risiken, Nebenwirkungen und Dosierungsmengen bei Kindern laufen die Hersteller Gefahr, auch für das lukrative Erwachsenensegment keine Zulassung durch die Food and Drugs Administration (FDA) zu bekommen.

Zudem köderte die Clinton-Regierung die Pharmakonzerne mit einem Lockmittel: der Verlängerung der Patentschutzfristen. Auf diese Weise ergatterte zum Beispiel der US-Pharma-Gigant Eli Lilly eine sechsmonatige Verlängerung der Schutzrechte für sein Antidepressivum »Prozac«, innerhalb derer das Unternehmen einen zusätzlichen Gewinn von rund 700 Millionen US-Dollar einstreichen konnte, rechneten Analysten der J.P. Morgan Securities der New York Times vor. Auch die amerikanische Gesundheitsbehörde FDA weiß um die Macht des Geldes. Sie ermittelte, dass Pharmafirmen auf Grund dieser Methode in den kommenden zwanzig Jahren rund 29 Milliarden US-Dollar zusätzlich verdienen werden – eben weil der als Belohnung für die Erforschung kindgerechter Therapien verlängerte Patentschutz Extraboni garantiert.

Ohne Defizite ist die US-Methode trotz allem nicht. Denn neben sinnvollen Studien, etwa bei Kindern mit Krebs oder anderen lebensbedrohlichen Erkrankungen, testen die US-Hersteller nun an Kindern alles, was zusätzliche Profite im Erwachsenengeschäft verspricht. Dagegen fallen ausgerechnet wirksame Substanzen wie Albuterol gegen Asthma oder das Antibiotikum Ampicilin gegen Infektionen durch das Regulierungsnetz, weil sie schon seit Jahrzehnten nicht mehr patentgeschützt sind. Für die Pharmaunternehmen sind sie daher vollkommen uninteressant.

Während jenseits des Atlantik sich Ethiker fragen, warum die Pharmabranche seit 1997 jedes Mittel an Kindern testen muss, rätseln Ärzte hierzulande, warum die Branche Kinder nahezu vollkommen ignoriert. Auch Pädiater Seyberth beobachtet, wie manche Ärzte sich nach dem Tod einer ihrer Schützlinge resigniert fragen: »...ob das Kind an der Krankheit, oder aber an den Nebenwirkungen des Präparates gestorben ist«.

Angesichts solcher Zustände mahnte schon die EU-Richtlinie 2001-20-EG vor drei Jahren die Notwendigkeit von klinischen Arzneimittelstudien für Kinder unter besonderen Auflagen an – und setzte für die Umsetzung in nationales Recht eine Frist bis Mai 2004. Als das »Expertengremium Arzneimittel für Kinder und Jugendliche« im Oktober 2002 einen neuen Vorstand wählte, erklärte Bundesgesundheitsministerin Ulla Schmidt: »...Durch das Expertengremium wird eine umfassendere Bewertung von therapeutischem Nutzen und medizinischen Anwendungsrisiken ermöglicht und damit die Arzneimitteltherapie für Kinder und Jugendliche entscheidend verbessert.« Doch geschehen ist seitdem auf politischer Ebene – trotz konkreter Empfehlungen des Expertenteams – so gut wie nichts.

Die als Wendepunkt erhoffte 12. Novelle des Arzneimittelgesetzes (AMG), die am 2. April 2004 vom Bundestag verabschiedet wurde, lehnte keine sechs Wochen später der Bundesrat ab. Daraufhin setzte der Vermittlungsausschuss erst einmal eine Arbeitsgruppe zur erneuten Beratung ein. Möglich, dass das neue Gesetz, das die klinische Forschung zur Arzneimittelsicherheit für Kinder und Jugendliche verbessern soll, den Finanziers zu teuer wird. Das Design von kindergerechten klinischen Studien unterscheidet sich nämlich in wesentlichen Punkten von demjenigen für Erwachsene. Die notwendigen so genannten Therapieoptimierungsstudien wären mit einem erhöhten personellen und bürokratischen Aufwand verbunden – zusätzliche Kosten, die bis heute niemand zu tragen bereit ist.

Die Gesetzesbrecher

Vor dem Hintergrund einer sich deutlich abzeichnenden Umsatzerosion greifen viele Big Player gezielt zu illegalen Mitteln, wenn es um die Sicherung des Erreichten geht. In diesem Licht erscheinen die Skandale um Korruption und Bestechung, Betrug und Einflussnahme, über die deutsche Medien seit Jahren zunehmend berichten, mit einem Mal in einem ganz neuen Licht. Sie dokumentieren den Kampf um den eigenen Erhalt – ohne Rücksicht auf Patienten und ganz auf Kosten des Gesundheitssystems.

Bestehende Gesetze auf nationaler und internationaler Ebene spielen bei der Sicherung der eigenen Marktposition keine Rolle. Noch, wissen die großen Pharmahersteller, sind die Kriegskassen prall gefüllt. Klagen, Schadenersatzforderungen und Patentverletzungen gehören daher ebenso zum täglichen Geschäft wie die gezielte und koordinierte Beeinflussung der Politik, der Medien und der Ärzteschaft.

Bereits im September 2001 wies Transparency International in einem Vortrag des ehemaligen Hamburger Senatsdirektors und Professors Peter S. Schönhöfer auf die Praktiken der Arzneimittelbranche hin: »Seitens der Pharmaindustrie werden Patienten und Ärzte durch überzogene Heilversprechen (Werbung, Internet) betrogen. Dies gilt insbesondere für Schein-Innovationen, die keinen relevanten Vorteil gegenüber etablierten Therapien besitzen, aber die Behandlungskosten um das Zehnfache und mehr erhöhen. Therapeutischer Nutzen und Qualität spielen bei diesen Schein-Innovationen keine Rolle, nur der Profit. Das Handlungsprinzip ist also der Betrug.«[52]

Der Roche-Jahresbericht 2003 erlaubt den Einblick in das Kalkül der Branche. Auf Seite 131[53] befindet sich nämlich das unauffällig gestaltete Kapitel »Rückstellungen für Umwelt und Rechtsfälle«. Hier offenbart der Schweizer Konzern, dass er Rücklagen in Höhe von 1,104 Milliarden Schweizer Franken »für Rechtsstreitigkeiten, einschließlich der für größere Rechtsfälle und dem Vitaminfall« im Berichtsjahr zur Seite legte. Um was geht es?

Bei dem als »Vitaminfall« bezeichneten Posten im Jahresbericht des Schweizer Unternehmens handelt es sich um eine der schwerwiegendsten illegalen Preisabsprachen der Pharmageschichte. Insgesamt acht Unternehmen hatten zwischen September 1989 und Februar 1999 Vereinbarungen getroffen, bei denen die Preise für Vitaminprodukten wie Tierfutter und Medikamente künstlich hochgehalten wurden. Die Folge: Die Pharma- und Chemiegiganten erzielten auf illegale Weise horrende Umsatzsteigerungen und Gewinne, die ohne Preisabsprachen niemals möglich gewesen wären. »In einigen Jahren waren sie in der Lage, ihre Jahreseinkommen zu verdoppeln«, konstatierte die Financial Times Deutschland und belegte: BASF verzeichnete im Geschäft mit Vitaminen einen Jahresumsatz von fast 600 Millionen Euro, was einem Weltmarktanteil von sagenhaften 25 Prozent entsprach. Neben Roche und BASF verdonnerte EU-Wettbewerbskommissar Mario Monti im November 2001 daher weitere sechs Beteiligte des Vitaminkartells zu horrenden Strafen, wie die FTD berichtete: »Merck KgaA zu 9,24 Millionen Euro, Aventis SA in Frankreich zu 5,04 Millionen Euro, Solvay Pharmaceuticals in den Niederlanden zu 9,10 Millionen Euro, Daiichi Pharmaceutical aus Japan zu 23,4 Millionen Euro, Eisai Co zu 13,23 Millionen Euro und Takeda Chemical Industries zu 37,05 Millionen Euro.«[54] Der Schweizer Konzern Roche, der mit 462 Millionen Euro eine Rekordstrafe erhielt, gab sich gelassen. Dennoch: Die Chemie- und Pharmaindustrie musste allein in der EU Strafen über insgesamt 855 Millionen Euro akzeptieren – vorausgegangen waren Geldstrafen in ähnlicher Höhe auch auf dem amerikanischen Markt.

Derart klare juristische Ausgänge sind die seltene Ausnahme, wenn Pharmaproduzenten das Gesetz übertreten. Ohnehin erinnert der eine oder andere Prozess an den Kampf David gegen Goliath. Nur: In der harten Welt der Arzneimittelindustrie ist es immer Goliath, der gewinnt.

Diese Erfahrung musste auch das US-amerikanische Unternehmen Igen machen. Der kleine Biotechnologie-Spezialist hatte die deutsche Tochter des Schweizer Konzerns, Roche Diagnostics GmbH, wegen angeblicher Patentverletzungen verklagt. Am

15. Februar 2002 fällte der United States District Court of Maryland ein für Roche wenig erfreuliches Urteil. »Das Geschworenengericht ist zum Schluss gelangt, dass verschiedene Verstöße gegen den Lizenzvertrag von wesentlicher Natur sind und Igen erlauben, diesen Vertrag aufzulösen. Das Gericht sprach Igen 105,4 Millionen US-Dollar Schadenersatz sowie 400 Millionen US-Dollar Strafschadenersatz zu«, informierte das Schweizer Unternehmen seine Aktionäre.[55]

Mit diesem Urteil gab sich Roche Diagnostics jedoch nicht ab. Mit vollen Kassen und einer Armada an hochprofessionellen Anwälten ging das Unternehmen in Berufung. Am 9. Juli 2003 gab der United States Court of Appeals for the Fourth Circuit Igen zwar Recht – reduzierte jedoch die Höhe des zustehenden Schadenersatzes deutlich. »Insgesamt hat das Gericht die ursprünglich gegen RDG verhängten 505 Millionen US-Dollar Schaden- und Strafschadenersatz um 486 Millionen US-Dollar reduziert« erfuhren die Roche-Aktionäre.

Eine Summe von 19 Millionen Dollar ist für Unternehmen, die wie Roche allein im Jahr 2003 Verkäufe im Wert von über 31 Milliarden Schweizer Franken tätigen, eine mehr als erträgliche Summe. Allerdings hatte es das Urteil dennoch in sich: Igen durfte aus dem strittigen Vertrag mit Roche aussteigen. Auf diese Weise blieb der auf Diagnostik spezialisierten RDG der Zugriff zur innovativen, so genannten Elektrolumineszenz-Technologie von Igen verwehrt.

Spätestens an dieser Stelle wäre die Geschichte für einen mittelständischen Pharmabetrieb zu Ende. Für Roche hingegen ging die Sache nach dem rechtskräftigen Urteil erst richtig los.

Getreu dem Motto »Das Imperium schlägt zurück« holte Roche nicht nur das Scheckbuch über 19 Millionen Dollar heraus. Es nahm auch rund 1,44 Milliarden US-Dollar aus der Kriegskasse – und kaufte Igen auf. Am 13. Februar 2004 verkündete der gezähmte Widerspenstige von einst seinen Aktionären, dass jede Igen-Aktie exakt 47,25 US-Dollar und eine Aktie der BioVeris einbringen werde. Das Finale der Klage gegen einen globalen Pharmaleader beschrieb das britische Fachblatt Nature Biotechnology mit einer Schlagzeile: »Roche and Igen in shotgun wedding.«[56]

Pharmagiganten als Gesetzesübertreter – ein Einzelfall? Keinesfalls, wie weitere Beispiele aus der jüngeren Vergangenheit zeigen.

Die Staatsanwaltschaft München beispielsweise ermittelte gegen über 4000 Ärzte und rund 380 Mitarbeiter des damaligen Pharmakonzerns SmithKline Beecham, dessen Fusionskind heute GlaxoSmithKline heißt und die Nr. 2 im weltweiten Pharmahandel ist. Was der leitende Oberstaatsanwalt, Manfred Wick, im März 2002 präsentierte, übertraf die Erwartungen selbst kritisch eingestellter Branchenkenner. Etwa 5800 einzelne Zahlungen an Ärzte in Krankenhäusern oder öffentliche Einrichtungen hatte Wick ausgemacht. Im Gegenzug sollten die Ärzte Arzneimittel des Konzerns verschreiben.[57]

Begonnen hatte der Fall SmithKline Beecham bereits im Oktober 1999, als die Staatsanwaltschaft München ein Ermittlungsverfahren wegen des Verdachts auf Bestechung und Beihilfe zur Steuerhinterziehung einleitete. Nach Durchsuchung der Büroräume in München und Sichtung von rund 600 Aktenordnern kam die Staatsanwaltschaft zu dem Schluss, dass der Konzern zahlreiche Reisen, teils mit Begleitpersonen, Studien, Vorträge, PCs, Bücher und vieles mehr bezahlt habe. Zudem erkannte die Staatsanwaltschaft anhand der Daten, dass Ärzte bis zu 50 000 DM an Zuwendungen erhalten hatten.

Der als »Ärzteskandal« bundesweit bekannte Fall endete allerdings weitaus weniger spektakulär – und höchstwahrscheinlich ganz im Sinne der Pharmaindustrie. Denn nach fast vier Jahren Ermittlungszeit waren 2200 Fälle wieder eingestellt. Als Begründung gab Oberstaatsanwalt Wick einen für Laien wenig nachvollziehbaren Grund an: »Diese Ärzte hätten weniger als 1000 Mark erhalten.«[58]

Was anschließend folgte, glich einer sorgsam inszenierten Show. Erwartungsgemäß warnten Vertreter der Ärzteschaft vor übereilten Vorverurteilungen, der Vorsitzende des Hartmannbundes, Hans-Jürgen Thomas, sprach sogar von einer »regelmäßig wiederkehrenden Verunglimpfungsattacke des ärztlichen Berufsstandes«. Auch Bundesgesundheitsministerin Ulla Schmidt äußerte sich »empört über die Vorwürfe« und forderte eine strikte Aufklärung aller Fälle.

Sensibilisiert durch die öffentliche Meinung startete auch die AOK

Niedersachsen eigene Recherchen – und kam zu weiteren alarmierenden Schlüssen: »Manchen Pharmafirmen scheint bei dem Verdrängungswettbewerb jedes Mittel recht zu sein«, sagte Sprecher Klaus Altmann gegenüber dem Nachrichtenmagazin *Der Spiegel.*[59]

Derartige Bestechungsversuche der Pharmabranche als rein zufällig oder gar unabsichtlich darzustellen, entbehrt jeder Grundlage. Die dominierenden, global agierenden Riesen geben dem Markt die Richtung vor, wie US-amerikanische Beispiele zeigen. Dass Deutschland als weltweit drittgrößter Absatzmarkt für Arzneimittel zwangsläufig ins Visier der illegalen Aktivitäten zu Lasten des Gesundheitswesens rückt, ist aus dieser Perspektive verständlich. Korruption und Betrug auf Unternehmensebene gehören zum kalkulierten Risiko der Big Player:

Der US-amerikanische Konzern Bristol-Myers-Squibb (BMS) etwa konnte im Jahr 2001 seine Bilanz für das dritte Geschäftsquartal nicht fristgerecht bei der US-Börsenaufsicht SEC abgeben. Das Unternehmen musste nämlich seine Bücher berichtigen und einräumen, im April 2001 mit einer »groß angelegten Rabattaktion die Nachfrage des Pharmagroßhandels nach dem Diabetesmittel Glucophage künstlich angeheizt und anschließend falsch verbucht zu haben«. Die Liste der Verdächtigten las sich damals wie das Who-is-Who der Pharmabranche: Neben Brystol-Myers-Squibb tauchten auch die Namen von Pfizer, Merck & Co. und Schering-Plough im Zusammenhang mit Korruptionsermittlungen auf.[60]

Ins Rollen war die Lawine der Ermittlungen gekommen, nachdem der US-Konzern Merck ins Visier der Staatsanwälte geraten war. Ausgerechnet auf Ärzte des staatlichen Gesundheitsprogramms Mediacare schienen es die Pharmamanager mit ihrer Einflussnahme abgesehen zu haben. Die Nr. 1 des Pharmamarktes, Pfizer, hatte sich wiederum über seine Tochter Parke-Davis in illegalen Preisabsprachen mit dem Pharmagroßhändler Ochsner versucht. Die Rabatte gab Ochsner aber nicht an seinen staatlichen Auftraggeber, das bundeseigene Medicaid-Programm, weiter. Pfizer blieb nichts anderes übrig, als seine Schuld einzugestehen und zu bezahlen. 49 Millionen Dollar berappte die Nummer 1 der Pharmabranche – nicht wirklich schmerzhaft für den Konzern, dem allein die Übernahme seines Rivalen Pharmacia im Jahr 2003 rund 56 Milliarden US-Dollar wert war.

Aufgedeckt werden solche Deals durch Insider, denen das US-Strafrecht besonderen Schutz vor Schadenersatzforderungen seitens der Pharmaindustrie gewährt. Der Erfolg der so genannten »whistleblower« kann sich sehen lassen. Im Oktober 2001 endete ein solcher Prozess mit einer Strafe in Höhe von 875 Millionen US-Dollar für den Konzern Tap Pharmaceuticals, einem Joint Venture der Abbott Laboratories und der japanischen Pharmagröße Takeda. Fachärzte und die Konzerne waren einen für beide Seiten lukrativen, aber illegalen Deal eingegangen: Für bestimmte Gratispackungen staatliche Rückvergütungen einzuholen. Diese Praxis, konstatierte die Justiz, ging zu Lasten der staatlichen Budgets.[61]

Die amerikanische Betrugspraxis scheinen sich auch einige der hiesigen Pharmaunternehmen angeeignet zu haben. Im November 2003 beispielsweise dokumentierte der WDR die Hintergründe der so genannten Kontrastmittel-Affäre in einer auch für Laien verständlichen Form. Die Staatsanwaltschaft Bochum ermittelte wegen eines möglichen Abrechnungsbetrugs auch gegen Hersteller der Pharmaindustrie. Die Parallelen zu den US-Justizfällen der Vergangenheit sind beachtlich.[62]

Das Zusammenspiel zwischen Teilen der Pharmaindustrie, Ärzten und Arzneimittelgroßhändlern verläuft nach einem immer ähnlich gestrickten Muster. Während die Pharmamultis in den zur Sicherung ihrer Marktanteile Ärzte und Großhändler beeinflussen, ihnen Rabatte garantieren, verdienten diese wiederum durch die Berechnung normaler Preise gegenüber den Krankenkassen. Die Pharmaindustrie trägt auf diese Weise zur Erosion des Gesundheitswesens bei.

Gleichzeitig gerät die Industrie verstärkt ins Visier der Behörden. Nicht nur die im ersten Kapitel geschilderte verstärkte Aktivität des Bundeskriminalamtes ist im Vergleich zu früheren Jahrzehnten ein Novum. Auch die Initiative des Bundeskartellamtes dürfte jene Pharmariesen beunruhigen, die nach dem Modell ihrer meist US-amerikanischen, britischen oder Schweizer Muttergesellschaften operieren.

Gleich vier Pharmagroßhändler gerieten im Januar 2004 ins Visier des Bundeskartellamts, weil die Kartellhüter wettbewerbsbeschränkende Vereinbarungen vermuteten. Die Financial Times Deutschland brachte es auf den Punkt: »Die Firmen sollen bei Apothekenrabatten getrickst haben.«[63]

In einer groß angelegten Operation durchsuchte die Bonner Behörde insgesamt 18 Objekte der Marktleader Phoenix Pharmahandel, Gehe, Sanacorp und Andreas-Noris Zahn (Anzag). Auf die Aktion folgte das in solchen Fällen übliche Dementi der Betroffenen. Falsche Informationen, ließ die in Stuttgart ansässige Firma Gehe verlautbaren, seien der Grund für die Ermittlungen. Mitbewerber Phoenix ging sogar einen Schritt weiter und ließ sich in der Presse zitieren: »In der gegenwärtigen Wettbewerbssituation sind Absprachen unmöglich.« Ist dem wirklich so?

Keinesfalls, wie Peter Kuchenbuch in der FTD erklärte. »Eine Einladung zur Wettbewerbsverzerrung könnte trotzdem in der Struktur der Branche liegen«, schreibt der Experte und liefert den nachvollziehbaren Grund – nur wenige Großhändler dominieren den Markt.

Tatsächlich beherrschen die vier vom Bundeskartellamt beobachteten Firmen rund 75 Prozent des Marktes. Ihre Kunden, die Apotheken, nehmen jedoch nur einen, maximal zwei Großhändler vertraglich als Lieferanten für die tägliche Arzneimittelversorgung auf. Wie immer würden illegale Preisabsprachen Marktbeherrschern helfen, ihre bestehenden Marktanteile zu halten.

Hinzu kommt ein weiterer Aspekt. Das im Herbst 2002 von der Bundesregierung eingeführte Beitragssicherungsgesetz setzte sowohl Apotheker als auch Pharmagroßhändler unter Druck. Ein Teil jener Rabatte nämlich, die Pharmagroßhändler bis dato ihren Kunden – den Apotheken – einräumen konnten, fließt seit der neuen Regelung den Krankenkassen zu. Auf dem Papier sollen auf diese Weise die Großhändler rund 600 Millionen Euro, die Apotheken rund 350 Millionen abführen. Doch schon im November 2003 gab sich der damalige Hauptgeschäftsführer der Bundesvereinigung Deutscher Apothekerverbände (ABDA) überrascht. Von den angepeilten 600 Millionen, gab Braun zu bedenken, sei es dem Pharmagroßhandel gelungen, rund 400 Millionen »auf die Apotheker abzuwälzen«.[64] Der Trick dabei ist denkbar einfach. Die Großhändler geben das, was sie als Rabatt der Krankenkasse gewähren müssen, nicht mehr im gleichen Maße als Rabatt an die Apotheken weiter. Verlierer ist auch hier das deutsche Gesundheitswesen.

Kapitel 4: Die Politik

Das Netz

Seilschaften und ein gut funktionierendes Netzwerk, gegenseitige Gefälligkeiten oder Cash: die Gesundheitsmafia beeinflusst die Entscheidungen der Politik massiv – und beschert dem Gesundheitssystem auf diese Weise Milliardenverluste. Immerhin über 144 Milliarden Euro haben die Kassen der gesetzlichen Krankenversicherung allein im Jahr 2004 ausgegeben – das Heer der Patienten zahlt fleißig ein. Wenn es um solche Summen geht, wird von den vier Clans nichts dem Zufall überlassen. Auch die Politik ist massiv in mafiös anmutende Machenschaften innerhalb des Gesundheitssystems verstrickt. Über Lobbygruppierungen, Abgeordnete und von der Industrie bezahlte Entscheidungsträger in nationalen Forschungsprogrammen steuert das Netz die politischen Geschäfte mit der Gesundheit der Versicherten. Das klingt zwar nach schlechtem Hollywood-Film, ist es aber nicht: Wer sich gegen das Netz zur Wehr setzt, hat nichts Gutes zu erwarten.

»Wenn Ärzten, die diese Skandale aufdecken oder die versuchen, neue Wege in der Gesundheitspolitik zu gehen, mit Entzug der Zulassung gedroht wird, dann zeigt das, dass wir es im Gesundheitswesen mit einer konservativen Seilschaft zu tun haben, die mit allen Mitteln ihre persönlichen Interessen verfolgen«, warnte bereits 1999 der Stellvertretende Vorsitzende der SPD-Bundestagsfraktion, Michael Müller.[1]

Das System, nach dem das Netz operiert, ist ebenso einfach wie genial. Im Fokus der Bemühungen stehen die Entscheidungen der Bundesregierung, vor allem des Bundesministeriums für Gesundheit und Soziales (BMGS) in Berlin. Zwar regeln Landesgesetze die Nuancierungen im Gesundheitswesen, doch die Marschrichtung wird bundesweit in der Hauptstadt bestimmt. Neben dem BMGS spielt der Deutsche Bundestag eine weitere wesentliche Rolle. Dort nämlich stehen Gesetzentwürfe des BMGS verschiedenen Ausschüssen zur Verfügung, lange bevor sie in die Abstimmung gehen. Die Arbeit der Ausschüsse besteht darin, die Gesetzentwürfe überparteilich zu überprüfen und die Feinjustierung vorzunehmen. Den Ausschüssen gehören gewählte Volksvertreter aller Parteien an – sie gelten als Expertengremien im Vorfeld der parlamentarischen Abstimmung.

So berät der Gesundheitsausschuss des Deutschen Bundestages unter Vorsitz von Klaus Kirschner[2] (SPD) über Gesetzentwürfe des BMGS. Weil die einzelnen Mitglieder keinesfalls Fachleute sein müssen, greift der Ausschuss auf so genannte Sachverständige zu – Experten also, die aus den verschiedenen Bereichen des Gesundheitswesens stammen. Zudem sieht das Gesetzgebungsverfahren des Deutschen Bundestags die öffentliche Anhörung von Interessengruppen vor. Diese müssen in der landläufig vereinfachend als »Lobbyliste« bezeichneten »Öffentlichen Liste über die Registrierung von Verbänden und ihren Vertretern«, die vom Präsidenten des Bundestages geführt wird und im Juni 2003 insgesamt 1797 Verbände aufwies,[3] vorkommen.

Genau hier liegt der erste Angriffspunkt: Verbände oder Einzelpersonen, die auf dieser Liste stehen, werden von den Ausschüssen des Bundestages eingeladen, sich innerhalb von Anhörungen zu Gesetzesvorlagen zu äußern. Nur: Wer sind diese Vertreter?

Es handelt sich »in erster Linie um hoch professionell organisierte Einrichtungen«, wie uns Hannsjörg Seyberth, Direktor am Zentrum für Kinder- und Jugendmedizin der Philipps-Universität Marburg und registrierter Experte der Europäischen Zulassungsbehörde EMEA, im Hintergrundgespräch erklärte. Seyberth, der selbst als Experte in Anhörungen des Gesundheitsausschusses des Deutschen Bundestags die Belange von Kindern und Jugendlichen vertritt, erkennt eine zunehmende »Ökonomisierung der Medizin« in den Debatten. »Dabei«, sagt der international anerkannte Kinderarzt, der mitunter in Fachblättern wie *Nature* oder *New England Journal of Medicine* publiziert, »wollten wir doch eigentlich alle nur Ärzte sein.«

Tatsächlich kommen in den Anhörungen des Gesundheitsausschusses die Riesen zu Wort: etwa der Bundesverband der Pharmazeutischen Industrie (BPI), der Verband forschender Arzneimittelhersteller (VFA), die Bundesärztekammer (BÄK) oder die Allgemeine Ärztliche Gesellschaft für Psychotherapie (AÄGP).

Auf diese Weise schleusen Unternehmen ihre »Vertreter« in die Anhörungen der Ausschüsse ein – oft getarnt als registrierte Lobbyisten-Mitglieder für Selbsthilfegruppen, Einzelgutachter oder einfach nur als »Experten«. Für die Mitglieder des Ausschusses, die größtenteils völlig fachfremd sind, ist es freilich schwer, die Spreu vom Weizen zu trennen.

Abgeordnete wie Marlies Volkmer (SPD), Wolfgang Wodarg (SPD) oder Erika Ober (SPD) und Hans Georg Faust (CDU) bilden als Ärzte die klare Minderheit im Gesundheitsausschuss – die meisten der anderen Abgeordneten glänzten einst als Gewerkschaftsfunktionäre, Juristen, Werkzeugmechaniker oder Postangestellte – und müssen nun in den Anhörungen hoch-komplexe Zusammenhänge zu klinischen und pharmakologischen Daten bewerten.

Die Anhörungen, in denen Auswirkungen von geplanten Gesetzen aus Sicht der einzelnen gesellschaftlichen Schichten und Gruppierungen eruiert werden sollen, werden zum Spielfeld für die Großen der Gesundheitsbranche.

Ein für Laien unerkennbares Netz von Lobbygruppen hat das deutsche Gesundheitssystem dadurch fest im Griff. Vor allem: Diese massiv auf die Gesetzgebung Einwirkenden sind weder Abgeordnete des Deutschen Bundestages noch Regierungsvertreter. Niemand hat ihnen je ein Mandat erteilt, das sie zur legislativen Einflussnahme bemächtigt. Und keiner von ihnen handelt im Interesse des Volkes, dessen repräsentierendes Organ der Deutsche Bundestag eigentlich ist. Bei einem Markt, der rund ein Zehntel des gesamten Bruttoinlandproduktes ausmacht, liegt die Frage nahe: Wie frei entscheiden demokratisch gewählte Volksvertreter angesichts eines solchen Lobbydrucks wirklich? Und welchen Zwängen unterliegen sie?

Hinzu kommt ein weiterer Aspekt. Vielen Abgeordneten des Bundestages scheint Geld mehr zu bedeuten als die eigene Integrität. Während ein Richter schon dann als befangen gilt, wenn er Kläger oder Beklagten persönlich kennt, dürfen Mitglieder des Bundestags über Gesetze abstimmen – auch wenn sie gleichzeitig Gelder von denen bekommen, die von diesen Gesetzen direkt betroffen sind.

Befangenheit? Für die meisten Parlamentarier aus juristischer Sicht ein Fremdwort. Interessenkonflikt? Nie gehört. »Die Abgeordneten des Deutschen Bundestages sind Vertreter des ganzen Volkes, an Aufträge und Weisungen nicht gebunden und nur ihrem Gewissen unterworfen«, heißt es zwar in Artikel 38 des Grundgesetzes. Nur: Mehr als zwei Drittel der Abgeordneten gehören Aufsichtsräten, Verbandsvorständen oder Stiftungsgremien an. Anstatt unabhängig dem Wohle der Gesamtheit zu dienen, wie es das Grundgesetz vorsieht, vertreten sie als Gewerkschafter, Arbeitgebervertreter oder Verbandsfunktionär organisierte Sonderinteressen. Keiner weiß das besser als der Bundestagspräsident – und der hütet dieses Wissen wie ein Staatsgeheimnis.

Die Regeln des »Hohen Hauses«

Sein Amt rangiert innerhalb der Staatshierarchie gleich an zweiter Stelle – als Bundestagspräsident verfügt Wolfgang Thierse (SPD) über weitaus mehr als nur symbolische Macht. Ihm unterliegen Hausordnung und Polizeigewalt innerhalb des Parlaments – und die Kontrolle über mehr als sensible Daten der insgesamt 603 Abgeordneten: Angaben zur Höhe und Art der Nebeneinkünfte.

»Amtliches Handbuch des Deutschen Bundestages« heißt das auf CD-Rom gepresste Werk, dessen Lektüre der Bundestagspräsident jedem Parlamentarier im Vorwort nahe legt. Die Schrift enthält neben Gesetzestexten ein wichtiges Kapitel über die veröffentlichungspflichtigen Angaben der Abgeordneten. Und, zum

Ausdrucken parat, ein Formular, in das die gewählten Volksvertreter ihre Einnahmequellen eintragen müssen. Hinter dem Procedere verbirgt sich der zaghafte Versuch, dem Wahlvolk ein gläsernes Parlament zu präsentieren – und dabei bleibt es auch.

Nicht, weil Persönlichkeiten wie Wolfgang Thierse kein Interesse an mehr Transparenz hätten. Sondern weil die Gesetze, die Abgeordnete einst für sich selbst schufen, dem Deutschen Bundestag als Institution keinen wirklichen Spielraum mehr lassen, wenn es um die Offenlegung dieser Daten geht.

Zwar finden Leser des Amtlichen Handbuchs oder Internetbenutzer beim Aufrufen der Homepage des Deutschen Bundestages unter www.bundestag.de problemlos die Biografien aller Volksvertreter. Dort stehen, unter der Rubrik »veröffentlichungspflichtige Angaben« die im Handbuch vorgeschriebenen Informationen – etwa solche über die Art der ausgeübten Nebenbeschäftigungen, über Aktivitäten in Aufsichtsräten oder über Firmenbeteiligungen, wie wir in diesem Kapitel noch ausführlich zeigen werden.

Was der Bundestag aber streng unter Verschluss hält – und somit der Öffentlichkeit verwehrt – sind Angaben über die Höhe der erzielten Bezüge. Ob beispielsweise der außerparlamentarische Posten im Aufsichtsrat eines Pharmakonzerns oder einer privaten Krankenversicherung 100, 1000 oder 100 000 Euro im Jahr einbringt, bleibt der Öffentlichkeit verborgen.

In einer schriftlichen Anfrage wandten wir uns am 11. Mai 2004 unter anderem mit folgenden Fragen an den Präsidenten des Deutschen Bundestags:

1. Wie viele Abgeordnete des Deutschen Bundestages erzielen Nebeneinkünfte von über 10 000 Euro im Jahr?
2. Wie viele davon erzielen derartige Einkünfte aus einem der folgenden Bereiche: Aufsichtratstätigkeiten in der pharmazeutischen Industrie, Kliniken oder anderen Funktionen im Gesundheitswesen, der pharmazeutischen Industrie oder anderweitiger medizinischer Einrichtungen? Ebenfalls aus Beteiligungen, Ausschüttungen und Optionen auf Aktien von Unternehmen der Chemie, Pharmabranche oder der Medizintechnik/Biotechnologie? Aus Beratertätigkeiten für obige Sparten?

3. Wie viele Abgeordnete erzielen mehr als 10 000 Euro pro Jahr aus generellen Beratertätigkeiten?
4. Wie viele davon aus Beratertätigkeiten für das Gesundheitswesen und für die Industrie rund um das Gesundheitswesen im Sinne der Frage 2?
5. Wie viele Abgeordnete erzielen Nebeneinkünfte von über 100 000 Euro im Jahr aus den obigen Tätigkeiten im Sinne der Frage 2?
6. Sofern es sich um verbeamtete Abgeordnete handelt, die Nebeneinkünfte im obigen Sinne erzielen: Müssen diese ihre Nebeneinkünfte gem. Bundesbeamtengesetz bzw. Beamtengesetze/Verordnungen der Länder an den Dienstherren abführen? Wenn ja, in welcher Höhe?

Unsere entsprechenden, mehrfach schriftlich formulierten Anfragen blockte Bundestags-Pressesprecher Hans Hotter ab:

»Alle Fragen, die direkt oder indirekt Angaben der Abgeordneten betreffen, die nicht gemäß § 3 der Verhaltensregeln zur Veröffentlichung bestimmt sind, werden vom Bundestagspräsidenten vertraulich behandelt.« Im Klartext: Diese Angaben sind nicht für die Öffentlichkeit bestimmt – obwohl keine explizite gesetzliche Regelung existiert, die es dem Bundestagspräsidenten verbieten würde, allgemeine und nicht einmal personengebundene Anfragen beantworten zu lassen.

Die Institution Bundestag zeigt sich bei unangenehmen Fragen unerbittlich. Nachdem wir Wolfgang Thierse mehrfach angeschrieben hatten, um ein Hintergrundgespräch zur Thematik der Abgeordneten-Nebenverdienste zu vereinbaren, machte der Pressechef des Deutschen Bundestages, Wolfgang Wiemer, die Kommunikation zur Chefsache – auf seine Weise:

»Für Ihre journalistische Neugier habe ich schon von Berufs wegen großes Verständnis. Sie müssten aber eigentlich auch intellektuell dazu in der Lage sein zu verstehen, dass sich Bundestagspräsident Thierse an die Gesetze zu halten hat. Daran kann nichts und niemand, auch kein investigativer Journalist, etwas ändern.«

Wiemer liegt falsch. Es gibt keine gesetzliche Regelung, die es dem Bundestagspräsidenten verbieten würde, allgemeine Presseanfragen zu beantworten. Vielmehr ist die Handhabung mit den unliebsamen Daten »intern geregelt«. Der Bundestagspräsident könnte, wenn er wollte, der Öffentlichkeit durchaus mitteilen, wie viele seiner Abgeordneten mehr als 10 000 bzw. 100 000 Euro im Jahr aus Beraterverträgen, Aufsichtsratsposten oder anderen Aktivitäten rund um das Gesundheitswesen einnehmen, ohne deren Identität preiszugeben – diese Frage hatten wir mehrfach schriftlich gestellt. Nur: Er tut es nicht.

In puncto Transparenz zeigen sich auch die Abgeordneten selbst ähnlich unkooperativ.

25 Mitglieder des 40-köpfigen Gesundheitsausschusses (Vollmitglieder) baten wir, uns auf freiwilliger Basis ihre Nebeneinkommen aus Tätigkeiten, die dem Gesundheitssektor nahe stehen, mitzuteilen. Lediglich ein CDU-Abgeordneter meldete sich bei uns telefonisch und führte ein entsprechendes Hintergrundgespräch – in dem er bat, nicht namentlich genannt zu werden, aber zugab, seinen Beruf als Arzt weiterhin auszuüben und damit über 3000 Euro im Monat zu verdienen.

Ein weiterer, der zu den zehn jüngsten Abgeordneten des Parlaments gehörende Jens Spahn (CDU), meldete sich über E-mail und bot seine Zusammenarbeit an: »Aufgrund der geringen Vergütung für meine Tätigkeit sehe ich meine Unabhängigkeit in keiner Weise beeinträchtigt. Sollte ich jemals in einen Interessenkonflikt gelangen, werde ich meine Nebentätigkeit unverzüglich niederlegen. Vielmehr ist mir daran gelegen, ein Unternehmen mit zukunftsweisenden Ideen in seiner Gründungsphase zu beraten.«[4] Auch die Abgeordnete Hildegard Müller offenbarte in ungewohnt konstruktiver Weise ihre Einnahmequellen: »Für meine Tätigkeiten im wissenschaftlichen Beirat der Barmenia Versicherungen erhalte ich pro Jahr einen Betrag von 3000 Euro.«[5] Und auch MdB Dr. Reinhard Göhner (CDU) gab über die Höhe seiner jährlichen Einkünfte Auskunft: »… zusammen 17 000 Euro«. Eine Konfliktsituation zu ihrem parlamentarischen Handeln schlossen sie aus. Auch der Gesundheitsexperte der CDU, Andreas Storm, reagierte auf unsere Anfrage mit einem persönlichen Schreiben. Die Mehrheit der Befragten aber zeigte sich »ziemlich verärgert«, wie uns die Büroleiterin eines Abgeordneten mitteilte, und hatte der Öffentlichkeit nichts über ihre Einkommen zu sagen.

Man mag jungen Abgeordneten wie Spahn zugute halten, tatsächlich aus Idealismus handeln zu wollen. Doch warum gegen Entgelt?

Die USA machen vor, wie Abgeordnete agieren könnten. »Die Amerikaner haben sehr weitgehende Konsequenzen seinerzeit aus ihrem Watergate-Skandal gezogen und den Abgeordneten jede Nebentätigkeit verboten«, sagt der Verfassungsrechtler Hans Herbert von Arnim, der sich unter anderem als Mitglied der von Bundespräsident Richard von Weizsäcker 1992 einberufenen »Kommission unabhängiger Sachverständiger zur Parteienfinanzierung« einen Namen gemacht hat. Und: »Bei uns scheinen die Kontrollen nicht zu funktionieren.«[6]

Zwar agieren einige Volksvertreter im Deutschen Bundestag rein ehrenamtlich, wenn sie neben ihrer Tätigkeit als Parlamentarier auch anderen dem Gesundheitswesen zugehörigen Beschäftigungen nachgehen. Die Mehrheit jedoch tut es gegen Bezahlung – was von den Gesetzen, die sie selbst gestalten, ausdrücklich erlaubt ist.

So wartet Dr. Dieter Thomae (FDP) gleich mit mehreren veröffentlichungspflichtigen Angaben auf. Er ist unter anderem Mitglied des Aufsichtsrates der Curanum AG Seniorenresidenzen und Pflegeeinrichtungen in München und Geschäftsführender Vorstandsvorsitzender des Kuratoriums zur Förderung deutscher Medizin im Ausland e. V. in Bonn. Zudem ist der Abgeordnete Dr. Thomae »Unternehmensberater« in Sinzig, wie es im Öffentlichen Handbuch vermerkt ist.[7]

Gerade solche Angaben erweisen sich als Schlüssel zur Geheimniskrämerei – weil eine Regelung im Gesetz schier unglaubliche Perspektiven bietet. Die so genannten veröffentlichungspflichtigen Angaben sind nämlich in mehrere Punkte unterteilt:

1. Beruf
2. Unternehmen
3. Körperschaft, Anstalt des öffentlichen Rechts
4. Verein, Stiftung
5. Verband.

Für Nicht-Juristen erscheint diese Gliederung lediglich eine Formalität. Doch der Schein trügt. In Wirklichkeit beinhaltet Punkt 1, von Parlamentsjuristen auch als »Kapitel 1« bezeichnet, eine unglaubliche Finesse. Wer hier eine Eintragung macht, versichert, während seiner Mitgliedschaft im Bundestag gleichzeitig einen vollwertigen Beruf auszuüben. Damit aber muss er keine weiteren Angaben machen – selbst der Bundestagspräsident erfährt auf diese Weise nicht automatisch, wie viel solche Abgeordneten neben ihren Diäten einnehmen.

Denn die geltende Regelung, wonach ein Mitglied des Bundestages ab 3000 Euro im Monat oder bei mehr als 18 000 Euro im Jahr die Summen dem Präsidenten des Hauses melden muss, greifen lediglich bei den Punkten 2 bis 5 der oben genannten Aufzählung – also für so genannte Nebentätigkeiten.

Der Kniff: Insbesondere wer unter Punkt 1 als Unternehmensberater firmiert, weicht den wachsamen Blicken des Bundestagspräsidenten aus – und öffnet Firmen Tür und Tor zu direkten persönlichen Vergünstigungen in Form von Honoraren, über deren Existenz niemand im Parlament zu wissen braucht.

Hinzu kommt eine weitere Schwäche des Systems. Zwar müssen Abgeordnete all ihre Tätigkeiten offen legen. Doch der Bundestagspräsident erfährt auch bei Nebentätigkeiten, also all jenen Aktivitäten, die nicht unter Punkt 1 stehen, erst ab den genannten Einkommensgrenzen über die Höhe der jeweiligen Nebenverdienste:

»Einkünfte aus Tätigkeiten gem. § 1 Abs. 2 Nr. 2 bis 8 der Verhaltensregeln sind anzuzeigen, wenn sie aus einer oder mehreren Tätigkeiten 3000 Euro im Monat oder 18 000 Euro im Jahr übersteigen. Bei der Anzeige ist die Höhe der Einkünfte für jede einzelne anzeigepflichtige Tätigkeit mitzuteilen.«[8]

Wer demnach 17 999 Euro im Jahr nebenbei bezieht, muss sich dafür ebenfalls nicht rechtfertigen – für viele ein weiterer netter Bonus zur parlamentarischen Arbeit.

Abgeordnete wie Dr. Thomae, der unter Punkt 1 als »Unternehmensberater, Sinzig« firmiert, scheinen diese Regelungen exakt zu kennen. Selbstverständlich wollten wir vom Abgeordneten Dr. Thomae wissen, ob er der Öffentlichkeit seine Einnahmen offen legen wolle – als Beispiel für eine transparente Politik der Mitglieder des Gesundheitsausschusses. Doch unsere Anfrage bleib, wie in den meisten Fällen, unbeantwortet.

Aus juristischer Sicht handeln Abgeordnete wie Dr. Thomae vollkommen legal – wohl auch, weil sie oder ihre Vorgänger die dazu nötigen Gesetze selber geschaffen haben. Auf den Internetseiten des Bundestages werden dem Wahlvolk die Zusammenhänge in verständlicher Form erklärt: »Nicht alles, was gegenüber dem Bundestagspräsidenten anzeigepflichtig ist, wird dann auch veröffentlicht, sondern nur das, was vorgeschrieben ist.«[9]

Immerhin: Wenigstens über die Art der Tätigkeiten dürfen Bürgerinnen und Bürger Bescheid wissen – und daraus für sich die richtigen Schlüsse ziehen.

Detlef Pfarr (FDP) etwa fungiert neben seiner Rolle als stellvertretendes Mitglied des Gesundheitsausschusses auch als Mitglied des Gemeinsamen Beirates der Barmenia Versicherungs-AG in Wuppertal, einem Unternehmen also, das auch private Krankenversicherungspolicen anbietet. Die Barmenia ist daher von den Entscheidungen der Gesundheitspolitik direkt betroffen.

Gerald Weiß (CDU) arbeitet laut eigenen Angaben in dem Kapitel 1 »Beruf« als Unternehmens- und Verwaltungsberater für das Sozial- und Gesundheitswesen in Rüsselsheim. Auch hier taucht die vertraute Konstruktion für die Öffentlichkeit auf – und eine zusätzliche Finesse: Die weiteren Tätigkeiten sind rein ehrenamtlicher Natur. Auf diese Weise betonen die Angaben im Handbuch gewollt das, was auf Grund der ehrenamtlichen Tätigkeit keinen Beigeschmack hinterlassen kann: Etwa jene als Mitglied des Kuratoriums der Klinik und Rehazentrum Lippoldsberg GmbH in Wahlsburg. Oder jene als Verwaltungsrat der Lungenfachklinik Immenhausen.

Der Teufel liegt demnach im Detail. Was ein Abgeordneter als Unternehmensberater im Sinne von Punkt 1 (Beruf) einnimmt, erfährt kein Wähler, und auch nicht der Bundestagspräsident – ihre ehrenamtlichen Tätigkeiten hingegen betonen viele Abgeordnete geschickt in den veröffentlichungspflichtigen Angaben.

Andreas Storm (CDU) sorgt sich im Gesundheitsausschuss um

die Interessen des Gemeinwohls – und vertritt außerparlamentarisch gemeinsam mit seinem Abgeordneten-Kollegen Karl-Josef Laumann (CDU) auch die Interessen der Allianz Lebensversicherung AG als Mitglied des Beirates für Zukunftsfragen der Altersvorsorge. Gleichzeitig profitiert auch die Barmenia Versicherungs-AG in Wuppertal von Storm – wo er Mitglied des Beirates ist.

Somit erfreut sich der Barmenia-Beirat der Unterstützung dreier Abgeordneter aus den Reihen des Gesundheitsausschusses: Hildegard Müller (CDU), Detlef Pfarr (FDP) und Andreas Storm (CDU).

Dr. Michael Franz Wilhelm Fuchs (CDU) entpuppt sich als Unternehmer – und wartet neben einer Vielzahl von Aktivitäten auch mit der Mitgliedschaft im Beirat der Kienbaum Consultants International GmbH in Gummersbach auf. Das 1945 gegründete Unternehmen berät unter anderem Unternehmen der Pharma- und Life-Science-Industrie.

»Kienbaum Management Consultants GmbH im Bereich Pharma & Life Science bietet Ihnen für komplexe Fragestellungen zu bestimmten Themen aus den Bereichen Zulassung, Registrierung und CE-Kennzeichnung von Produkten Inhouse-Veranstaltungen an, in denen Ihre speziellen Fragethemen behandelt werden. Themeninhalte und Umfang werden individuell auf Ihre Bedürfnisse angepasst«, heißt es dazu in der Eigenpräsentation im Internet, und: »Unser Beratungsspektrum umfasst die Kernbereiche der Unternehmen, die sich im Spannungsfeld Pharma und Life Science befinden.«[10]

Ebenfalls als Unternehmensberater im Sinne des ersten Punktes firmiert Michael Luther (CDU) – und muss, wie die meisten anderen, weder für Bundestagspräsident Thierse noch für die Öffentlichkeit weitere finanziellen Angaben dazu machen.

Wer glaubt, die Nähe zu Kliniken, Unternehmen und anderen Bereichen des Gesundheitssektors bliebe Mitgliedern der Bürgerlichen Parteien vorbehalten, irrt. So ist Eckhart Lewering (SPD) nicht nur mit Fragen rund um die Gesundheitspolitik im Gesundheitsausschuss für den Bundestag beschäftigt. Er befasst sich auch mit Entscheidungen der Kurbetriebsgesellschaft mbH in Bad Kösen, wo er als Mitglied des Aufsichtsrates tätig ist. Daneben ist Lewering Mitglied des Betriebsausschusses im Kreiskrankenhaus Naumburg und Zeitz.

Inwieweit die selbständige Frauenärztin Erika Ober (SPD) Entscheidungen im Gesundheitsausschuss konfliktfrei treffen kann, ohne gegen eigene Interessen zu verstoßen, bleibt dem Laien ebenfalls rätselhaft – sie ist Mitglied des Aufsichtsrates der Erbacher Gesundheitszentrum Odenwald GmbH.

»Wenn Sie mich fragen, wie ein MdB im Ausschuss zwischen eigenen Interessen und jenen des Gemeinwohls trennen kann, muss ich, wenn ich glaubwürdig bleiben will, antworten: Gar nicht«, erklärte uns ein Mitglied des Gesundheitsausschusses, das nicht namentlich genannt werden möchte, in einem vertraulichen Gespräch.[11]

Einzelfälle? Eher die Regel, wie die weitere Besetzung des Gesundheitsausschusses belegt. Fritz Schösser (SPD) hat neben seinem Amt im Bundestag gleich dreifach zu tun: bei der LVA-Klinik Höhenried GmbH, bei der AOK Bayern in München und als alternierender Vorsitzender des Verwaltungsrats des AOK-Bundesverbands in Bonn.

Die Gesundheitssparte als potenzielle Verdienstquelle haben auch etablierte Größen oder Minister a.D. entdeckt. Jochen Borchert (CDU), unter Kanzler Helmut Kohl noch Landwirtschaftsminister, agiert auch als Vorsitzender des Aufsichtsrates bei der LVM-Krankenversicherungs-AG in Münster.[12]

Über den seit 1998 amtierenden Vorsitzenden der FDP-Bundestagsfraktion, Wolfgang Gerhardt, darf sich die Deutsche Krankenversicherung (DKV) freuen: In den veröffentlichungspflichtigen Angaben gibt Gerhardt die größte private Krankenversicherung unter dem Punkt »Gutachterliche, publizistische, Vortrags- oder sonstige Tätigkeiten« an.

Wie eine solche Kooperation aussehen kann, erfuhren Mitglieder der FDP Anfang 2004. Im traditionellen Dreikönigsbrief wandte sich der FDP-Bundesvorsitzende Guido Westerwelle an die gesamte Partei, um seine Politik zu erläutern. Weil die Aussendung des Schreibens an die rund 62 000 Mitglieder viel Geld kostet, und die Partei bei einem Gesamtetat von zwölf Millionen Euro einen Schuldenberg von knapp 13 Millionen Euro angehäuft hatte, entdeckte

Westerwelle »die Marke FDP als Träger für Werbebotschaften der Privatwirtschaft«, wie der *Spiegel online* damals schrieb.[13]

Seinem Schreiben legte der Liberale einen in den FDP-Farben blau-gelb gestalteten Prospekt mit dem Titel »Gestalten Sie jetzt Ihre eigene Gesundheitsreform« bei. Der Clou: Die Broschüre war gleich an zwei Stellen mit dem Parteilogo sowie dem Signet der DKV versehen. Auf diese Weise profitierte die größte deutsche private Krankenversicherung vom direkten »Zugang« zu den Mitgliedern einer ganzen Partei. Zwei Fotos zeigten liberale Spitzenpolitiker im Bundestag, darunter Rainer Brüderle, den mittlerweile verstorbenen Günter Rexrodt und Wolfgang Gerhardt.

»Die FDP versteht den Wunsch vieler Menschen, auch in puncto Krankenversicherung ihre Belange eigenverantwortlich zu regeln«, hieß es dem *Spiegel online* zufolge im Papier und, unter Hinweis auf die DKV, der »Tarif EKV stellt hier eine gesunde Lösung dar«.

Über die Vorteile der Zusammenarbeit mit der DKV klärte deren Pressesprecher Joachim Ochs den *Spiegel online* auf: »Die müssen wirklich sehr zufrieden mit uns sein.«

»Es sind gerade die etablierten Größen, die durch Vorträge und andere Tätigkeiten in den sechsstelligen Bereich vordringen, was ihre Nebeneinkommen angeht«, sagte uns ein Beamter[14] des Deutschen Bundestages, der aus Furcht vor den Konsequenzen nicht namentlich genannt werden möchte. Rund ein Dutzend aller Abgeordneten seien dem Präsidium des Bundestages innerhalb dieser Kategorie bekannt.

Der große Rest aber schlüpft – auf Grund des mehrfach angebrachten ersten Punktes der veröffentlichungspflichtigen Angaben – durch das Erfassungsraster des Bundestagspräsidenten. »Wir können gar nicht wissen, wie viel Geld einzelne Parlamentarier nebenbei wirklich einnehmen«, erklärt uns ein hoher Mitarbeiter des Bundestages[15] und: »Es gibt eine Menge von juristischen Grauzonen, innerhalb deren sich alles verschleiern lässt.«

Legal, aber nicht transparent, ist beispielsweise das Verhalten des stellvertretenden Vorsitzenden der CSU, Michael Glos. Allein im Jahr 2003 tauchte er regelmäßig – im Januar, März, September und November – als Vortragsredner für die auf Vermittlung von Rednern spezialisierte EUTOP Speaker Agency GmbH in München auf. Nur – wer die Rede wirklich bezahlte, bleibt im Dunkeln, denn gegenüber dem Deutschen Bundestag muss der Abgeordnete Glos lediglich seinen Vertragspartner angeben – und das ist die EUTOP Speaker Agency.

Die freilich vermittelt gegen Bezahlung hochkarätige Gastredner an Dritte. Den eigentlichen Reiz der Konstruktion verrät § 1 der Allgemeinen Geschäftsbedingungen der Redneragentur: »Zwischen dem Kunden und dem Referenten kommen keine vertraglichen Beziehungen zustande.« Der eigentliche Kunde bezahlt Referenten wie Glos nicht direkt, sondern die Rechnung der EUTOP. Die wiederum lässt das Rednerhonorar als separaten Posten an die Vortragenden fließen.

Eine möglicherweise kompromittierende Geschäftsbeziehung zwischen Vortragenden und jenen, die für den Vortrag bezahlen, ist somit nicht nachweisbar – und auch der Präsident des Deutschen Bundestages erfährt auf diese Weise nicht, für wen der Vortragende Glos eigentlich referiert hat.

Für Top-Leute wie Michael Glos ist die Agentur demnach eine Top-Adresse. Denn EUTOP verspricht das, was man unter vorbildlicher Polit-Diskretion verstehen dürfte: die »Abstimmung der organisatorischen und finanziellen Details in direktem Kontakt mit den anfragenden Unternehmen oder Organisationen«.[16]

Es existieren noch weitere Verbindungen zwischen EUTOP und der Politik.

So organisierte das Unternehmen seit 2001 gleich vier öffentliche Anhörungen für das Europäische Parlament, allesamt mit gesundheitspolitischem Bezug:

- Der Einfluss von SARS und anderen Pathogenen auf die Transfusionsmedizin (The impact of SARS and other emerging pathogens on transfusion medicine) am 16. Juni 2003;
- Die Qualität und Sicherheit von humanem Gewebe und Zellen (Quality and Safety of Human Tissue and Cells) am 29. Januar 2003;
- Die Zukunft der Chemikalien-Politik der EU (The future Chemicals Policy for the European Union) am 26. Juni 2001;

– Hearing zur europäischen Lebensmittelhygiene (Hearing on European Food Hygiene), am 6. Februar 2001.

Das »Programm der öffentlichen Anhörung zu Qualitäts- und Sicherheitsstandards bei menschlichem Gewebe und Zellen« eröffnete der von EUTOP vermittelte Berichterstatter im Ausschuss für Umweltfragen, Volksgesundheit und Verbraucherpolitik des Europäischen Parlaments, Peter Liese (CDU). Zwar kämpft Liese als Arzt nach eigenen Angaben »erfolgreich für die Kennzeichnung gentechnisch veränderter Lebensmittel«, wie die Besucher seiner Homepage erfahren. Auch seine Einstellung ist auf ersten Blick keinesfalls das, was man als industrienah bezeichnen würde: »Der Verbraucher soll selbst entscheiden können, ob er diese Lebensmittel kauft oder nicht.«

Und doch: Der EU-Parlamentarier taucht, wie Michael Glos, auf der Liste der EUTOP-Referenten auf, neben dem Emblem des EU-Parlaments prangt auf dem Programmpapier des EU-Abgeordneten Liese auch das EUTOP-Logo. Wofür, wieso und warum er das tut, bleibt der Öffentlichkeit, um deren Stimmen er wirbt, verborgen.

Fest steht: Die Geschäftsphilosophie der EUTOP impliziert die Vernetzung zwischen »Kunden« und politischen Entscheidungsträgern. »Der Unternehmensbereich EUTOP Event der EUTOP Group ist auf die Organisation exklusiver politischer sowie unternehmensstrategisch bedeutsamer Veranstaltungen für unsere Kunden spezialisiert. Als kompetenter Dienstleister im Hintergrund haben wir durch unser Know-how, eine effiziente und flexible Zusammenarbeit sowie absolute Zuverlässigkeit die Anerkennung und das Vertrauen unserer Kunden gewonnen«, beschreibt die Agentur das eigene Wirken.

Wer auch immer den Redner Michael Glos über EUTOP indirekt entlohnen lässt, kann sich also sicher sein, über dieselbe Agentur den Kontakt zu gesundheitspolitischen Gremien des EU-Parlaments herzustellen.

Derlei Verstrickungen gibt es mehrere. Kaum ein großer Versicherer, der nicht über Unterstützung aus den Reihen des Bundestages verfügt. Die in Köln ansässige AXA Konzern AG beispielsweise zählt MdB Reinhard Göhner (CDU) zu den Mitgliedern des

Konzernbeirats – der Mann war vormals Parlamentarischer Staatssekretär beim Bundesminister für Justiz und Parlamentarischer Staatssekretär im Wirtschaftsministerium in der Regierung Kohl.

Gerda Hasselfeldt (CDU), vom 18. Januar 1991 bis zum 5. Mai 1992 Bundesministerin für Gesundheit, ist heute Mitglied des Aufsichtsrates der UMS Neuromed AG in Castrop-Rauxel. Sie ist gleichzeitig Mitglied des Deutschen Bundestages.[17]

Wie heikel die Doppel- und Mehrfachbesetzungen sind, erklärt der Vorsitzende des Gesundheitsausschusses, Klaus Kirschner: »Ich würde einem Betriebsratsvorsitzenden eines Rüstungsunternehmens dringend davon abraten, in den Verteidigungsausschuss zu gehen.«[18]

Befolgten indes die Mitglieder des Gesundheitsausschusses Kirschners Rat, hätte das möglicherweise weitreichende Folgen – der Vorsitzende stünde ziemlich alleine da.

Gut versorgte Vertreter auf Zeit

Zweifelsohne sind Bundestagsabgeordnete Volksvertreter auf Zeit und haben, nachdem viele von ihnen den Beruf ruhen lassen müssen, ein Recht auf die Rückkehr ins »normale« Leben nach der Zeit als MdB. Doch sind Posten in Aufsichtsräten, Beteiligungen an Gesellschaften und Beratertätigkeiten, die eindeutig mit dem Bundestagsmandat in Verbindung stehen, moralisch vertretbar?

Keinesfalls. Denn gewählte Volksvertreter sind auf Einnahmequellen außerhalb ihres Mandats finanziell nicht angewiesen. »Das Grundgesetz bestimmt in Artikel 48 Abs. 3, dass Abgeordnete einen Anspruch auf eine angemessene ihre Unabhängigkeit sichernde Entschädigung haben«, heißt es dazu in der offiziellen Version des Bundestages – und die Zahlen bestätigen das. Exakt 7009 Euro im Monat beträgt die so genannte Abgeordnetenentschädigung für jedes Mitglied des Deutschen Bundestages, hinzu kommt noch eine Kostenpauschale von 3551 Euro. Fahrten mit der Deutschen Bahn bezahlt der Bundestag. Wenn ein Abgeordneter eine Dienstreise unternimmt, trägt der Bundestag auch diese Kosten.

Eine vier Jahre andauernde Tätigkeit als MdB bringt demnach rund 480 000 Euro vor Steuern ein. Wird ein Abgeordneter nach dieser Zeit nicht wieder in den Bundestag gewählt, gibt es weitere vier Monate Überbrückungsgeld in voller Höhe, also rund 40 000 Euro.

Angesichts von einer halben Million Euro in vier Jahren, die jeder MdB aus Steuergeldern während einer Wahlperiode erhält, fällt es schwer, an die Notwendigkeit gut dotierter Nebenjobs zu glauben. Zumal, wie wir bereits erwähnten, die USA vormachen, dass es ohne weitere Tätigkeiten der Parlamentarier geht.

Wer es hierzulande gar für weitere vier Jahre in den Bundestag schafft, hat für immer ausgesorgt. Nach Ausscheiden aus dem Parlament hat ein solches Mitglied nicht nur rund eine Million Euro verdient. Zudem hat der dann Scheidende Anrecht auf eine »angemessene Altersentschädigung«. Ein Abgeordneter mit einer Bundestags-Verweildauer von nur acht Jahren erhält nach seinem 65. Lebensjahr rund 36 Prozent der Entschädigung als Altersversorgung. Das sind 1541,98 Euro im Monat.[19]

Bei weitem nicht alle Mitglieder des Gesundheitsausschusses schöpfen aus allen Quellen. Der promovierte Arzt Hans Georg Faust (CDU) beispielsweise arbeitet während seiner Abgeordnetentätigkeit als Mediziner in einem Bad Harzburger Krankenhaus – wo er, für jedermann nachrecherchierbar, für seine Arbeit als Arzt nach Bundesangestelltentarif bezahlt wird.

Peter Dreßen (SPD) und der Vorsitzende des Gesundheitsausschusses, Klaus Kirschner (SPD), verzichten gar vollkommen auf die Ausübung anderer, veröffentlichungspflichtiger Tätigkeiten – sie bilden damit eine klare Minderheit.

Die Kardinalfrage aber ist: Sollen Parlamentarier Gesetze mitgestalten, wenn sich diese gegen die Interessen der Geldgeber richten können? Über die Bedeutung des Bundestages als Institution klärt deren Präsident auf:

»Er regiert zwar nicht selbst, aber lässt regieren, entlang der von ihm beschlossenen Gesetze und Haushaltspläne, und er hat die Verantwortung dafür, wie dieses Land regiert und verwaltet wird.«[20]

Diese Passage, hat es den Anschein, haben viele Unternehmen

und Abgeordnete – nicht nur im Bundestag – ganz in ihrem Sinne verstanden, wie der folgende Fall dokumentiert.

Die WISO-Gruppe

Das Hotel Hilton München Park glänzt nicht nur wegen seiner vier Sterne – auch die ruhige Lage am Englischen Garten verspricht Tagungsteilnehmern eine exklusive Umgebung im Herzen der bayerischen Metropole.

Ins Münchner Hilton Park reisten im Oktober 2003 auch die Teilnehmer des 2. Europäischen Gesundheitskongresses. Die Veranstaltung stand dabei ganz im Zeichen der großen Gesundheitspolitik. Horst Schmidbauer, stellvertretender Sprecher der SPD-Bundestagsfraktion für Gesundheit und soziale Sicherung, informierte zusammen mit Ex-Gesundheitsminister Horst Seehofer (CSU) über »das weitere Vorgehen nach der Konsensfindung in Sachen Gesundheitsreform 2003«.[21] Der bayerische Staatssekretär für Arbeit und Sozialordnung, Familie und Frauen, Georg Schmid, eröffnete den Kongress – dessen wissenschaftlicher Leiter, Senator a.D. Ulf Fink, ebenfalls anwesend war.

Die zweitätige Veranstaltung wendete sich vor allem an eine ganz spezielle Klientel: leitende Mitarbeiter in Krankenhäusern und Rehabilitationseinrichtungen, an Ärztliche Leitungen und Verwaltungen – ohnehin eigentlich an alle »Führungskräfte der Kranken-, Pflege- und Rentenversicherungen sowie an Vertreter der Verbände und Parteien«. Thema des Meetings: »Fragen der Arzneimittel-Distribution« und die Information über die Folgen des neuen, diagnosebezogenen Vergütungssystems (DRGs) in Krankenhäusern.

Das neue Abrechnungssystem, bei dem Krankenhäuser ihre Leistungen nach Fallpauschalen erstattet bekommen, bringe vor allem eins mit sich: höhere Kosten. »Die Ausgaben steigen weiter an, so lange medizinische Innovationen den Patienten zugute kommen sollen und die Bevölkerung altert«, trug der Münchner Gesundheitsökonom Professor Günter Neubauer vor.

Ein Jahr zuvor hatte sich der 1. Europäische Kongress einer anderen Thematik – bei ähnlicher Besetzung – angenommen. »Solidarität bleibt wichtig, reicht aber allein nicht mehr aus«,[22] teilten die Veranstalter des Kongresses in einer entsprechenden Mitteilung an die Medien mit. Damals mit dabei: Horst Seehofer (CSU), Bundesminister a.D. und zweifelsohne einer der unangefochtenen Experten im Gesundheitswesen. Dieser nutzte die Plattform des Kongresses um zu erklären, »wie die erforderlichen Finanzmittel in einem durch mehr Eigenverantwortung, Wettbewerb und Leistungstransparenz gekennzeichneten Gesundheitssystem aufgebracht werden können«.

Veranstaltungen wie diese gibt es bundesweit zuhauf. Und doch, oder gerade deswegen, lohnt die Frage nach den Organisatoren. Wer steckt dahinter? Und in welchem Interesse handeln die Veranstalter? Immerhin: Im September 2002 nahm neben Seehofer auch die Bayerische Staatsministerin für Arbeit und Sozialordnung, Christa Stewens (CSU), teil. Die Politikerin reihte sich mit ihrer Vorstellung vom zukünftigen Gesundheitsmarkt in die Grundaussage des Kongresses ein: Private Krankenhausunternehmen müssten zur öffentlichen Krankenhausversorgung mehr beitragen.

Organisiert wurden die Kongresse von der WISO S. E. Consulting GmbH, einem Beratungsunternehmen, das unter anderem auch die Deutschen Ärzteforen 2002,[23] 2003 und 2004[24] organisierte. Kongresseröffnung dort: Ulf Fink (CDU), ehemaliges Mitglied des Deutschen Bundestages und Gründungsgesellschafter des WISO Instituts, des auf Gutachten und Analysen spezialisierten Teils der gleichnamigen Gruppe.

Insidern ist Fink nicht unbekannt. Er war von 1981 bis 1989 Senator für Gesundheit und Soziales in Berlin und dann Mitglied im Gesundheitsausschuss des Deutschen Bundestages. Er leitet nunmehr das Büro für Gesundheit und Prävention in Berlin.

Auch die Geschäftsführerin der WISO-Gruppe erweist sich als gestandene Politkennerin: Ingrid Völker arbeitete als Senatsrätin in der Senatsverwaltung für Arbeit, Soziales und Frauen in Berlin auf dem Gebiet Grundsatzfragen des Bereichs Soziales und Gesundheit.

Die nötige Erfahrung im Umgang mit den Medien verspricht der dritte Gründungsgesellschafter mitzubringen. Warnfried Dettling arbeitete als freier Publizist »u. a. für die Wochenzeitung DIE ZEIT«, wie das Unternehmen auf seiner Internet-Homepage anpreist. Die vorherige Karriere allerdings gleicht jener seiner beiden Kollegen. Dettling war von 1983 bis 1991 Ministerialdirektor im Bundesfamilienministerium, davor Leiter der Planungsgruppe und der Hauptabteilung Politik in der CDU-Bundesgeschäftsstelle (1973–1983). Ende 1999 schied Dettling als Gesellschafter des Instituts aus, um seitdem dem wissenschaftlichen Beirat des Instituts anzugehören. Weitere Mitglieder sind unter anderen auch die Bundesminister a.D. Heiner Geißler und Rita Süssmuth (CDU).

Die Aktivitäten der Gruppe beschreibt das Unternehmen wie folgt: »Die WISO-Gruppe arbeitet projektbezogen. Für jedes Projekt werden interdisziplinäre Forschungs- und Beratungsteams zusammengestellt. Bisher haben mit WISO zusammengearbeitet u.a. Dr. Hermann Berié, ehemaliger Chefökonom im Bundesarbeitsministerium; Karl Jung, Staatssekretär im Bundesarbeitsministerium a.D.; Prof. Dr. Eberhard Wille, Lehrstuhl für VWL an der Universität Mannheim; Prof. Dr. Manfred Groser, Lehrstuhl für Politikwissenschaft an der Universität Bamberg; Prof. Dr. Lutz Wicke, Staatssekretär a.D., Institut für Umweltmanagement an der Europäischen Wirtschaftshochschule Berlin; Prof. Dr. Bernt-Peter Robra, Institut für Sozialmedizin an der Universität Magdeburg.«

Als Keimzelle der WISO-Gruppe wurde 1995 das WISO-Institut für Wirtschaft & Soziales GmbH von den drei Gesellschaftern Dettling, Fink und Völker gegründet.

Das Institut für Wirtschaft & Soziales sieht nach eigenen Angaben seine Aufgabe darin, »Wege aus den Denk- und Handlungsblockaden aufzuzeigen. Es erarbeitet konzeptionelle und praxisbezogene Analysen und Vorschläge zu grundsätzlichen und aktuellen Themen und Entwicklungen, veranstaltet Diskussionsforen, erstellt internationale Vergleichsstudien. Mit seinen Aktivitäten will es zu Strategien und Reformen beitragen, die das ›Modell Deutschland‹ auch für eine veränderte Zeit wieder robust und zukunftsfähig machen«.

Was die WISO-Gruppe präsentiert, hält der Arbeit wissenschaftlicher Institutionen freilich nicht immer Stand. So veröffentlichte die Gruppe im Herbst 2003 ein 140 Seiten starkes Papier. Die Studie, erstellt im Auftrag des AOK-Bundesverbandes, analysierte »erstmals langfristige Finanzdaten der GKV«. Das Ergebnis der Untersuchung fasste *WISO aktuell*, der Newsletter der Gruppe, in einem Satz zusammen: »Das größte Problem der GKV besteht aktuellen Berechnungen zufolge in der Krankenversicherung der Rentner«.[25] Diese müssten eine höhere Eigenbeteiligung für Gesundheitsleistungen aufbringen.

Das Bild vom alten Menschen als Sündenbock für steigende Gesundheitsausgaben – ein inszenierter Trugschluss, wie unabhängige Untersuchungen belegen.

Die ehemalige Max-Planck-Wissenschaftlerin Hilke Brockmann, derzeit Professorin an der Graduate School of Social Sciences der Universität Bremen, hat beispielsweise untersucht, wie stark alte Krankenhauspatienten das Gesundheitssystem belasten. Das überraschende Fazit: »Je älter die Patienten werden, umso weniger kostet ihre medizinische Betreuung im Krankenhaus«.[26]

Insgesamt 430 000 Krankenhausdaten der AOK in Westfalen-Lippe und in Thüringen dienten der Forscherin als Grundlage für die in Deutschland erste Analyse dieser Art. Das Ergebnis passt freilich wenig in das von der WISO-Gruppe im Auftrag der AOK erstellten Studie. Denn die teuersten Behandlungen erhalten beispielsweise sterbenskranke Frauen im Alter von 20 bis 49 Jahren. Rund 18 000 Euro im Schnitt kosten hier die entsprechenden Therapien für Brustkrebs und andere Tumoren, wie Brockmann belegte. Insgesamt scheint die teuerste Patientengruppe Frauen im Alter zwischen 55 und 59 Jahren zu sein. Sie sterben im Schnitt innerhalb eines Jahres nach Beginn der Erkrankung. Zudem entfallen auf zehn Prozent der Patienten rund 40 Prozent der Krankenhauskosten, während 50 Prozent der Behandelten lediglich zehn Prozent der Ausgaben verursachen.

Und zuletzt: Die Ausgaben für die Behandlung lebensbedrohlicher Erkrankungen nehmen für Patienten jenseits des 60. Lebensjahrs deutlich ab. Wer nämlich die statistisch »kritische Lebensspanne« überlebt, stirbt im hohen Alter meist an Herz-Kreislauferkrankungen – aber nur selten an therapie- und kostenintensiven Erkrankungen wie beispielsweise Krebs.

Wer gesund alt wird, belastet demnach auch in der letzten Lebensphase das Gesundheitssystem nicht wirklich. So verursacht laut Brockmann ein 90-Jähriger in Deutschland nur die Hälfte der Kosten des 65-jährigen Vergleichspatienten.

Die Studie des Max-Planck-Instituts für demographische Forschung in Rostock freilich entstand, im Vergleich zur thematisch ähnlich anmutenden Untersuchung der WISO-Gruppe, nicht im bezahlten Kundenauftrag. Auch das Deutsche Institut für Wirtschaftsforschung (DIW) gelangte bei einer älteren Studie zu einem ähnlichen Schluss wie die ehemalige MPI-Forscherin. Die vergreisende Gesellschaft, konstatierten die Experten, würde zu einer Kostensenkung im Gesundheitssystem führen, »weil eine höhere Lebenserwartung auch bedeutet, dass es mehr gesunde Jahre pro Leben gibt.«

Zwar konnte diese bereits im Oktober 2001 gemachte Aussage im DIW-Gutachten »Wirtschaftliche Aspekte der Märkte für Gesundheitsleistungen« über ein Jahr lang nicht durch ausreichendes Datenmaterial belegt werden – aber Brockmanns 430 000 Patientendaten holten das nach.

Die im Fachblatt *Social Science & Medicine* veröffentlichten Ergebnisse schienen Ende 2002 auch Politiker davon zu überzeugen, dass weitere Kostenexplosionen kaum anstehen dürften. Karl Lauterbach, Berater der Bundesgesundheitsministerin, wagte im November desselben Jahres in der *Berliner Zeitung* einen Vorstoß in Richtung neues Denken. Einen drastischen Beitragsschub bei den gesetzlichen Krankenkassen schließt er weitgehend aus. Der durchschnittliche Beitragssatz werde im kommenden Jahr »nicht über 14,2 Prozent steigen«.

Trotz alledem bleiben die Beitragssätze alles andere als stabil, wie die Geschichte zeigt. Mit 14,5 Prozentpunkten im Jahr 2003 gerieten viele Kassen in Erklärungsnot. Vor diesem Hintergrund kam die Auftragsarbeit der WISO-Gruppe für den AOK-Bundesverband im Oktober 2003 gerade zur rechten Zeit. Denn sie lieferte einen Sündenbock für die Kostenexplosion bei den Kassen: die Alten.

Der Fall Winnacker

Ernst-Ludwig Winnacker ist Deutschlands wichtigster Wissenschafts-Chef und Herr über jährlich 1,26 Milliarden Euro. Das Geld, das die Institution unter seiner Präsidentschaft einnimmt, stammt zum größten Teil von Bund und Ländern. Immerhin 737,1 Millionen Euro flossen aus Bundesmitteln allein im Jahr 2003 in die Kassen der Deutschen Forschungsgemeinschaft (DFG), weitere 516 Millionen brachten die Länder auf.

Die Ziele, die Ernst-Ludwig Winnacker als Präsident der DFG verfolgt, sind ein wichtiger Bestandteil der deutschen Forschungslandschaft: Wissenschaft soll, mit Geldern der DFG, im Rahmen der so genannten Drittmittelförderung unterstützt werden – vor allem die freie Grundlagenforschung an Universitäten und Instituten. Seit Bestehen der Bundesrepublik gilt die Förderung über DFG-Mittel als dritte Finanzsäule der deutschen Forschungslandschaft. Die DFG begutachtet und bewilligt Projekte an Universitäten, auch für den Bereich der medizinischen Forschung. So vereinbarten die DFG und das Bundesministerium für Bildung und Forschung (BMBF) »im Rahmen zweier sich ergänzender und aufeinander abgestimmter Fördermaßnahmen, klinische Studien zu fördern«.

Innerhalb dieses Programms fördert die DFG unter der Leitung von Winnacker schwerpunktmäßig klinische Studien zur nichtpharmakologischen Therapie, Diagnosestudien der Phasen I-III oder so genannte Prognose-Studien. Auch die Finanzierung von kontrollierten Studien zur Sekundärprävention obliegt der renommierten Forschungsgemeinschaft.

Zudem setzte sich das BMBF dafür ein, »Projekte zu pharmakologischen Therapieverfahren, Metaanalysen sowie systematische Reviews von klinischen Studien zu fördern«.

Seit Januar 1998 leitet Winnacker die DFG – und spielt traditionsgemäß als Präsident der Institution eine wichtige Beraterrolle in Bund und Ländern. So war er nicht nur Mitglied der Enquetekommission »Chancen und Risiken der Gentechnologie« des Deutschen Bundestages. Der gebürtige Frankfurter profilierte sich auch als Berater des Bayerischen Ministerpräsidenten Edmund Stoiber (CSU), wenn es um Fragen der Gentechnik ging. Auch Kanzler Gerhard Schröder (SPD) verlässt sich auf das Know-how des DFG-Chefs.

Wann immer die Bundesregierung Gesetze zur Biotechnologie plant, ist der DFG-Experte Winnacker gefragt. So lauschte der versammelte Rechtsausschuss des Deutschen Bundestages im Oktober 2001 im Großen Saal des Bundesministeriums für Finanzen den Äußerungen Winnackers. Thema der öffentlichen Anhörung war damals der Gesetzentwurf der Bundesregierung zur Umsetzung einer EU-Richtlinie über den rechtlichen Schutz biotechnologischer Erfindungen.[27]

Ein durchaus normaler Vorgang. Denn die DFG als Institution wird in wissenschaftlichen und medizinischen Fragen oft von den Gremien des Bundestages angehört. Ihre als unabhängig geltenden Vertreter sollen, aus Sicht der Wissenschaft, auf mögliche Tücken und Risiken hinweisen, die sich aus der Umsetzung der anstehenden Gesetze ergeben könnten.

Andere Interessengruppen kommen in solchen Anhörungen ebenfalls zu Wort. So durfte im Oktober 2001 neben Winnacker auch Christoph Then als Vertreter der Umweltschutzorganisation Greenpeace zu Wort kommen. Für den Verband forschender Arzneimittelhersteller (VFA) referierte dessen Patentexperte Dieter Laudien.

Insgesamt zehn Sachverständige hörte der Rechtsausschuss des Bundestages an. Nur: Welche Interessen vertrat eigentlich Ernst-Ludwig Winnacker?

Die Frage zu stellen ist mehr als angebracht. Denn Winnacker bekleidet, neben seiner DFG-Präsidentschaft, die ethisch und moralisch eine absolute Neutralität voraussetzt, noch eine ganze Reihe weiterer, höchst lukrativer Posten. Zwar sind alle diese Tätigkeiten legal gemeldet und auf der Internetseite der DFG akribisch aufgelistet. Während allerdings Ex-Bundesbankchef Ernst Welteke im Frühjahr 2004 seine Karriere beendete, weil er sich von Banken einladen ließ, bemerkt bei Winnacker offensichtlich niemand, dass er einem massiven Interessenkonflikt unterliegen könnte.

Winnacker ist nämlich nicht nur DFG-Präsident und Professor für Biochemie an der Ludwig-Maximilian-Universität in München (LMU). Er ist unter anderem:

- Aufsichtsrat der Bayer AG, Leverkusen
- Mitglied im Rat für Wissenschaft und Forschung des Bayerischen Staatsministers für Wissenschaft, Forschung und Kunst
- Mitglied der Aventis Foundation
- Aufsichtsrat der in Martinsried angesiedelten EleGene AG
- Aufsichtsrat der in Martinsried ansässigen MediGene AG
- Wissenschaftlich-Technischer Beirat beim Bayerischen Ministerpräsidenten
- Wissenschaftlicher Beirat der Martinsrieder Switch Biotech
- Wissenschaftlicher Beirat der Martinsrieder Nascacell
- Mitglied im Stiftungsrat der Herbert-Quandt-Stiftung in Bad Homburg
- Aufsichtsrat der KWS Saat AG, Einbeck

Für Fälle wie diesen gibt es in der Bundesrepublik für verbeamtete Hochschulprofessoren, zu denen Winnacker auch gehört, eine klare und eindeutige Regelung. Alles, was ein Hochschullehrer aus Nebentätigkeiten einnimmt, muss er an die Universität abführen, wenn der Betrag rund 500 Euro im Monat übersteigt.

»Das Nebentätigkeitsrecht ist für alle Hochschullehrer an bayerischen Hochschulen als Teil des Beamtenrechts in der so genannten Bayerischen Hochschullehrernebentätigkeitsverordnung geregelt«, bestätigt Luise Dirscherl, Pressesprecherin der Ludwig-Maximilians-Universität (LMU) in München und fügt hinzu: »Diese sieht eine Ablieferungspflicht und eine Entgeltpflicht vor.«

Im Klartext: LMU-Professor Ernst-Ludwig Winnacker dürfte normalerweise seine Nebeneinkünfte nicht behalten. Die Regelung hat ihre Daseinsberechtigung. Denn nur auf diese Weise könnten Professoren in Aufsichtsräten privater Unternehmen sitzen oder wirtschaftlich operierende Einrichtungen beraten – und blieben dabei als Sachverständige öffentlicher Organe dennoch neutral. Trotz gut dotierter Posten erzielten sie nämlich keinen persönlichen Gewinn.

Dürften, könnten, müssten … die Wahrheit sieht anders aus. Auf die konkrete Anfrage nach den abgeführten Nebenverdiensten von Ernst-Ludwig Winnacker an die LMU antwortet die Pressestelle lapidar, dass »Professor Winnacker seit 1998 bei der LMU beurlaubt ist, um seine Aufgaben als Präsident der DFG wahrzunehmen«.

Dort wiederum zeigt man sich auf die Frage nach der Handhabung der Nebeneinkünfte ihres Präsidenten ebenfalls überrascht. »Dienstherr des Beamtenverhältnisses bleibt das beurlaubende Land«, sagt die Direktorin der Kommunikationsstelle, Eva-Maria Streier, und: »Das Vertragsverhältnis zwischen Präsidenten und DFG ist daher privatrechtlicher Natur.«[28]

Auf diese Weise ist Winnacker – de facto – nicht an das Beamtenrecht gebunden, solange er DFG-Präsident bleibt. Dort wiederum hat er einen privatrechtlichen Status, obwohl die DFG über eine Milliarde Euro im Jahr an öffentlichen Geldern erhält und trotz der juristischen Vereinsform nahezu ausschließlich aus Steuergeldern finanziert wird. Für Winnacker eine mehr als glückliche Konstellation: Er kann, obwohl er beispielsweise von der Bayer AG Geld für seine Tätigkeit als Aufsichtsrat bezieht, in seiner Funktion als DFG-Präsident gleichzeitig Sachverständiger des Deutschen Bundestages sein oder den Bundeskanzler in Sachen Wissenschaftspolitik beraten. Die DFG, erfahren Leser von deren Internetseite, »berät Parlamente und Behörden in wissenschaftlichen Fragen«. Die wichtigste Frage beantwortet die DFG an dieser Stelle nicht – wie frei Ernst Ludwig Winnacker angesichts solcher Aktivitäten und Beteiligungen sein kann.

Die Gelder, die Professor Ernst-Ludwig Winnacker neben seinen Einkünften als DFG-Präsident bezieht, können sich sehen lassen. Allein der Posten als Aufsichtsratsvorsitzender bei der von ihm gegründeten MediGene AG, einem auf biomedizinische Anwendungen ausgerichteten Unternehmen, bringt ihm laut Beschluss der Hauptversammlung vom 2. Juni 2004 genau 48 000 Euro im Jahr ein. Bei der Bayer AG verdient Winnacker in seiner Funktion als Aufsichtsrat rund 30 000 Euro im Jahr. Hinzu kommen noch über 290 000 Aktien, die Winnacker an MediGene hält – und Einnahmen aus Veräußerungen, die gemäß dem Wertpapierhandelsgesetz[29] publik gemacht werden müssen, etwa den

Verkauf von 3135 Aktien der Bayer AG im Wert von rund 70 045 Euro am 17.11.2003.[30]

Seine vielfachen Funktionen und bezahlten Tätigkeiten sieht der DFG-Chef als unproblematisch an. »Auf welche Weise ist garantiert, dass der Präsident Entscheidungen für die DFG fällt, die in keinem Interessenkonflikt zu den anderen Funktionen stehen?«, wollten wir am 30. September 2004 von der Pressechefin der DFG erfahren, und erhielten nach einem weiteren Telefonat am 1. Oktober 2004 die Antwort Ernst-Ludwig Winnackers übermittelt:

»Die Transparenz garantiert, dass es keine Interessenkonflikte geben kann. Außerdem sind Industrieunternehmen nicht antragsberechtigt bei der DFG und können folglich keine Mittel erhalten. Alle Förderentscheidungen fallen im Übrigen ohne Stimmrecht des Präsidenten und beruhen auf Gremienentscheidungen mit breiter Basis.«

Was der Präsident offensichtlich zu erwähnen vergaß: Nahezu alle Unternehmen, in denen er gegen Bezahlung mitwirkt oder berät, stehen auf der Förderliste des BMBF.

Das Verbundprojekt »In vitro Testsysteme zur Früherkennung nierenkanzerogener Substanzen« beispielsweise bringt der Bayer-Konzerntochter Bayer Health Care bis zum Laufzeitende im Jahr 2006 insgesamt 174 977 Euro aus den Mitteln des BMBF ein.

Das am 31. März 2004 beendete Forschungsvorhaben »Entwicklung von biologischen Markern« ließ gar 1 937 587 Euro und 11 Cent in die Kassen des Konzerns fließen, weitere 331 950 Euro und 12 Cent aus öffentlichen Mitteln brachte das am 30.6.2004 beendete Projekt »Identifizierung und Prävalidierung von hepatozellulären Biomarkern zur Erfassung und Prädiktion toxischer und kanzerogener Wirkungen von chemischen Stoffen« ein. Bis Juli 2004 lief ein mit 122 659 Euro dotiertes Vorhaben ebenfalls bei Bayer Health Care, im September 2003 war ein mit 221 482 Euro und 44 Cent finanziertes Projekt beendet worden.

Auch bei der von Winnacker gegründeten MediGene AG macht sich eine auffällige Förderaktivität des Bundesministeriums für Bildung und Forschung bemerkbar. In nur sechs Jahren strich die Firma, in deren Aufsichtsrat auch der wissenschaftlich-technische

Geschäftsführer des GSF-Großforschungszentrums, Ernst-Günter Afting, sitzt, über 2,72 Millionen Euro für vier Forschungsvorhaben ein. Neben den besagten Millionen aus öffentlichen Mitteln kommen weitere Millionen der TVM Venture Capital hinzu. Dort sitzt Winnacker ebenfalls als Berater. Diese führt als Risikokapitalfirma schließlich auch die MediGene AG im Portfolio.

Anders ausgedrückt: Winnackers Firma forschte an wissenschaftlich spannenden Projekten wie der Entwicklung von Vakzinen zur Behandlung von Gebärmutterhalskrebs mit Geldern des BMBF – und strich noch Risikokapital der TVM ein. Alles Zufall?

Damit nicht genug. Der größte deutsche Saatguthersteller, die in Einbeck ansässige KWS SAAT AG, darf für Projekte, die in den Jahren 2005 und 2006 enden, rund 4,14 Millionen Euro vom Referat 615 des BMBF erwarten – auch im Aufsichtsrat der KWS SAAT AG sitzt Ernst-Ludwig Winnacker.[31]

Weiter: Die bis zur Übernahme durch Sanofi-Synthelabo existierende Aventis Pharma GmbH profitierte ebenfalls von erheblichen Zuwendungen des BMBF. Für das Projekt »Entwicklung neuer Schlüsseltechnologien zur Funktionsanalyse von Ionenkanälen, Ionenpumpen und Transportern« gewährte das Referat 615 des Ministeriums für den Zeitraum 1. Juni 2003 bis 31. Mai 2006 exakt 2 066 681 Euro aus der Staatskasse. Am 30. Mai 2005 läuft ein anderes Forschungsvorhaben der Aventis Pharma aus, für das deutsche Steuerzahler 6 390 043 Euro und 61 Cent aufbrachten. Reiner Zufall, dass der Präsident der DFG nach Angaben seiner Institution auch Mitglied der Aventis Foundation war?[32] Die betrachtet sich selbst als eigenständige Stiftung, die ohne Bezug zur Aventis Pharma operiert – bis auf die Tatsache, dass sie einst vom Mutterkonzern gegründet wurde.

Die VFA-Connection

Der DFG-Chef auf der Payroll der Pharmaindustrie – und die öffentliche deutsche Forschungslandschaft unter der Kontrolle der Geldgeber aus dem Pharmabereich. Diese provokativ formulierte

Verknüpfung scheint tatsächlich zu bestehen, wie ausgerechnet eins der weltweit renommiertesten deutschen Forschungsvorhaben vermuten lässt: das Nationale Genomforschungsnetz (NGFN) und dessen Strukturen.

Auf den ersten Blick geht es um viel Prestige und um noch mehr Geld. Das im Jahr 2001 vom Bundesministerium für Bildung und Forschung etablierte Großprojekt soll als interdisziplinäres Netzwerk von Kliniken und Molekularwissenschaftlern den Weg zu neuen Wirkstoffen ebnen. Dafür gab das BMBF in der Zeit von 2001 bis 2003 rund 180 Millionen Euro aus. Im Jahr 2004 verkündete der Staatssekretär im BMBF, Wolf-Michael Catenhusen, eine weitere Finanzspritze in Höhe von 135 Millionen aus öffentlichen Mitteln. Bei der Vorstellung des Projekts gab sich Catenhusen alles andere als bescheiden. Das nationale Genomforschungsnetz sei ein weltweit einmaliges Großprojekt zur Bekämpfung von Volkskrankheiten. Dadurch, folgerte der Staatssekretär vor der Presse in Berlin, könnten »zielgenaue Medikamente entwickelt werden«. Insgesamt fünf Schwerpunkte stehen im Mittelpunkt der staatlichen Förderung: Herzkreislauferkrankungen, Krebs, Infektionen und Entzündungen, umweltbedingte Erkrankungen sowie Erkrankungen des Nervensystems. Vernetzt ist dabei die Elite der staatlichen Forschungsinstitute, darunter Institute der Helmholtz-Gemeinschaft Deutscher Forschungszentren: Das Deutsche Krebsforschungszentrum in Heidelberg (DKFZ), die Gesellschaft für Biotechnologische Forschung (GBF) in Braunschweig, das Max-Dellbrück-Centrum für molekulare Medizin (MDC) in Berlin-Buch, das GSF-Forschungszentrum für Umwelt und Gesundheit in Neuherberg bei München. Die Helmholtz-Gemeinschaft Deutscher Forschungszentren stellt mit 15 Forschungszentren und einem staatlichen Etat von rund 2,1 Milliarden Euro die größte Wissenschaftsorganisation Deutschlands dar – und vereint das Elitewissen von insgesamt 24 000 Mitarbeitern. Der Auftrag ist dabei klar definiert: »Die Helmholtz-Gemeinschaft identifiziert und bearbeitet große und drängende Fragen von Gesellschaft, Wissenschaft und Wirtschaft, insbesondere durch die Erforschung von Systemen hoher Komplexität.«

Angesichts einer solchen Expertise innerhalb des Nationalen Genomforschungsnetzes sparte auch die damalige Bundesministerin für Bildung und Forschung, Edelgard Bulmahn (SPD), nicht mit hochtrabenden Worten: »Für diese anspruchsvolle Aufgabe ist die Bündelung der führenden personellen, materiellen und technologischen Ressourcen unseres Landes notwendig. Das Bundesministerium für Bildung und Forschung hat deshalb im Rahmen des Zukunftsinvestitionsprogramms der Bundesregierung ›Forschung für den Menschen‹ das Nationale Genomforschungsnetz (NGFN) auf den Weg gebracht.«[33]

Was die Ministerin im Vorwort der Publikation nicht erwähnt hat: Die Lenkung und Steuerung des staatlichen Eliteprojekts erfolgt maßgeblich durch Vertreter der Pharmaindustrie und des Verbandes forschender Arzneimittelhersteller (VFA). Mit dabei in dem von der Ministerin am 23. April 2001 vorgestellten Lenkungsgremium ist auch der DFG-Chef Ernst-Ludwig Winnacker. Im April 2001 erklärte Bulmahn die Aufgaben des Gremiums: »Das Lenkungsgremium, das etwa die Funktionen eines Aufsichtsrates wahrnehmen wird, soll die inhaltliche Ausgestaltung und die strategische Perspektive des Programms maßgeblich mitgestalten und weiterentwickeln sowie dessen praktische Umsetzung überwachen.«

Als ob die Republik über keine Köpfe verfügte, die keine anderen Interessen verfolgen, legte Bulmahn die Geschicke der nationalen medizinischen Genomforschung in die Hände weniger Pharma- und Biotechkonzerne. Mit dabei im sechsköpfigen Lenkungsgremium waren beispielsweise Wolfgang Hartwig von der Bayer AG Pharma International, Tim Jessen – damals Chief Scientific Officer bei der Hamburger Evotec AG, Ernst-Ludwig Winnacker als DFG-Chef und gleichzeitig als Aufsichtsrat der BAYER AG und, an der Spitze des NGFN, der Chef des VFA selbst, gleichzeitig Manager der Unternehmensleitung bei Boehringer Ingelheim: Andreas Barner. Der vertritt als Vorstandsvorsitzender des VFA »die Interessen von 42 weltweit führenden Herstellern und ihren fast 100 Tochter- und Schwesterfirmen in der Gesundheits-, Forschungs- und Wirtschaftspolitik«. Immerhin: Die Mitglieder des VFA »repräsentieren rund zwei Drittel des gesamten deutschen Arzneimittelmarktes«.[34]

Wie sehr die Pharmaindustrie über das soeben beschriebene Lenkungsgremium die staatlich geförderte deutsche Arzneimittelforschung beeinflusst, wurde im Mai 2004 deutlich. In einer Erklärung des NGFN erfuhren die Leser, dass das Bundesministerium für Bildung und Forschung als »Grundlage für eine Weiterförderung des NGFN ab Mitte 2004 … in all seinen inhaltlichen Bereichen einer Zwischenevaluation durch externe Experten« unterzogen hatte. Seltsamer Zufall: »Ergebnis dieser Zwischenevaluation war ein von den Vorsitzenden des externen Lenkungsgremiums, Prof. Dr. Ernst-Ludwig Winnacker (Präsident der Deutschen Forschungsgemeinschaft) und Dr. Dr. Andreas Barner (Firmenleitung Boehringer Ingelheim) unterzeichnetes Thesenpapier an das Bundesministerium für Bildung und Forschung.«

Am 2. Juli 2003 schließlich verabschiedete das Bundeskabinett den Regierungsentwurf für den Bundeshaushalt 2004. Darin enthalten waren auch weitere 135 Millionen für das NGFN – nicht unabhängige Experten, sondern Industrievertreter und ein von Mitgliedern des VFA bezahlter DFG-Chef hatten die Grundlage dafür geliefert. Die Steuerung des Nationalen Genomforschungsnetzes hat unmittelbare Auswirkungen auf die Forschungsergebnisse. Mit über 80 Patentanmeldungen, rund 1500 wissenschaftlichen Publikationen und über 90 Produktideen »in Zusammenarbeit mit der Industrie« kann sich die Liste der Erfolge durchaus sehen lassen. Nur: Richtig gefährlich werden die Entdeckungen für die großen Arzneimittelhersteller des VFA nicht. Im Gegenteil. Über die direkte Einbindung der Pharmaindustrie in die Haushaltsentscheidungen der Bundesregierung lassen sich möglicherweise die Ziele, die es zu erreichen gilt, geschickt lenken. Während die Mitgliedsunternehmen des VFA die Preise für ihre patentgeschützten Medikamente absolut frei gestalten dürfen (siehe Kapitel 3), lenkt der Chef eben dieses Unternehmensverbandes die Geschicke des bedeutendsten staatlichen Netzwerks zur Wirkstoffentwicklung mit Hilfe der Genomforschung.

Horst Teltschik und Roche

Ungewohnt gläsern präsentiert sich seit geraumer Zeit der Schweizer Pharmagigant Roche, wenn es um die Vergütung seines Management-Teams geht. Laut Geschäftsbericht 2003 ist dem Baseler Unternehmen der Input eines jeden Verwaltungsratmitgliedes 300 000 Franken pro Jahr wert.

Horst Teltschick ist einer, der diese Summe wohl zu schätzen weiß. Der ehemalige Mitarbeiter im Bundeskanzleramt unter Helmut Kohl ist Mitglied im Verwaltungsrat des Pharmakonzerns Roche. Dort gehört er dem Finance & Investment Committee an, jenem Gremium also, das die Finanzoperationen des Konzerns überwacht. Männer wie Teltschick sind für ausländische Konzerne der Pharmaindustrie überaus wichtig – denn sie verfügen über hochkarätige politische Kontakte, die den Weg zum deutschen Markt ebnen helfen.

Wie das funktioniert, zeigt ein Beispiel aus der Flugzeugindustrie. Der US-Gigant Boeing ernannte am 4. März 2003 Teltschik zum Deutschland-Präsidenten des Unternehmens. Was sich die Amerikaner vom neuen Posten erhofften, geht aus ihrer Pressemitteilung hervor: »Auf dieser neu geschaffenen Position wird Teltschik für die Koordinierung aller geschäftlichen Aktivitäten von Boeing in Deutschland verantwortlich sein. Teltschik wird Boeings Präsenz durch die Entwicklung der Beziehungen zur Industrie, Regierung und Wissenschaft auf Gebieten gleicher Interessen ausbauen.«[35]

Dass diese Strategie Früchte trägt, erfuhren ausgerechnet europäische Airbus-Bauer spätestens aus der Wirtschaftspresse im November 2003. »Lufthansa als Geburtshelfer des neuen Boeing-Modells« überschrieb die *Financial Times Deutschland* ihre Story – und brachte die Sache auf den Punkt: »Mit einer Unterstützung für das Boeing-Modell würde die Lufthansa den zuletzt zurückgefallenen US-Konzern im Wettbewerb mit Airbus fördern.«[36]

Der Mann, der ab 1982 für Helmut Kohl als außen- und sicherheitspolitischer Berater im Kanzleramt arbeitete und an den Verhandlungen zur deutschen Wiedervereinigung entscheidend mitwirkte, reüssierte schon im Vorstand des Automobilbauers BMW. Dem gehörte er von 1993 bis 2000 an – um danach die Leitung der BMW-Stiftung Herbert Quandt zu übernehmen. Diese, erklärt der amerikanische Flugzeugbauer Boeing in seiner hauseigenen Teltschik-Vorstellung, hat aus Sicht der Industrie ein hehres Ziel: Sie hat es sich zur Aufgabe gemacht, »durch hochrangig besetzte Veranstaltungen den weltweiten Dialog zwischen Wirtschaft, Gesellschaft und Politik zu pflegen«.

Während ausländische Konzerne wie Boeing so handeln, um im globalen Kampf um Marktanteile zu bestehen, scheint für Menschen wie Teltschik Geld das Motiv ihres Wirkens zu sein. Patriotismus, Arbeitsplatzsicherung innerhalb der EU? Egal, Hauptsache die Kasse stimmt.

Wie das aussieht, offenbarte Horst Teltschik – wenn auch ungewollt – der deutschen Öffentlichkeit im Dezember 2000. Vor dem Berliner Untersuchungsausschuss »Parteispenden« verblüffte der ehemalige Kohl-Berater die Anwesenden mit einer Spesenabrechnung. Als »Entschädigung für entgangene Arbeitszeit am 16.11.2000, 6.00 bis 13.00 Uhr 7 Stunden à DM 759,00«, insgesamt also 5250 Mark, wie *Der Spiegel* damals belegte. Seinen Tagessatz als Berater gab Teltschik mit normalerweise 7500 DM pro Tag an, »den ich für den U-Ausschuss auf DM 6000 reduziert habe«. Der ehemalige Kanzlerberater hätte sich freilich in Sachen Entschädigung beraten lassen sollen. Nach dem Zeugen- und Sachverständigen-Entschädigungsgesetz standen Teltschik damals maximal 250 Mark pro Tag zu.

Die schlichte Gier nach Geld scheint Akteure zu locken – was sich für die Pharmaindustrie als wahrer Glücksfall erweist. Denn über prall gefüllte Kassen verfügen Konzerne wie Roche ohnehin.

Auch der deutsche Pharma- und Chemieriese Altana wurde auf Teltschik aufmerksam. Dort stand er ebenfalls auf der Honorarliste – wenn auch weitaus weniger publik als bei Roche.

Zweimal im Jahr führt die Altana eigene Herbert-Quandt-Stiftung, »einen wechselnden Kreis namhafter Persönlichkeiten aus Wirtschaft, Wissenschaft und Politik zusammen, um im Rahmen der Sinclair-Haus-Gespräche grundlegende Gegenwartsfragen zu erörtern«.[37] Im Mittelpunkt des 21. Gespräches dieser Art stand die politische Rolle, die Unternehmen im globalen Geschäft einnehmen. Aus dem Nähkästchen plauderte einer, der es wissen muss: Horst Teltschik.

Allein das wäre keine Zeile wert. Doch die Sinclair-Haus-Gespräche der Herbert-Quandt-Stiftung führen das zusammen, was im Grunde nicht zusammengehört. Neben Teltschik – Verwaltungsrat bei Roche – hat Altana einen weiteren Prominenten zu den Vortragenden erkoren: Ernst-Ludwig Winnacker, Präsident der DFG. Jenen Mann also, den das *Manager Magazin* zu den 50 Mächtigsten der Republik zählt: »Ohne seinen Segen, heißt es, dürfe in Deutschland keine Pipette angefasst werden.«[38] Auch Kanzler Gerhard Schröder ließ sich von Winnacker beraten – der bis Februar 2003 Mitglied des Nationalen Ethikrats war.

Die Bundestag-Connection

Winnacker bei Bayer, Barner beim BMBF, Teltschik bei Roche – wer spielt noch welche Rolle im Netz der Politikflüsterer?

Über 40 beim Bundestag registrierte Lobbyisten versuchten allein im Jahr 2003 einen direkten Einfluss auf die Gesetzgebung zu nehmen, wie das von der Bundeszentrale für politische Bildung herausgegebene Magazin *Fluter* Ende 2003 feststellte: »Durch den Druck der Pharmaindustrie ist während der Verhandlungen zwischen Regierung und Opposition über den so genannten Gesundheitskompromiss im Sommer dieses Jahres das Wirksamwerden einer Positivliste zum zweiten Mal auf der Zielgeraden der Gesetzgebung gestoppt worden.«[39]

Auch der Berater der Gesundheitsministerin Ulla Schmidt (SPD), Karl Lauterbach, zeigte sich vom Einfluss der Lobbyisten besorgt: »Wir werden mehr und mehr der Pharmamülleimer Europas.«

Was den Direktor des Instituts für Gesundheitsökonomie an der Universität Köln vor allem aufregte, war die Tatsache, dass nach

Scheitern der Positivliste Deutschland zu den wenigen Ländern der EU gehört, in denen der Staat nicht auflisten darf, welche Medikamente wirken, und welche nicht. Immerhin: Von den rund 40 000 in Deutschland zugelassenen Arzneimitteln hätten die gesetzlichen Krankenversicherungen nach Einrichtung der Positivlisten nur noch etwa die Hälfte bezahlen müssen.

Noch bevor sich die Politik dem Lobbydruck endgültig beugte und die Positivliste vom Tisch war, blies die Pharmabranche zum Angriff. Auf welche Weise Arzneimittelhersteller die Abgeordneten beeinflussen, zeigt das Beispiel des Präparates Alprostadil/Prostavasin. Das Mittel soll dem Hersteller Schwarz Pharma zufolge Durchblutungsstörungen beheben und auf diese Weise drohende Amputationen abwenden. Rund fünf Millionen Bundesbürger kämen auf Grund bestehender arterieller Verschlusserkrankungen als potenzielle Käufer in Frage – eine für die Mohnheimer Schwarz Pharma AG mehr als verlockende Aussicht.

Doch entgegen allen Erwartungen kam der Leiter der von der Bundesregierung eingesetzten Expertenkommission, Ulrich Schwabe, zu einem ernüchternden Schluss: Das Präparat, erklärte der Professor, habe »nach derzeit geltenden europäischen Prüfstandards keine ausreichend belegte Wirksamkeit für die arterielle Verschlusskrankheit«. Damit wäre das Medikament kein Kandidat für die Positivliste gewesen – und ohne auf dieser Liste zu stehen, hätten auch die gesetzlichen Kassen die Kosten für das Präparat nicht übernommen.

Auf einen Markt von fünf Millionen Patienten verzichtet kein Pharmaunternehmen. Kurz nachdem Schwabe sein Urteil über das Mittel bekannt gab, setzte Schwarz Pharma zur Offensive an. Eine Reihe von Digitalfotos, auf denen verstümmelte Beine und verfaulende Füße zu sehen waren, gingen via E-mail an die Mitglieder des Gesundheitsausschusses im Deutschen Bundestag. Falls das Medikament nicht doch auf die Positivliste gelange, drohten über 10 000 Menschen zusätzliche Amputationen, hieß es in der Nachricht.

Selbst der Vorsitzende des Gesundheitsausschusses, Klaus Kirschner, sah sich mit der unliebsamen elektronischen Post konfrontiert. »Wollen Sie, dass unser durchblutungsförderndes Mittel künftig den Versicherten nicht mehr zur Verfügung steht?«, schrieben die Absender der E-mail. Die vom Deutschen Bundestag herausgegebene Zeitschrift *Blickpunkt Bundestag* konstatierte daraufhin: »Die Botschaft war klar: Der SPD-Abgeordnete müsse mehr Amputationen verantworten, falls der Bundestag die damals noch diskutierte Positivliste für Arzneimittel beschließe.«[40]

Hinzu kamen Protestschreiben von Verbänden, darunter von der »Deutschen Gesellschaft für Versicherte und Patienten e.V.«, die vor der Rücknahme des Wirkstoffes Alprostadil aus der potenziellen Positivliste warnten. Nur: DGVP-Präsident Ekkehard Bahlo hat 26 Jahre für die Pharmaindustrie gearbeitet – von 1984 bis 1987 bei Schwarz Pharma als Marketingleiter.

»Gesponserte Selbsthilfegruppen« nennen kritisch eingestellte Medizinprofessoren wie Peter Schönhofer, Herausgeber des seit 1969 erscheinenden *arznei-telegramms*, derartige Organisationen. Die wiederum finden sich, *en masse*, als registrierte Gruppen in der »Lobbyliste« des Deutschen Bundestages.

Auch der Vorsitzende des Gesundheitsausschusses, Klaus Kirschner, musste gegenüber der ARD eingestehen, dass »irgendwelche Kampagnen ganz gezielt gemacht werden, um Druck auf Abgeordnete auszuüben«.[41]

Diesem Druck der Pharmalobby und ihrer unterstützenden Kohorten halten die gewählten Volksvertreter kaum stand. Die Arzneimittelkommission der deutschen Ärzteschaft revidierte Schwabes Einschätzung des fraglichen Präparats und stufte die Wirkstoffgruppe Alprostadil doch als medizinisch wirksam ein. Schönhofer glaubt das Umdenken innerhalb der Kommission erklären zu können: Eines ihrer Mitglieder, der Berliner Spezialist für Gefäßerkrankungen Heinz Heidrich, habe sich innerhalb der als unabhängig geltenden Kommission durchgesetzt – laut Schönhofer alles andere als Zufall. Denn Heidrich habe eine ganze Reihe von Anwendungsbeobachtungen für Schwarz Pharma durchgeführt, die vom Mohnheimer Medikamentenhersteller gesponsert worden seien[42] – ein Vorwurf, den Heidrich von sich weist.

Schließlich kippte die Positivliste selbst, weil die CDU nicht mitspielte. »Hinter dem CDU-Nein zur Positivliste stand vor allem aber der hessische Ministerpräsident Koch, in dessen Bundesland die Pharmakonzerne Aventis und Merck Steuern zahlen«, hieß es dazu in der ARD-Sendung »Bericht aus Berlin«.

Hinter dem Nein zur Positivliste standen auch, darf man mutmaßen, mangelnde Fachkenntnisse der meisten Abgeordneten. Allein die Besetzung des Gesundheitsausschusses lässt Zweifel an der Kompetenz des Gremiums aufkommen. Dessen Vorsitzender Klaus Kirschner gilt für die beim Bundestag eingetragenen Lobbyisten als Adressat für schriftliche Stellungnahmen im Rahmen der Anhörungen. So empfing Kirschner allein nach Vorlage des Gesetzentwurfes zur Positivliste etliche Schreiben.

Darunter eines vom Bundesverband der pharmazeutischen Industrie (BPI). Auf 138 Seiten dokumentierte der Verband die aus seiner Sicht gravierenden Mängel des Gesetzentwurfs – und demontierte im gleichen Atemzug den 244 Seiten starken Entwurf der Bundesregierung. Schon in der grundsätzlichen Stellungnahme forderte »der BPI den Gesetzgeber auf, von dem geplanten Gesetz über die Verordnungsfähigkeit von Arzneimitteln in der vertragsärztlichen Verordnung Abstand zu nehmen, und fordert die Bundesregierung auf, auf das Arzneimittel-Positivlisten-Gesetz zu verzichten und zügig und gewissenhaft eine große Reform anzugehen, die mehr Wettbewerb ermöglicht«.[43]

Neben dem BPI nahmen weitere 38 Interessenvertreter schriftlich Stellung zur Bundestags-Drucksache 15/800, wie der Gesetzentwurf der rot-grünen Koalition zur Einführung der Positivliste hieß. Die Schreiben gelangten zuerst an Klaus Kirschner, um dann, ordnungsgemäß, von allen Mitgliedern im Rahmen der Meinungsbildung gesichtet werden zu können.

Dabei stellten die Lobbyisten – je nach Interessenlage – eher verwirrende Fachinformationen zur Verfügung. Glaubt man nämlich den einzelnen Ausführungen, müssten Dilettanten, nicht gewählte Bundestagsabgeordnete der Regierungskoalition den Gesetzentwurf entwickelt haben. Denn: »Die mit dem Arzneimittel-Positivlisten-Gesetz vorgesehene Konstruktion ist … sachlich nicht gerechtfertigt und als Verstoß gegen den Grundsatz der Gewaltentrennung zu kritisieren«, meinte jedenfalls der Verband forschender Arzneimittelhersteller in seinem Beitrag zur Anhörung.[44]

Für in juristischen Fragen weniger bewanderte Abgeordnete lieferte der VFA im gleichen Schreiben die nötigen Informationen mit: »Zu § 6: Übergangsregelung neu auszugestalten. In § 6 Abs. 1 der Übergangsregelung wird für Arzneimittel, die in der Zeit vom 11.12.2002 und bis zum Inkrafttreten des Gesetzes zugelassen oder in den Verkehr gebracht wurden, die vorläufige Verordnungsfähigkeit auf 9 Monate begrenzt. Auch für diese Arzneimittel ist die vorläufige Verordnungsfähigkeit unbegrenzt zu gewähren (vgl. Ausführungen zu § 3 Abs. 1).«

Es geht auch direkter. Der Pharmahersteller Alk Scherax beispielsweise kam in seinem Beitrag ziemlich schnell zur Sache:

»Formulierungsvorschlag für AMPolG

Wir schlagen … vor, in § 3 des Referentenentwurfes einen neuen Abs. 3 mit folgendem Wortlaut einzufügen: Die Verordnungsfähigkeit von Rezepturarzneimitteln wird durch dieses Gesetz nicht beschränkt. Testallergene im Sinne des § 4 Abs. 5 des Arzneimittelgesetzes sowie Therapieallergene sind hingegen nur dann als Rezepturarzneimittel verordnungsfähig, wenn in dem entsprechenden Indikationsgebiet von diesem Allergen (Allergenquelle) bzw. einer Kombination von Allergenen kein Fertigarzneimittel mit gleicher Art der Anwendung nach diesem Gesetz verordnungsfähig ist.«[45]

Und so weiter und so fort. Für einen international anerkannten Experten, der selbst Mitglied der als wirklich unabhängigen zählenden Arzneimittelkommission der deutschen Ärzteschaft ist und vor den Fraktionen des Bundestages angehört wurde, werden solche Hearings zu einer »pseudodemokratischen Veranstaltung«. Der Grund: So gut wie alle Mitglieder des Gesundheitsausschusses und der beteiligten Fraktionen sind mangels Qualifikation gar nicht in der Lage, nach wissenschaftlich-medizinischen Kriterien zu entscheiden. Auf diese Weise werden sie zum Spielball der jeweiligen Interessengruppen.

»Mitunter bitten uns die Abgeordneten darum, jene Fragen aufzuschreiben, die man uns in der Anhörung stellen soll. Auf diese Weise wird der Schein einer ernsthaften Diskussion gewahrt – in Wirklichkeit wussten sie über alle Fraktionen hinweg nicht, was sie uns fragen sollen«, verrät der Insider im persönlichen Gespräch.[46]

Kein Wunder. So zweifelt zwar niemand an der Integrität des Vorsitzenden des Gesundheitsausschusses. Nur: MdB Klaus Kirschner ist Werkzeugmechaniker von Beruf – eine medizinische, klinische oder pharmakologische Ausbildung hat er nie absolviert.

Pharmakologische Begriffe, die sich je nach Standpunkt unterschiedlich einsetzen lassen, dürften dem Vorsitzenden ebenso spanisch vorkommen wie der Hinweis auf molekulare Wechselwirkungen – ein Defizit, dass die Pharmalobby genüsslich ausnutzt.

Neben Kirschner sind viele weitere Mitglieder – parteiübergreifend – vollkommen fachfremd. Was bei der Besetzung des Bundesbankpräsidenten-Postens durch den Wirtschaftsprofessor Axel Weber unisono gelobt wurde – die Wahl eines Ökonomen und damit Fachmanns an der Spitze der Bundesbank – spiegelt sich im Bundestag bei der Besetzung des Gesundheitsausschusses nicht wider. Parteibuch und Fraktionskarriere wiegen schwerer als die fachliche Ausbildung der Ausschussmitglieder.

Der stellvertretende Vorsitzende Wolfgang Zöller (CSU) beispielsweise ist Diplomingenieur. Zöllner verfügt über eine hervorragende Ausbildung in seinem Bereich: Abschluss als Diplomingenieur (FH), Facharbeiterprüfung als Mechaniker, Maschinenbauingenieur, Weiterbildung zum Sicherheitsingenieur. Was hat das alles mit dem deutschen Gesundheitswesen zu tun?

Wie sehr Fachkompetenz – wenn auch in umgekehrter Richtung – gefragt ist, demonstriert der VFA. Die ehemalige Bundestagsabgeordnete Cornelia Yzer (CDU) und parlamentarische Staatssekretärin von einst wechselte die Seiten. Heute bekleidet sie den gut bezahlten Posten der Hauptgeschäftsführerin beim Verband forschender Arzneimittelhersteller (VFA).[47] Ihr Job dort ist klar definiert. Sie muss für die »richtige« Kommunikation und die Platzierung der VFA-relevanten Themen sorgen – auch innerhalb des Deutschen Bundestags und bei den Ausschüssen, wo Gesetzesvorlagen und -entwürfe entstehen.

Derartige Lobbyarbeit hat längst nichts mehr mit Geheimniskrämerei zu tun. Die Methoden der Einflussnahmen bedienen sich vielmehr der Medien und einer wirksam inszenierten Öffentlichkeitsarbeit. »Problematisch wird es, wenn Interessen kollidieren«, schrieb dazu das vom Bundestag herausgegebene Wochenblatt *Das Parlament*, und: »Gefährlich wird es, wenn man auf der Payroll steht.«[48]

In der Sendung vom 2. April 2004 wies der »Bericht aus Berlin« (ARD) auf ein weiteres Beispiel hin. Die Rechtsanwältin Anja Hollmann erklärte, durch juristische Hinweise unbeabsichtigte Nebenwirkungen der Gesundheitsreform bei rezeptfreien Medikamenten korrigiert zu haben. Die Juristin gab sich gegenüber der Öffentlichkeit durchaus kommunikativ: »Darunter fällt jetzt aber nicht nur Aspirin oder ein Schnupfenmittel. Sondern darunter fallen auch lebensnotwendige Medikamente für chronisch Kranke, für Diabetiker, für Dialyse-Patienten. Wir haben den Gesetzgeber darauf hinweisen können, dass er eine redaktionelle Änderung vornehmen konnte, so dass diese jetzt wieder erstattungsfähig sind.«

Was hinter den Kulissen läuft, schilderte schließlich SPD-Mitglied Karlheinz Maldaner: »Es kommt vor, dass wir bei größeren Gesetzesvorhaben Alternativformulierungen vorschlagen und dann auch weitergeben an die Arbeitsebene des Ministeriums, die dann darüber entscheidet, ob es für sie brauchbar ist, ob sie es verwirft oder Teile davon übernimmt. Das kommt vor, ja.«

Maldaner weiß wovon er spricht. Er war seit 1998 lange Zeit Beauftragter für Politik der Deutschen Telekom in Berlin – zuvor leitete er unter anderem das Büro des damaligen SPD-Fraktionsvorsitzenden Hans-Ulrich Klose. Männer wie Maldaner sind auch heute gefragt: Seit Mai 2004 ist er Leiter der Degussa-Repräsentanz in der Hauptstadt.[49] Warum, erklärte der Degussa-Vorstandsvorsitzende Utz-Hellmuth Felcht. »Die Kontakte zwischen Wirtschaft und Politik können nicht intensiv genug sein«, und: »Dazu wird unser Berliner Büro einen wichtigen Beitrag leisten.«[50]

Die Regierungs-Connection

Für viele gelten sie als inkompetent, schlecht informiert oder einfach nur als »Spielball« der Kassen(zahn)ärztlichen Vereinigungen oder der Pharmaindustrie. Ein Blick auf die deutschen Gesundheitsminister und -ministerinnen der letzten Jahrzehnte scheint diesen Eindruck zu bestätigen: Kaum ein Amtsinhaber kam vom Fach.

Ulla Schmidt (SPD) war Sonderschullehrerin, ihre 2002 aus dem Bundestag ausgeschiedene Vorgängerin Andrea Fischer (Bündnis 90/Grüne) studierte Volkswirtschaft. Selbst der als kompetent geltende Horst Seehofer (CSU), der von 1992 bis 1998 die Geschicke der Gesundheitspolitik leitete, war Diplomverwaltungswirt (FH) – und somit ebenso fachfremd wie seine Vorgängerin Gerda Hasselfeldt (CSU). Sie war in ihrer Amtszeit von 1991 bis 1992 als Diplom-Volkswirtin an der Spitze des Ministeriums. Auch Rita Süssmuth (CDU). Heiner Geißler (CDU) und Ursula Lehr (CDU), die allesamt im Kabinett Kohl als Gesundheitsminister agierten, wiesen keine Ausbildung auf diesem Gebiet auf. Anke Fuchs (SPD) leitete als studierte Juristin 1982 die Geschicke der Gesundheitspolitik.

Zweifelsohne legt die über 50-jährige Geschichte der bundesdeutschen Gesundheitspolitik nahe, dass die Männer und Frauen an der Spitze des Ministeriums – das mitunter mehrfach den Namen wechselte – durchweg hehre Ziele verfolgten.

1953 erhob die Regierung Adenauer die Familienpolitik in den Rang eines Ministeriums. Franz-Josef Wuermeling (CDU) wurde als erster Bundesminister für Familienfragen berufen und war bis 1962 im Amt. Bekannt wurde Wuermeling durch den nach ihm benannten »Wuermeling-Pass«, mit dem Kinder und Jugendliche aus kinderreichen Familien zum halben Preis mit der Bahn reisen konnten.

Zu Zeiten des Wirtschaftsaufschwungs folgten eine Reihe sozialer Errungenschaften, und es wäre verfehlt, die fachfremde Ausbildung der Ministerienleiter pauschal anzuprangern. Doch die Errungenschaften der Ministerien für Gesundheit waren meist Fortschritte in der Familienpolitik.

So wurde 1955 beispielsweise mit dem Kindergeldgesetz erstmals ein Kindergeld in Höhe von 25 DM ab dem dritten Kind vorgesehen. In der Amtszeit von Heiner Geißler (CDU) wurde die Stiftung »Mutter und Kind« gegründet und auf diese Weise die Möglichkeit des Erziehungsurlaubs geschaffen. Nach dem 1986 in Kraft getretenen Bundeserziehungsgeldgesetz konnten berufstätige Mütter oder auch Väter nach der Geburt eines Kindes zunächst 10 Monate, ab 1992 dann bis zu drei Jahre pausieren, ohne ihren Arbeitsplatz zu verlieren. Außerdem hatten sie erstmals Anspruch auf ein einkommensabhängiges Erziehungsgeld des Bundes von 600 DM.

Rita Süssmuth (CDU) warb für die bessere Vereinbarkeit der Familie mit anderen Lebensbereichen für beide Partner. In ihrer Amtszeit wurden erstmals drei Jahre für Kindererziehungszeiten von Müttern oder Vätern in der gesetzlichen Rentenversicherung anerkannt, die in der Rentenanwartschaft mit dem Durchschnittsverdienst der Bundesbürger bemessen werden.

Ursula Lehr schließlich, die als Psychologieprofessorin von 1988 bis 1991 Bundesministerin für Jugend, Familie, Frauen und Gesundheit war, geriet 1989 in harte Kontroversen mit ihrer CDU/CSU-Bundestagsfraktion, als sie Kinderbetreuung für unter Dreijährige forderte und vorschlug, so genannte Krabbelstuben zu eröffnen.[51]

Gesundheitspolitik war in Deutschland schon immer eng mit der Familienpolitik verbunden, im Vergleich zu vielen anderen Ländern ein beachtenswerter Erfolg. Mit der zunehmenden Globalisierung und der massiven Fusionswelle im Pharmageschäft wuchsen vollkommen neue Giganten heran, deren Ziele direkt mit jenen der ursprünglich eng gekoppelten Gesundheits- und Sozialpolitik kollidierten. Noch heute heißt das entsprechende Ministerium Bundesministerium für Gesundheit und soziale Sicherung – und kann angesichts der enormen Machtverschiebung zu finanzkräftigen Pharmariesen und Ärzteorganisationen den letzten Aspekt längst nur noch bedingt erfüllen.

Das einst im Sinne des Gemeinwohls konstruierte gesundheitspolitische Bauwerk fing an, Risse zu bekommen, weil die Forderungen der Kassen(zahn)ärztlichen Vereinigungen und der Pharmaindustrie ins Bodenlose stiegen, während Verwaltungsausgaben der gesetzlichen Krankenkassen explodierten und die Kassen zu trägen Giganten mutierten (siehe Kapitel 2, 3 und 5).

Dieser Entwicklung hätte frühzeitig Einhalt geboten werden müssen. Doch kein Minister, keine Ministerin vermochte sich der Pharmaindustrie und KV/KZV-Ärztelobby zu widersetzen. Statt die simple Frage nach der Verhältnismäßigkeit der geforderten Mittel zu stellen, sparte man konsequent bei jener Gruppe, die keine eigene Lobby aufbringen kann: den Patienten.

Heute hat sich diese Entwicklung verselbständigt. Die Entscheidungen des Ministeriums für Gesundheit sind zwar wohl überlegt – aber anscheinend oft im eigenen Interesse und nur noch selten für die Patienten konzipiert.

So ist in Deutschland die Hälfte aller erhältlichen Medikamente nicht auf ihre Wirksamkeit und Verträglichkeit hin untersucht, da erst das 1978 verabschiedete Arzneimittelgesetz solche Tests vorschrieb. Für Mittel, die sich zu dieser Zeit bereits auf dem Markt befanden, waren Tests nicht obligatorisch.

Dies ist ein Missstand, den jede Bundesregierung im Sinne der Patienten konsequent beheben müsste. Doch statt mit den Arzneimittelherstellern Tacheles zu reden, üben sich Politiker aller Parteien in freundlicher Eintracht mit der Branche.

Von dem im Mai 2003 vom Bundestag beschlossenen Entwurf zur Arzneimittelgesetz-Novelle (AMG) erwarteten Experten eine verbindliche Lösung des Alt-Arznei-Problems. Doch die übermächtige Pharmalobby setzte sich durch: Pillen-Antiquitäten können auch dann eine Nachzulassung erhalten, wenn die Hersteller keine Sicherheitsdaten eingereicht haben.

Damit nicht genug. Denn selbst im Falle eines ablehnenden Bescheids dürfen Pharmakonzerne ihre Oldies ganze zwei Jahre lang weiterverkaufen – und die entsprechenden Gewinne auf Kosten der Patienten einstreichen. Selbst rund 7000 Medikamente, denen eine Gnadenfrist bis zum Jahr 2005 eingeräumt wurde, sind danach weiterhin auf dem Markt.

Für den Pharmahersteller Pfizer wird sogar die US-Regierung aktiv, wie der *Spiegel* berichtete. »Stets wenn das Bundesgesundheitsministerium Schmidt ein Auge auf die Pharmaausgaben wirft, wird die amerikanische Botschaft tätig, »um irreparablen Schaden für Pfizer zu vermeiden«, heißt es dem Magazin zufolge in einem Brief an Ulla Schmidt.[52]

Ulla Schmidts Rechnung, in Anbetracht der explodierenden Arzneimittelkosten einen generellen Preisabschlag von vier Prozent im Wert von 245 Millionen Euro zu verfügen, ging infolge solcher Aktionen nicht auf. Im Herbst 2001 zitierte Gerhard Schröder seine Ministerin ins Kanzleramt, wo bereits zwei Abgeordnete und drei Vertreter der Pharmalobby auf sie warteten. Sie zwangen Schmidt zu einem Kuhhandel: Wenn die Ministerin ihren bereits im Bundestag als Gesetz beschlossenen Vorschlag zurückziehe, zahlten die VFA-Unternehmen insgesamt 200 Millionen Euro an die Krankenkassen. Schmidt nahm an und verzichtete darüber hinaus zwei Jahre lang auf eine Preisregulierung.

Der Kreis schließt sich

Die Nachricht lief im Juni 2004 über die Nachrichtenticker und erreichte anschließend über die Presse Deutschlands Patienten. Über Mahnbescheide forderten Ärzte säumige Patienten auf, die Praxisgebühr von zehn Euro pro Quartal zu zahlen. Immerhin rund 200 000 Briefe gingen nach Angaben der Kassenärztlichen Bundesvereinigung an gesetzlich Versicherte, die die Gebühr sechs Monate nach Inkrafttreten der Gesundheitsreform noch immer nicht entrichtet hatten.

Dabei hatten die 200 000 Angemahnten, wie die restlichen Bürger der Bundesrepublik, bereits ganz andere Summen in die Kassen des Gesundheitswesens gepumpt – wenn auch unwissentlich und von der Öffentlichkeit unbemerkt in Form von Steuergeldern mit mehr als fraglichen Zielen.

Millionenbeträge an öffentlichen Geldern fließen nämlich aus dem Bundesministerium für Bildung und Forschung (BMBF) ausgerechnet an Unternehmen, die Milliardengewinne im Gesundheitsmarkt erwirtschaften, indem sie kranke Menschen zur Kasse bitten. Auch Firmen, in deren Beiräten Abgeordnete des Deutschen Bundestages sitzen, erhalten auf wundersame Weise staatliche Zuwendungen in sechs- oder siebenstelliger Höhe. Die Bemühungen der beteiligten Clans, Einfluss auf die Politik auszuüben, äußert sich demnach nicht nur in der indirekten Mitgestaltung der Gesetze. Sie zahlt sich auch, für die Mehrheit der Menschen im Lande nicht erkennbar, in Euro und Cent aus.

Zwar weisen alle Beteiligten einen Zusammenhang zwischen ausgeübter Funktion und politischen Entscheidungen von sich. »Aus der parlamentarischen Praxis kann ich Ihnen mitteilen, dass in meinem Fall derartige Konflikte nicht auftreten«, beteuert beispielsweise der Vorsitzende der Arbeitnehmergruppe der CDU/CSU-Bundestagsfraktion und Staatssekretär a.D. Gerald Weiß, und liefert eine mögliche Erklärung gleich mit: »Das fällt mir deshalb leicht, weil ich keine finanziellen Beziehungen zu den so genannten Multis habe.«

Andere Abgeordnete können derartige Trennungen nicht nachweisen. Der ehemalige Bürgermeister der Stadt Köln, Professor Rolf Bietmann (CDU), fungiert als stellvertretendes Mitglied des Gesundheitsausschusses im Deutschen Bundestag – und unter anderem auch als Vorsitzender des Aufsichtsrates der GEW RheinEnergie AG in Köln. Wie es der Zufall so will, erhielt das Kölner Unternehmen, dessen Aufsichtsratvorsitzender MdB Bietmann heute ist, unter dem Förderkennzeichen 02WT0006 exakt 311 161 Euro und 50 Cent an öffentlichen Geldern vom Referat 623 des Bundesministeriums für Bildung und Forschung (BMBF). Zweck der Zuwendung: Die »praxisorientierte Bewertung gentoxischer Potenziale von Schwimm- und Badebeckenwasser« als Teil des Verbundprojekts »Sicherheit von Schwimm- und Badebeckenwasser aus gesundheitlicher und aufbereitungstechnischer Sicht«, das am 31. 12. 2003 endete.

Auch jene Gesundheitsausschuss-Mitglieder, die neben anderen Funktionen auch Mitglieder des Beirats für Zukunftsfragen der Altersvorsorge bei der Allianz Lebensversicherungs AG sind, hätten wissen müssen, dass diese auch Gelder des BMBF einstrich und allein für das Projekt »Systematische Software-Qualitätsverbesserung durch zielorientiertes Messen und Bewerten sowie explizite Wiederverwendung des Software-Entwicklungs-Know-Hows« insgesamt 182 340 Euro und 49 Cent erhielt.

Weitaus weniger bescheiden erweist sich der Umgang mit Steuergeldern, wenn es um die Finanzierung großer Pharmakonzerne geht.

Am 11. 11. 2003 erfuhr die Öffentlichkeit angesichts der bisherigen Fakten folgende Nachrichten aus dem BMBF: »Bundesforschungsministerin Edelgard Bulmahn und der Präsident der Deutschen Forschungsgemeinschaft, DFG, Professor Ernst-Ludwig Winnacker, haben eine gemeinsame Initiative für die patientennahe medizinische Forschung in Deutschland vorgestellt ... Damit können in Deutschland nun erstmals klinische Studien unabhängig von ihrer Fragestellung oder von der jeweiligen Krankheit finanziert werden.«

Zweifellos ist das auf vier Jahre angelegte und mit 40 Millionen Euro ausgestattete Programm eine sinnvolle Investition des BMBF – die sich aber im Vergleich zu den ungleich höheren Millioneninvestitionen des Ministeriums in Forschungsvorhaben führender Pharmagiganten relativ gering ausnimmt.

Einen nachvollziehbaren Grund, Unternehmen mit Milliardengewinnen aus dem öffentlichen Haushalt mitzufinanzieren gibt es de facto nicht. So müssen sich die Beteiligten – auch wenn sie immer wieder jegliche Zweifel an Ihrer Integrität zurückweisen – die Frage gefallen lassen: Kann das alles Zufall sein?

Keinesfalls, wie wir zu dokumentieren versuchen. Das politische Netz scheint vielmehr nahezu perfekt zu funktionieren. Der Schweizer Gigant Roche beispielsweise, dessen Jahresgewinn seit 1999 konstant jedes Jahr über 4 Milliarden Schweizer Franken liegt, braucht sich um seine im deutschen Penzberg angesiedelte Tochter Roche Diagnostics GmbH kaum Sorgen über den Zufluss frischer Forschungsgelder für kommende Blockbuster zu machen.

Denn die BMBF-Referate 614, 511, 615, 623 und 612 bewilligten im Zeitraum von 1978 bis zum 31. 12. 2003 über 40 Millionen Euro für Roche Diagnostics – davon allein rund 17 Millionen Euro seit 1990. In diesem Lichte erscheint die Besetzung des Verwaltungsrates bei Roche mit dem Polit-Schwergewicht Horst Teltschik als strategisch logische Fortsetzung einer langen Tradition: Berater wie er kennen die Mechanismen der Politik – und die Vergangenheit zeigt, dass der Konzern in puncto öffentlicher Fördergelder kein Kostverächter ist.

Vergabepraktiken des BMBF erfolgen offenbar nach dem Gießkannenprinzip, wenn es um die Großen der Pharmabranche geht. Seit 1995 flossen rund 8 Millionen Euro aus öffentlichen Mitteln an die Berliner Schering AG, die sich, wie nahezu alle Großen der

Branche, nicht scheut, neben den Versicherten des Gesundheitswesens gleich alle Steuerzahler der Republik auf diese Weise zur Kasse zu bitten.

Allein das Verbundprojekt »Aufklärung der zellbiologischen Mechanismen der Alzheimer-Erkrankung« förderten diese – wohl ohne es zu ahnen – von 1996 bis 1998 mit insgesamt 2 413 090 Euro und 61 Cent. Für den Konzern eine erfreuliche Summe – und möglicherweise ein Grund für den Anstieg des Gewinns von 418 Millionen Euro im Jahr 2001 auf 867 Millionen Euro nur ein Jahr später.[53]

In welcher Form der Schering-Konzern einen möglichen Alzheimer-Blockbuster betroffenen Patienten tatsächlich billiger anbieten würde, bleibt sein Geheimnis und wäre kaum zu überprüfen.

Verbindungen zum politischen Establishment lassen sich auch bei Schering nachweisen. Denn im Aufsichtsrat des Konzerns sitzt bis zum Jahr 2009 unter anderen auch der promovierte Politologe Reiner Hagemann.[54] Dieser ist Vorstandsvorsitzender des Versicherungsgiganten Allianz – in dessen Beirat für Zukunftsfragen bekanntlich der Bundestags-Abgeordnete Andreas Storm (CDU) tätig ist. Hagemann geriet im Sommer 2003 in den Blickpunkt der Medien und des Bundeskartellamts, als Letzteres dem Versicherer illegale Preisabsprachen vorwarf, die vom Unternehmen allerdings dementiert wurden. Damals gab Hagemann zu, »dass auch bei uns teilweise gegen geltendes Recht verstoßen wurde«.[55]

Der Förderkatalog des BMBF offenbart, dass auch weitere Unternehmen massiv und über Jahre hinweg aus Bundesmitteln finanziert werden. Auf der Liste der Zuwendungsempfänger finden sich neben Aventis Pharma, Roche Diagnostics oder Schering auch Namen wie Eppendorf oder Altana Pharma (rund 3,8 Millionen Euro seit 1983). Boehringer Ingelheim erfreut sich seit 1987 über fast 20 Förderrunden und Zuwendungen in Höhe von über 7,5 Millionen Euro an den Konzern oder an die einzelnen Töchter Pharma und Vetmedica. Glückliche Fügung – Andreas Barner, Chef des VFA und als Lenkungsmitglied des Nationalen Genomforschungsnetzes eine wichtige Beraterpersönlichkeit für das BMBF, sitzt, wie erwähnt, gleichzeitig bei Boehringer Ingelheim.

Wie die Bundesmittel potenziell der Steigerung des Konzerngewinns dienen, demonstriert exemplarisch das Beispiel des Pharmaherstellers Grünenthal. Das BMBF finanzierte das Forschungsvorhaben »Molekulare Schmerzforschung« des Aachener Konzerns mit 6 851 570 Euro und 43 Cent. Zweifelsohne gehört der Arzneimittelhersteller zu den renommiertesten der Republik – 1948 war Grünenthal das erste Unternehmen, das in der Bundesrepublik das Antibiotikum Penicillin herstellen und vermarkten konnte.

Heute verdient der Konzern, der seit dem Jahr 2000 jährlich über 500 Millionen Euro mit seinen Präparaten umsetzt, einen Großteil seiner Gelder mit dem Verkauf von Schmerzmitteln. Insbesondere Patienten mit chronischen Schmerzen, die über einen langen Zeitraum hinweg behandelt werden müssen, bilden einen Teil der Zielgruppe für Grünenthals Opioid-Wirkstoffe. Als besonders effektiv erweisen sich dabei so genannte Schmerzpflaster, bei denen der Wirkstoff wohl dosiert über die Haut des Patienten aufgenommen wird. Den Gewinn an Lebensqualität lässt sich das Unternehmen freilich gut bezahlen: 20 Pflaster mit dem Wirkstoff Buprenorphin beispielsweise kosten rund 394 Euro – und werden bis auf die übliche Zuzahlung von 10 Euro im vollen Umfang von der Gesetzlichen Krankenversicherung bezahlt, wenn Ärzte das entsprechende Rezept ausstellen.

Auf diese Weise profitieren Pharmakonzerne gleich zweifach vom Staat: Indem sie die Preise für patentgeschützte Mittel absolut frei gestalten dürfen und indem sie – wie in diesem Beispiel – Millionenbeträge an öffentlichen Geldern für die Erforschung jener Gebiete erhalten, mit denen sich das meiste Geld verdienen lässt.

Die 6,8-Millionen-Förderung des BMBF war bei Grünenthal alles andere als ein Einzelfall: Von 1982 bis zum 30.4.2004 erhielt der Arzneimittelhersteller rund 25 Millionen Euro aus Bundesmitteln für die Umsetzung von zehn Forschungsprojekten.

Besonders förderfreudig erwies sich das BMBF nach 1998: Unter Forschungsministerin Bulmahn erhielt Grünenthal laut Förderkatalog des Ministeriums in nur sechs Jahren über 11,6 Millionen Euro zugeschossen.

Warum solche Gelder nicht der freien universitären Forschung zukommen, bleibt das Geheimnis der Bundesregierung. Unsere Anfrage nach den Gründen für die mehr als seltsam anmutende Vergabepraxis beantwortete die Pressestelle des BMBF am 1. Oktober 2004 – und sagte de facto nichts:

»Das BMBF fördert die Zusammenarbeit von Forschung und Wirtschaft. Dies ist gerade auch im Pharmabereich von besonderer Bedeutung. Hier werden die Erkenntnisse der Wissenschaftlerinnen und Wissenschaftler noch zu selten und oft zu spät für die Entwicklung neuer Medikamente berücksichtigt. Das Bundesforschungsministerium unterstützt hier die Grundlagenforschung für neue medizinische Substanzen. Die Herstellung neuer Präparate ist dann allein in der Verantwortung der Wirtschaft. Mit dieser Kooperation fließen erhebliche Mittel der Wirtschaft zusätzlich in die Forschung.«

Die von vielen Medien oft vermutete Verflechtung von Politik und Unternehmen im Gesundheitswesen lässt sich aus juristischer Sicht nicht anprangern. Wohl aber sollte sich die Öffentlichkeit – und vor allem die zahlenden Patienten – Gedanken machen dürfen, ob der Grad der »Vernetzung« nicht längst über das Maß des Erträglichen hinausgeht.

Allein die Förderung der exemplarisch aufgeführten Unternehmen Roche Diagnostics, Schering, Boehringer Ingelheim, Grünenthal, Altana Pharma und Bayer Health Care kostete die deutschen Steuerzahler weit über 100 Millionen Euro.

In vielen Gremien der Industrie – bei Krankenversicherern ebenso wie in Pharmaunternehmen oder bei Consulting-Agenturen für die Gesundheitsbranche – finden sich aktive Mitglieder des Deutschen Bundestages wieder.

Etwa Dr. Michael Franz Wilhelm Fuchs, der, wie bereits zu Beginn dieses Kapitels angeschnitten, sowohl Mitglied des Gesundheitsausschusses ist, als auch im Beirat der Unternehmensberatung Kienbaum Consultants sitzt. Erstaunlicher Zufall: Für einen Projektzeitraum von lediglich sechs Monaten erhielt das Unternehmen im Jahr 2004 genau 344 520 Euro vom Referat 516 des Bundesministeriums für Bildung und Forschung über den Projektträger Jülich zugebilligt. Ein Jahr zuvor hatte das gleiche Referat für die »Entwicklung, Erhebung und Auswertung von Kriterien zu Leistungsfähigkeit und Erfolg der Patent- und Verwertungsagenturen« immerhin 281 996 Euro an Kienbaum Management Consultants GmbH freigegeben. Inwieweit die Beirat-Besetzung bei Kienbaum die Entscheidungen des BMBF mit beeinflussen könnte, darüber lässt sich allenfalls spekulieren – doch für Experten der Szene wie beispielsweise den Verfassungsrechtler Hans Herbert von Arnim lag die Erklärung für solche Strukturen schon im Jahr 2001 auf der Hand: »Die mangelnde Distanz zur Politik spiegelt sich – sozusagen symbolisch räumlich – auch darin wieder, dass Kienbaum in Düsseldorf im selben Haus residiert wie Clements Staatskanzlei. Kienbaums Vater war übrigens früher selbst Minister in Nordrhein-Westfalen.«[56] Mittlerweile ist Wolfgang Clement (SPD) Wirtschaftsminister in Berlin und die Staatskanzlei in Düsseldorf umgezogen. Doch die Strukturen, hat es den Anschein, haben überlebt.

Doch bei weitem nicht alle Player im Netz des Politikclans lassen sich entdecken. Während exponierte Persönlichkeiten wie der DFG-Chef kaum eine Chance hätten, ihre Verbindungen zu Unternehmen und zur Politik geheim zu halten und Abgeordnete auf Grund der veröffentlichungspflichtigen Angaben wenigstens zum Teil »gläsern« bleiben müssen, agieren viele Beteiligte der zweiten Reihe weitgehend unbehelligt.

Sie alle – exponierte Persönlichkeiten ebenso wie Strippenzieher hinter den Kulissen – weisen den Vorwurf der Befangenheit, gar des Verlustes ihrer Integrität, weit von sich. Trotzdem müssen sie sich angesichts der von uns aufgezeigten Beispiele von der Öffentlichkeit fragen lassen, inwieweit ihr Tun noch dem Gemeinwohl dient.

Leidtragende dieser Entwicklung sind allein die Patienten. Sie zahlen die Zeche, durch höhere Zuzahlungen, durch die zunehmenden Belastungen und Übernahme der Kosten im deutschen Gesundheitswesen. Auch Sie, als Leser oder Leserin dieses Buches, dürfen sich guten Gewissens fragen, wem Ihre Steuern zugute kommen: Bayer? Roche? Kienbaum? Schering?

Und wenn Sie in der Apotheke zuzahlen, dürfen Sie daran denken, dass Millionenbeträge in dreistelliger Höhe aus dem Bundeshaushalt an so manche jener Firmen fließen, deren teure Medizin

Sie gerade in den Händen halten. Das Prinzip könnte »Doppelt hält besser« heißen: Neben Forschungsgeldern des BMBF streichen viele Unternehmen auch noch die Gelder der bereitwillig zahlenden gesetzlichen Krankenversicherung ein.

Die Politik übt sich indes in schönen Worten. So begründete das BMBF in einer gemeinsamen Pressemitteilung mit der DFG die immerhin 40-Millionen-Finanzspritze für eine unabhängige klinische Forschung – während sie die Förderung der privaten Konzernforschung vollends unerwähnt ließ. »Damit«, stellte Ministerin Bulmahn fest, »haben wir den Grundstock gelegt, auf dem wir nun gemeinsam mit der Deutschen Forschungsgemeinschaft klinische Spitzenforschung in Deutschland etablieren können.«

Kapitel 5: Die Kassen

Der Koloss

Die Zahl ist beeindruckend. Nahezu ein Drittel der jährlich anfallenden Kosten des deutschen Gesundheitswesens, über 140 Milliarden Euro, bringen die Versicherten der Gesetzlichen Krankenversicherung (GKV) auf. In über 288[1] gesetzlichen Krankenkassen sind mehr als 70 Millionen Menschen[2] versichert, wie der Gesundheitsbericht für Deutschland schon in seinem Erscheinungsjahr 1998 konstatierte – immerhin fast 90 Prozent der Gesamtbevölkerung. Weitere neun Millionen Menschen sind privat versichert, doch die sorgen in erster Linie für sich selbst. Die etwa 600 000 Angehörigen von Bundeswehr und Polizei wiederum sind über die »freie Heilfürsorge« in einem eigenständigen Sicherungssystem abgesichert, während für die im Jahr 2004 gezählten 1,3 Millionen Sozialhilfeempfänger der Staat im Rahmen der »Hilfe in besonderen Lebenslagen« für die Gesundheitskosten aufkam.

Einen Großteil der Einnahmesumme von 140,636 Milliarden im Jahr 2003 erhalten Ärzte, Pharmaindustrie und Medizinprodukthersteller. Für ärztliche Behandlungen etwa bekamen die Doktoren 24,276 Milliarden Euro, zahnärztliche Behandlungen ohne Zahnersatz kosteten die GKV 8,01 Milliarden Euro. Über 24,19 Milliarden zahlte die Solidargemeinschaft für Arzneimittelausgaben, während der Posten »Heil- und Hilfsmittel und Dialyse« mit 9,257 Milliarden Euro zu Buche schlug. Für Krankenhausbehandlungen insgesamt fielen 46,84 Milliarden an, eher bescheiden auf ersten Blick hingegen erscheinen Posten wie Fahrtkosten (2,84 Mrd.), Anschlussrehabilitationen (1,62 Mrd.) oder Kuren (2,58 Mrd., alle Angaben in Euro). Sich über die hohen Geldflüsse an Ärzte und Zahnärzte aufzuregen, wäre aus Sicht der Kassen unangebracht. Denn ihre eigenen Verwaltungskosten liegen mit jährlich über 8 Milliarden Euro netto auf Niveau der Zahnarztforderungen.

Ein vom Bundesministerium für Gesundheit und soziale Sicherung (BMGS) erstelltes Papier listet die Verwaltungsausgaben der GKV nach Verwendungszwecken und im Detail auf.[3] Ein Blick in die akribisch geführten Konten des BMGS lohnt allemal, vor allem wenn es darum geht, die Entscheidungen der Kassen an späterer Stelle dieses Kapitels in Relation zu den eigenen Ausgaben zu stellen.

Um welche Dimensionen es sich dabei handelt, verdeutlicht allein die Zahl der Beschäftigten. Im Jahr 2003 gibt das BMGS 146 829 Beschäftigte der GKV an.

Unter der Kontengruppe 700 führt das BMGS die Ausgaben für Löhne, Dienstbezüge und Gehälter der GKV mit 5,136 Milliarden Euro auf. Um diese Summe aufzubringen, zahlte im Jahr 2003 jeder gesetzlich Versicherte 101,21 Euro in die Kassen der GKV ein.

Was die Solidargemeinschaft durch ihre Mitgliedsbeiträge zusätzlich finanziert, beschreibt die Kontengruppe 704. Unter dem Oberbegriff »Sonstige persönliche Verwaltungskosten« tauchen Ausgaben in Höhe von 46,03 Millionen Euro auf. Während die Kassen im sozialen Bereich sparten und den Posten »Zuschüsse zur Gemeinschaftsverpflegung und für soziale Einrichtungen« (Konto 7040) gegenüber dem Vorjahr um 2,32 Prozent auf 2,979 Millionen reduzierten, stiegen die Ausgaben für »Trennungsgeld, Umzugskostenvergütungen und Fahrtkostenzuschüsse« (Konto 7042) bei den eigenen Angestellten um 25,66 Prozent auf 17,21 Millionen Euro.

Warum bei einem Heer von nahezu 150 000 Beschäftigten externe Leistungen für Werbung und Marketing eingekauft werden müssen, wissen wohl nur die rund 100 leitenden Beamten und die Vorstände der GKV. Fest steht: Für den Posten »Aufwandsentschädigungen für Werbemaßnahmen« (Konto 705) gab die GKV im Jahr 2003 über 6,04 Millionen aus, davon 628 943 Euro an eigene Mitarbeiter (Konto 7050) und mehr als 5,41 Millionen Euro »an andere« (Konto 7051).

Die Schar der GKV-Beschäftigten entpuppt sich zudem als extrem reisefreudig. 60,5 Millionen Euro kosteten die Reisen allein im Jahr 2003 (Konto 7104), wobei Reisekosten für die Wahl der Kassen-Organe hierbei noch gar nicht enthalten sind. Die Geschäftsführung der GKV wartet in der BMGS-Statistik gar mit einem eigenen Konto auf (7105) und veranschlagt dort als »außergewöhnlichen Aufwand« rund 1,307 Millionen Euro.

Die von der Geschäftsführung auf Kosten der Mitglieder abgesegneten Aktionen des Jahres 2003 schlagen sich wiederum als Ausgabeposten »Aufklärungsmaßnahmen« (Konto 7106) in der Statistik nieder – und kosteten die Solidargemeinschaft über 139 Millionen Euro. Weitere 97,65 Millionen segneten die GKV-Bosse an »Werbemaßnahmen« ab (Konto 7108), während nicht näher definierte »sonstige Sachkosten der Verwaltung« (Konto 7109) mehr als 189,09 Millionen ausmachen (alle Angaben in Euro).

Über 510 Millionen Euro ließen sich Kassen die »Bewirtschaftung und Unterhaltung der Grundstücke und Gebäude« kosten (Konto 711), die Kosten für »Bewegliche Einrichtungen« belaufen sich allein im Jahr 2003 auf über 473 Millionen Euro (Konto 713).

Besondere Aufmerksamkeit aus Sicht der Versicherten verdienen die »Aufwendungen für die Wahl der Organe« (Konto 72): Immerhin 8,142 Millionen Euro für die Wahl der Bosse, deren Vorstände Durchschnittsbezüge von 150 000 Euro im Jahr beziehen, vereinzelt sogar weit über 200 000 Euro im Jahr verdienen.

Für »Prüfungs- und Beratungskosten« (Konto 733) gaben die Kassen der GKV mehr als 62,06 Millionen Euro aus, über 30,5 Millionen Euro investierten sie in Gerichtsverfahren, davon über 8,9 Millionen für Auseinandersetzungen vor Sozialgerichten.

Diese Ausgaben führten dazu, dass die GKV 2003 nicht in der Lage war, eine positive Bilanz zu präsentieren. Bundesweit erwirtschaftete die Gesetzliche Krankenversicherung ein Minus von 2,913 Milliarden Euro.

Insgesamt sprengten die Bruttoverwaltungskosten der GKV bereits im Jahr 2003 die magische 10-Milliarden-Euro-Grenze und erreichten mit genau 10 012 467 515 Euro eine Steigerung von 1,12 Prozent gegenüber dem Vorjahr.

Soweit die Zahlen. Nur: Was dürfen die Beteiligten des Gesundheitssystems bei all den Ausgaben von der GKV erwarten?

Anscheinend wenig Erfreuliches. Während die Verwaltungskosten der gesetzlichen Kassen konstant steigen, und die Chefs der GKV Millionenbeträge für ihre eigene Wahl aufbringen, müssen Schwerkranke vor Gericht um die Übernahme der Kosten durch die GKV kämpfen. Denn mit unnachgiebiger Härte fällen Sachbearbeiter der Kassen Entscheidungen, die weder medizinisch noch ethisch zu vertreten sind. In letzter Instanz schließlich urteilen Richter, die allein nach juristischen Kriterien im Rahmen der gültigen Gesetzgebung vorgehen dürfen. Für die Patienten allzu oft ein fatales Urteil.

Vorsorge in den Tod

An Schmerzen hatte sich W.[4] seit Monaten gewöhnt, doch im August des Jahres 2004 wurden sie zur unerträglichen Qual. Ein Prostatatumor hatte Metastasen in den Knochen und in der Leber hervorgerufen. Um die Qual nicht ins Unermessliche steigen zu lassen, verabreichen die behandelnden Ärzte dem Patienten nur noch Morphinpflaster. Nach drei Tagen Todeskampf stirbt W. – obwohl sein Tod, exemplarisch für viele Tausende anderer Krebsopfer, bei einer anderen Krebsvorsorgepolitik durch die GKV, wahrscheinlich hätte vermieden werden können.

Denn nicht nur für Prostatakrebs entwickelten Forscher zahlreiche molekularbiologische Vorsorgetests. Bei diesen verraten bestimmte Eiweiße oder so genannte Tumormarker im Blut des Patienten, ob und welcher Tumor gerade im Entstehen ist – lange bevor der Krebs mit herkömmlichen Mitteln sichtbar gemacht werden kann. In W.'s Fall hätte ein rechtzeitig und vor allem regelmäßig durchgeführter so genannter PSA-Test lange vor der zerstörerischen Ausbreitung des Tumors den Ärzten signalisiert: Hier stimmt etwas nicht. Das als Prostata-Spezifisches Antigen weltweit bekannte Testverfahren erkennt nämlich bereits im Blut der untersuchten Patienten, ob der Eiweißstoff vorhanden ist. Bei hoher

Konzentration liegt mit sehr hoher Wahrscheinlichkeit ein Prostatakarzinom vor. Schon wenige Krebszellen reichen aus, um das Antigen im Körper freizusetzen – ein Glücksfall für Ärzte und Patienten. Denn rechtzeitig behandelt, überleben die meisten von ihnen.

Die Methode erachtete die US-amerikanische Zulassungsbehörde FDA derart nützlich, dass sie in den USA regelmäßig bei Männern über 50 angewendet wird. Die weltweit renommierte Gesundheitsbehörde National Institutes of Health (NIH) macht über sein internes National Cancer Institute (NCI) ebenfalls auf den Nutzen der Untersuchung aufmerksam: Schon Tumormarker-Konzentrationen von mehr als 20 Nanogramm PSA pro Milliliter Blut deuten danach auf einen Tumor hin.[5] Der muss zwar nicht immer bösartig sein, und auch bestimmte Entzündungen der Prostata ziehen höhere PSA-Werte nach sich. Doch immerhin: »Über 90 Prozent aller Prostata-Ca werden durch erhöhte PSA-Werte gefunden.«, erklärt Lothar Hertle (Münster), Generalsekretär der Deutschen Gesellschaft für Urologie.[6]

Angesichts solch erdrückender Fakten forderte am 14. März 2003 auch der Bundesrat die Bundesregierung dazu auf, sich für eine Änderung der Prostatakrebsfrüherkennung einzusetzen.[7] Doch geschehen ist seitdem de facto nichts. Bislang[8] übernehmen die gesetzlichen Krankenkassen das PSA-Screening nur, wenn es für manche vielleicht schon zu spät ist: Bei Patienten, die bereits eine Prostatakrebsoperation hinter sich haben, oder bei solchen, die ohnehin auf Grund von Symptomen prostatakrebsgefährdet erscheinen.

Am 24. März 2004 wandte sich schließlich auch der Bundesverband Prostatakrebs Selbsthilfe (BPS) mit insgesamt 20 000 Unterschriften an die Bundesregierung, um die Aktion des Bundesrates zu unterstützen. Ebenso schloss sich die Deutsche Krebshilfe dem bundesweiten Aufruf an.

Nicht ohne Grund. Denn mit rund 700 000 Behandlungs- und 15 000 Todesfällen pro Jahr zählt der Prostatakrebs zum häufigsten bösartigen Tumor bei Männern hierzulande.[9]

Geschehen ist seitdem so gut wie nichts. Vor allem die Gesetzlichen Krankenversicherungen zeigten sich ob der bundesweiten

Argumentation vollkommen unbeeindruckt. Im Gegenteil: Der Medizinische Dienst der Krankenkassen (MDK) informiert Patienten aus eigener Perspektive, warum die Kassen PSA-Screening im Rahmen der Vorsorge nicht als Kassenleistung bezahlen. Auf vier Seiten will der Medizinische Dienst der Spitzenverbände der Krankenkassen e.V. glauben machen, was Krebsforschungsinstitutionen wie das weltweit renommierte National Cancer Institute (NCI), die Deutsche Krebshilfe oder Urologen bundesweit nur zum Staunen bringen dürfte: »Prostata-Screening mittels PSA-Bestimmung beim gesunden Mann ist nicht sinnvoll.«

»Der MDK disqualifiziert sich selbst und verunsichert bewusst die Versicherten«, kritisierte daraufhin kurzerhand Klaus Schalkhäuser, Präsident des Berufsverbandes der Deutschen Urologen, die Veröffentlichungen zum PSA-Test. Es stimme nicht, dass die meisten Männer, bei denen durch eine PSA-Bestimmung ein Prostatakarzinom entdeckt wurde, durch diesen Krebs weder beeinträchtigt noch gefährdet seien. Auch der Generalsekretär der Deutschen Gesellschaft für Urologie, Lothar Hertle, teilt diese Meinung: »Über 90 Prozent aller Prostatakarzinome werden durch erhöhte PSA-Werte gefunden.« Dabei seien bis zu 70 Prozent dieser Krebsarten auf das Organ selbst begrenzt und damit eine Heilung möglich.

Nicht weniger deutlich ist die Einschätzung des Essener Medizinprofessors Herbert Rübben: »Die vorliegende Broschüre des Medizinischen Dienstes der Spitzenverbände zur Bewertung individueller Gesundheitsleistungen zur Prostatakrebserkennung entspricht nicht dem aktuellen Stand der Forschung und bedarf deshalb einer dringenden Überarbeitung.«

Zumindest juristisch betrachtet scheint der Medizinische Dienst auf der Höhe zu sein. Denn tatsächlich enthebt die unscheinbare, aber wichtige Formulierung »beim gesunden Mann« die Organisation von jeglicher Haftung. Wenn ein Prostatakrebsopfer klagen wollte, weil er auf den PSA-Test nach Lektüre der Broschüre verzichtete, hätte er kaum eine Chance.

Warum die Gesetzlichen Krankenkassen über ihren Medizinischen Dienst den international anerkannten Test scheuen, offenbart simpelste Arithmetik: Eine Massenuntersuchung, das so genannte Screening der männlichen Bevölkerung, käme der Gesetzlichen Krankenversicherung teuer zu stehen.

Rund 18 Euro müssen GKV-Versicherte aus eigener Tasche bezahlen, wenn sie den Test durchführen lassen wollen. Die Untersuchung zählt als so genannte IGEL-Leistung nicht zum Leistungskatalog der Gesetzlichen Krankenversicherung. Bei rund 18 Millionen Männern über 45,[10] die sich jährlich einem PSA-Test unterziehen würden, käme eine zusätzliche Belastung von rund 324 Millionen Euro auf die gesetzlichen Kassen zu. Pro Jahr. Bei einer vorsichtigeren Schätzung, die der Bundesrat zugrunde legt und die lediglich von einer Screening-Rate von 45 Prozent ausgeht, ergäbe sich »lediglich eine Kostenbelastung in der GKV von rund 80 515 000 Euro«.[11] Der vom saarländischen Ministerpräsidenten Peter Müller (CDU) bereits am 9. Dezember 2002 eingebrachte Antrag folgert daraus: »Unabhängig von dieser rein ökonomischen Kosten-Nutzen-Rechnung muss zudem bedacht werden, dass durch eine frühzeitige Karzinomerkennung in einer Vielzahl von Fällen nicht nur der Krebstod verhindert, sondern auch großes persönliches Leid vermieden werden kann.«[12] Rund 4000 Menschenleben ließen sich dem Antrag zufolge bei einer Absenkung der Todesrate um 25 Prozent auf diese Weise jedes Jahr retten.

Die gesetzliche Früherkennung dieses Tumors beschränkt sich indes bislang auf eine jährliche Tastuntersuchung für Patienten ab 45 Jahren. Die mangelnde Information der Patienten tut ihr Übriges: Lediglich jeder sechste Mann nimmt die angebotenen Untersuchungen überhaupt in Anspruch.

Trotz solcher erdrückender Beweislast versäumte es der ehemalige Bundesausschuss der Ärzte und Krankenkassen (jetzt: Gemeinsamer Bundesausschuss), in dem Krankenkassen in gleichem Maße wie Ärzte das Sagen haben, die PSA-Tests als Regelleistung der GKV zu deklarieren. Im Gegenteil. Die als Patienteninformation verbreitete »Aufklärung« des Medizinischen Dienstes der Krankenkassen widerspricht ganz offensichtlich der medizinischen Realität.

Kalkül der Einsparer

Fälle wie dieser sind keine Ausnahme. In der eigens für Patienten verfassten Publikation »Ultraschalluntersuchung zur gynäkologischen Krebsfrüherkennung« des Medizinischen Dienstes heißt es nach drei Seiten unmissverständlich: »Fazit: Ultraschalluntersuchungen sind zur Früherkennung von Gebärmutterschleimhaut- und Eierstockkrebs nicht sinnvoll.«

Dass die Methode durchaus den erwünschten Erfolg bringt, gibt der Medizinische Dienst zu: Durch die Ultraschalluntersuchung entstünde bei 500 bis 5000 von 10 000 untersuchten Frauen ein Verdacht auf Krebs der Gebärmutterschleimhaut. Doch würde dann »nur bei etwa vier bis fünf Frauen ein Krebs bestätigt«, heißt es im MDK-Papier und: »Die große Mehrzahl der Frauen mit einem verdächtigen Befund würde durch die Folgediagnostik unnötigerweise massiven Ängsten, Strapazen und Gesundheitsrisiken ausgesetzt.«[13]

Im Klartext: bei einem Bevölkerungsanteil von etwa 18 Millionen Frauen im Alter von über 45 Jahren[14] ließen sich rund 9000 Krebsfälle vermeiden – wenn die gesetzlichen Krankenkassen diese Vorsorgeuntersuchung in ihren Leistungskatalog aufnehmen würden.

Zwar verweisen die Kassen und auch der Medizinische Dienst der Krankenkassen (MDK) darauf hin, dass über Art und Umfang der Früherkennungsuntersuchungen der Bundesausschuss für Ärzte und Krankenkassen (Stand 2003) entscheidet. Nur: Dort haben die Kassen, die sich bei ihren Überlegungen auf die Expertise ihres Medizinischen Dienstes berufen, auf gleicher Augenhöhe mit den Ärzten das Sagen. Auch der gemeinsame Bundesausschuss als Nachfolgeorganisation funktioniert nach dem selben Prinzip – und änderte bisher nichts am vermeidbaren Schicksal von rund 9000 Frauen im Jahr.

Das Kalkül dürfte hier jenem der Prostatakrebsvorsorge gleichen. Das regelmäßige Screening mittels Ultraschall ließe pro Jahr dreistellige Millionenbeträge zusammenkommen. Über eine halbe Milliarde würde demnach allein der Einsatz von PSA und Ultraschall für nur zwei Krebsarten kosten. Wer sich wirklich vor den Folgen solcher Kalkulationen schützen will, hat letztlich nur die Möglichkeit, die Vorsorge aus eigener Tasche zu bezahlen.

Darmkrebsvorsorge als Geschäft

Wie dramatisch sich Entscheidungen des Medizinischen Dienstes der Krankenkassen auswirken können, demonstriert ein weiteres Beispiel: Dickdarmkrebs.

Über 25 Prozent der Menschen mit Dickdarmkrebs haben zum Zeitpunkt der Diagnose bereits Metastasen ausgebildet. »Da der Tumor im Frühstadium heilbar ist«, schreibt dazu das Deutsche Ärzteblatt »könnte die Früherkennung die Zahl der Todesfälle, in Deutschland jedes Jahr 57 000 Patienten, deutlich senken.«

Zwar übernehmen die gesetzlichen Krankenkassen bei Verdacht auf Dickdarmkrebs die Kosten für die als sichere Diagnosemethode geltende Darmspiegelung. Auch ein Test auf okkultes, also verstecktes Blut im Stuhl wird von den Kassen bezahlt, wenn ein Verdacht auf Dickdarmkrebs vorliegt. Nur: Die 57 000 Todesfälle belegen, dass eine beständige und jährliche Screening-Methode nicht zum Leistungsspektrum der GKV gehört. Denn nahezu alle Dickdarmkrebse ließen sich – rechtzeitig entdeckt – erfolgreich therapieren.

Dabei gäbe es eine wirksame und für die Patienten nicht belastende Stuhluntersuchung, die laut dem *British Journal of Cancer* als Dickdarmkrebsvorsorge geeignet wäre. Das *British Journal of Cancer* gehört zu der berühmten »Nature Publishing Group« und gilt auf dem Gebiet der Onkologie als eine der weltweit führenden Publikationen für die Krebsdiagnostik und -therapie.

Wissenschaftler der Medizinischen Universität Gießen stellten darin bereits im Juli 2004 den zukunftsweisenden neuen Test vor. Dieser spürt anhand des Enzyms »Tumor M2-PK« Krebszellen im Stuhl der Patienten auf. Die Ergebnisse der Untersuchung von Stuhlproben auf »Tumor M2-PK«-Veränderungen der Arbeitsgruppe um Hans-Ulrich Klör und Philip Hardt sowie deren Kollegen stellten eine neue, exakte und nichtinvasive Methode zum Screening von Patienten auf Darmkrebs dar, so die Autoren des Artikels. Das *Deutsche Ärzteblatt*[15] attestierte der Methode Einsatzpotenzial als Screening-Test. Erstaunliches Fazit: Die Sensitivität des neuen Tests – also die Genauigkeit, einen Tumor zu erkennen – lag je nach Tumorstadium zwischen 60 und 90 Prozent. Herkömmliche Blut-im-Stuhl-Tests hingegen besitzen nach Angaben des *Deutschen Ärzteblattes* und der Nature-Group Publikation lediglich eine Sensitivität von rund 25 Prozent.

Der neue Test misst also kein Blut im Stuhl. Vielmehr weist das Verfahren mit »Tumor M2-PK« ein spezielles Enzym nach, einen Eiweißstoff also, der bei Vorliegen von Dickdarmtumoren entsteht. Auch Darmpolypen oder akut-chronisch-entzündliche Erkrankungen im Verdauungstrakt ließen sich mit Hilfe der Testmethode erkennen. Eine aus Sicht der Ärzte mehr als erfreuliche Nachricht, denn auch diese Erkrankungen stellen ein erhöhtes Risiko für Darmkrebs dar. Ein weiterer Vorteil der Methode: Im Gegensatz zu den Blut-im-Stuhl-Tests entdeckt der Test auch Tumore, die nicht bluten. Sinnvoll erscheint der Einsatz des Verfahrens daher allemal.[16] Denn wer im Test positiv getestet wird, weiß, dass er auf jeden Fall zur weiteren Aufklärung die ungeliebte Darmspiegelung über sich ergehen lassen muss.

Trotz solcher Chancen ändert sich für die Patienten der GKV vorerst nichts. Die Krankenkassen setzen auf alte Methoden – von denen sie nicht einmal selbst überzeugt sind. In dem im Rahmen der Darmkrebsvorsorge vorgeschriebenen Merkblatt des ehemaligen Bundesausschusses für Ärzte und Krankenkassen hieß es beispielsweise zum von den Kassen bezahlten herkömmlichen Blut-im-Stuhl-Test:

»Womit wir bereits beim Problem wären: Der Papierstreifentest ist nicht perfekt. Blutspuren im Stuhl können viele Ursachen haben, wie z. B. Blutungen aus Hämorrhoiden (ein positiver Test ist jedoch selbst bei blutenden Hämorrhoiden meist ein Hinweis auf eine andere Blutung im Magen-Darm-Bereich und nicht auf die Hämorrhoiden). Und manchmal zeigt der Test nach dem Verzehr von bestimmten Nahrungsmitteln (z. B. manchen Gemüsearten, Fleisch) und Medikamenten (Eisentabletten, Aspirin, Vitamin C etc.) fälschlicherweise die gleiche Reaktion wie bei Blutspuren an, obwohl kein Blut im Stuhl ist.« Zwar können Ärzte alternativ den molekularbiologischen Enzymtest durchführen. Nur: Im Leistungskatalog der Gesetzlichen Krankenversicherung ist auch diese Leistung nicht erhalten.

Möglicherweise spielen rein ökonomische Überlegungen die tragende Rolle, wie ein Blick in den so genannten EBM-Katalog (siehe Kapitel 2) vermuten lässt. Das Werk, nach dem Vertragsärzte ihre Leistungen mit der Krankenkasse abrechnen, führt unter der Leistungsnummer 154 die Aufklärung zur Dickdarmkrebsvorsorge auf:

»Beratung über die und Motivation zur Teilnahme am Programm zur Früherkennung des kolorektalen Karzinoms, einschl. Information über Inhalt, Ziel und Zweck des Programms, Häufigkeit und Krankheitsbild, Effektivität und Wirksamkeit der Früherkennungsmaßnahme, Nachteile, Risiken und Vorgehensweise bei einem positiven Befund, Ausgabe des Merkblatts nach Anlage IV der Krebsfrüherkennungsrichtlinien, einmal möglichst frühzeitig nach Vollendung des 55. Lebensjahres.«

Im Klartext: Wenn der Arzt seinen Patienten über die Vorteile einer Vorsorgeuntersuchung berät, belohnt ihn die GKV mit 180 Punkten aus dem EBM-Honorartopf. Die eigentliche Spiegelung, unter Nr. 156 im EBM-Katalog gelistet, bringt weitere 4100 Punkte ein. Auf diese Weise kommen 4280 Punkte zusammen, was, je nach Bundesgebiet und Verhandlungsgeschick der jeweiligen KV, bei rund 4 Cent je Punkt einer Summe von etwa 171 Euro pro Vorsorgeuntersuchung entspricht. Weil die zur Abklärung eingesetzten Blut-im-Stuhl-Papierstreifentests ohnehin nicht allzu genau sind, müssen Ärzte den Dickdarm immer dann spiegeln, wenn sie sicher gehen wollen, dass kein Tumor das Organ befallen hat.

Hingegen würden Screenings – Untersuchungen mit Hilfe des neuen Enzym-Testsystems – möglicherweise weitaus mehr Menschenleben retten, weil sich zu wenige Patienten zur unangenehmen Spiegelung durchringen. Allerdings kostet der Test, den Mediziner an der US-amerikanischen Johns Hopkins Universität in Baltimore entwickelten, gleich 795 US-Dollar. Auf rund 40 Millionen Menschen im Alter über 45 Jahren hochgerechnet, mache ein lebensrettendes Dickdarmkrebs-Vorsorgescreening gleich mehr als 31 Milliarden US-Dollar aus. Je nach Währungskurs belastete ein solcher Test die Gesetzliche Krankenversicherung um über 25 Milliarden Euro pro Jahr. Diese Summe für 57 000 potenziell vermeidbare Dickdarmkrebsfälle aufzubringen scheint hierzulande auf wenig Interesse seitens der GKV zu stoßen.[17]

Kein Etat für Kinder

Wie die gesetzlichen Krankenkassen gegen die Interessen ihrer eigenen Versicherten vorgehen, zeigt unter anderem das Beispiel der so genannten Off-label-Präparate. Diese Arzneien, bei denen die Hersteller nur für eine bestimmte Patientengruppe oder Indikation die Zulassung beantragten, wirken mitunter auch bei Menschen mit anderen Erkrankungen – oder bei Kindern, wie wir bereits am Ende des dritten Kapitels ausführlich beschrieben. Doch nicht nur die Pharmahersteller lassen solche Patientengruppen in Stich. Auch die Kassen richten sich hartnäckig gegen die optimale Versorgung dieser Menschen und berufen sich dabei auf Paragraphen, die aus Sicht von Juristen mehr als zweifelhaft sind oder gegen das Grundgesetz verstoßen.

Was für die Entscheidungen der Kassen vor allem zählt, ist die Wirtschaftlichkeit.[18] Daher kämpfen die Krankenkassen um jeden Euro, den sie an Behandlungskosten einsparen können – wenn es nicht anders geht, vor Gericht.

Was das für viele Versicherte und ihre Kinder bedeutet, wollen wir nun an exemplarischen Fallbeispielen schildern. Diese sind leider keine Einzelfälle.

So stehen auch die Chancen der 5-jährigen Mira[19] schlecht, weil ihre gesetzliche Krankenkasse nicht für die Kosten der Therapie aufkommen mag.

Ein erblich bedingter Enzymdefekt im Körper des Mädchens lässt die Substanz Ceramidtrihexosid als zerstörerischen Überzug die Gefäßinnenwände, Teile der glatten Muskulatur und die inneren Organe befallen. Die Ablagerungen schädigen insbesondere die

Nieren, unbehandelt führt das nach dem Dortmunder Dermatologen Johannes Fabry benannte Syndrom zum Tode, »meist durch Urämie«, wie das *Roche-Lexikon* Medizin nüchtern den Verlauf der Erkrankung beschreibt. Die Kinder leiden an Nierenversagen, an lebensbedrohlichem Bluthochdruck oder an Anämie. Auch Minderwuchs, Osteoporose im Erwachsenenalter und Epilepsie gehören zum lebenslangen Leid, das nicht adäquat behandelte Fabry-Syndrom-Erkrankungen nach sich ziehen.

Vor nunmehr vier Jahren erfuhr ein Professor für Pädiatrie an einer Universitäts-Kinderklinik von einem neuen von der europäischen Zulassungsbehörde EMEA genehmigten Medikament für die Behandlung von Patienten mit Fabry-Syndrom. Dabei handelt es sich um den Wirkstoff Agalsidase alfa. Der eignet sich nach Angaben des Herstellers und entsprechender Prüfung der Zulassungsprotokolle durch die EMEA »zur langfristigen Enzym-Ersatz-Therapie bei Patienten mit bestätigter Diagnose des Fabry-Syndroms«.

Auf diesen Augenblick hatte der Professor schon lange gewartet. Endlich schien ein wichtiges Mittel im Kampf gegen das lebensbedrohliche Fabry-Syndrom gefunden. Zwar hatte der schwedische Hersteller das Medikament nur für den Einsatz an Erwachsenen getestet und daher auch nur die Zulassung für Erwachsene beantragt (vgl. auch Kapitel 2). Doch für Professoren wie ihn, die seit Jahrzehnten in internationalen Fachzeitschriften publizieren und weltweit einen guten Ruf als Pädiater genießen, gehören solche »Off-label-Medikamente« zur Tagesordnung. Denn die Wirkstoffe eignen sich meist auch für die Behandlung von Kindern. Nur: In welcher Darreichungsform und Konzentration diese die jeweilige Off-label-Arznei vertragen, und wann das Mittel bei Kindern überhaupt wirkt, müssen die Universitätsmediziner mangels fehlender Angaben der Hersteller in minutiöser Arbeit selbst herausfinden.

Off-Label-Use-Arzneimittel

Auch in Miras Fall mussten die Ärzte testen, unter welchen Bedingungen der Wirkstoff bei dem Mädchen am besten anschlägt. Dazu führten sie so genannte Titrationen mit Biomarkern durch. Nach Verabreichung einer winzigen Dosis messen die Ärzte die Konzentration bestimmter Substanzen im Urin oder im Blut der Kinder. Ist noch keine Verbesserung der Werte ersichtlich, steigern sie die Dosis in kleinen Schritten und messen nach jeder Stufe die Werte erneut. Zwischen alter und neuer Dosiserhöhung muss – je nach Erkrankung und Medikament – eine bestimmte Zeit verstreichen, in der die Reste der letzten Dosis vom Körper ausgespült werden. Therapieoptimierung nennen Ärzte dieses Verfahren.

Die Kosten für solche Behandlungen sind hoch, denn insbesondere bei Kleinkindern müssen Ärzte mit besonderer Sorgfalt vorgehen. Für die Kassen eine Möglichkeit, Ärzte und Kinder im Stich zu lassen. Denn alles, was von Ärzten außerhalb der Zulassung (off-label) eingesetzt wird, muss die GKV nicht übernehmen. In einem internen Schreiben wandte sich Miras behandelnder Arzt an einen anderen Uniklinik-Pädiater und bat um Rat: »Die Krankenkasse lehnt nun die Bezahlung der von uns verordneten Medikation mit Replagal ab, da dies außerhalb der Zulassung erfolgt sei. Was denken Sie zu dieser Fragestellung?«

Tatsächlich können sich gesetzliche Krankenkassen in solchen Fällen auf ein Urteil des Bundessozialgerichts (BSG) vom 19. März 2002 berufen. Zwar stellten die obersten Sozialrichter der Republik in ihrem Urteil mit dem Aktenzeichen B 1 KR 37/00 fest, dass bei einem Off-label-Gebrauch von Arzneimitteln keine Leistungspflicht der gesetzlichen Krankenkassen besteht. Im gleichen Urteil betonen die Richter jedoch auch, dass Ausnahmen zulässig sind – in lebensbedrohlichen oder die Lebensqualität auf Dauer beeinträchtigenden Lagen für die Patienten. Dies wird als Argument von den meisten Kassen offensichtlich ignoriert.

Die Ablehnung der Kostenübernahme im Fall von Mira begründen leitende Angestellte in trockenem Bürokratendeutsch. In einem

Schreiben, das den Autoren dieses Buches vorliegt, heißt es: »Das Arzneimittel Replagal ist in Deutschland zugelassen. Es stellt sich ernsthaft die Frage, ob das Mittel off-label eingesetzt wird…«[20] Wieder sind Kinder die Opfer, weil die Pharmabranche für ihre Arzneimittel keine Zulassung für den Einsatz bei kleinen Patienten stellen muss. Warum die Politik darauf bislang nicht reagierte, wird jetzt verständlich: Die Kassen müssen nur das bezahlen, wofür es eine Zulassung gibt. Fehlt die, zwingt sie kein Gesetz zur Übernahme der Kosten – was wiederum dem Staat zugute kommt. Die Ausgaben der GKV steigen zumindest in diesem Segment nicht weiter an.

Auch die Vorsitzende Richterin am Landessozialgericht Niedersachsen Bremen in Celle, Ruth Schimmelpfeng-Schütte, wies im Juni 2004 auf einer Tagung in München auf die Problematik der Gesetzgebung hin: »In Ermangelung von Alternativen stützen sich die Ärzte bei der Anwendung von Off-Label-Use-Arzneimitteln vielfach allein auf ärztliche Erfahrung. Doch das ist nach dem Urteil des BSG vom 19. März 2002 unzulässig.« So geraten die Ärzte in eine Zwickmühle, da sie für die Behandlung mit nicht zugelassenen Medikamenten haftbar gemacht werden können.

Dabei sollten die GKV-Juristen erkennen, dass die Verfassung der Bundesrepublik den Kassen weitaus mehr Handlungsspielraum einräumt – und das Leben der Kinder nicht von wirtschaftlichen Überlegungen abhängen darf.

Denn in Artikel 6 Absatz 1 des Grundgesetzes steht ein enorm wichtiger Satz: »Ehe und Familie stehen unter dem besonderen Schutze der staatlichen Ordnung.«[21] Gleich an zweiter Stelle im Grundgesetz (Art. 2 Abs. 2) brachten die Gründungsväter der Republik einen weiteren Stützpfeiler der bundesdeutschen demokratischen Ordnung ein: »Jeder hat das Recht auf Leben und körperliche Unversehrtheit.«

Ein Beschluss des Bundesverfassungsgerichts vom 22. November 2003 dokumentiert, welch weitreichende Folgen beide Artikel für die gesetzlichen Krankenkassen haben: Sie müssten, trotz des fraglichen Urteils des Bundessozialgerichts, immer im alleinigen Interesse ihrer Versicherten entscheiden, falls Leib und Leben der Patienten in Gefahr ist.

Verfassungsgericht als letzte Hoffnung?

In einem anderen Fall, den die *Neue Juristische Wochenschrift*[22] beschrieb, ging es um einen Mann, der an einer lebensbedrohlichen Lungenerkrankung litt. Die Ärzte verabreichten ihm den Wirkstoff Ilomedin, der jedoch für andere Anwendungsgebiete zugelassen war. Daher, und unter Berufung auf das Urteil des BSG vom März 2002, verweigerte die gesetzliche Kasse die Übernahme der Kosten. Die Entscheidung seiner Kasse akzeptierte der Kranke nicht und ging vor Gericht. Doch der Versuch, über eine einstweilige Anordnung die Gewährung des Medikaments zu erhalten, scheiterte am Sozialgericht und am Landessozialgericht.

Daraufhin hob das Bundesverfassungsgericht die negative Entscheidung der Vorinstanzen auf und verwies das Verfahren wieder an das Landessozialgericht. Denn das hatte, so die obersten Richter der Republik, schlichtweg Artikel 2 des Grundgesetzes nicht berücksichtigt.

Der beschreibt die Pflicht der staatlichen Organe, »sich schützend und fördernd vor die Rechtsgüter des Lebens und der körperlichen Unversehrtheit zu stellen«, wie die Vorsitzende Richterin am Celler Landessozialgericht erklärt.

Daraus die richtigen Schlüsse zu ziehen, dürfte auch den gesetzlichen Krankenkassen nicht schwer fallen. Denn sie sind öffentlich-rechtliche Körperschaften, die GKV eine »öffentlich-rechtliche Zwangsversicherung«, wie Schimmelpfeng-Schütte konstatiert.[23]

Dass gesetzliche Kassen die Kostenübernahme für Off-label-Medikamente indes bei Kindern verweigern, verstößt auch gegen Artikel 6 Absatz 1 im Grundgesetz. Denn die Familie steht unter dem besonderen Schutz des Staates. Die Vorsitzende Richterin bringt es auf den Punkt: »Der Staat hat daher gerade dem Wohl der Kinder besondere Aufmerksamkeit zu widmen.« Das Gegenteil scheint im Gesundheitssystem der Fall zu sein.

Opfer der Schreibtischtäter

Wenig bewandert mit dem Grundgesetz scheinen auch Mitarbeiter des Bundesministeriums für Bildung und Forschung (BMBF) zu sein. In einem bereits im Jahr 2001 verfassten Schreiben – also ein Jahr vor dem fraglichen Urteil des Bundessozialgerichts vom 22. März 2002 – beantwortete ein leitender Beamter die Anfrage eines Universitätsprofessors, der das Ministerium um Hilfe für die Therapie-Kostenübernahme eines Babys gebeten hatte. Der BMBF-Mann in Berlin zeigte sich unnachgiebig, wie das uns vorliegende Schreiben dokumentiert: »Ich sehe daher keine Ansatzpunkte, um in dieser Angelegenheit von unserer Seite aus weiter bei Krankenkasse oder Gesundheitsministerium tätig werden zu können.« Was war geschehen?

Der Pädiater hatte um Hilfe des BMBF gebeten, weil die gesetzliche Krankenkasse die von der Klinik als sinnvoll erachtete Therapie eines Babys mit dem Wirkstoff Rofecoxib nicht bezahlen wollte. Das Präparat sollte einem Mädchen mit angeborener Salzverlust-Tubulopathie zugute kommen. Die Erkrankung tritt höchst selten auf, lediglich eins von 50 000 Kindern leidet daran. Auf Grund eines Gendefekts besteht bei diesen Säuglingen gleich nach der Geburt ein lebensbedrohlicher Verlust von Salz und Wasser durch die Nieren. Auch im Falle von Johanna[24] stellte sich die Kasse stur. Denn Rofecoxib ist für Neugeborene nicht zugelassen. Andere Mittel, die die Ärzte zuvor einsetzten, hatten heftige Nebenwirkungen hervorgerufen. Dass gerade bei der Behandlung von Babys jedes Medikament anders wirken kann, Nebenwirkungen und Komplikationen sehr sorgfältig beobachtet werden und lang andauernde Therapieversuche individuell umgesetzt werden müssen, spielte bei der Entscheidung der Kasse keine Rolle. »Die bisherige Medikation hätte die Behandlung sichergestellt«, heißt es dazu in dem Ablehnungsschreiben der Kasse.[25] Unterschrieben von einer Sachbearbeiterin, die weder Medizinerin noch Professorin für Pädiatrie an einer deutschen Uniklinik ist. Dafür aber eine kühle Rechnerin: Eine einzige Packung mit 90 Tabletten à 25 Milligramm kosten rund 127 Euro.

Am Ende übernahmen die Ärzte die Behandlungskosten aus dem ohnehin leeren Forschungsetat, um das Kind zu retten.

Dabei, man kann es nicht oft genug betonen, hätten die Kassen eine Alternative. Sowohl das Bundessozialgericht als auch der Beschluss des Bundesverfassungsgerichts stellt das Leben und die auf Dauer gesicherte Lebensqualität über wirtschaftliche Interessen. Warum Medikamente, die in den USA und Japan seit über zehn Jahren mit Erfolg verwendet werden, hierzulande trotz durch das Grundgesetz vorgegebener Möglichkeiten, Kindern und schwer kranken Patienten vorenthalten werden, ohne dass Politiker darauf reagieren, bleibt daher mehr als unverständlich.

Bei dem Versuch, die Behandlungskosten um jeden Preis zu reduzieren, gehen viele Kassen mit juristischen Schritten gegen ihre Versicherten vor – auch dann, wenn sie eigentlich nicht im Recht sind. Doch Prozesse sind teuer und dauern Jahre, wie uns die Vorsitzende Richterin Schimmelpfeng-Schütte erklärte und: »Nicht jeder Patient erlebt den Ausgang eines solchen Verfahrens.« Belege hierfür finden sich, für jedermann zugänglich, zuhauf. Denn die Urteile der Sozial- und Landessozialgerichte sind ebenso wie jene des Bundessozialgerichts einsehbar.

Vorbild Vorstand

»Vieles ist gesetzlich vorgeschrieben. Aber die DAK leistet darüber hinaus ein Plus an Leistung, das Sie nur bei uns finden«[26] oder, als werbeträchtiger Slogan formuliert: »DAK tut gut«, heißt es auf der Homepage der DAK.

Während solche Botschaften in den Ohren betroffener Patienten wie Hohn klingen müssen, dürfte zumindest DAK-Chef Hansjoachim Fruschki dem Marketing-Slogan seiner PR-Mannen aus innerster Überzeugung zugestimmt haben. Weil seit dem 1. Januar 2004 sämtliche Vorstandsbezüge der Kassen der Öffentlichkeit bekannt werden müssen, sahen sich Chefs wie Fruschki mit einem Mal im Mittelpunkt des Medieninteresses.

Mit einem Gehalt von immerhin 221 526,76 Euro steht der Vorstand der mitgliedsstärksten gesetzlichen Krankenkasse im Jahr 2004[27] an der Spitze der Lohnliste innerhalb der GKV. Zwei weitere Vorstandsmitglieder der DAK Hamburg erhalten des Weiteren jeweils 210 336 Euro im Jahr. Damit zahlen allein die Versicherten der DAK Hamburg über 640 000 Euro für die Chefetage ihrer Versicherung. Über das plötzliche Interesse der Medien an der Höhe seiner Bezüge zeigte sich der Chef in einem Interview mit dem *Handelsblatt* düpiert: »Manche Redaktion schielt auf ihre Auflage und fährt die in Deutschland offenbar unvermeidbare Neidkampagne.«[28] Sein Gehalt, sinnierte Fruschki im gleichen Interview, sei bei einem Umsatz der DAK von immerhin 15 Milliarden Euro »angemessen«.

Der gut dotierte Jurist an der Spitze der DAK Hamburg schien sich im Gespräch mit dem *Handelsblatt* allerdings nur auf einen Teil der Wahrheit zu konzentrieren. Unerwähnt blieb die Tatsache, dass die Kasse im Jahr 2002 ein Rekorddefizit von rund 420 Millionen Euro eingefahren hatte.[29] »Damit ist die DAK für immerhin 17 Prozent des Gesamtdefizits der Gesetzlichen Krankenkassen verantwortlich, obwohl sie nur zehn Prozent der Mitglieder organisiert.«[30] Als Ursache hierfür gab die DAK überproportional gestiegene Kosten für Arzneimittel und Krankenhausaufenthalte an – die übliche Argumentation der Chefetage in solchen Situationen.

Auf seine Bezüge angesprochen – und trotz solcher desolaten Zahlen – wies Fruschki auf die angeblichen Kommentare von Headhuntern hin: »So günstig, hieß es, sind Manager von Unternehmen mit Milliardenumsatz sonst nicht zu haben. Das allerdings hat mich amüsiert.«

Bei aller Heiterkeit verkennen Vorstände wie Fruschki einen wichtigen Aspekt: Im Vergleich zur freien Wirtschaft, in der Konzerne in der Tat Millionenbeträge an die Vorstände bezahlen, finanzieren sich die gesetzlichen Krankenkassen über die Beiträge der Mitglieder. »Die Vorstandsbezüge werden nicht aus erwirtschafteten Gewinnen wie in einem Unternehmen bezahlt, sondern aus öffentlichen Mitteln«, stellte dazu auch die für die Kassen zuständige Aufsichtsbehörde, das Bundesversicherungsamt (BVA) fest.[31] Für Versicherte, die schon wegen ein paar Hundert Euro Kostenübernahme gegen die eigene Kasse klagen müssen, dürfte es unverständlich sein, was die Höhe solcher Gehälter rechtfertigt. Zumal viele Kassen nicht nur medizinisch fragwürdige Entscheidungen treffen, sondern sich auch betriebswirtschaftlich vollkommen überfordert zeigen.

Das Landessozialgericht Schleswig-Holstein beispielsweise untersagte der Securvita BKK am 4. März 2004 die Absenkung der Beitragssätze von 14,5 auf 12,9 Prozent. Zuvor hatte das Bundesversicherungsamt (BVA) als Aufsichtsbehörde der Kasse die Genehmigung für die Beitragssenkung verweigert, worauf die Securvita klagte. Doch die Richter gaben der Aufsichtsbehörde nicht nur Recht – sie entlarvten auch eine für Außenstehende als Inkompetenz wirkende Vorgehensweise der Kasse: »Die Annahmen der Antragstellerin (der Securvita BKK, Anm. der Autoren) im Haushaltsplan … gehen in mehreren Punkten von den Grundsätzen einer an realistischen Maßstäben ausgerichteten Kalkulation vorbei, so dass die Prognoseentscheidung offenbar fehlerhaft ist.«[32]

Bereits am 24. Februar hatte das gleiche Gericht in einem einstweiligen Rechtsschutzverfahren untersagt, ihren Beitrag auf 11,9 Prozent abzusenken, weil die Berechnungen den ökonomischen Grundlagen entbehrten.[33] Was jeder Würstchenbuden-Besitzer bei der Festlegung seiner Preise versteht, schien den verantwortlichen Bossen der IKK fremd zu sein, wie die Bundesversicherungsanstalt zusammenfasst: »Das Landessozialgericht hielt es nicht für hinreichend wahrscheinlich, dass ein Beitragssatz von 11,9 Prozent ausreicht, um die voraussichtlichen Ausgaben der Kasse bestreiten zu können.«[34]

Geradezu verheerend klingt die Bewertung der betriebswirtschaftlichen Vorgehensweise der BKK »Mobil Oil« und BKK »KM« durch das Bundesversicherungsamt: »Die sich fortsetzende defizitäre Entwicklung hat die Krankenkassen in eine finanzielle Schieflage gebracht. Es sind bereits Verpflichtungen aufgebaut worden, denen keine Rücklagen mehr gegenüberstehen. Dies ist nicht nur kaufmännisch unsolide, sondern haushaltsrechtlich unzulässig.«[35]

Die Tragweite dieser Äußerung wird erst deutlich, wenn man sich klarmacht, dass viele gesetzliche Krankenkassen nicht nur inkompetent wirtschaften, sondern auch noch gegen bestehendes Recht verstoßen. In ungewöhnlich scharfer Form prangert das Bundesversicherungsamt diesen Aspekt an: »Die Krankenkassen haben sich trotz früher Aufforderungen durch das Bundesversicherungsamt von ihrem rechtswidrigen Kurs nicht abbringen lassen«, und: »Krankenkassen sind Körperschaften des öffentlichen Rechts, die sich an die Gesetze halten müssen.«

Vollends am Gesetz vorbei handelten die ehemaligen Vorstände der BKK »Stadt Düsseldorf« und BKK »Rheinmetall«, wofür sie am 30. 12. 2002 zu über vier Jahren Haft verurteilt wurden. In dem als »BKK-Skandal« bundesweit bekannten Fall hatten die Verurteilten Versichertengelder in die eigene Tasche gewirtschaftet.[36]

Im April 2004 musste die AOK Schleswig-Holstein einräumen, dass der damals amtierende Vorstand, Peter Buschmann, über 231 000 Euro zinsgünstige Kredite aus dem Topf der Beitragskasse erhalten hatte. Die Mitglieder des Verwaltungsrates hatten zuvor entsprechend zugestimmt. Damit nicht genug. Über einen Zeitraum von fünf Jahren hatte die AOK Schleswig-Holstein Berateraufträge ohne vorherige Ausschreibung vergeben, ein Vorgang, den die AOK »nach intensiven Recherchen« in einer Stellungnahme zum internen Prüfbericht des Sozialministeriums in Kiel einräumte.[37] Gegenüber der in Berlin erscheinenden Zeitung »Die Welt« machte der Sprecher der Arbeiterwohlfahrt, Werner Geest, aus seiner Verärgerung keinen Hehl: »Während selbst Sozialhilfeempfänger und pflegebedürftige Heimbewohner zur Kasse gebeten werden, gewährt die AOK ihrem Vorstandsvorsitzenden zinsgünstige Darlehen aus Mitgliedsbeiträgen.« Auch die Schleswig-Holsteinische Ministerpräsidentin Heide Simonis kritisierte den Vorfall heftig.

Schwierigkeiten mit der Wahrheitsfindung hatte das ihr unterstellte Sozialministerium jedoch selbst, und zwar bereits im September 2002. Denn bereits damals lag ein Prüfbericht zur AOK vor, der das Sozialministerium auf die unlauteren Vorgänge in der Chefetage der AOK in Kiel aufmerksam machte – also fast zwei Jahre, bevor der Chefetagen-Schwindel offiziell aufflog.[38] Nachdem AOK-Boss Buschmann dann doch noch entlassen wurde, hatte der stellvertretende Vorsitzende seinen 750 000 Versicherten eine einfache

Erklärung für die Ursachen des Skandals zu bieten: »Es war töricht und entsprach nicht den Vorschriften, die für uns gelten.«[39]

Wie desolat die Lage der GKV wirklich sein könnte, verrät die Antwort der Bundesregierung auf die Kleine Anfrage der Abgeordneten Horst Seehofer, Andreas Storm und weiterer Mitglieder der CDU/CSU-Fraktion im Sommer 2004. Schon über die Höhe der Gesamtverschuldung der GKV herrschte im Parlament reines Rätselraten. So konstatierten die Fragesteller konsterniert: »Statt gesetzlich vorgeschriebener Rücklagen und Betriebsmittel verzeichnen zahlreiche Krankenkassen eine erhebliche Verschuldung, die das Potenzial für Beitragssenkungen schmälert.«[40] Wie viel Milliarden Schulden es tatsächlich sind, ist unklar. »Über die Höhe der Verschuldung existieren bisher keine eindeutigen Angaben«, stellten die fragenden Parlamentarier fest. Die Bundesregierung legte sich zumindest auf eine Zahl fest und benannte die Gesamtverschuldung der GKV auf sechs Milliarden Euro zum Jahresende 2003.

Peinliche Erkenntnis im Parlament: Die gesetzlich vorgeschriebene Mindestrücklage zu diesem Zeitpunkt hätte aber 3 Milliarden Euro betragen müssen – nun wies die GKV-Bilanz aber stattdessen sechs Milliarden Miese auf. Auf die Misere reagierte das Bundesversicherungsamt zwar schon am 23. Dezember 2003 und wies die Kassen an, ihre bestehenden Festkredite und »die vereinbarten Kreditlinien« um insgesamt 25 Prozent zu senken. Bis 2007, so die Vorgabe, sollten alle Kreditverbindlichkeiten der GKV abgebaut werden. Nur wie?

Illegale Kredite für gesetzliche Kassen

Durch eisernes Sparen, mögen viele Kassenbosse gedacht haben. Durch illegale Kreditaufnahmen, sagten sich wohl die anderen. Um die gigantischen Haushaltslöcher zu stopfen, tun nämlich viele Kassen das, was jeder Privathaushalt vermeiden würde: Sie nehmen weitere Kredite auf. Erlaubt ist das nur im Rahmen der so genannten Kassenverstärkungskredite. Diese sollen der GKV helfen Einnahmeschwankungen innerhalb eines Jahres zu überbrücken – und müssen jeweils am Jahresende wieder getilgt sein. Darüber hinaus dürfen sich die gesetzlichen Kassen nicht mittels Krediten finanzieren – aber sie tun es doch.

Die parlamentarische Staatssekretärin im BMGS, Marion Caspers-Merk (SPD), zeigte sich dazu im Dezember 2002 überfordert: »Der Bundesregierung liegen – bezogen auf alle Krankenkassen – keine gesicherten Erkenntnisse darüber vor, in welchem Umfang in der Gesetzlichen Krankenversicherung über Kassenverstärkungskredite hinaus Kredite aufgenommen wurden.«[41] Wenigstens über eine Sache wusste Caspers-Merk mit Bestimmtheit aufzuklären: »Krankenkassen dürfen grundsätzlich keine Kredite zur Finanzierung ihrer laufenden Ausgaben aufnehmen.«[42] Fast zwei Jahre später, im Sommer 2004, legte die Bundesregierung die Zahlen doch auf den Tisch: Das Ausmaß der illegalen Kreditaufnahme hatte allein im Jahr 2002 1,2 Milliarden Euro ausgemacht.[43] Strafrechtliche Konsequenzen des illegalen Handelns folgten bisher nicht.

Fragwürdige Sparmodelle

Wirklich gespart wird hingegen am Patienten. So kamen im Jahr 2004 vermutlich rund 10 000 Kinder weniger zur Welt, weil die Kassen Frauen über 40 Jahren in der Regel die Kosten für künstliche Befruchtungen nicht mehr erstatteten und auch sonst Eltern für die so genannte In-Vitro-Fertilisation (IVF) rund 1500 Euro aus eigener Tasche bezahlen müssen.[44] Erst nachdem ein Bericht im Nachrichtenmagazin *Focus* für Furore sorgte, ließen die Kassen der GKV andeuten, nun doch mehr künstliche Befruchtungen zu bezahlen.

Über die mangelnde Zahlungsmoral der Kassen beschwerte sich ebenfalls im Sommer 2004 auch die Krankenhausgesellschaft Sachsen (KGS). Nach einer Umfrage der KGS hatten von 87 Kliniken genau 44 trotz fälliger Zahlungstermine noch keine Gelder von den Kassen erhalten – allein in Sachsen summierte sich der Betrag auf 76 Millionen Euro.[45]

Zu welchen betriebswirtschaftlichen Höhenflügen manche Chefs innerhalb der GKV neigen, belegt das Beispiel der AOK Schleswig-Holstein. Sie beschäftigte im Jahr 2003 den Landtag in Kiel, wenn auch dieses Mal nicht wegen korrupten Vorständen oder illegalen Beraterverträgen. Es ging vielmehr um die Frage, wie die Kasse den Einkauf und Verlegung von 3600 Quadratmetern Teppichboden zum Preis von 9090 Euro rechtfertigte. So viel hatte die Kasse an Verwaltungskosten genehmigt, um das Betriebsfest am 7. Februar 2003 in Neumünster adäquat zu gestalten. Ökonomisch betrachtet aus Sicht der AOK eine Glanzleistung: »Die Krankenkasse wird die Auslegeware bei zukünftigen eigenen Veranstaltungen erneut einsetzen. Zurzeit wird die Auslegeware in einem Gebäude der AOK Schleswig-Holstein gelagert, wobei weitere Kosten hierfür nicht entstehen«. Inwieweit der Teppichboden tatsächlich erneut zum Einsatz kommt, dürfte erst die Zukunft zeigen.

Angesichts solcher Entwicklungen bei den Kassen der GKV darf man sich am Ende doch fragen, was eigentlich die Höhe einzelner Vorstandsbezüge rechtfertigt. Hinzu kommt eine weiterer Aspekt: Neben den ohnehin schon üppigen Vergütungen lassen sich viele Kassenchefs Boni zahlen, die weit über 50 000 Euro pro Jahr ausmachen. So erhält der Vorstand der AOK Bayern 156 000 Euro, einen Dienstwagen und »eine jährliche variable Vergütung bis maximal 30 Prozent der Jahresvergütung«. Also zusätzlich bis zu 46 800 Euro pro Jahr. Sein Stellvertreter verdient 138 000 Euro und profitiert von der gleichen Zusatzregelung, demnach bis zu 41 400 Euro zusätzlich. Wozu aber dieses Geld? Die AOK Bayern erklärt es so: »Die Höhe der Vergütung ist abhängig von Zielerreichung der mit dem Verwaltungsrat abgeschlossenen Zielvereinbarung.« Im Klartext: Wenn Mitgliederentwicklung und finanzielle Entwicklung den eigenen Prognosen entsprechen, zahlt die Solidargemeinschaft drauf.

Bei weitem kein Einzelfall. Die Techniker Krankenkasse Hamburg etwa vergütet ihren Vorstandsvorsitzenden mit 201 924 Euro im Jahr (Stand 2004). Dazu kommt noch eine »Zulage für die Wahrnehmung der Vorsitzendenfunktion in Höhe von 14 806,32 Euro brutto jährlich« und ein »geldwerter Vorteil für die Nutzung des Dienstwagens« in Höhe von 862 Euro.

Ein weiteres Vorstandsmitglied der TK Hamburg erhält 170 000 Euro im Jahr plus einen »geldwerten Vorteil für die Nutzung des Dienstwagens« in Höhe von 1884 Euro. Schließlich kann sich auch das dritte Mitglied des Vorstandes nicht beklagen: mit 198 835,08 Euro und dem geldwerten Vorteil für die Nutzung des Dienstwagens in Höhe von 7915 Euro gehört auch er zu den Top-Finanzierten der GKV. Hinzu kommen Ansprüche auf zusätzliche betriebliche Altersversorgung »in Form einer Direktzusage«.

Obwohl die Gesetzlichen Krankenkassen seit dem 1. Januar 2004 per Gesetz verpflichtet sind, ihre Vorstandsbezüge zu veröffentlichen,[46] kommen viele von ihnen dieser Vorgabe widerwillig nach. In einem internen Papier des Bundesversicherungsamtes, das den Autoren vorliegt, beklagte die Aufsichtsbehörde sechs Monate nach Inkrafttreten des Gesetzes: »Von den 147 unserer Aufsicht unterstehenden Krankenkassen (bundesunmittelbar) haben insgesamt 76 Träger die Veröffentlichung im Bundesanzeiger gem. § 35a Abs. 6 SGB IV nicht vorgenommen.«[47] Die vom Bundesministerium für Gesundheit und soziale Sicherheit (BMGS) als Schritt zu mehr Transparenz im Gesundheitswesen propagierte Veröffentlichungspflicht mutierte offenbar zur reinen PR-Show. Ein Hinweis des BVA-Papiers lässt jedenfalls Zweifel über die Effektivität des Gesetzes aufkommen: »Offen ist im Übrigen die Frage, ob die Kassen, die veröffentlicht haben, ihrer Veröffentlichungspflicht vollständig oder nur zum Teil nachgekommen sind.«

Das an Selbstbedienung erinnernde Gehabe und die Vertuschung der Wahrheit scheint demnach auch die Aufsichtsbehörden zu beunruhigen. Es gibt allerdings auch Kassen, die zeigen, dass es anders geht. Die Betriebskrankenkasse des Wirtschaftsprüfkonzerns Ernst & Young beispielsweise liefert hierfür den Beweis.

Der Vorstand der BKK »Ernst & Young« verdiente im Jahr 2004 exakt 35 000 Euro und bestand aus einer Person. In drei Sätzen beschreibt die Kasse die weiteren Nebenkonditionen für ihren Chef: »Keine Altersvergütung. Keine Bezüge aus BKK-Beteiligungsfirmen. Kein Dienstfahrzeug zur privaten Nutzung.« Dass wirtschaftliches Know-how in den Chefetagen auch zum vertretbaren Preis für die Mitglieder zu haben ist, belegen die Beitragssätze der BKK

»Ernst & Young«. Mit einem allgemeinen Satz von 13,4 Prozent und einem reduzierten Satz von 12,5 Prozent erreichten die Melsunger im Jahr 2004 Traumwerte im Bundesvergleich. Und beschämen jene Kassenchefs, die über 200 000 Euro im Jahr verdienen – die mit drei Spitzenverdienern ausgestattete DAK Hamburg etwa wies im Jahr 2004 einen Beitragssatz von 14,7 Prozent auf.[48]

Kapitel 6: Der Deal

Die Gesundheitsreform des Jahres 2004 brachte die Gemüter zum Schäumen und leerte die Geldbörsen der Patienten. Unter anderem waren es Größen wie Praxisgebühr, Zuzahlungen bei Medikamenten, Heil- und Hilfsmitteln, die den politischen Machern als Triebfedern auf dem Weg zu Kostenreduktion und vermehrter Selbstbeteiligung galten. Bis zu zehn Milliarden Euro sollte das Gesundheitsmodernisierungsgesetz (GMG) dem Gesundheitswesen allein im laufenden Jahr einsparen helfen – ein hehres Ziel.

Nach den ersten 100 Tagen zog das Bundesministerium für Gesundheit und soziale Sicherung (BMGS) eine erste Bilanz. Schlagzeilen wie »Beitragssätze sinken«, »Wettbewerb entfaltet sich« oder »Praxisgebühr steuert« sollten Optimismus vermitteln und die Kritiker beschwichtigen. Die viel beschworenen Beitragssenkungen jedoch, bei denen im Übrigen längst nicht alle Kassen mitziehen konnten, belaufen sich in der Realität auf 0,5, maximal ein Prozent des Beitragssatzes. Letzteres allerdings nur in Ausnahmefällen.

Nehmen wir einen durchschnittlichen deutschen Haushalt, der im Jahr 30 000 Euro Einkommen zur Verfügung hat und mit einem Beitragssatz von 14 Prozent bei einer gesetzlichen Krankenkasse versichert ist. Vom Lohnzettel des Versicherungsnehmers verschwinden demnach Monat für Monat sieben Prozent, die automatisch dem Konto der jeweiligen Kasse gutgeschrieben werden: summa summarum rund 2100 Euro im Jahr. Reduziert die Kasse den Beitragssatz nun um einen halben Prozentpunkt, entlastet das den Durchschnittshaushalt per annum um ganze 150 Euro. Dem gegenüber stehen jedoch jene 600 Euro an Selbstbeteiligungen, die die Familie maximal aufbringen muss, falls Mutter, Vater oder Kinder häufig erkranken oder permanent auf Medikamente angewiesen sind. So gesehen erscheint die Bilanz weniger phänomenal als phantastisch: Am Ende bleibt – Beitragssenkung hin oder her – weniger übrig als zuvor.

Wirklich sparen kann daher nur, wer sich bester Gesundheit erfreut, so gut wie nie einen Arzt konsultieren muss und selten über die Schwelle einer Apotheke tritt. Wozu also ein solches Gesetz?

Auf einen Nenner gebracht, geht es wieder einmal um Macht und Machterhalt. Denn die Gesundheitsreform hat eine Institution inthronisiert, die unbehelligt und ohne jede demokratische Legitimation die Geschicke des Gesundheitswesens bestimmt: der Gemeinsame Bundesausschuss (G-BA). Das Urprinzip der Demokratie, die Gewaltenteilung, scheint aufgehoben: Der G-BA besitzt de facto Gesetzeskraft ohne demokratische Legitimation.

Dabei sind laut Verfassung der Republik allein eine gewählte Regierung und vom Volk gewählte Abgeordnete befugt, Gesetze zu gestalten. Der vom Bundesministerium für Gesundheit und soziale Sicherheit (BMGS) eingesetzte Gemeinsame Bundesausschuss (G-BA) aber diktiert die Geschicke des Gesundheitswesens, »ohne dass auch nur ein Mitglied gewählt wäre«, wie die Vorsitzende Richterin am Landessozialgericht Niedersachsen-Bremen, Ruth Schimmelpfeng-Schütte, ausführt.

Die Einflussnahme ist mannigfach, die Öffentlichkeit nahezu blind. Nicht nur, dass der G-BA zum Beispiel darüber entscheidet, welche Leistungen in den Katalog der gesetzlichen Kassen aufgenommen werden und welche nicht. Mehr noch. »Im Gemeinsamen Bundesausschuss verhandeln und entscheiden Partner im Gesundheitswesen ... über Belange, die unmittelbare Auswirkungen für die Versicherten, Patientinnen und Patienten haben: in der ambulanten Behandlung beim Arzt, im Krankenhaus, bei der Arzneimittelversorgung«,[1] schreibt das Bundesministerium für Gesundheit und soziale Sicherheit (BMGS). Es rühmt den Ausschuss sogar als »das höchste Gremium der gemeinsamen Selbstverwaltung im Gesundheitswesen« und tätschelt ihn als »kleinen Gesetzgeber«.[2]

Die Herren der Macht

Doch damit nicht genug. Im G-BA haben Patienten keinerlei Stimmrecht – und müssen den Vertretern der Kassen und der Kassenärztlichen Vereinigungen das Feld überlassen. Selbst das *Deutsche Ärzteblatt*, das offizielle Organ der Bundesärztekammer, erkannte die Macht der neu geschaffenen Institution und beschrieb den Ausschuss als »eines der mächtigsten Gremien im Gesundheitswesen«.[3]

Wer also sind die insgesamt 21 Mitglieder des G-BA, die auch über Ihre Behandlungschancen bestimmen, ohne dass Sie jemals die Chance hatten, den einen oder anderen Vertreter abzuwählen?

Der Vorsitzende der G-BA, Rainer Hess, gehört zu den drei unparteiischen Mitgliedern in der G-BA. Vordem war er als Hauptgeschäftsführer der Kassenärztlichen Bundesvereinigung (KBV) tätig. Auch Erhard Effer, der zweite Unparteiische im Team, ist ebenfalls ein ehemaliger Ärztefunktionär. Effer war vor seinem Wechsel in den G-BA Dezernent bei der KBV. Einzig der Bremer Professor Norbert Schmacke hat als Wissenschaftler keine Verbindung zu den Kassen(zahn)ärztlichen Vereinigungen. Er ist Experte für den Bereich Human- und Gesundheitswissenschaften der Universität Bremen.

Doch schon die Besetzung der Stellvertretenden Vorsitzenden liest sich im *Deutschen Ärzteblatt* wie eine Zusage an die Interessen der Ärzteschaft: »Stellvertretende Vorsitzende sind Prof. Dr. med. Michael-Jürgen Polonius, Präsident des Berufsverbandes der Deutschen Chirurgen, und Prof. Dr. jur. Herbert Genzel, Vorsitzender des bisherigen Bundesausschusses der Zahnärzte und Krankenkassen.«

Hinzu kommen jeweils neun Mitglieder, die die Interessen der gesetzlichen Kassen vertreten, und weitere neun, die im Sinne der Kassenärztlichen Bundesvereinigung (KBV), der Kassenzahnärztlichen Bundesvereinigungen (KZBV) und der Deutschen Krankenhausgesellschaft sprechen.

Während die Gesundheitsministerin nach außen hin als »Macherin« posiert und die Bundesregierung die Fäden in der Hand zu halten scheint, überlässt sie die eigentlich wichtigen Entscheidungen über die Versorgung von 70 Millionen gesetzlich Krankenversicherten dem G-BA. Ein perfekt inszeniertes Ablenkungsmanöver.

Beispiel Zahnersatz. Unter der täglich eingehenden Flut an Agenturmeldungen fand sich am 28. September 2004 um 14 Uhr folgende Meldung: »Die Bundesregierung will die neue Zahnersatz-Zusatzversicherung ab 1. Juli 2005 ohne die Zustimmung des CDU/CSU-dominierten Bundesrates allein beschließen. SPD-Fraktionsvize Gudrun Schaich-Walch sagte der *Bild-Zeitung* (Mittwochausgabe): »Wir regeln Zahnersatz- und Krankengeld-Beitrag zum 1. Juli 2005 neu, und zwar ohne die Union.« Die CDU/CSU habe signalisiert, nicht an einer gemeinsamen Lösung interessiert zu sein, sagte Schaich-Walch zur Begründung.«.[4]

Über lancierte Verlautbarungen suggerierten Politiker, aktiv beim Thema Zahnersatz mit dabei zu sein – und lenkten damit vom eigentlichen Problem ab. Denn weitaus weniger beachtet blieb ob der öffentlich ausgetragenen Diskussion um die Zahnersatz-Zusatzversicherung eine andere Meldung der Kassenzahnärztlichen Bundesvereinigung, in der es tatsächlich ums Eingemachte ging: Die Frage nach der Höhe der Kosten für die Behandlung der Patienten beim Zahnarzt.

In einer von der KZBV übermittelten Presseerklärung nämlich verkündete der stellvertretende Vorsitzende des Gemeinsamen Bundesausschusses, Herbert Genzel, das Zustandekommen der so genannten Festzuschuss-Regelung beim Zahnersatz. Demnach erhalten Patienten der GKV nach dem 1. Januar 2005, je nach durchgeführter Behandlung durch den Zahnarzt, nur noch feste Beträge von den Kassen erstattet – und nicht mehr wie bisher eine prozentuale Übernahme der Kosten. Die Entscheidung des G-BA war somit de facto Gesetz – wurde aber von der Öffentlichkeit auf Grund der Diskussion um die Zahnersatz-Zusatzversicherung kaum registriert.

Zwar besaß das Ministerium ein Vetorecht von einem Monat, um die Entscheidung des G-BA zu beanstanden. Doch wie das BMGS entschied, konnte G-BA-Mitglied Genzel offenbar schon vor der Gesundheitsministerin treffend taxieren: »Nachdem das Ministerium an allen Beratungen im Gemeinsamen Bundesausschuss und im Unterausschuss ›Richtlinien-Festzuschüsse‹ teilgenommen hat, ist zu erwarten, dass es den Beschluss des Gemeinsamen Bundesausschusses mitträgt.«

Was Patienten von einer solchen Regelung zu erwarten hätten, beschrieb die Arbeitsgemeinschaft Zahngesundheit (AGZ) bereits im April 2004: »Zahnersatz-Festzuschüsse, das wird teuer.« Schon damals warnte die auf Patienten-Verbraucherschutz spezialisierte Einrichtung vor eben jenen Festzuschüssen, die der von der Politik ins Leben gerufene G-BA schließlich festlegte. Die Bedenken der Verbraucherschützer kommen nicht von ungefähr. Denn die vom G-BA durchgesetzten Festzuschüsse garantieren lediglich eine gewisse Mindestversorgung. So kann ein Patient beispielsweise statt einer so genannten Modellguss-Prothese – die berühmten Dritten – auch die fest eingebaute Brücke wählen. Nur übernimmt die Kasse jetzt laut Beschluss des G-BA lediglich den Modellguss. Wer also die Nächte nicht zahnlos verbringen möchte, zahlt drauf. Denn die Brücke wird, weil eben keine Kassenleistung, nach der Gebührenordnung für Zahnärzte berechnet – eine Privatliquidationsmaschinerie setzt sich in Gang, bei der der Patient mindestens das Doppelte und Dreifache draufzahlt. »Wie kann ein Patient aus den Behandlungsalternativen die für ihn geeigneten Therapien finden und gleichzeitig sicher sein, dass nicht Gewinnabsichten seines Zahnarztes die Hauptrolle spielen?«,[5] fragt sich da nicht nur die Arbeitsgemeinschaft Zahngesundheit.

Für die Bundeszahnärztekammer hingegen ist die Entscheidung des G-BA, in der sie selbst mitbestimmt, ein glatter Durchmarsch und die Erfüllung eines lange gehegten Traums. Denn was die Dentisten nun auf dem Präsentierteller kredenzt bekommen, stand schon am 10. Oktober 2002 auf der Wunschliste der Zunft.

In dem 8-Seiten-Positionspapier »Die Grundsatzforderungen der Zahnärzteschaft an die neue Bundesregierung« forderte der Präsident der Bundeszahnärztekammer, Jürgen Weitkamp, von der Bundesregierung schon damals die Umsetzung seines Modells: »Bei dem befundbezogenen Festzuschussmodell erhält der Patient einen Festzuschuss ... unabhängig davon, für welches zahnmedizinische Therapiemittel er sich entscheidet. Bisher zahlen die Gesetzlichen Krankenkassen einen prozentualen Zuschuss ... .«[6] Nahezu wortgleich verkündete keine zwei Jahre später Herbert Genzel im Namen des Gemeinsamen Bundesausschusses »dass die Versicherten ab 1.1.2005 Anspruch auf befundbezogene Festzuschüsse bei der Versorgung mit Zahnersatz und Zahnkronen haben. Die Festzuschüsse werden die bisherigen prozentualen Zuschüsse ersetzen.« Während in der Öffentlichkeit Regierung und Opposition medienwirksam über einzelne Aspekte diskutieren, arbeiten Kassen und (Zahn)ärztevertreter im G-BA die eigentlichen gesundheitspolitischen Entscheidungen aus.

Das BMGS mutiert zum Zuschauer – und ist auf diese Weise aus dem Schneider. Denn die unliebsamen Entscheidungen des G-BA fallen weitaus weniger auf als solche, die über Parlamente abgesegnet werden müssten. Zudem kann jede Regierung – auch die CDU/CSU-Opposition stimmte der Schaffung der Machtinstitution G-BA im Bundestag zu – notfalls immer beteuern, bei der Festlegung der Kassenleistungen nicht selbst aktiv mitgestimmt zu haben. Des Volkes Unmut ließe sich auf diese Weise vielleicht sogar im Keim ersticken.

Die Erschaffung des G-BA als heimliche Machtzentrale des deutschen Gesundheitssystems hat den Status eines Geschenks an Kassen und Ärzteschaft. Diese können nun selbst und ganz ohne Mitbestimmung der beitragzahlenden Patienten aushandeln, was von der GKV übernommen wird und was nicht. Ihre Entscheidungen haben faktisch Gesetzeskraft. Für alle Beteiligten lohnt sich die Symbiose: Je weniger die GKV bezahlt, umso höher sind die Gewinne – denn abgerechnet wird dann privat, wie wir in Kapitel 2 ausführlich beschrieben haben. Und das bringt den Doktoren mehr Geld ein, während die Kassen Ausgaben sparen können.

Richter über Leben und Tod

Geschickt gestrickt, die Gesundheitsreform: Die Politik konstruiert eine Superbehörde – den Gemeinsamen Bundesausschuss (G-BA) – und beauftragt diese mit der Erstellung der Richtlinien, nach denen Patienten von ihrer Gesetzlichen Krankenkasse die Behandlung finanziert bekommen – oder eben nicht. Auf diese Weise und vermutlich ganz im Interesse der Regierung, kann der Bundesausschuss vor allem wirtschaftlich orientierte Entscheidungen treffen. Die Kassen wiederum verweigern auf Grund dieser für sie bindenden Richtlinie und den daraus resultierenden »Leistungskatalogen« die eine oder andere Behandlung. Für die Politiker stellt potenzieller Unmut der Patienten kein Dilemma dar. Denn erstens kann man getrost darauf verweisen, keinerlei unliebsame Entscheidungen selbst gefällt zu haben. Und zweitens weiß ohnehin kaum jemand, dass das BMGS über ein Vetorecht verfügt.

Wer als Patient gegen aus seiner Sicht fehlende oder inadäquate Entscheidungen der Kassen klagt, hat dank dieser Konstruktion wenig Grund zur Freude. Denn selbst wenn einzelne Landessozialgerichte noch im Sinne des Patienten entscheiden und die Kassen der GKV zur Übernahme der Kosten auch dann auffordern, wenn der Leistungskatalog das nicht vorsieht, thront am Ende eines mühsamen, jahrelangen Klageweges und hohen Kosten für die Kranken immer als letzte Instanz das Bundessozialgericht in Kassel. Was dort Patienten erwartet, die beispielsweise im Kampf gegen den Krebs auf in Deutschland nicht zugelassene, in anderen Ländern aber bewährte Medikamente hoffen, steht in einem Grundsatzurteil des Jahres 2002: »Eine Erweiterung der Behandlungspflicht der Krankenkassen auf Behandlungsmethoden, die sich erst im Stadium der Forschung oder Erprobung befinden und (noch) nicht dem allgemeinen anerkannten Stand der medizinischen Erkenntnisse entsprechen, lässt das Gesetz auch bei schweren und vorhersehbar tödlich verlaufenden Krankheiten grundsätzlich nicht zu.«

Was hierzulande als anerkannter Stand der medizinischen Erkenntnisse anzusehen war, legte bis zur Gesundheitsreform 2004 vor allem die Arbeitsgemeinschaft der Medizinischen Fachgesellschaften vor. Damit ist seit dem 1. Januar 2004 zumindest aus Sicht der Gesetzgebung Schluss – diese Aufgabe erfüllt jetzt das neu geschaffene »Qualitätsinstitut«, von wo aus die gewonnenen Erkenntnisse zum Gemeinsamen Bundesausschuss fließen.

Die Richter des 1. Senats am Bundessozialgericht kannten selbst bei lebensbedrohlichen Lagen keine Ausnahmen: »Dem Einwand, in solchen Fällen müsse ein individueller Heilversuch zu Lasten der Krankenversicherung auch mit noch nicht ausreichend gesicherten Therapieverfahren möglich sein, kann deshalb in dieser allgemeinen Form nicht Rechnung getragen werden«,[7] urteilten sie.

Die Task Force

Der »Bericht und Aktionsplan der Task Force« ist 52 Seiten lang und gleicht einem Offenbarungseid. Als Bundeskanzler Gerhard Schröder (SPD) das Dokument im Juni 2004 von der Gesundheitsministerin Ulla Schmidt (SPD) in Berlin offiziell in Empfang genommen hatte, fand der Kanzler dafür sogleich die passenden Worte: »Wir wollen die Innovationskraft der pharmazeutischen Industrie stärken. Dies ist ein wichtiger Beitrag für die Sicherung der Arbeitsplätze … in Deutschland.«[8]

Das Papier, für das die Vorsitzende der Task Force, Ulla Schmidt (SPD), verantwortlich zeichnet, macht einiges deutlich. Es geht um die Marschrichtung der deutschen Forschungs- und Gesundheitspolitik – unter ausdrücklicher Berücksichtigung der Interessen der Pharmaindustrie. Sechs Monate nach Einführung der Gesundheitsreform 2004 wurde es damit offiziell: Die Pharmaindustrie war bereits seit Mai 2003, also *vor* der Abstimmung des Bundestags, über die Vorhaben der Bundesregierung in Sachen Gesundheitsreform (GMG) bestens informiert. Zudem brachte sich die Branche über die Task Force des Ministeriums auch aktiv in die Ideenfindung der Ministerin ein. Unverhohlen, ohne Scheu und Berührungsängste.

Schon die Besetzung der Task Force nährte den Zweifel der Kritiker. Zwar fungierte Gesundheitsministerin Ulla Schmidt (SPD) als Vorsitzende an oberster Stelle, gefolgt von Staatssekretär Georg Wilhelm Adamowitsch aus dem Bundesministerium für Wirtschaft und Arbeit. Doch schon an dritter Stelle erscheint – symptomatisch für die weitere Besetzung – ein Pharmamann. Urs Brauen von der Dresdener AWD-Pharma beispielsweise hat ebenfalls einen festen Platz in der Task Force inne wie Rolf Krebs, Sprecher der Unternehmensleitung bei Boehringer Ingelheim und Bernhard Scheuble vom Darmstädter Pharmakonzern Merck KGaA (und bis zum 13. November 2003 Vorsitzender des Verbandes Forschender Arzneimittelhersteller, VFA). Mit dabei sind auch Vertreter der Generikabranche (Dagmar Siebert, Ratiopharm), der Aachener Medikamentenfirma Grünenthal und jene Unternehmensberatung, die einen Großteil ihrer Umsätze mit strategischen Analysen – unter anderem für Pharmakunden – realisiert: die Boston Consulting Group GmbH.

Diesem extrem industrielastigen Task-Force-Konglomerat stehen seitens der Bundesregierung neben dem Mann aus dem Wirtschaftsministerium lediglich ein Staatssekretär des BMGS (Theo Schröder) und Ministerialdirektor Reinhard Junker aus dem Bundesministerium für Bildung und Forschung (BMBF) gegenüber. Eher als einsamer Gesandter dürfte sich Hubertus Schmoldt von der Industriegewerkschaft Bergbau, Chemie, Energie fühlen.

Unter dem wohlwollenden Blick Scheubles wandte sich die Bundesgesundheitsministerin im Sommer 2004 an die versammelte Presse: »Wir wollen, dass in Deutschland mit guter Leistung gutes Geld verdient wird«, deklamierte sie. Die Frage ist nur: zu welchem Preis? Und wer zahlt die Zeche? In erster Linie wohl die in der Gesetzlichen Krankenversicherung eingebundenen Patienten, wie man nach Lektüre der 52 Seiten resümieren darf. Schon in der Einleitung des Berichts betonen die Autoren die Bedeutung der Pharmaindustrie – und verweisen, wenig sensibel, auf die deutschlandweit 115 000 Arbeitsplätze. Ein plumpes Druckmittel, aber bei über vier Millionen Arbeitslosen im Lande eines, das wirkt.

Die Verzahnung zwischen Politik und Industrieinteressen, die wir im Buch mehrfach dokumentieren, erfährt im Berliner Task-

Force-Papier eine weitere Bestätigung. Denn das Papier legt nahe: Große und vor allem wichtige Teile der Gesundheitsreform entstanden womöglich unter dem Diktat der Pharmabranche und an den Interessen der Versicherten vorbei – ein einvernehmliches Techtelmechtel zwischen BMGS und Pharmaindustrie. So fand das erste Treffen der Beteiligten bereits am 7. Mai 2003 statt, lange bevor Bundestag und Bundesrat das Gesundheitsmodernisierungsgesetz (GMG) absegneten. Was die Volksvertreter zum Gesetz erhoben und Patienten seit dem 1. Januar 2004 als Belastung empfinden, formuliert die Task Force schon damals rein prophylaktisch als Notwendigkeit – und lässt im Nachhinein damit massive Zweifel an der Entscheidungskompetenz der Bundesregierung aufkommen.

Nahezu wortgleich übernimmt die unter Vorsitz der Bundesgesundheitsministerin etablierte Task Force die Positionen des Verbandes Forschender Arzneimittelhersteller (VFA), ohne auch nur im Geringsten am Wahrheitsgehalt zu zweifeln: »Unternehmen, die heute in die Forschung investieren, können diese Investition erst nach rund 12 Jahren durch den Verkauf der neuen Produkte amortisieren«, heißt es zum Beispiel auf Seite 7 des Berichts. Beim VFA konnten Leser schon im Jahr 2002 erfahren, dass die »durchschnittliche Entwicklungszeit eines Medikaments bis zur Marktreife ca. zehn bis zwölf Jahre« beanspruchte.[9]

Bereits auf Seite 10 des Ministeriumberichts wird erkennbar, dass die Pharmaindustrie mit der Bundesregierung wichtige Eckpunkte der Gesundheitsreform abstimmen – ganz im Sinne der Pharmalobby. So empfiehlt der Aktionsplan unter anderem »Maßnahmen zur Umsetzung der Regelungen des GKV-Modernisierungsgesetzes zu Festbeträgen, patentgeschützten Arzneimitteln und der Nutzenbewertung von neuen Arzneimitteln unter Wahrung der Transparenz«. *Nach* Inkrafttreten der Gesundheitsreform haderten freilich beide Seiten auf charakteristische Weise, schließlich wollte keine ihre Reputation aufs Spiel gesetzt sehen. Während das Bundesministerium für Gesundheit und soziale Sicherheit (BMGS) Loblieder anstimmte, geißelte die Pharmabranche das GMG als Debakel. Wie üblich jagte im Parlament eine Verbalattacke die Nächste, in Debatten über Festpreisregelung, Zwangsrabatte oder Zuzahlungen wetterten die Mitglieder der Parteien gegeneinander. Das Schauspiel sollte wohl über die wahre Marschrichtung hinwegtäuschen, die das Task-Force-Papier beim Namen nennt:

»Da die Erforschung und Entwicklung von Arzneimitteln aufwendig, langwierig, kostenintensiv und mit einem hohen Risiko behaftet ist, muss die pharmazeutische Industrie auch in Zukunft einen wirtschaftlichen Anreiz haben, ihre Forschungsanstrengungen zu verstärken und braucht ein innovationsoffenes Gesundheitssystem. Aus diesem Grund müssen Arzneimittelinnovationen, deren Wirkungsweise neuartig ist und die eine therapeutische Verbesserung auch wegen geringerer Nebenwirkungen haben (§ 35 Fünftes Buch Sozialgesetzbuch), gefördert werden und unterliegen nicht der Festbetragsbildung der Gesetzlichen Krankenversicherung. Der erhöhte Herstellerrabatt von 16 Prozent, den die pharmazeutischen Unternehmen an die Krankenkassen zu zahlen haben für Arzneimittel, die nicht der Festbetragsregelung unterliegen, ist befristet auf das Jahr 2004. Während dieser Zeit hat die Selbstverwaltung die Aufgabe, die Festbetragsregelung umzusetzen, die am 1. Januar 2004 in deren Zuständigkeit übertragen worden ist.«

Nahezu als Lizenz zum Gelddrucken erscheint ein weiterer Passus des Papiers: »Die Regelungen über die Erstattung von Arzneimitteln durch die Gesetzliche Krankenversicherung sind im Vergleich zu anderen europäischen Ländern mit staatlichen Preisfestsetzungssystemen marktfreundlicher ausgestaltet. Arzneimittel gelangen in Deutschland von der arzneimittelrechtlichen Zulassung sofort in die Erstattungsmöglichkeit der Gesetzlichen Krankenkassen.«

Im Klartext: Die Pharmahersteller bestimmen nicht nur den Preis für ihre Medikamente. Die GKV übernimmt im Wesentlichen auch die Kosten für die teure Medizin.

Mit unglaublicher Konsequenz demontiert das Papier die Grundfeste staatlicher, universitärer Forschung. »Gleichwohl aber wurde durch die Analyse der Task Force deutlich, dass an verschiedenen Stellen Verbesserungen notwendig sind, die durch eine stärkere Verzahnung von Forschungs-, Gesundheits- und Wirtschaftspolitik Unterstützung finden müssen. Es wurde Handlungsbedarf im Forschungsumfeld, z. B. eine stärkere Verzahnung der akademischen mit der industriellen medizinischen Forschung und eine notwendige Intensivierung der Forschungsförderung festgestellt … Im Bereich der universitären Forschung, insbesondere bei so genannter Drittmittelforschung behindert eine nicht sachgerechte Arbeit der Patentverwertungsstellen die Forschung und wirkt sich damit negativ auf die Zusammenarbeit zwischen dem Hochschulbereich und Biotechnologie-Unternehmen aus. Eine weitere Professionalisierung der Patentverwertungsstellen und thematische Konzentration ist erforderlich.«

Diese Erkenntnis ist ebenso verblüffend wie verwunderlich. Denn die im Dokument kritisierten und vom Bundesministerium für Bildung und Forschung (BMBF) forcierten Patentverwertungsstellen sind eigens dafür eingerichtet, die staatliche Forschung voranzubringen – indirekt auch auf Kosten der Unternehmen. Hier können die Universitäten nämlich Auskünfte über Industriepatente bekommen; dergleichen Wissen ist notwendig, wenn die eigenen Entwicklungen vermarktet werden sollen. Wozu also das Säbelrasseln? Haben sich die universitären Patentverwertungsstellen vielleicht als Dorn ins Fleisch der Pharmabranche gebohrt, den das Bundesministerium für Gesundheit und soziale Sicherheit (BMGS) jetzt zu ziehen gewillt ist? Steht die Konkurrenzeinrichtung gar zur Disposition?

Auch die für die Max Planck Gesellschaft operierende Garching Innovation GmbH zählt zu den erfolgreichsten Patentschmieden außerhalb der Konzernlabore. Gerade für Pharmaunternehmen freilich könnten solche Einrichtungen auf Dauer eine ernst zu nehmende Konkurrenz werden. Denn erfahrungsgemäß entstanden viele Durchbrüche in der freien Forschung und bei weitem nicht alle in den Laboren der Pharmaindustrie.

Die Task Force schreckt nicht einmal vor eindeutigen Tipps für das Finanzministerium zurück. »Das Steuerrecht sollte so gestaltet werden, dass der Verlust von Risikokapital von Kapitalgebern bei der Steuererhebung berücksichtigt werden kann (Verlustvortrag).« Déjà vu in NRW. Dort hatte der britische Konzern Vodafone die Übernahme von Mannesmann als Verlustgeschäft »abgesetzt« – dem Staat gingen Millionen an Steuergeldern durch die Lappen.

Klare Worte auch in Bezug auf die Gesundheitsreform: »Der Gesetzgeber hat sich im Gesundheitsmodernisierungsgesetz (GMG) für eine Nutzenbewertung von neuen Arzneimitteln entschieden und auf eine Kostenbetrachtung verzichtet.«

Wie das Gesetz aussieht, beschreibt ebenfalls die pharmabesetzte Task Force:

> »Bei der Gruppenbildung soll der Gemeinsame Bundesausschuss der gesetzlichen Vorgabe folgend Arzneimittel mit patentgeschützten Wirkstoffen, die eine therapeutische Verbesserung auch wegen geringerer Nebenwirkungen beinhalten (§ 35 Fünftes Buch Sozialgesetzbuch), nicht in Festbetragsgruppen einbeziehen.«

Und weiter im gleichen Abschnitt:

> »In der Beurteilung von therapeutischen Verbesserungen, die zurzeit aus unterschiedlichen Interessenlagen heraus verschieden interpretiert werden, ist den Herstellern im Rahmen der Nutzenbewertung die Möglichkeit zu geben, die therapeutische Verbesserung der jeweiligen Innovation aus eigener Sicht zu begründen.«

Der Deal scheint klar definiert: Während die Gesundheitsreform des Jahres 2004 auf die finanziellen Ressourcen der Versicherten zugreift und in der Öffentlichkeit medienwirksam gestritten wird, herrscht intern Einvernehmen über die Rollenverteilung. Um die 115 000 Arbeitsplätze zu sichern, scheint der Bundesregierung nahezu jedes Mittel recht – selbst die Aufgabe der Unabhängigkeit der von ihr selbst im Rahmen der Reform geschaffenen Institutionen:

> »Ihnen (den Pharmaunternehmen, Anm. d. Autoren) soll eine Mitwirkungsmöglichkeit durch Dialoge mit den zuständigen Personen im Institut für Qualität und Wirtschaftlichkeit bereits im Vorfeld der Entscheidung eingeräumt werden. Es soll auch darauf geachtet werden, dass kein vereinfachtes oder starres

Schema oder problematische Referenzstandards zur Nutzenbewertung zugrunde gelegt werden.«

Verhaltensregeln für den Kanzler finden sich ab Seite 41:

»*Zur Anerkennung der Leistungen der pharmazeutischen Industrie soll*

- weiterhin dazu beigetragen werden, dass in Europa das Bewusstsein dafür wächst, wie wichtig die pharmazeutische Industrie als Leistungsträger für die Gesundheit der Bevölkerung und die wirtschaftliche Entwicklung innerhalb Europas ist (verantwortlich: Bundesregierung).
- sich die Bundesregierung auf EU-Ebene für mehr Wettbewerb, zunehmende Integration, größere Innovationsoffenheit und Qualitätsorientierung einsetzen und es sollen bei allen auch fachübergreifenden Rechtsetzungsverfahren und Maßnahmen die Auswirkungen auf die Wettbewerbsfähigkeit der pharmazeutischen Industrie berücksichtigt werden. (verantwortlich: Bundesregierung).«

Was genau unter Wettbewerb zu verstehen ist, dürfte auch der Kanzler spätestens nach Lektüre folgender Passage verstanden haben:

> »Der Beitrittsvertrag sieht die Umsetzung eines so genannten ›Besonderen Mechanismus‹ vor. Dieser Mechanismus gestattet es, dem Inhaber eines Patents in den alten Mitgliedsstaaten der EU, während der Laufzeit dieses Patents Parallelimporte aus acht Beitrittsländern (ohne Zypern und Malta) abzuwehren, soweit für diese Produkte dort kein Patentschutz erlangt werden konnte. Der Mechanismus hat zum Ziel, dass nach der EU-Erweiterung zusätzliche Wettbewerbsverzerrungen auf dem europäischen Arzneimittelmarkt vermieden werden.«

Im Klartext: Während die Pharmahersteller hierzulande die Preise frei gestalten dürfen, sollen billigere Medikamente aus anderen EU-Ländern möglichst draußen bleiben, sofern sie als Import billiger zu haben sind. Die Position wäre – würde sie die Pharmaindustrie allein verfassen – durchaus nachvollziehbar. Warum aber ausgerechnet das Bundesministerium für Gesundheit und soziale Sicherung, immerhin federführend für das Papier, diese Meinung durch die Schrift offiziell vertritt, erscheint zumindest fragwürdig. Zumal billigere Reimporte sowohl die Kassen als auch die zuzahlenden Patienten entlasten würden.

Ein echter Deal nach Maß zeichnet sich auch bei einem weiteren, vor der Gesundheitsreform 2004 geltenden Bereich ab: das strikte Werbeverbot für Medikamente. Dazu heißt es in dem Papier:

> »Durch die grundsätzliche Herausnahme der verschreibungsfreien Arzneimittel aus der Erstattung durch das GKV- Modernisierungsgesetz (Ausnahme: Liste ausgewählter Präparate bei schweren Erkrankungen) werden diese stärker dem Wettbewerb ausgesetzt. Damit entsteht das Bedürfnis bei den pharmazeutischen Unternehmen, intensiver für ihre Produkte werben zu können. Die Werbung bei Patienten verbietet aber in einigen Fällen das Gesetz über die Werbung auf dem Gebiet des Heilwesens (Heilmittelwerbegesetz). Die Patienten können heute über verschreibungspflichtige Arzneimittel, außer beim Arzt oder Apotheker, durch »Internet-Surfen«, allgemeine Presseveröffentlichungen oder spezielle Publikationen (z. B. der Stiftung Warentest) die gewünschten Informationen erhalten. Das GKV-Modernisierungsgesetz hat durch Änderung des Heilmittelwerbegesetzes geregelt, dass dessen Vorschriften keine Anwendung auf den Schriftwechsel und die Unterlagen finden, die nicht Werbezwecken dienen, z. B. Packungsbeilagen, und die zur Beantwortung einer konkreten Anfrage durch den pharmazeutischen Unternehmer zu einem bestimmten Arzneimittel erforderlich sind. Dadurch wird auch Informationsinteressen der Unternehmen entsprochen.«

Man mag der Bundesregierung zugute halten, dass sie angesichts der über vier Millionen real existierenden Arbeitslosen im Lande keinen Versuch scheut, wenigstens die bestehenden Arbeitsplätze zu sichern. Nur: Gerade im Bereich der pharmazeutischen Industrie bestünde wenig Anlass zur Panik.

Denn der Branche ging es, auch ein halbes Jahr nach der Gesundheitsreform, entgegen der geschickt lancierten Angstkampagnen über den »Jobkiller Gesundheitsreform« mehr als gut. So entpuppten sich selbst die wenig erfreulichen Nachrichten eher als globale Probleme – und keinesfalls als Folge der deutschen Gesundheitsreform.

Der Umsatzeinbruch auf »nur« noch 490 Millionen Euro im ersten Halbjahr bis Ende Juni 2004 erklärte der Mohnheimer Arzneimittelhersteller Schwarz Pharma mit den deutlichen Rückgängen seines Omeprazol-Generikums in den USA. In Deutschland hingegen verzeichnete der Konzern ein Umsatzplus von immerhin 0,9 Prozent auf 105 Millionen Euro im gleichen Zeitraum.[10]

Lilly Deutschland beendete das zweite Quartal des Gesundheitsreform-Jahres 2004 gar mit einem Umsatzplus von 29 Prozent – die Erlöse erreichten 138,4 Millionen Euro. Vor allem die patentgeschützten Medikamente Zyprexa (Olanzapin), Gemzar (Gemcitabin) und Humalog (Insulin lispro) hatten – trotz GMG – dazu beigetragen.[11]

Grund zur Freude hatte auch der britisch-schwedische Pharma-Gigant Astra-Zeneca. Die Erlöse stiegen im ersten Halbjahr 2004 um elf Prozent auf 5,3 Milliarden US-Dollar, wobei der Gewinn satte 1,1 Milliarden Dollar ausmachte und damit um 15 Prozent üppiger ausfiel als ein Jahr zuvor im gleichen Zeitraum.

Die in Berlin ansässige Schering AG verbesserte sechs Monate nach Inkrafttreten der Gesundheitsreform ihren Betriebsgewinn um zehn Prozent auf 413 Millionen Euro. Der Umsatz mit dem Blockbuster – und patentgeschützten – Betaferon stieg dabei im Vergleich zum Vorjahreszeitraum um zwei Prozent. Peinlicher Nebeneffekt der satten Gewinne: Der Konzern baut bereits 1100 Stellen ab, und wird der *Ärzte Zeitung* zufolge bis zum Jahr 2006 weitere 900 Stellen reduzieren.

Der Öffentlichkeit gegenüber versucht Schering klarzumachen, dass die Folgen der Gesundheitsreform Belastungen von rund 40 Millionen Euro mit sich bringen. Angesichts der Gewinnsteigerung um über zehn Prozent wahrlich kein Grund zur Sorge – die vor dem Hintergrund der 2,4 Milliarden Euro Umsatz allein im ersten Halbjahr 2004 zum schlechten PR-Gag mutiert sein dürfte.

Die Liste solcher falscher Klagen lässt sich fortführen. Nahezu alle Giganten, die am lautesten jammerten, verzeichneten sechs Monate nach dem GMG prächtige Gewinn- und Umsatzsteigerungen. Die Schweizer Firma Roche etwa nahm mit verschreibungspflichtigen Medikamenten von Anfang Januar bis Ende Juni 2004 10,6 Milliarden Schweizer Franken ein, also umgerechnet rund 6,9 Milliarden Euro – immerhin ein Plus von rund 16 Prozent.

Roche Diagnostics verzeichnete (nach eigenen Angaben in einer Pressemitteilung) im gleichen Zeitraum ein Umsatzplus von neun Prozent auf 3,9 Milliarden Franken. Pfizer wiederum verdiente im zweiten Quartal 2,9 Milliarden US-Dollar, der Quartals-Umsatz legte entsprechend auf 12,3 Milliarden US-Dollar zu. Zwangsrabatt? Belastung durch die Gesundheitsreform? Auch der US-Hersteller Merck & Co (hierzulande MSD) erhöhte den Umsatz im zweiten Quartal um neun Prozent auf sechs Milliarden US-Dollar. Der Quartalsgewinn fiel bei Merck tatsächlich – von satten 1,9 Milliarden im Vorjahreszeitraum auf eigentlich ebenso beachtliche 1,8 Milliarden.

Was der Kanzler und seine Gesundheitsministerin demnach verkennen: Die Großen der Branche verdienen mit oder ohne Preisregulierungen in Deutschland ganz prächtig – und offerieren im Gegenzug trotzdem kaum neue Jobs, wie das Beispiel Schering belegt. Wozu aber das Entgegenkommen der Bundesregierung?

Pharmaschecks mit Gruß vom Kanzler

»Die Leistungen und sonstigen Ausgaben der Krankenkassen werden durch Beiträge finanziert. Dazu entrichten die Mitglieder und die Arbeitgeber Beiträge, die sich in der Regel nach den beitragspflichtigen Einnahmen der Mitglieder richten.« Diese Passage im Sozialgesetzbuch[12] ist unmissverständlich – und wird dennoch gerne ignoriert.

Denn nebenbei, und vom Gesetzestext keinesfalls vorgesehen, finanzieren sich die Kassen auch mit dreistelligen Millionenbeträgen der dankbaren Pharmaindustrie – Vereinbarungen die schon mal der Bundeskanzler vermittelt.

Rund 200 Millionen Euro flossen beispielsweise auf diese Weise im Jahr 2001 auf das Konto 1008956501 bei der Svenska Enskilda Bank (SEB), wie das Hamburger Magazin *DIE ZEIT* aufdeckte. Das Geld, das der damalige Geschäftsführer des Bundesverbandes der Betriebskrankenkassen (BKK) anschließend als Spende verbuchte und danach an die Kassen verteilte, war der *ZEIT* zufolge Ergebnis eines Kanzlerdeals mit den Pharmabossen. Die Mitglieder des VFA hatten die Summe aufgeboten, um die Bundesregierung von ihren Plänen abzubringen, die Medikamentenpreise um vier Prozent zu senken. Für die Versichertengemeinschaft ein schlechtes Kalkül. Denn bei einem Arzneimittelmarkt von schon damals mehr als 20 Milliarden Euro hätten vier Prozent Preissenkung auf alle Medikamentenausgaben eine Ersparnis von rund 800 Millionen Euro eingebracht. So aber reduzierte die Pharmaindustrie die Summe auf ein Viertel und durfte die Ausgaben auch noch steuerlich absetzen.

»Dass die rot-grüne Bundesregierung sich so von einem Interessenverband vorführen lässt, ist der vorläufige Höhepunkt der langen deutschen Erfolgsgeschichte des Pharmalobbyismus«, kommentierte *DIE ZEIT* den obskuren Handel.[13]

Drei Jahre später, im August 2004 sollte das offizielle Ergebnis sich unterscheiden. Im Juli rumorten erneut Gerüchte über einen neuen Handel in dreistelliger Millionenhöhe, und tatsächlich fanden sich die Bosse der Pharmaindustrie am 6. Juli 2004 zur so genannten Bordeaux-Runde ein, wie die abendlichen Essen mit Gerhard Schröder auch genannt werden. Doch trotz Wein und gepflegter Atmosphäre schien das Ergebnis der Verhandlungen nach außen hin ein anderes zu sein, als vielfach erwartet. Am 13. August 2004 erklärte das Bundesministerium für Gesundheit und soziale Sicherung, dass die Beschlüsse des Gemeinsamen Bundesausschusses nicht beanstandet würden. Der hatte, wie vom GMG-Gesetz vorgesehen, so genannte Festbetragsgruppen festgelegt – und damit scheinbar gegen die Interessen der Big Pharma verstoßen.

Denn in diesen Gruppen werden Protonenpumpenhemmer gegen Magenbeschwerden, Statine zur Cholesterinsenkung, Sartane zur Blutdrucksenkung und Triptane gegen Migräne mit Festbeträgen belegt. Nur bis zu einer bestimmten Höhe übernehmen die Kassen die Kosten, den Rest zahlt der Patient. Folge der Regulierung: Die Industrie lässt normalerweise die Preise auf das Niveau des Festbetrages purzeln, weil kaum ein GKV-Patient die Differenz aufbringen kann oder mag.

Soweit die nach außen hin verbreitete Theorie. In Wirklichkeit verbarg sich auch hinter dieser Konstruktion ein Deal. Im gleichen Atemzug gab das Ministerium die erlösende Nachricht für die Pharmabranche bekannt: »Arzneimittel, die gegenüber anderen Arzneimitteln der gleichen Gruppe eine therapeutische Verbesserung – eingeschlossen geringere Nebenwirkungen – darstellen, sollen weiterhin von der Festbetragsbildung ausgenommen bleiben.«[14] Die Gesundheitsministerin erklärte, ganz im Sinne der pharmadominierten Task Force, die Umsetzung der Übereinkunft: »Wir wollen die Innovationskraft der pharmazeutischen Industrie stärken. Wir haben den Dialog mit der pharmazeutischen Industrie organisiert. Wir sorgen dafür, dass die Arzneimittel-Zulassung sorgfältig und rascher erfolgen kann.«

Die vom Gesundheitsministerium im Sinne der Pharmaindustrie gewollte schnellere Zulassung erweist sich hingegen mitunter als gefährliches Spiel für die Patienten. Am 30. September 2004 erhielten Redaktionen und Nachrichtenagenturen bundesweit eine Pressemitteilung des Bundesinstituts für Arzneimittel und Medizinprodukte zugestellt. Die Merck-Tochter MSD Sharp und Dohme hatte die Bundesbehörde darüber informiert, dass sie »den Vertrieb von Arzneimitteln, die Rofecoxib enthalten, weltweit einstellt und klinische Prüfungen mit diesem Wirkstoff vorzeitig beendet«.[15] Der Pharmakonzern hatte herausgefunden, dass bei Patienten, die den Wirkstoff über mehr als 18 Monate einnahmen, ein erhöhtes Risiko für Schlaganfälle und Herzinfarkte bestand als bei Menschen, die das Mittel nicht verwendeten. Offensichtlich war es dem Konzern während der Entwicklungszeit entgangen, dass schon die anderthalbjährige Einnahme des Rheumamittels zu solchen Folgen führen kann. Pech für die Betroffenen: Das Medikament ist bereits seit 1999 unter dem Namen Vioxx auf dem Markt, allein in Deutschland nahmen Merck zufolge rund 120000 Patienten die riskante

Medizin ein. Weltweit waren es gar 84 Millionen Menschen, was dem Konzern allein im Jahr 2003 einen Vioxx-Umsatz von 2,5 Milliarden US-Dollar bescherte (siehe dazu auch Kapitel 2 und 3).

Das Merck-Desaster macht deutlich: Die deutsche Zulassungsbehörde BfARM hatte fast fünf Jahre lang ein Medikament für den deutschen Markt zugelassen, das am Ende vom Hersteller selbst als hoch riskant eingeschätzt werden musste. Bei manchem Leser mögen jetzt Erinnerungen an den Lipobay-Skandal des Jahres 2001 aufkommen, bei dem der Leverkusener BAYER-Konzern in die Medikamenten-Krise schlidderte, weil sein Cholesterinsenker Lipobay zu Todesfällen geführt hatte. Aus Fällen wie diesen den Schluss zu ziehen, dass längere Zulassungsverfahren und eingehendere Prüfungen Patientenleben retten könnten, liegt dem Gesundheitsministerium fern. Im Gegenteil. Das unter dem Vorsitz der Bundesgesundheitsministerin Ulla Schmidt erarbeitete Task-Force-Dokument fordert die schnellere Zulassung für neue Medikamente.

Mehr Honorar dank Reform

Nach der Reform ist vor der Reform. Was für die meisten Patienten in Form von Zuzahlungen und weniger Leistungen alle Jahre wieder seine Bestätigung findet, hat für weite Teile der Ärzteschaft eine ganz andere Bedeutung. Die Gesundheitsreform des Jahres 2004 brachte auch den Doktoren satte Gewinne – vor allem jenen im Osten der Republik.

Im Grunde unbemerkt von der Öffentlichkeit und abseits jeglichen Medieninteresses sprach das BMGS den Vertragsärzten in den neuen Bundesländern die Erhöhung ihrer Gesamtvergütungen in den Jahren 2004 bis 2006 um rund 120 Millionen Euro zu – nachdem bereits von 2002 bis 2004 nach Angaben des Ministeriums 184 Millionen Euro bereitgestellt werden sollten. Während im Osten der Republik ganze Landstriche mit Arbeitslosigkeit von 20 Prozent und mehr zu kämpfen haben und Familien auf Sozialhilfeniveau auskommen müssen, jammern viele Vertragsärzte ob ihrer geringen Einnahmen in Vergleich zu den Westkollegen.

Freilich ein Jammern auf hohem Niveau: Schon im Jahr 2001 setzte der Durchschnitt der Vertragsärzte im Osten über 175 000 Euro um – lediglich 7000 Euro weniger als die Kollegen im Westen des Landes. Zwar verweist das Ministerium darauf, dass die zugesprochenen 120 Millionen Euro durch eine »moderate Absenkung« im Westen finanziert werden. Nur: Gilt angesichts der ökonomischen Lage im Lande der Grundsatz der Verhältnismäßigkeit nicht auch für Ärzte?

Lohnverzicht oder 40-Stunden Woche zum Wohle der Republik – nahezu unisono geforderte Parolen verlieren offenbar an Gültigkeit. Statt zu sparen, wird verschenkt. Denn zweifelsohne hätte man auch anders denken können. Durch moderate Kürzungen im Westen hätten auch die Ostdeutschen mit einem Mal nicht weniger gehabt – die 120 Millionen Euro wären der Versichertengemeinschaft zugute gekommen.

Stattdessen garantierte der Deal der Ärzteschaft ein Zusatzbonbon: Weitere 15 Millionen Euro stehen den Ostärzten nach der Reform für so genannte »Sicherstellungsprämien« zur Verfügung. Im Klartext: Die Summe kommt in Form von Zuschlägen zum Honorar vieler Ärzte hinzu.[16]

Immerhin weiß das Ministerium auch über die Einkommenssituation der Beitragszahler Bescheid. Diese betrug im Jahr 2001 im Durchschnitt 15 563 Euro im Osten und 19 794 im Westen der Bundesrepublik.

Gesundheitsreform als Chance zum Deal

Die von der Regierung und Opposition als zwingend notwendig propagierte Gesundheitsreform des Jahres 2004 zementierte in Wirklichkeit die Grundfesten des gesamten Systems: durch die Einrichtung des Gemeinsamen Bundesausschusses, durch massive Zugeständnisse an die Pharmaindustrie und durch Untermauerung des Bundessozialgericht-Urteils vom 22. März 2002.

Jene, die am lautesten gegen solche Urteile hätten protestieren können, weil ihnen damit die optimale Behandlung ihrer Patienten oftmals verwehrt bleibt, zogen es hingegen vor, in Warnstreiks auf die angeblich eigene Misere aufmerksam zu machen: Ärzte und Zahnärzte. Und das, obwohl die niedergelassene Ärzteschaft im Osten der Republik spürbare Mehreinnahmen verbuchte und niedergelassene Doktoren im Westen auf ohnehin hohem Einkommensniveau verharren (siehe Kapitel 2).

Der Deal scheint damit perfekt und dürfte auf unbestimmte Zeit halten. Denn die geschaffenen Fakten lassen sich – wie etwa das Urteil des Bundessozialgerichts – nur noch per Verfassungsklage aus dem Weg räumen. Dazu aber müsste ein Patient vor dem obersten Gericht gewinnen, vor allem überhaupt dorthin gelangen. Bei Kosten in fünfstelliger Höhe, die Betroffene für einen solchen Prozess aufbringen müssten, eine mehr als unwahrscheinliche Annahme. Denn die potenziellen Kläger müssten in erster Linie wichtigeres finanzieren: jene Behandlungen, die ihnen die Gesetzliche Krankenversicherung verwehrt.

Kapitel 7: Die Jagd

Polizeieinsatz gegen betrügende Ärzte

Die auf Abrechnungsbetrug spezialisierte Sonderkommission »Medicus« des Landeskriminalamtes Berlin ist seit 1997 aktiv. Anfangs war es nur ein Trio, inzwischen ist die Gruppe auf 18 Mitarbeiter angewachsen. 1998 ermittelte die Soko gegen 33, 1999 gegen 46, 2000 gegen 104, 2002 gegen 700 und 2003 gegen 1700 Tatverdächtige. Es gibt in der Bundesrepublik noch weitere Gruppen, die sich mit Abrechnungsmanipulationen befassen. So die Arbeitsgemeinschaft »Ärztlicher Abrechnungsbetrug« Rhein-Lahn des Polizeipräsidiums Koblenz, die bereits im Sommer 1995 mit ihrer Arbeit begann. Zur Begründung hieß es damals, die Einrichtung sei notwendig geworden, »weil der Ermittlungsaufwand in der allgemeinen Aufbauorganisation des Polizeipräsidiums nicht zu bewältigen war«. Die Koblenzer Gruppe gilt bundesweit als eine der größten Polizeiarbeitsgruppen. Am Anfang zählten sechs Mitarbeiter dazu, 2003 waren es bereits 34: 13 Polizisten, vier Verwaltungsangestellte und 17 Sachverständige.

Das Polizeipräsidium Koblenz war es auch, das als eines der ersten eine eigene Prüf-Software entwickelt hatte. Das Auswertungsprogramm Medico galt damals, vor etwa vier Jahren, als eines der innovativsten. Gefüttert mit den Abrechnungsdaten einer Praxis, filterte es beispielsweise Häufungen von Abrechnungsziffern heraus. Auch war das Programm in der Lage, Tagesprofile zu erstellen, anhand derer die Ermittler zum Beispiel erkennen konnten, ob ein Arzt mehr als zehn Stunden Dienst am Stück geschoben haben wollte. Bestimmte Besonderheiten erkannte Medico sogar, ohne dass man es explizit danach fragen musste.

Allerdings sind Gruppen wie in Koblenz oder Berlin eher die Ausnahme als die Regel. Wie die Staatsanwaltschaften so ist auch die Polizei chronisch unterbesetzt. Die Behörden sind personell überfordert; die Gewerkschaft der Polizei klagt seit Jahren über Personalmangel. Dem Zentraldienst der Polizei Brandenburg, der Stelle also, die als Dienstleister für die Beamten unter anderem für die Informationstechnologie zuständig ist, mangelt es an Nachwuchs. 36 Fehlstellen waren nicht zu besetzen. Den Berlinern geht es nicht viel besser. Weil kein Personal aufzutreiben ist, kann der Dienstbetrieb in einigen Bereichen nur noch mit Not aufrechterhalten werden. Die dortigen Beamten hatten bis April 2004 durchschnittlich 420 Überstunden, als Spitzenwert sogar 900 Überstunden, angehäuft. Bei der Menge war es schier unmöglich, an Abbummeln oder Auszahlen zu denken. Eine Kriminaloberrätin zog daher die Notbremse und gab per Telefax bekannt, ihre Dienststelle werde von Mai bis September jeweils nur drei Wochen pro Monat arbeiten. Dem drastischen Hilferuf folgte prompt das Dementi von LKA-Vize Heinz Jankowiak. Das Schreiben sei nicht mit der Polizeiführung abgestimmt gewesen. Der »Faxkrieg der Innenbehörde«, wie die *taz*[1] titelte, hätte sich ebenso gut in jeder anderen deutschen Polizeidienststelle ereignen können.

Unter dem Personalmangel leidet das Management der Ermittlungsarbeit. Hinweise, die möglicherweise wichtig gewesen wären, warten in irgendeiner Ablage. Informanten werden abgewimmelt und vertröstet. Und das Gros der Anzeigen trifft anonym ein, entweder von Kollegen und Patienten oder von Sprechstundenhilfen, die das Abrechnungswesen ihres Chefs entrüstet. Ein »kleiner Wink« genügt meist nicht, um die Polizei auf eine Spur anzusetzen. Nur bei einem »konkreten Tatverdacht« kommt der Stein ins Rollen, und die Beamten erwirken einen Durchsuchungsbeschluss, um die Praxis in Augenschein zu nehmen und die Angestellten zu befragen. Bei einem vermuteten Abrechnungsbetrug gehen sie dort gezielt zu Werke: Sie schauen sich zum Beispiel an, welche technischen Voraussetzungen in der Praxis vorhanden sein müssten, um die in Frage stehenden Leistungen erbringen zu können. Wenn sie dabei auf eine auskunftsfreudige Mitarbeiterin stoßen – umso besser. Denn es gibt keine Vorschrift, die eine Vernehmung außerhalb von Dienstgebäuden der Polizei, der Staatsanwaltschaft oder des Gerichts verbietet. So haben die Ermittler – nach der obligatorischen Belehrung – relativ freie Hand, wenn man davon absieht, dass nur Zeugen, also Sprechstundenhilfen und Patienten, zur Aussage verpflichtet sind, nicht aber der Arzt selbst. Da er der Beschuldigte ist, kann er von seinem Recht auf Aussageverweigerung Gebrauch machen.[2]

Bei einer Praxisdurchsuchung kommt es der Polizei in erster Linie darauf an, Beweismittel wie Patientenakten und Bankbelege sicherzustellen. Verständlicherweise sehen das die betreffenden Ärzte nicht gern. Sie behaupten, dass die Mitnahme von Patientenakten den Praxisbetrieb lahm legen würde und befolgen daher einen Tipp, den manche KV-Funktionäre ihren Mannen hinter vorgehaltener Hand mit auf den Weg geben. Sie bestehen darauf, dass die Unterlagen »förmlich beschlagnahmt« werden und der Polizei die Durchsicht untersagt wird. Als Begründung geben sie an, es handele sich überhaupt nicht um Beweismittel. Dass sie sich damit eher schaden, ist vielen nicht bewusst. In diesem Fall werden die Unterlagen versiegelt und bis zu acht Wochen, vereinzelt auch länger, unter Verschluss gehalten. Bis ein Richter darüber entschieden hat, ob er die Akten als Beweismittel zulassen will oder nicht, kommt niemand an die Unterlagen heran – auch nicht der Arzt, um einen Blick auf die Krankengeschichte seines Patienten zu werfen. Überlässt der Arzt die Patientenakten dagegen der Polizei zur Durchsicht, können die Ermittler ihm gegebenenfalls Kopien anfertigen, und sein Praxisbetrieb kann weiterlaufen.

Falls es zur Anklage kommt, weisen die Patientendaten nach, in welchem Umfang, zu welchem Zeitpunkt und vor allem wie oft und welche Leistungen der Arzt zu viel oder falsch abgerechnet hat. Sie können nachweisen, wovor den Beschuldigten am meisten graut: den Betrug im großen Stil.

Gerade in schweren Fällen ärztlichen Abrechnungsbetruges fällt es den Ermittlern häufig nicht leicht, die Systematik der Betrüger zu durchschauen. Denn die besonders Cleveren manipulieren in immer gleicher Weise die immer gleiche Menge an Leistungen, was kaum jemandem auffällt (siehe Abrechnungsbetrug: Die Tricks). Die Software der Ermittler kann noch so gut und stets besser als die vorherige sein – sie bleibt nur eine Antwort. Solange das Abrechnungssystem darauf aufgebaut ist, dass der Arzt seinen Leistungen bestimmte Gebührenordnungspunkte selbständig und ohne Kontrolle zuordnen kann, werden skrupellose Ärzte und die mit ihnen kooperierenden Softwareanbieter Mittel und Wege finden, die Arztabrechnung nach ihren Vorstellungen zu manipulieren.

Erfasst werden die Vergehen unter der bundesweit einheitlichen Nummer 5181, einer Kennziffer in der Polizeilichen Kriminalstatistik, die Abrechnungsbetrug im Gesundheitswesen und in anderen Branchen, in denen nach Gebührenordnungen[3] abgerechnet wird, berücksichtigt. Die Polizeiliche Kriminalstatistik ist eine Ausgangsstatistik nach Abschluss der polizeilichen Ermittlungen und Übergabe an die Staatsanwaltschaft – der Recherchenzeitraum spielt dabei keine Rolle. Wenn beispielsweise ein Fall in 2002 aufgedeckt wurde und die Polizei zwei Jahre lang beschäftigt, taucht er erst in der Statistik des Jahres 2004 auf. Den Erfahrungen der Landeskriminalämter zufolge lassen einzelne große Fälle von Abrechnungsbetrug im Gesundheitswesen mit einer Vielzahl von Einzelfällen die PKS-Schlüsselnummer in die Höhe schnellen – Ärzte, Apotheker, Hebammen, Orthopädieschuhmacher, Optiker und all die anderen »Leistungserbringer« im Gesundheitswesen stellen nach Aussage der Ermittler die Betrügereien anderer Freiberufler weit in den Schatten. Im »Jahresbericht Wirtschaftskriminalität 2002« schreibt das Bundeskriminalamt (BKA):

> »...Der enorme Anstieg in diesem Deliktbereich setzt sich auch im Jahr 2002 fort. Die Zahl der als Wirtschaftskriminalität ausgewiesenen vollendeten Fälle liegt im Berichtsjahr bei 3238 und bedeutet somit eine Steigerung von 266,7 Prozent gegenüber dem Vorjahr. Verantwortlich dafür sind unter anderem die stark angestiegenen Fallzahlen der Länder Niedersachsen, Bremen, Rheinland-Pfalz, Brandenburg und Thüringen...«

Gleichzeitig bezweifelt das BKA die Richtigkeit einer Zuordnung zur Wirtschaftskriminalität. Denn eigentlich sind die Zahlen höher:

»…So erreichen die in der Gesamttabelle der PKS… aufgeführten Fallzahlen im Abrechnungsbetrug … eine Gesamtsumme von 12 407 vollendeten Fällen (2001: 4586), während davon nur 3238 (2001: 883 Fälle) als Wirtschaftskriminalität gekennzeichnet werden…«

Aus diesem Grund stellt das BKA auch die entstandene Schadenssumme von mehr als 25 Millionen Euro in Frage. Die Schadensentwicklung ist »lediglich eine Tendenz, jedoch kein Spiegelbild der Realität…«[4] Schließlich war allein in Bayern ein nachweisbarer Schaden von über 13 Millionen Euro entstanden.

Wo sich die Fachleute nicht einmal einig sind, wohin die zusammengetragenen Zahlen eigentlich gehören, wie sollen sie dann das Netzwerk zerreißen oder gar Erfolg versprechende Präventivmaßnahmen ergreifen können?

Wie die Zuordnung der Zahlen, so die Qualität der Kooperation, möchte man meinen. Fakt ist, dass, obwohl das BKA bereits 1999 von einer hohen Dunkelziffer von Betrugsstraftaten im Gesundheitswesen ausgeht, fünf Jahre später noch immer keine Zentralstelle existiert, die die polizeilichen Kompetenzen bündelt und eine bundeseinheitliche Marschrichtung festlegt. Über Treffen und Expertenrunden geht die Zusammenarbeit nicht hinaus – das Reden wirkt nicht bis in den Ermittleralltag fort, es bewegt nichts und ändert nichts. Auf Anfragen verweisen die Verantwortlichen der Länder auf die Vorschriften: »Die Tätigkeit von Behörden des Bundes oder anderer Bundesländer unterliegt nicht der Berichtspflicht der Landesregierung.« Und weil Polizei und Staatsanwaltschaft unter die Hoheit der Länder fallen, hat auch das Bundesministerium für Justiz keinerlei Überblick, welche Gruppe wo und mit welchem Ergebnis agiert. Absente Zuständigkeiten und Vorschriften hinterlassen eine Leere, die zu füllen sich niemand in der Bundesrepublik verantwortlich und berufen fühlt.

Staatsanwälte auf der Spur der Betrüger

2001 schnappte die Falle zu. Den Koblenzer Ermittlern half der Zufall, und nicht, wie so oft, ein verärgerter Mediziner. Bei der Lektüre der Regionalzeitung stieß die Staatsanwaltschaft auf einen Artikel, der an ihr Pflichtbewusstsein rührte: Massenhaft, so behauptete der Autor darin, hätten Koblenzer Ärzte falsch abgerechnet – und die Kassenärztliche Vereinigung habe den Abrechnungsbetrug wissentlich gedeckt.

Per Gesetz dazu gezwungen,[5] auch einem »begründeten Anfangsverdacht« nachzugehen, reagierte die Staatsanwaltschaft prompt und leitete insgesamt 45 Ermittlungsverfahren gegen sechs Verantwortliche und Mitarbeiter der Kassenärztlichen Vereinigung Koblenz und weitere 80 Ärzte ein.[6] Im Laufe der folgenden Tage stellten eine Hundertschaft Polizisten und acht Staatsanwälte die Kassenärztliche Vereinigung, Praxen und Privaträume auf den Kopf und eine Unmenge an Aktenmaterial sicher. »Wir kommen uns vor wie Schwerverbrecher«, beschwerte sich eine Angestellte der KV Koblenz im Gespräch mit der *Ärzte Zeitung*, »wir dürfen keinen Computer anstellen und nicht telefonieren, sondern nur Telefonate von außen annehmen. Man darf noch nicht mal ohne polizeilichen Begleitschutz zum Kopierer gehen.« Einige Beamte waren sogar bewaffnet.[7]

Begonnen hatte alles mit einer Schlammschlacht zwischen einem Koblenzer Radiologen, der eine Gemeinschaftspraxis betrieb, und der Kassenärztlichen Vereinigung. Der Radiologe stritt damals mit der KV um die Ausschreibung eines Vertragsarztsitzes vor Gericht – mit dem Erfolg, dass die KV die Praxis wegen Abrechnungsbetrugs anzeigte und der Radiologe tatsächlich im Sommer 2001 vom Landgericht Koblenz zu einer Freiheitsstrafe von vier Jahren und neun Monaten verurteilt wurde. Im Laufe der Verhandlung hatte das Gericht mehrere Zeugen geladen, darunter den damaligen KV-Chef Sanitätsrat und den KV-Mitarbeiter Bernhard M.[8] Dieser musste eine achtstündige Befragung über sich ergehen lassen, in der das Gericht in Erfahrung bringen wollte, inwieweit die KV in die Vertragsangelegenheiten der Praxis involviert war. M. sagte, was er wusste, und verwies während der Verhandlung und danach in einem Telefongespräch mit der Vorsitzenden Richterin auf E-Mails, Vorstandsprotokolle und 139 Tonbandmitschnitte aus dem Zeitraum 1998 bis 2000. Die Richterin bat um die Aushändigung der Protokolle, und M. gab nach.

Die KV-Spitze konterte. Der KV-Geschäftsführer schalt seinen Mitarbeiter, ohne seine ausdrückliche Anweisung und ohne den schriftlichen Beschlagnahme-Beschluss der Richterin gehandelt zu haben – die KV habe in ihrem Ansehen gelitten und Schaden durch staatsanwaltschaftliche Ermittlungen genommen. Am 24. August 2001 wurde M. fristlos gekündigt und das Betreten des Hauses verboten.

M., der sich nach eigenem Bekunden nur dem Recht verpflichtet gefühlt hatte, reichte Kündigungsschutzklage beim Landesarbeitsgericht Koblenz ein – und gewann.[9] Die Berufung der KV ließ nicht lange auf sich warten, aber auch sie scheiterte im Dezember 2002 beim Landesarbeitsgericht Mainz.

Das hielt die Kassenärztliche Vereinigung aber nicht davon ab, ihrem ehemaligen Mitarbeiter kurz vor Heiligabend 2002 noch einmal zu kündigen. M. klagte auch dagegen und verlangt für die Zeit zwischen August 2001 und November 2002 Honorar, insgesamt 108 000 Euro. Doch auch die zweite Kündigung hielten die Richter am Arbeitsgericht für nicht rechtens;[10] die KV legte wiederum Berufung ein. Wenige Monate später, am 14. Mai 2004, zog sie die Berufung zurück, wodurch das Urteil rechtskräftig ist und M. zumindest aus dem zweiten Verfahren um die zweite Kündigung als Gewinner hervorgeht.

Eine Hürde hat der ehemalige KV-Mitarbeiter allerdings noch zu nehmen, denn die erste Kündigung wurde zwar von den Richtern abgeschmettert, sie gilt aber derzeit als »schwebend unwirksam«:[11] Die KV will in Revision gehen und hat dafür beim Bundesarbeitsgericht in Erfurt Zulassungsbeschwerde eingelegt. Gibt das Bundesarbeitsgericht dem statt, wird die Streitigkeit ein weiteres Mal verhandelt.

In der Zwischenzeit haben die Kassenärztliche Vereinigung Nordbaden und die Kassenärztliche Vereinigung Koblenz neue Vorstände. Zu schwer wog der Verdacht auf Untreue und Abrechnungsbetrug. Die leitenden Funktionäre beider KVen waren vorsorglich erst gar nicht mehr zur erneuten Wahl angetreten.

Dass die Mühlen des Gesetzes langsam mahlen, darauf ist Verlass. Noch immer kämpft die Staatsanwaltschaft Koblenz mit Bergen an Beweismaterial, Unterlagen, die bei der Sonderkommission Rhein-Lahn »ganze Lagerräume« füllen. Die Verfahren gegen den ehemaligen Vorstand der KV Koblenz, Hauptverantwortliche der Verwaltung und weitere rund 60 Ärzte werden in absehbarer Zeit noch nicht abgeschlossen sein.[12]

Oberstaatsanwalt Erich Jung aus Koblenz hatte noch im Jahr 2002 alle Hände voll zu tun. Seine Behörde ermittelt gegen mehr als 500 Ärzte allein in Rheinland-Pfalz. Die Angelegenheit sei eine »Never-ending-Story«, hatte er dem ZDF gesagt. Neuerdings beschuldigen Ärzte andere Ärzte, die Anzeigen reißen nicht ab.[13]

Beispiele für Ermittlungsverfahren wegen Abrechnungsbetrugs:

Staatsanwaltschaft Koblenz

45 Ermittlungsverfahren gegen 80 Ärzte
37 Ermittlungsverfahren gegen 51 Ärzte gemäß § 170 Abs. 2 eingestellt.
Differenz: keine rechtskräftigen Urteile, keine Freisprüche, keine Erledigung nach § 153

Staatsanwaltschaft Berlin (Stand 2003)

125 Ermittlungsverfahren gegen 153 Ärzte und Apotheker
65 gemäß § 170 Abs.2 eingestellt
9 gemäß § 153 eingestellt
Differenz: derzeit noch in der Bearbeitung

Bei der Kassenärztlichen Vereinigung Nordbaden ist ebenso wenig Ruhe eingekehrt. Am 30. Januar 2002 hatte die Staatsanwaltschaft Mannheim gegen den stellvertretenden Vorsitzenden der Kassenärztlichen Vereinigung Nordbaden wegen des Verdachts auf Untreue Anklage beim Landgericht erhoben. Er und der bereits angeklagte Vorsitzende der KV sollen mit den Erben eines betrügerischen Arztes zu juristisch fragwürdigen Bedingungen ein »Arrangement« getroffen haben. Mit utopischen Abrechnungen hatte der Arzt den Honorartopf der Ärzteschaft Nordbaden um insgesamt 2,6 Millionen Euro erleichtert; die KV-Spitze jedoch zeigte sich versöhnlich und verzichtete auf die Rückzahlung der horrenden Summe. Warum sie das tat, ist nicht nur für die Staatsanwaltschaft Mannheim äußerst fragwürdig.

Das Beispiel aus Rheinland-Pfalz dokumentiert, wie eifrig Staatsanwaltschaften trotz Dauerstress am Werk sein können. Dort sind in jeder einzelnen Staatsanwaltschaft Sonderdezernate für die Bekämpfung ärztlichen Abrechnungsbetruges eingerichtet – außergewöhnlich für deutsche Verhältnisse (siehe Tabelle 6). Sie werden unterstützt von Spezialisten der polizeilichen Arbeitsgemeinschaft Rhein-Lahn des Polizeipräsidiums Koblenz.

Tabelle 6

Staatsanwaltschaft	Beamter	Anteil an der Gesamtarbeitszeit (%)
Bad Kreuznach	keine Angaben	20
Koblenz	ein Oberstaatsanwalt	50
	drei Staatsanwälte	je mind. 75
Trier	ein Staatsanwalt	100
General-StA		
Zweibrücken	an StA Frankenthal abgegeben	
Frankenthal	zwei Oberstaatsanwälte	je 50

Quelle: Walter Zuber, Staatsminister am Ministerium des Innern und für Sport Rheinland-Pfalz, auf eine Kleine Anfrage der Abgeordneten Hedi Thelen (CDU), am 8. September 2003.

Im Fadenkreuz der Justiz

Wo auch immer in deutschen Landen ein Gericht über Recht und Unrecht befindet, dort gibt es auch eine Staatsanwaltschaft. Während auf Bundesebene lediglich eine Staatsanwaltschaft beim Bundesgerichtshof ermittelt, arbeiten auf Länderebene insgesamt 174 Staatsanwaltschaften.[14]

Wie bereits erwähnt: Staatsanwaltschaften müssen Gesetzesverstößen nachgehen, sie sind zur Aktivität verpflichtet. Bleiben sie trotz »ausreichenden Anfangsverdachts«[15] untätig, machen sie sich selbst strafbar.

Die Staatsanwaltschaft ist die Behörde, die Straftaten verfolgt. Sie geht nicht nur Anzeigen oder anonymen Hinweisen nach, sondern kann auch, wie das Koblenzer Beispiel zeigt, auf eigene Informationen hin aktiv werden und ein Ermittlungsverfahren einleiten. Dabei stützt sie sich ganz erheblich auf die Arbeit der Polizei. Obwohl die Polizei auch von sich aus Straftaten verfolgen kann,[16] wird sie die Akten unverzüglich der zuständigen Staatsanwaltschaft übergeben, die per Gesetz die »Herrin des Ermittlungsverfahrens«[17] ist und die alleinige Verantwortung trägt.

Deutsche Staatsanwaltschaften sind ein Muster an Hierarchie. Generalstaatsanwälte sind die obersten Beamten der Staatsanwaltschaften an Oberlandesgerichten. Die anderen Staatsanwaltschaften werden von Leitenden Oberstaatsanwälten geführt, denen wiederum Oberstaatsanwälte als Vertreter zur Seite stehen. Nach der Größe des Bezirks, für den sie zuständig sind, und der Zahl der Straftaten, die dort begangen werden, richtet sich der Aufbau der Behörde. Im Allgemeinen erfolgt die Aufgabenteilung innerhalb einer Staatsanwaltschaft nach Sachgebieten. Das können Verkehrsstrafsachen, allgemeine Strafsachen, Kapitalstrafsachen, politische Strafsachen oder – wozu Abrechnungsbetrug im Gesundheitswesen zählt – Wirtschaftsstrafsachen sein.

Meist werden Staatsanwaltschaften in mehrere Abteilungen gegliedert, die jeweils von einem Oberstaatsanwalt geleitet werden. Zu einer Abteilung gehören vier bis sechs Staatsanwälte, zusätzlich Amtsanwälte und Rechtspfleger. Handelt es sich um Staatsanwaltschaften größerer Städte mit einer Vielzahl von Beschäftigten, werden einzelne Abteilungen zu Hauptabteilungen zusammengefasst. An ihrer Spitze wacht jeweils ein Oberstaatsanwalt.

So straff die Organisation, so kümmerlich ist die Kommunikation zwischen den Staatsanwaltschaften der einzelnen Länder ausgeprägt, denn die Justiz ist Ländersache. Daher gibt es kein Gesetz, das regelmäßige Berichte zu Abrechnungsbetrug oder anderen Straftaten im Gesundheitswesen vorschreibt.

In der Regel hat deshalb kaum eine Staatsanwaltschaft Zugriff auf die Recherchen der anderen. Natürlich wissen auch Staatsanwälte, dass Straftäter sich nicht um Zuständigkeiten scheren. Aber wo es an medialer und technischer Infrastruktur mangelt, verliert sich so manche wichtige Information. Das liegt unter anderem daran, dass deutsche Staatsanwälte hoffnungslos überlastet sind. Je nach Region müssen sie sich pro Jahr mit mehreren zehntausend Fällen plagen; einige kämpfen sich sogar durch 100 000 Akten und mehr;[18] nur schätzungsweise 20 Prozent der Fälle kommen letztlich vor Gericht. Den Gesetzesbrechern unter den Ärzten kann diese Überarbeitung nur recht sein. Denn durch Zeitdruck und Stress bleibt die Gerechtigkeit dabei oft auf der Strecke.

Das Problem beginnt schon bei der Erfassung. In das Aktensystem eingespeist werden lediglich Daten wie Name, Anschrift und Tatvorwurf. Ob die Straftat in einer Praxis oder Klinik begangen wurde, ist ebenso irrelevant wie der Umstand, dass es sich bei dem Beschuldigten um einen Arzt handelt. Selbst die Straftat an sich, zum Beispiel der Abrechnungsbetrug, wird verallgemeinernd nur als »Betrug« ausgewiesen – weil es den Begriff »Abrechnungsbetrug« im Erfassungsprotokoll noch nicht gibt.

Um herauszufinden, ob es sich bei einem Vorgang um den Abrechnungsbetrug eines Arztes handelt, müsste man seine gesamte Akte studieren – nachdem man sie unter Hunderten anderer Betrugsdelikte herausgefischt hat.

Vom ersten Tag eines Ermittlungsverfahrens an stochern viele Staatsanwälte daher im Nebel. Der Grund: Sie sind meist mit der komplizierten Materie überfordert, verfügen nicht über das nötige Fachwissen, die über Jahre gewachsenen Strukturen aus Korruption und Bestechlichkeit zu durchschauen und erst recht nicht die Zeit, den Schleichwegen betrügerischer Ärzte zu folgen. Sie lassen Sachverständige wie zum Beispiel Sprechstundenhelferinnen zu Wort kommen und haken bei den Kassen(zahn)ärztlichen Vereinigungen nach. Natürlich stellt sich da die Frage, inwieweit Kassen(zahn)ärztliche Vereinigungen überhaupt willens sind, die Staatsanwaltschaft bei ihren Ermittlungen mehr als nur zum Schein zu unterstützen. Immerhin vertreten sie die Interessen derjenigen, die einer Straftat bezichtigt werden, setzen sich aus Mitgliedern derselben Berufsgruppe zusammen und fürchten um den guten Ruf der Ärzteschaft. Einige Staatsanwälte äußerten sogar Verständnis für den Druck, unter dem KV-Chefs stünden. So sei das Problembewusstsein auch bei Ärztevertretern vorhanden. Doch hätten diese »natürlicherweise« andere Interessen als Polizei und Staatsanwaltschaft. Andererseits darf man nicht aus den Augen verlieren, dass Kassen(zahn)ärztliche Vereinigungen subjektive Kontrolleure und damit parteiisch in ihren Entscheidungen sind. Zwar beteuern sie stets, dass sie schwarze Schafe in den eigenen Reihen nicht dulden. Doch die Beispiele zeigen, dass zwischen Wort und Tat oft eine gehörige Lücke klafft.

Die Qualität der Zusammenarbeit zwischen Kassen(zahn)ärztlichen Vereinigungen und Behörden steht und fällt mit der Führung der KVen. Das offenbaren auch die Antworten der Staatsanwaltschaften.[19] Demnach ist der Willen zur Aufdeckung von Abrechnungsbetrügereien sehr unterschiedlich ausgeprägt; sollen die Staatsanwälte die Zusammenarbeit bewerten, reicht die Skala möglicher Antworten von »zufriedenstellend« bis hin zu »faktisch nicht vorhanden« – mit der Tendenz zum negativeren. So ist die Neigung zum Vertuschen groß, weil zu viel auf dem Spiel steht: Eine einvernehmliche Verhandlungsbasis mit den Krankenkassen, die Gewinnmarge für das folgende Quartal, der Rückhalt bei den Patienten … und die Wahrheit bleibt auf der Strecke. Es sei denn, Staatsanwaltschaften können mit Hilfe von Gutachten aufklären, was ein Vertragsarzt darf und was nicht. Nur: Gutachten kosten wertvolle Monate und – Geld.[20] Oft genug ziehen sich Verfahren deshalb über Jahre hin. Da kann es schon mal vorkommen, dass der Beschuldigte in der Zwischenzeit verstirbt oder der Betrug zu verjähren droht. Um dem Ablauf der Frist zuvorzukommen, können Staatsanwälte die Verjährung unterbrechen, indem sie einen Durchsuchungsbeschluss erwirken oder Haftbefehl beantragen. Dann gilt der Tag der Maßnahme als Startzeitpunkt für die Verjährungsfrist – per Gesetz darf sie aber das Doppelte der vorgesehenen Zeit, zehn Jahre also, nicht überschreiten.

Unis und ihre Geldgeber – Über Drittmittel und Strafrecht

Weil immer mehr Menschen Probleme mit Herz und Kreislauf bekommen, nimmt auch die Bedeutung von künstlichen Herzklappen zu. Auch wenn sich viel Geld mit solchen »Ersatzteilen« verdienen lässt – die Konkurrenz ist groß, der Markt hart umkämpft. Da kann es schon vorkommen, dass Unternehmen schmieren, um ihre Produkte in höheren Stückzahlen an den Mann oder die Frau zu bringen. Medtronic, Sorin, Biomedica und St. Jude, amerikanische Firmen, den weltweit wichtigsten Anbietern gehörend, taten sich dabei besonders hervor.[21]

Der Herzklappenskandal, in dem ab 1994 die Staatsanwaltschaften tätig wurden und bis heute ermitteln, ist sicher das Paradebeispiel für unlautere Machenschaften zwischen Vertretern der Medizintechnikbranche und Klinikchefs, wie wir in anderen Kapiteln bereits gezeigt haben. Bis dahin war den meisten Staatsanwälten gar nicht klar, dass der Anteil an drittmittelfinanzierten Projekten in der Hochschulmedizin derart enorm ist.[22] Professor Axel Haverich von der Klinik für Thorax-, Herz- und Gefäßchirurgie der Medizinischen Hochschule Hannover (MHH) beispielsweise sah sich damals – zu Unrecht – ebenso wie andere »Herzpäpste« dem Vorwurf ausgesetzt, bestechlich zu sein. Vor seinem ersten Verhör beim Staatsanwalt hatte er sich beim Kanzler der MHH erkundigt, wie viele der 496 drittmittelfinanzierten Projekte von der Industrie gesponsert wurden. Die Antwort überraschte nicht nur Haverich selbst, sondern auch den Staatsanwalt: Es waren 253.

Während Haverich zu Unrecht verdächtigt wurde, wie sich später herausstellte, bestätigte sich der Vorwurf bei anderen renommierten Professoren. Ihnen wurde zum Verhängnis, dass sie – im Gegensatz zu niedergelassenen Ärzten, die freiberuflich arbeiten – »Amtsträger«[23] sind. Allein dieser Umstand bewirkte, dass der Staatsanwalt auf den Plan trat.

Denn die erste Frage, die Staatsanwälte in solchen Fällen stellen, ist die nach dem Status des Beschuldigten. Handelt es sich nicht um einen »Amtsträger«, ist der Fall in der Regel jetzt bereits abgeschlossen (siehe Kapitel Ärzte). Die Straftatbestände von »Bestechlichkeit« und »Korruption«[24] kommen dann nicht mehr in Betracht.

Ist der Beschuldigte aber Amtsträger, hinterfragt die Staatsanwaltschaft, ob es sich um einen »Vorteil« gehandelt hat, den er in Anspruch genommen hat. Das kann die Flasche Champagner, der 50-Euro-Schein, die Einladung zum Essen oder eben auch das Drittmittel sein. Hier scheiden sich die Geister. Während Staatsanwälte immer wieder versichern, der Bezug einer Fremdleistung stelle an sich noch keine strafbare Handlung dar, missdeuten Ärztevertreter das Hinterfragen der Behörden – wohl aus taktischen Gründen.

Erst an diesem Punkt steht eine Entscheidung an: Entweder der Vorteil ist »rechtmäßig«, dann wird nicht weiter ermittelt, oder er ist »unrechtmäßig« und damit strafrelevant. Strafrelevant ist er dann, wenn die Staatsanwaltschaft eine Kausalität zwischen Empfang der Zuwendung und der Diensthandlung – zum Beispiel dem Einkauf bestimmter Medizinprodukte – feststellt. Ein Arzt, der so handelt, verstößt damit nicht nur gegen das Strafgesetzbuch, sondern auch gegen die Berufsordnung.[25]

Dabei unterscheidet das Gesetz bekanntermaßen nicht wie der gesunde Menschenverstand zwischen Moral und Recht. Selbst wenn beide Partner von der Vereinbarung profitiert haben und keiner persönlich Nutzen gezogen hat, erkennt es auf Vorteilsannahme. Der ärztliche Direktor der kardiologischen Abteilung einer renommierten deutschen Uniklinik hatte eine Drittmittelvereinbarung mit einer Medizintechnikfirma geschlossen und fünf Prozent des Umsatzes als Bonifikation entgegengenommen. Mit diesen rund 80 000 Euro finanzierte er nicht etwa eine Reise in die Karibik oder einen teuren Sportwagen. Er ließ sie auf das Konto des Vereins »Freunde und Förderer der Herzchirurgie« überweisen, den er mit seinen Mitarbeitern gegründet hatte, um die seiner Meinung nach nicht effiziente Drittmittelverwaltung der Universität zu umgehen. Er verwendete die Gelder ausschließlich für die Anschaffung medizinischen Geräts, für Mitarbeiterlöhne, Materialien und Büroutensilien. »Der gute Wille allein«, sagte Oberstaatsanwalt Herbert Mühlhausen von der Staatsanwaltschaft Wuppertal auf der Informationsveranstaltung »Drittmittel und Strafrecht« am 20. März 2001 in Bonn, schließt keine Strafbarkeit aus.

Etwas anders liegt der Fall beim Leiter der Abteilung Herzchirurgie einer anderen Universitätsklinik. Wie sein Kollege hatte auch dieser Professor seine Beschaffungsentscheidungen von den Zuwendungen der Medizintechnikfirma abhängig gemacht. Nur: Er profitierte auch ganz persönlich. Zum Beispiel lud er seine Abteilung zu opulenten Festivitäten. Die Rechnung von umgerechnet 2850 Euro hatte ohne Umstände das Unternehmen beglichen.

Kaum Grund zur Sorge für die Beschuldigten

Hat sich die Staatsanwaltschaft nach Sichtung der Unterlagen ein Bild machen können, ist die nächste Stufe erreicht. Jetzt steht die Entscheidung an, was mit den Beschuldigten geschehen soll. Es gibt verschiedene Möglichkeiten:

Die Staatsanwaltschaft erhebt Anklage, wenn sich der »Anfangsverdacht« zum »erheblichen Tatverdacht« gewandelt hat. Sie beantragt beim zuständigen Gericht die »Eröffnung des Hauptverfahrens«. Wenn das Gericht diesem Antrag zustimmt, kommt es zu einer Gerichtsverhandlung mit abschließendem Urteil.

Die Staatsanwaltschaft kann aber auch einen Antrag auf Strafbefehl[26] beim zuständigen Richter stellen. Hat der Richter keine Bedenken, erlässt er den Strafbefehl gegen den Beschuldigten. Wird ein Strafbefehl rechtskräftig, steht er einem Urteil gleich.

1. Das Verfahren wird nach § 153 Strafprozessordnung eingestellt. Im Juristendeutsch heißt das »Absehen von Verfolgung wegen Geringfügigkeit«.
2. Das Verfahren wird nach § 153 a Strafprozessordnung eingestellt. Auch hier kommt der Beschuldigte mit einem blauen Auge davon, muss aber eventuellen »Auflagen und Weisungen« Folge leisten – zum Beispiel einen Betrag X zahlen oder gemeinnützige Arbeit verrichten.
3. Das Verfahren wird nach § 170 Absatz 2 Strafprozessordnung eingestellt,[27] falls »objektiv kein Betrug vorlag oder subjektiv kein Vorsatz festzustellen war«.[28] Der Beschuldigte bleibt unbehelligt.

Spätestens von diesem Zeitpunkt an scheiden sich die Geister, denn das Gesetz bietet Spielräume, und vieles liegt im Ermessen der

Staatsanwälte. In großer Zahl werden die Verfahren nach den Paragraphen 153 und 153a Strafprozessordnung »wegen Geringfügigkeit« – teilweise mit finanziellen Auflagen – eingestellt.

Was aber bedeutet »Geringfügigkeit«? Der Begriff »Geringfügigkeit« allein sagt nichts über die Geldmenge oder die Schuld eines Verdächtigen aus. Er ist reine Auslegungssache. Ein Staatsanwalt, der mit der Ermittlung gegen einen Arzt beauftragt ist, kann relativ selbständig entscheiden, welche Schadenssumme – denn um die geht es meist – er als »geringfügig« erachtet und welche nicht. Selbstverständlich spielen auch andere Faktoren als die eigene Überzeugung eine Rolle, zum Beispiel ungeschriebene Gesetze. Wenn ein Staatsanwalt neu in der Behörde ist, wird er sich erst einmal bei seinen Kollegen erkundigen, wie die »Geringfügigkeit« im Hause ausgelegt wird, ob die Obergrenze bei 2000, 5000, 8000 Euro oder noch darüber liegt. Der Neuling wird »eingetaktet«.

Je nach Land, je nach Bezirk ticken die Uhren in den Staatsanwaltschaften anders. Eines der Bundesländer, das zumindest »Geringfügigkeit« einheitlich definiert, ist Bayern. Hier gilt für alle Staatsanwaltschaften gleichermaßen eine Absprache mit dem Oberlandesgericht in München: Anklage wird im Falle von Abrechnungsbetrug nur dann erhoben, wenn der Schaden über einer Summe X liegt. Um welchen Betrag es sich dabei handelt, darüber bewahren die Behörden allerdings Stillschweigen. Auch wann die Öffentlichkeit informiert wird, entscheidet allein die Staatsanwaltschaft. Sie hofft damit, verbale Lynchjustiz zu verhindern – aber deckt dieses Verhalten nicht eher den Mantel des Vergessens über charakterlose Ärzte, deren Beruf sie eigentlich zu Verantwortungsbewusstsein und Ehrbarkeit verpflichtet?

Selbst wenn sie erwischt werden, erlaubt das deutsche Strafrecht den Ärzten, zu den großen Heucheleien noch kleinere hinzuzufügen. Alle Beschuldigten, auch die Ärzte, auf die die Gesetzeshüter ein Auge haben, haben das Recht zu Schweigen oder können auch wissentlich die Unwahrheit sagen.

So haben die Staatsanwälte allen Grund zur Klage, denn die wenigsten Ärzte kooperieren – sie mauern, auch wenn sie nur als

Zeugen gehört werden. Keiner will den ersten Stein werfen. Die Furcht sitzt allzu tief, das Glashaus, in dem sie alle sitzen, werde einstürzen.

Kassenärztliche Vereinigungen als Sherlock Holmes

Wann immer Abrechnungsskandale ins Bewusstsein der Öffentlichkeit dringen, tun Ärztevertreter so, als wäre die Verteilung des Geldes allein ihre Angelegenheit. Auf Forderungen, die Kontrollen zu verschärfen oder zumindest anders zu strukturieren, reagierten die Funktionäre bislang stets mit Verdruss. Dass Versicherte und Krankenkassen Einblick ins interne Abrechnungsprocedere erhalten, ist nach wie vor nicht erwünscht. Es wird als Angriff auf die ärztliche Selbstverwaltung verstanden, nicht als Möglichkeit einer konstruktiven Kritik. Doch der Druck von Patienten und Politik war schließlich so massiv, dass sich die KVen nicht verweigern konnten, wollten sie nicht als Institution in Frage gestellt werden. Und so vereinbarten sie im September 2001 »Verfahrensgrundsätze für die Durchführung von Plausibilitätsprüfungen«, eine bundesweit einheitliche Vorgehensweise zur Prüfung der ärztlichen Abrechnungen. Seit kurzem durchleuchtet jede KV die Honorarforderungen »ihrer« Vertragsärzte auf ihre Richtigkeit. Der Vorstand der Kassenärztlichen Bundesvereinigung hat dafür einen Katalog an Auffälligkeiten erarbeitet, der nicht nur bei der Plausibilitätsprüfung, sondern auch bei der Wirtschaftlichkeitsprüfung und Qualitätsprüfung eingesetzt werden kann.

Bei einer »Prüfung auf sachliche Richtigkeit« vergleicht die KV die abgerechneten Leistungen mit den Vorgaben aus dem Einheitlichen Bewertungsmaßstab (EBM) und dem Honorarverteilungsmaßstab (HVM); die KV stellt also fest, ob der Arzt die Gebührenordnungsziffern richtig zugeordnet hat oder nicht. Spezielle Software erleichtert das Scannen der millionenfach anfallenden ärztlichen Abrechnungen. Treten Ungereimtheiten auf, kennzeichnet sie diese auf dem Bildschirm. Im standardisierten Abrechnungsbescheid steht dann meist ein Vermerk wie: »... Es mussten folgende Änderungen vorgenommen werden...« Raffiniertere Betrüger sind allerdings schwieriger auszumachen. So bleibt oft unentdeckt, wenn sich Kollegen in Praxisgemeinschaften gegenseitig Patientendaten zuschieben oder wenn Ärzte die Versichertenkarten durch das Lesegerät ziehen lassen, obwohl sie für diese Patienten privat abrechnen.

Bei der so genannten Plausibilitätsprüfung hingegen checkt die KV, ob der Arzt die Leistungen laut Abrechnung auch tatsächlich erbracht hat. Zugrunde gelegt werden hier die Zeiten, die er für die einzelnen Tätigkeiten benötigt. Nur: Computerprogramme erlauben es auch, auf Seite der Ärzte die Abrechnungen so zu gestalten, dass kein Prüfprogramm der KV sie ins Visier nehmen kann.

Um einen Gesamtüberblick über die im Quartal abgerechneten Zeiten zu erhalten, werden sämtliche Leistungen aller niedergelassenen Ärzte laut Einheitlichem Bewertungsmaßstab (EBM) und Honorarverteilungsmaßstab (HVM) zusammengerechnet. Dazu werden die anderen, vom Arzt abgerechneten Leistungen, addiert und ebenfalls mit Zeiten versehen. Die Gesamtsumme der Zeiten eines Quartals wird durch die Anzahl der Ärzte geteilt. Das Ergebnis ist ein Durchschnittswert, anhand dessen die KV einschätzen kann, ob die einzelne Abrechnung plausibel ist oder nicht.

Auffällig sind solche Abrechnungen, bei denen die abgerechnete Leistungsmenge rund 100 Prozent über der der Fachgruppe liegt. Auch wenn ein Arzt von einem Quartal auf das andere plötzlich doppelt so viel abrechnet, werden die Prüfer misstrauisch.

Beispiel KV Berlin:

Die Quartalszeit beträgt 45 000 Minuten = tägliche Arbeitszeit von 12 Stunden.

Als »nicht plausibel« gilt, wenn ein Arzt an zehn Tagen mehr als 14 Stunden Kranke versorgt oder an zwei Tagen mehr als 18 Stunden praktiziert haben will.

Dass die KV ihren Ärzten in der Abrechnung durchaus entgegenkommt, lässt sich an der zugrunde gelegten täglichen Arbeitszeit von zwölf Stunden ermessen. Aber nicht jeder niedergelassene Arzt muss 60 Stunden pro Woche schuften. Während Assistenzärzte in Krankenhäusern endlose Schichten bei teils unterdurchschnittlicher Bezahlung leisten und niedergelassene Kollegen in einigen ländlichen Gebieten wegen des dort herrschenden Ärztemangels von Hausbesuch zu Hausbesuch hetzen müssen, kann sich das Gros der Vertragsärzte über einen festen Patientenstamm und geregelte Arbeitsabläufe freuen – die notwendigen Arbeitszeiten werden damit berechenbar. So gaben in einer Studie zum Thema »Arbeitsbelastung und Lebenszufriedenheit bei berufstätigen Medizinern«[29] Allgemeinmediziner an, durchschnittlich 54 Stunden pro Woche für ihre Patienten da zu sein. Instrument der Untersuchung war die Befragung mittels Fragebogen; überprüfbar sind die Angaben freilich nicht.

Hat das Prüfgremium einen Arzt ausgemacht, der über dem gesamtdurchschnittlichen Limit liegt, wird er vorgeladen. Nach der Anhörung entscheidet das Gremium, wie weiter verfahren werden soll. Falls es keine Anhaltspunkte für ein schuldhaftes Verhalten des Arztes erkennen kann, schließt es die Prüfung mit einem entsprechenden Protokoll ab. Anderenfalls informieren die Prüfer den Vorstand – der bis dato ahnungslos war. Nun ist es Aufgabe des Vorstands, Maßnahmen zu ergreifen. Kommt auch er zum Schluss, dass der Arzt seine Abrechnungen manipuliert hat, wird er aufgefordert, das fälschlicherweise erhaltene Honorar zurückzuzahlen. Zudem droht ihm ein Disziplinarverfahren, infolge dessen er entweder

- verwarnt wird
- einen Verweis bekommt
- eine Geldbuße zahlen muss oder
- damit rechnen muss, dass seine Kassenzulassung für eine gewisse Zeit ruht.

Auch steht es der KV frei, den Arzt bei der Staatsanwaltschaft anzuzeigen (allerdings setzt meist eine Krankenkasse die Behörden in Kenntnis, wenn sie einen begründeten Verdacht auf Abrechnungsbetrug hegt). Bei systematischem Betrug kann die KV auch ein Verfahren auf Entzug der Zulassung anstrengen – was extrem selten vorkommt.

Wirtschaftlichkeitsprüfung

Am 8. Januar 2002 zitierte die Süddeutsche Zeitung Bundesgesundheitsministerin Ulla Schmidt mit der Aussage, dass »Ärzte mit flächendeckenden Wirtschaftlichkeitsprüfungen zu überziehen« seien. Dergleichen Ansinnen ruft im Allgemeinen einen Aufschrei der Entrüstung bei den Lobbyisten hervor; sie geißeln die Vorschläge, Kosten im System der Gesetzlichen Krankenversicherung zu sparen, als Kriegserklärung an die darbende Ärzteschaft. Der Abgeordnete der Kassenärztlichen Vereinigung Hessen[30] ereiferte sich während einer Informationsveranstaltung am 31. Januar 2004 in einem Vortrag zum Thema »Das neue Prüfwesen und seine Folgen«:

»Die Wirtschaftlichkeitsprüfung wird im GMG mehr als umfassend geregelt. Diese Prüfungen sind Prüforgien, die keinen Bereich der ärztlichen Tätigkeit auslassen und zu einer nahezu Orwell'schen Dimension von Kontrolle, Misstrauen, Überwachung, Drangsalierung und Gängelung der Ärzte führen.«

Die Wirtschaftlichkeitsprüfung soll zeigen, ob Ärzte Leistungen abgerechnet haben, die medizinisch gar nicht notwendig gewesen waren. Das schließt nicht nur die Honorarabrechnung ein, sondern auch Verordnungen, wie zum Beispiel physiotherapeutische Behandlungen, Medizinprodukte oder Arzneimittel. Eine »unbegründete Leistungsausweitung« liegt beispielsweise vor, wenn ein Hausarzt en gros Hausbesuche abrechnet, obwohl er weder überdurchschnittlich viele alte noch schwer kranke Patienten betreut.

Die Frage nach der Wirtschaftlichkeit ärztlichen Handelns klären die Kassenärztlichen Vereinigungen nicht allein. Vielmehr bilden sie zusammen mit den Krankenkassen ein paritätisch besetztes Gremium, das die Problemfälle diskutiert. Eigentlich eine Vorgehensweise, die Vertrauen wecken könnte – wenn die Kasse sämtliche Fakten zu Gesicht bekäme, die der Kassenärztlichen Vereinigung vorliegen. Sie darf jedoch nur sehen, was die KV zuvor für sie »aufbereitet« hat: Eine geschönte Bilanz. Der Rest bleibt ihr verborgen.

Die Ärztelobby weiß den Patienten auf ihrer Seite und schießt scharf zurück. Dahinter steckt möglicherweise die Furcht der Kassenärztlichen Vereinigungen, abgeschafft zu werden oder ihren Einfluss zu verlieren. Die gesamte wirtschaftliche Verantwortung der KVen liegt im ambulanten Bereich bei fast 25 Milliarden Euro pro Jahr für die ärztlichen Leistungen und bei weiteren rund 32 Milliarden Euro für die veranlassten Leistungen allein im Bereich der Arznei-, Heil- und Hilfsmittel.[31]

Richtig – und kompromisslos – angewandt, bieten die Prüfmechanismen der Kassenärztlichen Vereinigungen einen relativ guten Ansatz, Abrechnungsmanipulationen von Ärzten aufzudecken. Schon dass es sie gibt, könnte durchaus einen Teil der Betrüger abschrecken. Wie stringent solche Prüfalgorithmen jedoch eingehalten werden, inwieweit Korruption in den eigenen Reihen aufgedeckt oder Manipulationen nachhaltig genug geahndet werden, sei dahingestellt.

In der Praxis jedenfalls zeigt sich, dass die Ärzteschaft dem Gehorsam mehr verpflichtet ist als der Wahrheit: Selbst wenn die KV gaunernde Kollegen überführt hat, erfährt die Öffentlichkeit selten etwas davon. Das Kartell des Schweigens schützt diese, weil das Renommee der ganzen Zunft in Gefahr ist. Warum sonst sollte beispielsweise die Kassenärztliche Bundesvereinigung (KBV) noch am 3. August 2004 veraltete Zahlen aus dem Jahr 2001 vorlegen, obwohl es doch dank der neu eingeführten, intensiveren und sogar bundeseinheitlichen Prüfmethoden aktuelleres Datenmaterial geben müsste?[32] KBV-Chef Manfred Richter-Reichhelm jedenfalls konnte uns diese Frage vor den Anwesenden des »5. Sicherheitsforum für die Wirtschaft«, das unter der Schirmherrschaft von Gesundheitsministerin Ulla Schmidt stattfand, nicht schlüssig beantworten. Zwar versprach Richter-Reichhelm die Nachlieferung mit aktuelleren Zahlen – doch bis zum 1. Oktober 2004 passierte nichts.

Der Einheitliche Bewertungsmaßstab (EBM) sei wegen seiner Interpretationsanfälligkeit schuld an der Daten-Misere. Solange er gelte, werde es keine bundesweit einheitlichen Prüfsysteme geben, behauptet die Kassenärztliche Bundesvereinigung (KBV). Ob der neue EBM 2000-plus, auf den sich KBV und Krankenkassen Mitte

Mai 2004 geeinigt haben, und der ab 1. Januar 2005 in Kraft tritt, daran etwas ändern wird, ist ungewiss. Bis dahin könnten Mediziner mit Mangel an Moral das System der ärztlichen Selbstverwaltung für ihre Zwecke missbrauchen; bis dahin steht die Frage im Raum: Wer kontrolliert die Kontrolleure?

Kassenfahnder

Die Krankenkassen jedenfalls nicht. In Deutschland gibt es z. Z. davon 288 – und jede hat ihre eigenen Vorstellungen von der Bekämpfung des Abrechnungsbetruges. Es sind vor allem die Großen der Branche, die auf Grund ihrer Mitgliederzahl die tragende Rolle spielen. Wenn auch in letzter Zeit Bestrebungen zu beobachten sind, die Jagd nach Betrügern zu koordinieren – von einem einheitlichen Vorgehen kann nicht die Rede sein.

Das größte Problem ist, dass keine Kasse wirklich weiß, wo die an die KVen überwiesenen Summen landen. Das Geld, das den Beiträgen ihrer Versicherten entstammt, wird nach dem Gießkannenprinzip verteilt. Die AOK Rheinland-Pfalz zum Beispiel stellte im Jahr 2002 den Abrechnungsstellen für Mediziner – das sind vier Kassenärztliche Vereinigungen und drei Kassenzahnärztliche Vereinigungen – pro Quartal rund 2,7 Milliarden Euro zur Verfügung.[33] Monate nach den erfolgten Behandlungen erhält sie lediglich »pauschalierte« Quartalsabrechnungen. Kein AOK-Mitarbeiter kann daraus ersehen, welcher Arzt wann, wie viel und was getan hat oder wie viele Ärzte ein und denselben Patienten behandelt haben.

Vor allem: Für die bundesweiten Milliardentransaktionen von den Kassen zu den KVen benötigen die Krankenkassen lediglich ein so genanntes »Formblatt«. Das nur wenige Seiten umfassende Papier, das die KV vorlegt, gilt als Beleg für beispielsweise 375 778 abgerechneten Patienten. Das macht 40,9 Millionen Euro bei durchschnittlich 114,30 Euro für jeden der Patienten. Nur eine handverlesene Auswahl an Fakten birgt das Blatt, die noch dazu mittels Kode-Nummern verschlüsselt sind.

So können gesetzliche Kassen wie die AOK gerade noch nachvollziehen, wie oft ihre Mitglieder beim Arzt oder Psychotherapeuten waren, wie viele die Krebsvorsorge genutzt haben, geröntgt, ambulant operiert oder geimpft worden sind. Das ist aber auch schon alles. Das Gesetz verbot noch im Jahr 2003 den Datenaustausch zwischen Kassen(zahn)ärztlichen Vereinigungen und Krankenkassen. Es gab damals nur eine Ausnahme von der Regel: Wenn sich Patienten über Fehlbehandlungen beschweren, kann die Kasse einen schriftlichen Antrag auf Einsicht einreichen.[34] Auch heute, nach der Gesundheitsreform 2004, die eine Erleichterung des Datentransfers vorsah, hat sich im Alltag nur wenig geändert.

Abrechnungstechnisches Wissen ist bei den Kassen kaum vorhanden; wie Staatsanwaltschaft und Polizei hängen auch sie am Informationstropf der Kassen(zahn)ärztlichen Vereinigungen, den Interessenvertretungen der Ärzteschaft. Über Jahrzehnte ärztlicher Selbstverwaltung hinweg konnten sich die KVen das Fachwissen aneignen, was den Kassen nun fehlt.

Nicht zuletzt deshalb gestaltet sich die Fahndung nach Abrechnungsbetrügern mühsam. Oft hilft nur der Zufall, ein Artikel in der Lokalzeitung, ein rechtschaffener Kollege oder eine enttäuschte Sprechstundenhilfe. Dann kann es schon vorkommen, dass die Kasse dem Beutelschneider auf die Schliche kommt und ihn zu Unterredungen bittet – mit dem Erfolg, dass der Beschuldigte nach Monaten vielleicht ein Schuldanerkenntnis unterschreibt und den Schaden wieder gutmacht. Damit steigen die Chancen, dass sein Fall nicht beim Staatsanwalt landet, und die Kasse noch mal ein Auge zudrückt.

Beispiel AOK.

Bei der Allgemeinen Ortskrankenkasse (AOK) Niedersachsen arbeitet seit 1998 ein spezielles Ermittler-Team, das Abrechnungsbetrügereien nachgeht; sechs weitere AOK sind dem niedersächsischen Beispiel gefolgt und haben eigene Task-Forces gebildet. Bei der AOK Sachsen-Anhalt beispielsweise arbeitet seit 2000 eine Ermittlergruppe, die inzwischen sieben Mitarbeiter zählt. Innerhalb eines Jahres zwischen 2000 und 2001 berichtet die Magdeburger

Task-Force von 70 Verdachtsfällen mit einem geschätzten Gesamtschaden von über zehn Millionen DM. Den Löwenanteil davon verursachten Ärzte, die mit Apothekern küngelten. Der Erlös aus dem mafiosen Geschäft, rund 500 000 DM, wurde brüderlich geteilt.

In zehn von den genannten 70 Fällen ließen die Kassen-Ermittler Gnade vor Recht ergehen und verzichteten darauf, den Staatsanwalt einzuschalten. Die Öffentlichkeit erfuhr nichts über die Betrüger; der Lohn für die Loyalität waren 646 233,12 DM, die sie freiwillig zurückzahlten. In weiteren fünf Fällen zeigte sich die Task-Force weniger entgegenkommend. Wegen der Schwere des Vergehens – hier belief sich die Schadenssumme auf 6,1 Millionen DM – hatten die Verdächtigten alsbald Polizei und Staatsanwaltschaft im Haus.[35]

Die Politik der AOK ist eindeutig: Wiedergutmachung geht vor Veröffentlichung; Namen und Adresse von Betrügern werden nur in Ausnahmefällen genannt.

Beispiel KKH.

Die Kaufmännische Krankenkasse (KKH) gehört zu den ersten Kassen, die einen bundesweit tätigen Ermittlertrupp eingesetzt hat. Seit 2001 fahnden die Fachleute des Vertrags- und Leistungsrechts zusammen mit Juristen nach »weißen Haien«. Das Ziel der »Prüfgruppe Abrechnungsmanipulation« ist es zwar, Einzelfälle aufzudecken, anzuzeigen und das Geld zurückzufordern. In erster Linie agiert die KKH-Gruppe jedoch nach der Devise »Vorsorgen ist besser als heilen«: Sicherungssysteme sollen helfen, Manipulationsversuche von vornherein zu vereiteln.

Wie die »Prüfgruppe Abrechnungsmanipulation« im Detail arbeitet, bleibt das wohl gehütete Geheimnis der KKH – zu groß ist die Gefahr, den minimalen Wissensvorsprung einzubüßen. Nur so viel gibt die KKH preis: Sie kooperiert mit den anderen Fachbereichen, wird über sämtliche Auffälligkeiten informiert und startet eigene Datenbankabfragen. Eine spezielle, eigens entwickelte Access-Datenbank erfasst jeden einzelnen Vorgang. Je nach Sachverhalt entscheidet die Prüfgruppe, wie sie weiter vorgehen will. Dabei studiert sie nicht nur sämtliche vorliegenden Belege und gibt sich mit der Befragung Versicherter zufrieden. Um Aufschluss über fragwürdige Aktivitäten zu bekommen, beauftragt sie manchmal auch Detektivbüros, die die Verdächtigen observieren.

Im Jahr 2003 sind bei der KKH insgesamt 943 Hinweise auf Abrechnungsmanipulation eingegangen; 2002 waren es 31 Prozent weniger. Für 2004 erwartet die Kaufmännische allein wegen der Aufarbeitung des Zahnersatz-Skandals um die Firma Globudent zweistellige Zuwachsraten. Zwar haben sich im Nachhinein nicht alle von der KKH aufgegriffenen Fälle als Betrug erwiesen, aber die Dunkelziffer hält die Kasse für enorm. So bleibt die Behauptung der Ärzte, es habe sich um Verwechslungen oder eine fehlerhafte Computererfassung gehandelt, im Raum stehen: Das Gegenteil zu beweisen, sprengt nach Angaben der Kasse den Rahmen des Möglichen.

GKV-Prüfgruppe Bremen als Modell

In Bremen funktioniert seit anderthalb Jahren, was im übrigen Deutschland nicht zu klappen scheint: Vertreter verschiedener Kassen haben eine Prüfgruppe gebildet, um gemeinsam gegen Betrüger im Gesundheitswesen vorzugehen. Nachdem sich bereits im Oktober 2000 die Vorstände zur ersten konstituierenden Sitzung getroffen hatten, einigten sich die Kassen drei Jahre später, im Februar 2003, auf einen Kooperationsvertrag.[36] Seitdem befassen sich etwa 15 Mitarbeiter ausschließlich mit Verdachtsfällen im Gesundheitswesen. Die Kassen-Symbiose hat vielerlei Vorteile. Gerade in Bremen, dem kleinsten Bundesland Deutschlands, haben einige nicht einmal genug Personal für eigene Task-Forces. So entstand aus der Not ein Vorzeigeprodukt, das als Modell für die ganze Republik taugt. Denn die GKV-Prüfgruppe Bremen ist die Einzige, die kassenübergreifend agiert. Das System hat sich bewährt: Innerhalb von zwei Jahren konnte die Prüfgruppe 1,4 Millionen Euro an »Rückflüssen« verbuchen; rechnet man die Zusagen weiterer Abrechnungssünder mit ein, den Schaden wieder gutzumachen, kommt die Prüfgruppe sogar auf 1,8 Millionen Euro.

Dass Einigkeit stark macht, beweisen die Erfolge der Prüfgruppe. Sie kam einem Bremer Arzt auf die Schliche, der Krankenschreibungen auf Bestellung ausstellte. Dafür mussten sich die Blaumacher für elf Euro ein wirkungsloses Aufbaupräparat spritzen lassen – auf Privatrechnung, versteht sich. Eine ganze Reihe vorgetäuschter Behandlungen pushte zusätzlich das Honorar des Mediziners.

In einem weiteren Fall behandelte ein Hals-Nasen-Ohren-Arzt zwar tatsächlich verstopfte Nasengänge mit einem Lasergerät. Er kassierte dafür aber doppelt. Zum einen bat er die Patienten zur Kasse, die zwischen 30 und 50 Euro auf den Tresen legen mussten. Und zum anderen ließ er sich die Behandlung noch einmal von der Kasse vergüten.

Obwohl nur langsam etwas geschieht, wird deutlich: Die ehrlichen Beteiligten des Gesundheitssystems rüsten zum Kampf gegen die Gesundheitsmafia. Solche Bemühungen verdienen besondere Anerkennung, weil sie ein deutliches Signal auch an die Politik senden. Das Ende der Geduld scheint bei vielen erreicht.

Vorstoß der Ersatzkassen

Seit die ersten Fälle von Abrechnungsbetrug publik geworden sind, wächst die Forderung nach schärferen Kontrollen. Auch die Ersatzkassen[37] haben mittlerweile reagiert. Sie haben ein Informationsnetzwerk aufgebaut, über das sie Mitarbeiter anderer Kassen über Manipulationen unterrichten.

Auch andere medizinische Leistungserbringer betrügen. Bereits »ohne tief greifende Recherchen«[38] hatten die Sachbearbeiter bei der Deutschen Angestellten-Krankenkasse (DAK) beispielsweise festgestellt, dass fast 15 Prozent aller Rechnungen von Hebammen nicht korrekt sind. Sie rechnen damit, dass der tatsächliche Prozentsatz fiktiv erbrachter Leistungen wesentlich höher ist. Teils ist der Schaden so hoch, dass er »schon mal 30 000 Euro pro Fall«[39] betragen kann. Doch im Vergleich zu Hebammen, die direkt mit den Krankenkassen abrechnen, übermitteln Ärzte ihre Abrechnung ihren jeweiligen Kassenärztlichen Vereinigungen.

Die Deutsche Angestellten-Krankenkasse (DAK) gehört zu den Kassen, die potenziellen Konfrontationen mit der Ärzteschaft schon von vornherein aus dem Weg gehen. Entsprechend sorgfältig wählt sie die Worte. DAK-Vertreter sprechen lediglich von »Abrechnungsfehlern«. »Abrechnungsmanipulation« oder gar »Betrug« scheint neuerdings aus dem Wortschatz der DAK gestrichen.

Die Angst der DAK ist nicht unbegründet, denn die Ärztelobby weiß die Patienten hinter sich und schießt scharf zurück. Das mussten die Kassen nach dem Skandal um Abrechnungsbetrügereien mit Toten schmerzlich erfahren. Den Anfang hatte die Allgemeine Ortskrankenkasse (AOK) Niedersachsen gemacht. Sie hatte der zuständigen KV eine Liste verdächtigter Ärzte übergeben, die zusätzlichen Reibach mit Toten gemacht haben sollen; ihrem Beispiel waren andere Kassen gefolgt. AOK-Sprecher Klaus Altmann hatte die Zahl der an sich schon erschreckend vielen Verdachtsfälle auf »mehrere Tausend« in ganz Deutschland hochgerechnet.[40] Zur Genugtuung der Ärztelobby blieb nur ein Bruchteil übrig. Allein in Niedersachsen schrumpfte die Zahl von ursprünglich 1040 auf ganze zwölf. Um Wiedergutmachung bemüht, ruderten die Gesetzlichen kräftig zurück. Heute will niemand mehr auf das Thema angesprochen werden – denn um das Image der Kassen ist es schlecht bestellt.

Das Beispiel ist geradezu symptomatisch für die Desorientierung, die sich dann und wann in einem Akt der Verzweiflung entlädt. Schlampige Ermittlungen und fehlende Kompetenz verhinderten damals, dass den Beitragszahlern die Augen aufgingen. Das politische Kalkül kehrte sich in sein Gegenteil; der Bumerang erschlug alle Argumente. Nun sind – wieder einmal – die Kassen-Fahnder die Buhmänner der Nation und nicht die skrupellosesten unter den Abrechnungsbetrügern. Denn: Ist nicht jeder Arzt, der willentlich für einen Toten abrechnet, einer zu viel?

USA: Eliot Spitzer kennt keine Gnade

Betrug, Bestechung, Plünderung der staatlichen Kassen – gibt es einen wirksamen Schutz gegen die Machenschaften im deutschen

Gesundheitswesen? Die Antwort auf diese Frage lautet: Ja. Einzige Voraussetzung hierfür wäre die konsequente Zerschlagung des bestehenden Gesundheitskartells. Mit welchen Mitteln das in Zukunft gelingen könnte, demonstriert eindrucksvoll das Wirken eines Mannes in den USA. Vom US-Nachrichtenmagazin zum »Kreuzritter des Jahres« erkoren, legte sich er nicht nur mit den Mächtigen der Wall Street an – er etablierte auch eine für das amerikanische Gesundheitssystem schlagkräftige Fahndungseinheit, die Eliot Spitzer in seiner Funktion als Generalstaatsanwalt des Staates New York seit 2001 leitet. Die Geschichte Spitzers ist von Erfolgen gegen die Machenschaften im Gesundheitswesen gekrönt.

Die Unbestechlichen

Irgendwann im Jahr 2002 überreichte US-Staatsanwalt Eric Danillo einen blauen Ordner mit ausgedruckten E-Mails großer Wirtschaftsunternehmen seinem Chef Eliot Spitzer zur Ansicht. Nach wenigen Minuten hatte der New Yorker Generalstaatsanwalt verstanden: Merrill Lynch, ein rund 2,5 Milliarden Dollar umsetzendes weltweit führendes Analystenunternehmen, bewertete Firmen an der Wall Street weniger nach deren wahrem Wert, sondern nach ihrer Bereitschaft, sich gegen Bares von Merrill Lynch vertreten zu lassen. Verärgert über den Korb des Internetunternehmens GoTo.com, seine Investment-Banking-Geschäfte an die eigenen Analysten zu übertragen, hatte Merrill Lynch es nach unten eingestuft. Nachdem er sich über die Dimension der Machenschaften im Klaren war, zögerte Spitzer nicht lange.

Die anschließend eingeleiteten Ermittlungen der New Yorker Generalstaatsanwaltschaft veränderten die amerikanischen Finanzmärkte nachhaltig. Innerhalb weniger Monate sahen sich globale Unternehmen mit ihren eigenen Fälschungen ihrer Geschäftsberichte konfrontiert. Das Herumdoktern an Zahlen, Analysen und Berichten hatte über Jahrzehnte hinweg den Börsenwert des einen oder anderen Konzerns explodieren lassen – Spitzers Truppen führten in weniger als einem Jahr zu einer regelrechten Implosion zahlloser Lügengebäude.

Spitzer benutzte den aus dem Jahr 1921 stammenden »Martin

Act« – und bekam dadurch eine mächtige juristische Waffe in die Hand. Denn der »Act« stattet Staatsanwälte mit enormer Macht aus, wenn es um so genannte Security Companies, zu denen auch Merrill Lynch gehört, geht.

Anhand der abgefangenen E-Mails stellte Spitzer das Unternehmen vor die Entscheidung: außergerichtliche Einigung und eine 100-Millionen-Dollar-Strafe oder langjährige Prozesse im Scheinwerferlicht der Öffentlichkeit. Lynch zahlte – bei 2,35 Milliarden Dollar Umsatz nach Ansicht von Kritikern keine besonders große Belastung.

Auf Spitzers Liste stehen auch die Akteure des Gesundheitswesens. So sorgte er im Sommer 2004 mit einem spektakulären Coup weltweit für Aufsehen: Er erhob gegen den Pharmagiganten GlaxoSmithKline (GKS) Anklage und warf ihm vor, kritische Daten zu dessen Antidepressivum Paxil bewusst zurückgehalten zu haben, um die Verkäufe des Medikaments nicht zu gefährden. Glaxo bestritt, musste aber hinnehmen, dass die Öffentlichkeit davon erfuhr. Spitzer hatte nämlich, für amerikanische Verhältnisse unerhört und für deutsche völlig undenkbar, die Anklage als Originaldokument ins Internet gestellt. »Wenn die Vorwürfe stimmen, dann muss sich ... GlaxoSmithKline warm anziehen«, kommentierten auch hierzulande die Medien.[41]

Besonders eine Passage in der Anklageschrift rührte die Menschen: Glaxo habe mit Paxil ein Anti-Depressivum auf den US-Markt gebracht, das unter Verdacht stehe, psychisch kranke Kinder erst recht in den Suizid zu treiben. Zudem sind der Anklageschrift interne Papiere des Pharmaherstellers beigefügt. In einem Memo ist die Rede davon, dass der Konzern diejenigen Studienergebnisse zurückhielt, die den Verkaufswert des Produkts hätten schmälern können. Mit einem Umsatz von einst 3,8 Milliarden US-Dollar gehörte das Mittel zu den absoluten Blockbustern des Konzerns.

Der Druck der Fahnder blieb nicht unbelohnt. Nur zwölf Tage nach der Klageschrift teilte das Pressebüro Spitzers mit, dass GlaxoSmithKline sich entschieden habe, die klinischen Daten zu Paxil doch noch zu veröffentlichen. Spitzer selbst kommentierte das Umdenken in gewohnt nüchterner Weise: »Das ist ein positiver, erster

Schritt auf dem Weg zur Änderung einer gefährlichen Verhaltensweise der Industrie. Wir können GSK und anderen Pharmaunternehmen nicht länger erlauben, selbst zu entscheiden, welche Forschungsdaten sie der Öffentlichkeit und den Ärzten zugänglich machen und welche nicht.«[42]

Spitzer gehört zu einer ganzen Reihe »Unbestechlicher«. Überall in den USA ermittelt die Justiz gegen führende Hersteller:

- Merck hatte nachweislich unerlaubten Einfluss auf Ärzte und Manager des staatlichen Gesundheitsprogramms Medicare genommen.
- Schering-Plough musste eingestehen, dass die Staatsanwaltschaft in Boston Untersuchungen über verbotene Preisabsprachen mit Versicherern und Ärzten ausweiten wird.
- Im Bundesstaat Louisiana stand die Pfizer-Tochter Parke-Davis in Verdacht, 1999 mit dem Pharmagroßhändler Ochsner Rabatte ausgehandelt zu haben, die Ochsner nicht an seinen Auftraggeber, das bundesstaatliche Medicaid-Programm weitergegeben hat. Pfizer gab zu und zahlte 49 Millionen US-Dollar. Darüber hinaus soll Parke-Davis zwischen 1994 und 1997 Ärzte und Klinikpersonal von staatlich anerkannten Weiterbildungseinrichtungen unter Druck gesetzt haben, um sie »auf Linie« zu bringen. Einen Hinweis auf die Richtigkeit der Anschuldigung gibt es bereits. Das Epilepsiepräparat Neurotin erzielt 80 Prozent der Umsätze (rund 2 Milliarden US-Dollar) in Einsatzgebieten, für die es gar keine Zulassung besitzt: fälschlicherweise bei Panikattacken, Phobien und Migräne.
- Ein Joint Venture des amerikanischen Konzerns Abbott Laboratories mit der japanischen Takeda, das Unternehmen Tap Pharmaceuticals, musste im Oktober 2001 insgesamt 875 Millionen US-Dollar Strafe zahlen. Der Konzern hatte sich mit Fachärzten insgeheim darauf verständigt, für Gratispackungen bestimmter Produkte staatliche Rückvergütung einzuwerben. Die Verschreibungspraxis der Ärzte ging dabei zu Lasten der Budgets staatlicher Programme und der Wettbewerber.

Großbritannien: Nach Jim Gee ist Betrug Geschichte

Jim Gee ist kein Mann der großen Gesten. Was er sagt, sagt er ohne Pathos, dafür mit Nachdruck: »Für Betrüger und Kriminelle ist in unserem Gesundheitssystem kein Platz.«

Der bereits im ersten Kapitel vorgestellte Leiter der britischen Antikorruptionsbehörde »Counter Fraud and Security Management Service« (CFSMS) spürte allein im Zeitraum 1999 bis 2003 insgesamt 478 Millionen Pfund auf, die durch illegale Preisabsprachen, Korruption und Betrug dem staatlichen Gesundheitssystem NHS verloren gegangen waren. Im Oktober 2004 wartete Gees Behörde mit einem weiteren, sensationellen Erfolg auf: Sie hatte illegale Preisabsprachen und Machenschaften des britischen Pharmaherstellers U.K. Generics aufgedeckt, eine Tochter der deutschen Merck KGaA. Zwar bestreiten die Beschuldigten wie immer die Vorwürfe. Doch im Gespräch mit uns war sich Jim Gee seiner Sache sicher. Sieht man sich die Schadensersatzforderung des CFSMS im Original an, erkennt man sofort das Ausmaß des Betrugs.

Es geht um 300 Millionen Euro, die neben Generics UK weitere vier Unternehmen veruntreut haben sollen. Die Merck KGaA-Tochter hatte unter anderem versucht, sich mit den Mitbewerbern den britischen Markt aufzuteilen. Es ging um das Antibiotikum Penicillin.

Die konspirativen Treffen der fünf Unternehmensmanager könnten schlechten Drehbüchern entstammen: Das flughafennahe Holliday Inn Crown Plaza Heathrow diente als geheimer Treffpunkt, dort kamen die Beschuldigten überein. Wie unter Punkt 32.6.3.8 der Klageschrift zu lesen ist, stimmten die beteiligten Pharmafirmen nicht nur die künftigen Preise ihrer Generika ab, sondern passten sogar die Darreichungsformen an – auf diese Weise sollte jeder den Profit des anderen überblicken und die Abmachungen kontrollieren können. Zudem einigten sich Jim Gees Behörde zufolge die Hersteller auf ein Vertriebssystem, das ebenfalls illegal ist: Mit Hilfe falscher Informationen sollten die Medikamente an den Mann gebracht werden.

Was beim Verkauf des Penicillins offenbar glückte, konnte auch bei anderen Mitteln nicht misslingen, dachten sich wohl die Beschuldigten – und teilten auch den Markt für das Magenmedikament Ranitidine auf, wie aus einem der CFSMS vorliegenden schriftlichen Abmachung zwischen den Beteiligten hervorgeht. Darin sind die genauen Prozentanteile am »Gesamtkuchen« aufgelistet.

Die nach britischem Recht illegale Preisregulierung schädigte das staatliche Gesundheitssystem um nahezu 300 Millionen Euro. Nun klagt das Gesundheitsministerium gemeinsam mit der Preisregulierungsbehörde und anderen Behörden gegen das Kartell – hierzulande ziehen es Gesundheitspolitiker vor, gemeinsam mit der Pharmabranche Papiere à la »Task-Force-Bericht« zu erstellen.

Das Geheimnis seines Erfolgs sei einfach zu erklären, sagt Chef-fahnder Gee: »Wir arbeiten auf nationaler Ebene und verfügen über umfassende exekutive Macht.« Im Vergleich zu Deutschland, wo es zwar vereinzelte Versuche einer funktionierenden Korruptions- und Betrugsbekämpfung auf regionaler Ebene gibt, darf Gees Behörde zuschlagen – und kennt auch danach kein Pardon.

»Wir wollen in zehn Jahren den Betrug im Gesundheitswesen auf ein Minimum reduzieren«, erklärt der Brite, die Zahlen belegen, was er meint. Bis Ende März 2004 wickelte das CFSMS 216 Strafsachen mit einer Erfolgsquote von 97 Prozent ab, durch die Beschäftigung hochspezialisierter Fachleute, darunter Ärzte, Anwälte und erfahrene Ermittler, stieg die Aufdeckungsrate von Betrugsfällen seit Gründung der Behörde im Jahr 1999 um sagenhafte 1400 Prozent. Aus jedem aufgedeckten Fall lernen die Ermittler, »wir sind den Betrügern inzwischen immer einen Denkschritt voraus«, sagt Gee.

Als Schuldiger ins Visier der CFSMS zu geraten bedeutet nahezu zwangsläufig das Ende der Karriere innerhalb des britischen Gesundheitssystems. Den Betrügern droht nämlich das von Gee durchgesetzte 3-Stufen-Modell: Gefängnis, Einfrieren sämtlicher Konten und Beschlagnahme aller Güter bis zum Ausgleich sämtlicher Schadensersatzforderungen und anschließend der automatische Entzug der Approbation. Dabei sollen die drakonischen Maßnahmen nicht nur abschrecken, sondern all jene ermutigen, die ehrlich sind, wie uns Gee erklärte: »Wir wollen eine andere Denkkultur im Gesundheitssystem.«

Vieles spricht dafür, dass dies auch hierzulande immer mehr Menschen wollen. Aus Gesprächen mit vielen wichtigen Personen des Gesundheitswesens haben wir erfahren, dass die Bedrohung durch die mafiosen Strukturen mittlerweile als ernst zu nehmende Gefahr erkannt wird. Wohl auch aus diesem Grunde haben uns viele »Insider« unterstützt: Mitarbeiter in Ministerien, im Bundestag oder bei KVen und den Kassen. Sie erkennen, dass ihre eigene Integrität durch die Zunahme der mafiosen Strukturen innerhalb der Institutionen in Gefahr ist – und rüsten zum Abwehrkampf.

Wie der ausgehen wird, ist indes mehr als ungewiss. Denn die mafiosen Strukturen im 230 Milliarden Euro schweren Gesundheitswesen sind bereits so gefestigt, dass nur schwer dagegen anzugehen ist. Die Vorsitzende Richterin Schimmelpfeng-Schütte plädiert aus diesem Grund für ein radikales Umdenken: Durch die Einführung eines transparenten Kostenerstattungsmodells, bei dem Patienten ihre Rechnung vom Arzt und diese dann im vollen Umfang von der Kasse erstattet bekommen, wäre eine Möglichkeit, die Kontrollen zu verschärfen: »Wir hätten mit einem Mal ein Heer von 70 Millionen Kontrolleuren«, sagt die Richterin, »nämlich die Patienten.«

Leute wie Gee, die sich für ein transparentes und »sauberes« Gesundheitswesen einsetzen, gibt es auch hierzulande, schon jetzt. Wir können nur hoffen, dass sie den Kampf gegen Machenschaften, Betrug und Korruption im Gesundheitswesen gewinnen werden.

Ausweg aus der Krise

Gibt es einen Ausweg aus der Krise? Die nüchterne Analyse der Zahlen und Strukturen im deutschen Gesundheitssystem zeigt: Ja, es gibt ihn. Große Bereiche der Gesamtausgaben innerhalb der GKV nämlich ließen sich ohne weiteres streichen.

Beispiel Arzneimittel: Rund 23 Milliarden Euro geben die Kassen der GKV jährlich für Medikamente aus, wie wir zu Beginn des

Buches zeigten. Die Preise der Hersteller, wie jetzt noch üblich, über Festbeträge steuern zu wollen, erwies sich über Jahrzehnte hinweg als wirkungslos. Zudem unterstützt der Staat ausgerechnet die großen Pharmakonzerne mit Forschungsgeldern, wie wir demonstrierten.

Die Umkehr dieser Praxis brächte sowohl mehr Arbeitsplätze als auch billigere Medizin. Deutsche Universitäten verfügen nämlich über ein enormes wissenschaftliches Potenzial. Wäre der Staat willens, Millionenbeträge an Uni-Forschungsgruppen anstatt an Roche, Bayer & Co. zu bezahlen, hätten die Patienten vermutlich die gleichen Pillen zur Verfügung – nur aus den Laboren der Universität.

Dass sich solche Überlegungen realisieren lassen, attestierte uns auch der Brite Jim Gee: »Wir sind derzeit dabei, einen Wettbewerb zur privaten Pharmaforschung aufzubauen.«

Beispiel Ärzteschaft: Aufgrund des Systems der Selbstverwaltung existiert eine Zweiteilung der Ärzteschaft in Deutschland. Während Krankenhausärzte meist nach BAT bezahlt werden und extremen Belastungen ausgesetzt sind, erfreuen sich die niedergelassenen Mediziner dank EBM und GOÄ weitaus höherer Einkommen bei geringeren Arbeitszeiten. Realistisch betrachtet, kann man an dieser Stelle – bei den Ärzten – nichts einsparen, solange das Prinzip der Selbstverwaltung existiert. Weil sich die Abschaffung der Selbstverwaltung politisch kaum durchsetzen lässt und auf keiner Reformagenda zu finden ist, müssten pragmatische Lösungen her:

1. Die Einführung der Kostenerstattung für alle Patienten der GKV. Vorteil: Ein Heer von über 70 Millionen Versicherten wäre in der Lage, jeden einzelnen Posten ihrer Arztrechnung zu überprüfen oder von Fachleuten überprüfen zu lassen. Die im Jahr 2004 eingeführte Patientenquittung erfüllt diesen Zweck nur ungenügend: Eine per Post eingegangene Arztrechnung dürfte mehr dazu motivieren, die Leistungen zu überprüfen, als eine formale Quittung, die man freiwillig anfordern kann.
2. Vereinheitlichung der Gebührenordnungen. Die parallelen Systeme der EBM und GOÄ bzw. der Pendants für Zahnärzte ermög-

lichen Missbrauch und Betrug. Auch hier gäbe es Alternativen: etwa die Bezahlung der Ärzte nach der aufgebrachten Zeit, also ein Analogon zu den Krankenhausärzten. Auf diese Weise entfiele der lukrative Markt der Leistungsoptimierung. Auch die Höhe der Einkünfte bei Ärzten wäre auf einem Niveau – verdienten alle Ärzte so viel wie angestellte Krankenhaus-Doktoren, entlastete das die GKV mit einem Schlag um 5 bis 10 Milliarden Euro pro Jahr.

3. Medizinisches Gerät ist teuer – und dient oft als Begründung für die hohen Preise, die niedergelassene Ärzte verlangen. Sinnvoll wäre hier die Bereitstellung oder das Leasing der Praxiseinrichtung gegen eine geringe monatliche Gebühr. Diese ließe sich vom Staat finanzieren, sofern die Einsparungen in Punkt zwei vorgenommen würden.

Beispiel Kassen: Allein die Verwaltungskosten der GKV verdeutlichen: An diesem Posten ließen sich durch Kassenfusionen jährlich mehrere Milliarden einsparen. Zwar geht der Trend seit Jahren zum Zusammenschluss – doch nach wie vor bieten 288 gesetzliche Kassen ihre Dienste an. Einen echten Wettbewerb hingegen gibt es unter den Kassen auf Grund des Risikostrukturausgleichs faktisch nicht.

Beispiel Politik: Unabdingbar wäre der Verzicht auf Nebentätigkeiten von Parlamentariern und damit die strikte Trennung zwischen eigenen Interessen und Interessen des Gemeinwohls. Zudem wäre die Besetzung der Ministerien – bis hin an die Spitze – mit Experten Grundvoraussetzung für die Schaffung eines Gegengewichts zur Pharma- und Medizintechnikbranche, die Milliardenbeträge verschlingen. Die niedersächsische Gesundheitsministerin Ursula von der Leyen (CDU) beispielsweise hat sich nicht nur als Ärztin, Epidemiologin und Forscherin profiliert. Im Streit mit den Kieferorthopäden, die ihre Kassenzulassung zurückgegeben hatten, stellte sie die kieferorthopädische Versorgung der Kassenpatienten in den Kreisen Cuxhaven und Hildesheim und in der Region Hannover unter die Verantwortlichkeit der Kassen, und nicht mehr der zahnärztlichen KV. 23 von 37 Kieferorthopäden hatten ihre Zulassung zurückgegeben – die Ministerin sprach sich für eine Sperre von über sechs Jahren aus.

Beispiel Patienten: Die Gruppe der Patienten wäre auch in der Lage, aktiv zur Kostenreduzierung beizutragen. Wer Unregelmäßigkeiten bei der Abrechnung seines Arztes feststellt, sollte sich nicht überreden lassen: Meist sind es kleine Beträge, die die gesetzlichen und privaten Kassen als millionenfacher Posten enorm belasten. Gegen Abrechnungsbetrug kann sich jeder Patient wehren. Eine Strafanzeige bei der Polizei wird zwar den Arzt nicht seine Zulassung kosten. Doch betrügende Ärzte würden erkennen, dass sich Betrug am Gesamtsystem auf Dauer für sie persönlich nicht lohnt.

Anmerkungen

Kapitel 1: Das System

1 Deutsche Bundesbank, Monatsbericht Juli 2004, S. 17.
2 OECD Health Data 2004.
3 Quelle: BMGS.
4 VDAK: Basisdaten 2004. Arzneimittelmarkt in Endverbraucherpreisen.
5 VDAK: Basisdaten 2004.
6 Das Nationale Genomforschungsnetz. Herausgeber: NGFN, März 2004.
7 Nationales Genomforschungsnetz, Vorstellung im Internet. URL: http://www.ngfn.de/15102.htm.
8 World Health Organization, The 13th Model List of Essential Medicines. Kostenloser download der vollständigen Liste im Internet unter http://www.who.int/medicines/organization/par/edl/expcom13/eml13_en.pdf.
9 BPI, Pharma-Daten 2004. Zahl der Arzneimittel in Deutschland, S. 44.
10 Deutsche Bundesbank, Monatsbericht Juli 2004, S. 21.
11 Neuer Begriff hierfür: Vertragsärzte.
12 *Der Spiegel* 37/2004: »Blindes Vertrauen«.
13 *Financial Times Deutschland* vom 22. November 2002.
14 Vgl. dazu unter anderem http://www.aerztenetz-aida.de/nullru_kbv.htm.
15 Deutsche Bundesbank, Monatsbericht Juli 2004, S. 21.
16 Siehe Glossar.
17 *Forum – Arzt in Nordbaden*, Quartal 3/2001.
18 Siehe Glossar.
19 Im Bundesdurchschnitt aller gesetzlichen Krankenkassen.
20 Hierfür wurden jeder Arztgruppe die Menge an Handgriffen zugeordnet, die für ihr Behandlungsspektrum typisch sind und die 70 Prozent der ärztlichen Leistungen abdecken.
21 Allerdings schwankt die Anzahl der Patienten zwischen den Facharztgruppen und innerhalb der Facharztgruppen. Psychotherapeutisch tätige Ärzte haben in der Regel weniger Patienten als Allgemeinmediziner. Auch ist die Patientenzahl davon abhängig, wo die Praxis angesiedelt ist. In wenig attraktiven Gebieten wie den nordfriesischen Inseln oder dem

Emsland sind Praxen dünn gesät; in Berlin dagegen ist die Praxisdichte sehr hoch. Je mehr Ärzte in einer Region kurieren, desto kleiner werden die Stücke vom Honorarkuchen für den einzelnen Arzt.

22 Laut §§ 2 und 12 Sozialgesetzbuch V.

23 Antwortschreiben des Bundesministeriums für Gesundheit und Soziale Sicherung an die Autoren vom 22. September 2004.

24 Z.B. gegen Diphtherie, Tetanus, Masern, Mumps, Röteln, Tollwut, FSME…

25 http://www.kvnw.de/home/rechtsquellen/vertraege/136.htm
http://www.kv-trier.de/pub/AbrFolderTrier.pdf Stand 2004.

26 Was Sprechstundenbedarf ist und was nicht sowie die Verordnung und Prüfung von Sprechstundenbedarf wird in den Sprechstundenbedarfsverordnungen (SSB) der einzelnen KVen geregelt.

27 Ca. 90 Prozent der Patienten sind gesetzlich krankenversichert, 10 Prozent privat (rund 7 Millionen Versicherte).

28 Beispiel: »Blutentnahme mittels Spritze oder Kanüle aus der Arterie«.

29 Privatpatienten können entweder den gesamten Betrag aus eigener Tasche bezahlen, oder sie sind – wie Beamte – voll privat krankenversichert oder – wie Mittelständler – privat zusatzversichert. Neuerdings können sich aber auch Kassenpatienten privat behandeln lassen, wenn sie die Kostenerstattung gewählt haben. In diesem Fall übernimmt die Kasse den gesetzlichen Anteil, die Differenz zahlt der Patient selbst.

30 Gebührenordnung für Ärzte (GOÄ), Gebührenordnung für Zahnärzte (GOZ).

31 Siehe dazu auch § 315 Absatz 1 BGB.

32 Quelle: SPITTA Verlag Zahnmedizin http://www.dent-all.de/index.php?id=72&backPID=72&no_cache=1&begin_at=10.

33 Telefonische Auskunft von Dr. Roland Stahl, Sprecher der Kassenärztlichen Bundesvereinigung (KBV), Mitte Juli 2004.

34 http://www.pkvonline.com/Content/Vergleich/Fragen/Rechnungsabwicklung/abwicklung.php.

35 Auf der 2. Fach-Konferenz »Aufklärung von Abrechnungsmissbrauch« der IIR Deutschland GmbH am 22. und 23. September 2004 in Bonn.

36 Namentlich bekannt.

37 Namentlich bekannt.

38 Aus: Michael Dirk Prang: »Geheimes Ärztelatein – Ein Arzt packt aus«, Stiftung Gesundheit, Der Ratgeber Verlag, 12/2000.

39 *SchadeBrief* 7/2004.

40 Nach der Gebührenordnung für Ärzte (GOÄ) bzw. der Gebührenordnung für Zahnärzte (GOZ).

41 *SchadeBrief* 4/2002.

42 Ebd.

43 Heilmittel: zur äußerlichen Anwendung (z.B. Physiotherapie, Ergotherapie, Elektrotherapie, Inhalationstherapie, Stimmtherapie, Sprachthera-

pie…); Arzneimittel: Medikamente aus Wirkstoffen zur inneren Anwendung, auch Nahtmittel, Diagnostika, Herzschrittmacher, Kontaktlinsen…

44 Z. B. Orthopäden, Gynäkologen, Urologen, Augenärzte, Internisten…

45 2. Neuordnungsgesetz vom 1. Juli 1997.

46 »Vorschaltgesetz«, GKV-Solidaritätsstärkungsgesetz vom 1. Januar 1999; im Gesundheitsreformgesetz vom 1. Januar 2000 auch für 2000 vorgeschrieben.

47 *Ärzte-Zeitung*, 16. März 2004.

48 Quelle: Kassenärztliche Vereinigung Berlin, http://www.kvberlin.de/STFrameset165/index.html?/Homepage/aufgaben/ahvereinbarung/.

49 Generika sind nicht (mehr) patentgeschützte Arzneimittel – und damit wesentlich günstiger bei gleichem Wirkspektrum.

50 *Mannheimer Morgen*, 13. Januar 2000.

51 MEDI-Report, 13. Januar 2000.

52 MEDI-Report, 12. Januar 2000, http://medi-report.de

53 Ebd.

54 »Schwarzbuch Gesundheit«, Bundesministerium für Gesundheit und soziale Sicherung, Schreiben vom 3. Februar 2004 an Bundesgesundheitsministerin Ulla Schmidt (SPD).

55 http://www.bmgs.bund.de/deu/gra/themen/gesundheit/gesetzl/index_2137.cfm.

56 §§ 13 bis 15.

57 www.lifegen.de, 18. Mai 2004.

58 Ebd.

59 »Schwarzbuch Gesundheit«, Bundesministerium für Gesundheit und soziale Sicherung (BMGS), 2004.

60 »Schwarzbuch Gesundheit«, Bundesministerium für Gesundheit und soziale Sicherung.

61 Ebd.

62 Siehe Glossar.

63 Siehe Glossar.

64 Der Bewertungsausschuss ist das Spitzengremium zur Festlegung der einheitlichen Bewertungsmaßstäbe (EBM: BMÄ und Bema) für die ärztlichen bzw. zahnärztlichen Leistungen. Siehe Glossar.

65 Stand: September 2004.

66 »Gesetz zur Modernisierung der Gesetzlichen Krankenversicherung« vom 14. November 2003, verkündet in BGBl I 2003 Nr. 55 vom 19. November 2003.

67 § 85b Sozialgesetzbuch V.

68 *Hamburger Abendblatt* vom 7. Oktober 2003.

69 *Deutsches Ärzteblatt*, Heft 13/ 2000.

70 »Schwarzbuch gegen die Gesundheitsreform.«

71 *Deutsches Ärzteblatt*, Heft 38, 2003.

72 T-Online vom 1. April 2004 http://onwirtschaft.t-online.de/c/18/08/77/1808776.html.
73 *Deutsches Ärzteblatt*, Heft 38, 2003.
74 Prof. Ingo Flenker, Präsident der Ärztekammer Westfalen-Lippe, Pressemitteilung vom 8. Januar 2004.
75 Kassenärztliche Bundesvereinigung, T-Online vom 1. April 2004.
76 *Berliner Zeitung* vom 6. Januar 2004.
77 Verband der niedergelassenen Ärzte Deutschlands.
78 MEDI Deutschland ist ein Ärzteverband. Die Arbeitsgemeinschaft soll Plattform für politische, standespolitische und wirtschaftliche Aktivitäten sein. Gegründet 2003, rund 10 000 Mitglieder
79 Aktenzeichen 19 KA 5/04.
80 AFP vom 17. Februar 2004.
81 *Die Welt*, 25. September 2003.
82 *Ärzte Zeitung*, 17. Januar 2003.
83 *Focus*, 1. März 2003.
84 »Schwarzbuch gegen die Gesundheitsreform«, BMGS, April 2004.
85 Branchenbrief 066, ein Service der Volksbanken, Raiffeisenbanken, Spar- und Darlehenskassen.
86 *Arzt-Trends* II/2003.
87 ddp vom 14. Juli 2004. Außerdem: Der Ex-Vertragsarzt hat selbst dann keinen Zahlungsanspruch nach GOZ/GOÄ, wenn der Patient das wünscht.
88 ddp vom 28. Mai 2004.
89 Nach § 95 b Sozialgesetzbuch V.
90 Siehe dazu auch § 95 b Abs.2 Sozialgesetzbuch V.
91 *Die Welt*, 4. Juni 2004.
92 *Ärzte Zeitung*, 14. Juli 2004.
93 *Berliner Zeitung*, 2. Juli 2004.
94 ddp vom 24. Juli 2004.
95 Der Hartmannbund hat 17 Landesverbände. Er ist der einzige Verband in der BRD, der die Interessen aller Facharztgruppen vertritt.
96 Stand 2003.
97 *Deutsches Ärzteblatt*, Heft 6, 2004.
98 Quelle: Bundesingenieurkammer. http://www.bundesingenieurkammer.de/user_files/IStat2_7.pdf.
99 Stand 2004. GfK Aktiengesellschaft, Pressemitteilung vom 1. April 2004.
100 Deutsches Institut für Wirtschaft, Berlin, http://www.diw.de/deutsch/produkte/publikationen/wochenberichte/docs/98–39-2.html, Statistisches Bundesamt (Stand 2002).
101 Statistisches Bundesamt; bezogen auf 1994 bis 2000.
102 http://www.marketing-marktplatz.de/VerVkf/Kaufkraft2004.htm.
103 Die Kaufkraft errechnet sich aus der Summe aller Nettoeinkünfte einer Region. Basis dafür sind die Ergebnisse der amtlichen Lohn- und Einkommenssteuerstatistik der Statistischen Landesämter.

104 IDZ-Information 1/2004.
105 http://www.zahnarztpraxis-wertgutachten.de/Artikel/betriebswirtschaftliche_Beratu.html.
106 Immerhin beansprucht der Staat pro Jahr die Hälfte des Volkseinkommens, rund 750 Milliarden Euro. Das Volkseinkommen umfasst die Arbeitnehmerentgelte sowie die Unternehmens- und Vermögenseinkünfte.
107 AZ; B6KA 52/03 R und B6KA 53/03 R.
108 Quelle: *Die politische Meinung* 406/03.
109 Interessenvertretung für 6300 niedergelassene Ärzte und 1600 Kinder- und Jugendpsychotherapeuten/Psychol. Psychotherapeuten.
110 E-Mail vom 21. April 2004.
111 Interessenvertreter von 17 000 Vertragsärzten, Kinder- und Jugendpsychotherapeuten/Psychol. Psychotherapeuten.
112 E-Mail vom 5. und 6. Mai 2004.
113 Auf Platz zehn des gesamtdeutschen (!) Insolvenz-Rankings rangiert die Jo. C. Boecker GmbH & Co. KG aus Essen, die zuletzt Umsätze von 150 Millionen Euro erzielt hatte. 614 Beschäftigte in 20 Filialen mehrten ab Frühjahr 2004 das Heer der Arbeitslosen. Die Textilhandelsfirma wurde 1750 von Johann Heinrich Boecker gegründet – ein Traditionsunternehmen, das keine Zukunft mehr hat. Die Europahaus Fertigungswerke GmbH & Co. Dorsten KG in Herten scheiterte im April 2004 endgültig an einer innovativen Geschäftsidee. Sie wollte ein weltweit einmaliges Produktionsverfahren für Fertighäuser in Massivbauweise und zu einem extrem günstigen Preis entwickeln. Sämtliche 660 Mitarbeiter stehen auf der Straße; Anleger, die in der Hoffnung auf Sonderkonditionen für den Bau der eigenen vier Wände mindestens 5000 Euro als Einmalanlage oder 100 Euro pro Monat eingezahlt hatten, standen vor einem Scherbenhaufen.
114 Ebd.
115 *Medical Tribune*, Ausgabe 50.
116 *Frankfurter Rundschau*, 2. März 2004.

Kapitel 2: Ärzte auf Beutezug

1 Gemeinsame Arbeitsgruppe Abrechnungsmanipulation der Spitzenverbände der Krankenkassen, Quelle: netdoktor.de, 8. August 2002; Gernot Kiefer am 3. August 2004 auf einer Tagung der Universität Lüneburg.
2 Siehe Glossar.
3 http://www.warstade.de/mehr.htm, Heiner Bartling (SPD), am 18. Februar 2002 scheidender Innenminister Niedersachsens.
4 http://www.polizei.bayern.de/ppofr/kriminalitaet/stat_2003/text.htm Kriminalstatistik Oberbayern.
5 Leiterin der Pressestelle des BKA, Martina Link, Telefonat vom 18. August 2004.

6 Klinikärzte, die neben ihrem Gehalt bestimmte ambulante Leistungen über die KV abrechnen.
7 *Deutsches Ärzteblatt*, Ausgabe vom 15. 9. 2000.
8 KBV, Zahlen zur Abrechnungsprüfung 2001.
9 Die genaue Anzahl der Staatsanwaltschaften ist einer Anfrage der Autoren zufolge nicht einmal dem Bundesministerium für Justiz bekannt.
10 Dieser Wert ist nicht fiktiv. Leserbrief aus *Nordlicht*, offizielles Organ der KV Schleswig-Holstein, 1/2003.
11 Summe aus Konsultationsgebühr, therapeutischem hausärztlichem Gespräch, Verödung von Krampfadern/Diagnose Venenleiden. Siehe dazu http://www.tqm-doc.de/cvi/inhalte.htm.
12 §§ 705 ff. BGB.
13 Ebd.
14 Unterschiede Praxisgemeinschaft/Gemeinschaftspraxis laut Berufsordnung der Ärzte.
15 Alle Ärzte einer Gemeinschaftspraxis müssen Vertragsärzte sein, das heißt eine Kassenzulassung haben.
16 § 33 Ärzte-ZV.
17 *Frankfurter Rundschau*, 6. Mai 2004.
18 KBV-Vorsitzender Dr. med. Manfred Richter-Reichhelm in: *Deutsches Ärzteblatt*, September 2002.
19 *Ärzte Zeitung*, 29. Januar 2003.
20 Diese Summe ist dreimal so hoch wie im Herzklappen-Skandal 1996. Damals hatten bestechliche Krankenhausärzte auf Kassenkosten überteuerte Herzklappen eingekauft und selbst davon profitiert.
21 Siehe Glossar.
22 Pressemitteilung der Staatsanwaltschaft Wuppertal vom 3. 3. 2004.
23 *Financial Times Deutschland*, 22. November 2002.
24 Das Unternehmen ist seit ca. 15 Jahren als Praxisdienstleister tätig. Mit B. arbeiten rund 1500 niedergelassene Ärzte aus Laborgemeinschaften und labormedizinischen Facharztpraxen zusammen, 450 Krankenhäuser sowie 100 Einsender aus Drogenberatungsstellen, Gesundheitsämtern und 15 große Pharmaunternehmen.
25 Aus einem Antwortschreiben des LKA Brandenburg vom 19. Mai 2004.
26 *Ärzte Zeitung*, 14. 6. 2004.
27 Früher: Kassenärzte.
28 Stand Juni 2004.
29 Seit November 2003 wegen Abrechnungsbetrugs, seit März 2004 in einem Fall wegen Körperverletzung und in zwei Fällen wegen Körperverletzung mit Todesfolge.
30 U.a. mit Heparin, einem Wirkstoff, der die Blutgerinnung hemmt und die Auflösung von Blutgerinnseln fördert. Die Ärzte sollen Heparin in Kombination mit anderen Medikamenten ohne Einverständnis der Patienten getestet haben.

31 Octagam wird weltweit in 35 Ländern vertrieben und gilt seit 1999 als Marktführer. Hersteller ist die Octopharma GmbH, Langenfeld. Novartis und Octopharma haben eine Vertriebsvereinbarung für den Schweizer Markt abgeschlossen.

32 *die tageszeitung* Nr. 7165 vom 24. September 2003

33 *Schweizerische Ärztezeitung*, 82: Nr. 14, 2001.

34 Drucksache des Wissenschaftsrats 5913/04, 30. Januar 2004.

35 Landeszuführungsbeträge und Hochschulbaufinanzierung.

36 Der Staat stellt für die Umwandlung der Stellen 300 Millionen Euro zur Verfügung. Danach müssen die Krankenhäuser dafür aufkommen. *Ärzte Zeitung*, 19. Juli 2004.

37 Drucksache des Wissenschaftsrates 5913/04 vom 30. Januar 2004.

38 Informationsdienst Wissenschaft vom 31. August 2004.

39 *Zahnärztliche Mitteilungen*, 11/2002.

40 Hersteller: Merck & Co, Inc.

41 Hersteller: Pfizer.

42 infomed online, 22. September 2000.

43 Informationsdienst Wissenschaft – idw – Pressemitteilung Universität Bern, lic. phil. Nathalie Matter, 05.11.2004 09:54 Uhr: »Risiken von Vioxx waren schon im Jahr 2000 erkennbar.«

44 Prof. Peter Schönhofer auf der Veranstaltung »Transparenz und Verantwortung« am 28. September 2001 in Bonn

45 Vgl. etwa Hartmut Hanke, Abteilung Innere Medizin II der Universität Ulm, »Gefäßprotektion durch Östrogene«, Quelle Deutsche Arteriosklerose Gesellschaft, http://www.dgaf.de/Angol/hanke.htm.

46 *CLIO, die Zeitschrift zur Frauengesundheit*, Nummer 53, 2001.

47 *Gesundheit und Gesellschaft*, Heft 5, 2003.

48 Siehe hierzu und zum Folgenden Jörg Blech, Die Krankheitserfinder. Wie wir zu Patienten gemacht werden, Frankfurt am Main 2005, S. 89 ff.

49 *Schweizerische Ärztezeitung*, Heft 9, 2004.

50 In der Literatur finden sich vielerlei Abkürzungen. Die im deutschsprachigen Raum verwendete Bezeichnung Aufmerksamkeitsdefizit/Hyperaktivitätsstörung (ADHS), was im Englischen Attention Deficit/Hyperactivity Disorder (ADHS) heißt, löst frühere Bezeichnungen wie ADS, ADD, HKS, MCD oder POS ab.

51 Dabei ist bis heute nicht so recht klar, was die tatsächliche Erkrankung auslöst, noch wie sie effektiv behandelt werden kann. Eine organisch bedingte Störung der Neurotransmitter, die entweder vererbt wird oder durch eine schwere Geburt hervorgerufen sein kann, werden als Ursache diskutiert. Ob es sich tatsächlich um ADD oder ähnliche Varianten handelt, kann am besten ein interdisziplinäres Team beantworten (Differenzialdiagnostik). Eine Kombinationstherapie von Medikamenten und Verhaltenstraining kann helfen.

52 Journal of the American Academy of Child and Adolescent Psychiatry, 34, 629–638
53 Ebd.
54 Es handelt sich um ein so genanntes Derivat, chemisch verwandt mit den Neurotransmittern Adrenalin/Noradrenalin und Dopamin; bei Kindern mit ADHS schwächt es die impulsiven Reaktionen ab und erhöht die Konzentrationsfähigkeit. Gefahren: Depressionen, Einschlafstörungen, psychische Abhängigkeit, Verhinderung der Entwicklung des Dopamin-Neurotransmittersystems (im Tierversuch), im Erwachsenenalter Parkinson (noch nicht belegt).
55 »Hyperkinetische Störung als Krankenscheindiagnose bei Kindern und Jugendlichen«, Abschlussbericht an das BMGS, http://www.google.de/search?q=cache:5yyMKH_TJTIJ:www.bmgs.bund.de/download/broschueren/F308.PDF+Baumg%C3%A4rtel+1995+ADD+ADHS&hl=de.
56 »Das Märchen von der Innovation«, in: *Gesundheit und Gesellschaft*, Heft 5, 2003.
57 http://www.kinderaerztekongress-berlin-2004.de/01_a.html
58 *PrimaryCare*, 2002 2, S. 69–71.
59 Hochschulrahmengesetz § 25.
60 Zitat aus dem Vortrag von Oberstaatsanwalt H. Mühlhausen, Staatsanwaltschaft Wuppertal, auf der Informationsveranstaltung des BMBF »Drittmittel und Strafrecht« vom 21. März 2001 in Bonn.
61 Der hohe Anteil ergibt sich vor allem aus dem Bestechungsskandal um das Unternehmen SmithKline Beecham.
62 Wie ungeschickt – teils sogar sträflich unwissend – die öffentlich-rechtlichen Kliniken in Verhandlungen mit den Unternehmen agieren und wie fruchtbar der Boden für gaunerhafte Offerten in der Universitätsmedizin ist, zeigen drei Beispiele aus dem »Herzklappenskandal«. Das erste Beispiel stammt aus der Vernehmung eines führenden Außendienstmitarbeiters bei der Staatsanwaltschaft Wuppertal; das zweite zitiert aus einem Schreiben eines Außendienstmitarbeiters an seinen Vorgesetzten und das dritte aus einem Urteil gegen einen leitenden Firmenmanager:

1. »Auf Befragen möchte ich auf Unterschiede zwischen öffentlich-rechtlich geführten Krankenhäusern und privat geführten Krankenhäusern hinweisen. Bei den privaten Kliniken war der Preisdruck auf die Firmen größer, weil Verwaltung und Anwender gleiche Ziele verfolgt haben, durch günstiges Einkaufen die Wirtschaftlichkeit des Krankenhauses zu verbessern. Bei den öffentlich-rechtlichen Krankenhäusern war es so, dass die Verwaltung nicht die Kompetenz hatte, Entscheidungen zu treffen… Die Ärzte waren andererseits wohl auch über das Preisniveau auf dem Markt nicht genügend informiert, so dass sie hätten erkennen können, in welchem Bereich der durch das Krankenhaus zu zahlende Preis lag.«

2. »Aufgrund der Tatsache, dass es sich um eine Privatklinik handelt, das heißt, es wird nach streng betriebswirtschaftlichen Grundsätzen gearbeitet, sind in dieser Klinik nicht die *gewohnten Preise* zu erzielen.«
3. »Der Angeklagte selbst legte Wert darauf, dass ausschließlich Ärzte als Kunden angesehen wurden. Ihm war sehr wohl bewusst, dass allein mit diesem Personenkreis eine erfolgreiche Geschäftspolitik zu betreiben war... Generell war die Unternehmenspolitik auf ein einverständliches Geben und Nehmen ausgerichtet... Es wurden Zuwendungen gewährt, um im Gegenzug Produkteinkäufe zu erhalten und Umsätze zu tätigen. Dabei stieß das Unternehmen in der Regel auf empfangsbereite Nehmer... *Vielfach stellten Ärzte massive Forderungen.*« Zitiert nach Oberstaatsanwalt A. Mühlhause, Staatsanwaltschaft Wuppertal, auf der Informationsveranstaltung »Forschung und Drittmittel« des BMBF am 20. März 2001 in Berlin.

63 Diese gilt nicht für Zahnärzte.

64 »Gemeinsamer Standpunkt zur strafrechtlichen Bewertung der Zusammenarbeit zwischen Industrie, medizinischen Einrichtungen und deren Mitarbeitern« vom 29. September 2000: http://www.google.de/search?q=cache:0b0XhoaMl4QJ:www.gesundheitspolitik.net/06_recht/kodex/antikorruption/standpunkt_antikorruption.pdf + Gemeinsame + Standpunkt+zur+strafrechtlichen+Bewertung+der+Zusammenarbeit + zwischen+Industrie,+medizinischen+Einrichtungen+und+deren+Mitarbeitern&hl=de

65 *Deutsches Ärzteblatt*, Heft 9, 2004.

66 Herz 26: 569–570 (2001) Heft 8; Bundesverband Niedergelassener Kardiologen http://www.bnk.de/herz/de/354_2794.htm

67 Kostenentwicklung im Gesundheitswesen – Perspektiven und Lösungsansätze aus Sicht der PKV, http://www.dkv.com/downloads/Werkstattgespraech_Stand_20011.pdf

68 PD Andreas Kribben/Peter Lütkes/Harald Müller: »Kostenkalkulation für Dialyse und andere Therapieverfahren in der Nephrologie«, in: *Das Krankenhaus*, 5/2004.

69 »Gesetz zur Bekämpfung von Korruption« vom 26. Juni 1997.

70 § 299 Strafgesetzbuch.

71 Musterberufsordnung (MBO) für Ärzte: § 32; die MBO für Zahnärzte enthält keine Angaben dazu.

72 *Ärzte Zeitung*, 12. Dezember 2000.

73 www.arznei-telegramm.de (a-t 2004, 35.97)

74 *arznei-telegramm*, 9/2004, 10. September 2004.

75 *Frankfurter Rundschau*, 16. September 2004.

76 Kassenärztliche Bundesvereinigung, Zitat in einem Beitrag der Kassenärztlichen Vereinigung Nordrhein unter http://www.kvno.de/mitglieder/kvnoaktu/03_10/pruefwes.htm

77 MBO für Ärzte, § 3 Abs. 2; bei Nichteinhaltung können Ärztekam-

mern Disziplinarmaßnahmen einleiten und das Berufsgericht für die Heilberufe einschalten. MBO für Zahnärzte, § 14 Abs. 1 diktiert nur kurz eine »nicht gewerbliche Berufsausübung« und geht nicht weiter darauf ein.

78 In diesem Fall gelten für den Arzt wie für jeden anderen Unternehmer Wettbewerbsrecht, Gewerbeordnung, markenrechtliche und heilmittelwerberechtliche Vorschriften.

79 Die MBO für Zahnärzte gibt darüber keine Auskunft; § 14 regelt lediglich die gemeinsame Ausübung zahnärztlicher Tätigkeit z. B. mit anderen Ärzten, Ergotherapeuten, Diätassistentinnen…

80 Musterberufsordnung, § 34, Absatz 1.

81 Hochschulrahmengesetz § 52.

82 Hochschulnebentätigkeitsverordnungen der Bundesländer.

83 Beamtenrechtsrahmengesetz § 42 Abs. 1.

84 Ebd.

85 § 116 Sozialgesetzbuch V: Zustimmung durch den Krankenhausträger.

86 *Deutsches Ärzteblatt* 100, Ausgabe 4 vom 24. Januar 2003.

87 Urteil des Bundesgerichtshofs, Karlsruhe, vom 23. Mai 2002, 1 StR 372/01.

88 Justizvergütungs- und Entschädigungsgesetz vom 1. Juli 2004.

89 F. Mehroff: Die Vergütung des medizinischen Sachverständigen im Spannungsfeld zwischen rechtlicher Verpflichtung und wirtschaftlichen Zwängen, MED SACH 99/2003, Nummer 3.

90 Ebd.

91 *Weltwoche*, Ausgabe 33, 2003.

92 »Polyneuropathie oder Enzephalopathie durch organische Lösungsmittel oder deren Gemische«, Berufskrankheit Nummer 1317, Symptome: Affektabilität, Angst, Depressionen, Stimmungsschwankungen, Störungen des Kurzzeitgedächtnisses, Schwierigkeiten bei Planausführung, Texterfassung, Taubheitsgefühle, Missempfindungen wie Kribbeln in den Extremitäten, Koordinationsstörungen, Ataxien, Tremor, Demenz.

93 *die tageszeitung*, 5. Februar 2002.

94 Ebd.

95 Dr. Norbert Blüm, öffentliche Mitteilung: Rente für durch Chemikalien Geschädigte: http://www.service.herrmann-huebler.de/40

96 *die tageszeitung*, 5. Februar 2002.

97 Prof. Otmar Wassermann, *Amalgam Rundbrief* Nr. 11, 1998.

98 *die tageszeitung*, 5. Februar 2004.

99 Dr. Norbert Blüm, öffentliche Mitteilung: Rente für durch Chemikalien Geschädigte http://www.service.herrmann-huebler.de/40

100 Nach Prof. Otmar Wassermann, Direktor des Instituts für Toxikologie der Universität Kiel, in *Käufliche Wissenschaft. Experten im Dienst von Industrie und Politik*, München 1994.

101 *Berliner Zeitung*, 10. Februar 2002.

102 Greim war außerdem bis 2000 Direktor des Instituts für Toxikologie des GSF-Forschungszentrums für Umwelt und Gesundheit, Neuherberg, ist Vorsitzender des GDCh-Beratergremiums für Altstoffe (BUA) und der DFG-Senatskommission zur Prüfung gesundheitsschädlicher Arbeitsstoffe (MAK-Kommission). Er gehörte einer Vielzahl von Ausschüssen an: Deutsche Gesellschaft für Pharmakologie und Toxikologie, Sachverständigenrat für Umweltfragen des Bundesgesundheitsministeriums, der Enquetekommission des Deutschen Bundestages »Schutz des Menschen und der Umwelt«.

103 Laut einem Urteil des Hanseatischen Oberlandesgerichts vom 20. Dezember 1984 AZ 3 U 166/84, 470 287/84 handelt es sich bei dieser Bezeichnung um eine Meinungsäußerung.

104 In der *ZEIT* 23/2002 versucht Greim die Krebs erregende Wirkung von Nitrofen herunterzuspielen: »Der Begriff Grenzwert führt hier zu einem Missverständnis, nämlich dass eine gesundheitliche Gefahrengrenze überschritten wurde. Tatsächlich beruht dieser Wert von 0,01 Milligramm Nitrofen pro Kilo nicht auf experimentell fundierten Risikodaten, sondern bedeutet nur, dass die Verunreinigung so gering wie möglich sein soll, und zwar unabhängig vom konkreten Gesundheitsrisiko.«

105 2001 im Verlag »Die Werkstatt« erschienen.

106 Die MBO für Zahnärzte enthält dergleichen Regeln nicht.

107 Statement von Prof. Ingo Flenker, Präsident der Ärztekammer Westfalen-Lippe und Vorsitzender des Ausschusses »Berufsordnung« der Bundesärztekammer anlässlich einer Pressekonferenz am 16. Februar 2004 in Berlin.

108 Die Musterberufsordnung für Zahnärzte sieht eine solche Beschränkung nicht vor.

109 *Der Spiegel*, 34/2001.

110 Arzneimitteltelegramm, Bd. 35, 2004.

111 *British Medical Journal* 326, 2003.

112 Ebd.

113 Siehe dazu auch Musterberufsordnung für Ärzte, § 33.

114 Winfried Beck, Vorsitzender des Vereins Demokratischer Ärztinnen und Ärzte, in einem Interview mit Rolf Seydewitz, mdr-Sendung vom 23. April 2002.

115 *Niedersächsisches Ärzteblatt* 8/2000.

116 § 33, Absatz 4 MBO.

117 Das gilt nicht für Zahnärzte. Diese sind an keinerlei Vorgaben gebunden.

118 *Financial Times Deutschland*, 13. Juni 2003.

119 URL: http://www.baek.de/30/Fortbildung/index.html

120 *Deutsches Ärzteblatt*, Heft 51–52, 2003.

121 URL: http://www.baymedic.de/pages/fortbildung/index.jsp

122 URL: http://www.pharma-aktuell.de

123 Ebd.

124 *Deutsches Ärzteblatt*, Heft 5, 2004.
125 A. Frinzen: »Wir dankbaren Ärzte«, in: *Deutsches Ärzteblatt*, Heft 12, 1999.
126 *Deutsches Ärzteblatt*, Heft 5, 2004.
127 *Deutsches Ärzteblatt*, Heft 37, 2001.
128 *Deutsches Ärzteblatt*, Heft 51–52, 2003.
129 SGB V, § 95 d (1).
130 *Deutsches Ärzteblatt*, Heft 51–52, 2003.
131 URL: http://www.baymedic.de/pages/praxismanagement/tipps/pp/index.jsp?prof=1
132 Ebd.
133 Ebd.
134 Ebd.
135 IBM Institute for Business Value: *Pharma 2010. An der Schwelle zur Innovation*, Stuttgart, Wien, Zürich, 2003, S. 5.
136 SmithKline Beecham ist inzwischen mit dem Pharmahersteller Glaxo Welcome fusioniert.
137 WDR.de, 11. März 2002.
138 Die Autoren haben 174 Staatsanwaltschaften sowie alle Landeskriminalämter angeschrieben und um Auskunft gebeten. Mit Hinweis auf die übermäßige Arbeitsbelastung der Behörden wurden nur wenige konkrete Zahlen genannt.
139 Ddp vom 13. März 2002.
140 *Nordbayerischer Kurier*, 20. März 2002.
141 WDR.de, 11. März 2003.
142 *Plusminus*, 14. August 2001.
143 AFP, 14. August 2001.
144 Name geändert
145 *Der Spiegel*, 46/2000.
146 Peter Eckert, *Das Pharmakartell*. Hamburg, 1998.
147 *Der Spiegel*, 34/2001.
148 Die aktuelle Approbationsordnung stammt aus dem Jahr 2002 und wird vom Bundesministerium für Gesundheit und soziale Sicherheit erlassen. Rechtsgrundlage ist die Bundesärzteordnung. Der Arzt wird Pflichtmitglied derjenigen Landesärztekammer, in deren Einzugsgebiet er tätig ist.
149 Ob sich ein Arzt in einem Gebiet niederlassen darf, entscheidet die jeweilige Kassen(zahn)ärztliche Vereinigung.
150 dpa vom 16. August 2003.
151 http://www.ksw.ch/mederkldesinf.htm.
152 Laut Medizinischem Dienst der Krankenkassen (MDK), Mitteilung des Bundesministeriums für Gesundheit und soziale Sicherheit (BMGS) http://www.die-gesundheitsreform.de/glossar/behandlungsfehler.html
153 *DRG* Zeitung vom 11. August 2004.
154 *DRG* Zeitung vom 14. April 2003.

155 *Berliner Kurier*, 30. Juni 2004.
156 Christian Thomeczek, »Fehlerquelle Mensch« http://www.aerztekammer-berlin.de/30_Qualitaetssicherung/10_Fehlermanagement/20_FehlerqMensch.html
157 Stand Januar 2004, insgesamt sieben Kassenarten: 17 AOK, 229 Betriebskrankenkassen, 19 Innungskrankenkassen, eine Seekrankenkasse, zehn Landwirtschaftliche Krankenkassen, eine Bundesknappschaft, zehn Ersatzkassen.
158 Ingo Bode, »Vom Payer zum Player« – Krankenkassen im Wandel, in: Duisburger Beiträge zur soziologischen Forschung 4/2002.
159 Quelle: Landesärztekammer Nordrhein, »Gutachterkommission für ärztliche Behandlungsfehler«.
160 Aktenzeichen VI ZR 34/03.
161 Dort sind mehr als 115 000 Ärzte versichert.
162 FOCUS-online, http://focus.msn.de/D/DG/DGA/DGA17/DGA17c/dga17c.htm.
163 Statement des Ersten Vorsitzenden der KBV Dr. med. Manfred Richter-Reichhelm auf einer gemeinsamen Pressekonferenz der KBV und der Bundesärztekammer am 23. August 2003.
164 »Der Patient vor der Wahl«, Jürgen Wasern, Bevölkerungsbefragung 2002, Janssen Cilag, Pressemitteilung. http://www.janssen-cilag.de/bgdisplay.jhtml.
165 Allensbacher Archiv, IfD-Umfrage 7007, Mai/Juni 2001.
166 Dr. Ulrich Orlowski, BMGS, auf der Tagung »Transparenz und Verantwortung«, 28. September 2001.

Kapitel 3: Der Pharmaclan

1 W. Hoffmann, P. Roventa, D. Weichsel: Marktveränderungen und Konsolidierungswelle in der Pharmaindustrie: Kommt der Mittelstand unter die Räder? Dezember 2003. www.corfina.de
2 Pfizer: Financial Report 2003, p. V.
3 URL: http://www.pfizer.com/are/mn_about_company.html
4 BPI: Pharma-Daten 2003, S. 16.
5 BPI Pharmadaten 2004.
6 Boehringer Ingelheim, Geschäftsbericht für 2003.
7 Schering AG, Geschäftsbericht 2002.
8 Hoffmann-La Roche: Corporate Communications, Mitteilung an die Medien. Basel, 31. März 2003.
9 VFA: Broschüre »Gemeinsam für Gesundheit und Entwicklung«, Seite 12, Berlin, Mai 2003.
10 CGEY Life Sciences: Beyond 2005 – The future of pharmaceutical marketing and sales.

11 Michael C. Müller: Zwischen Forschungskosten und Shareholder value – die pharmazeutische Industrie als Wirtschaftsfaktor, 5. Novartis Forum, Berlin, 2002.
12 Datamonitor: Global Generics Guide, August 2002, S. 5 (zitiert nach IBM Global Services, Pharma 2010).
13 Datamonitor: The New Generation of Blockbusters, May 2002, S. 6 und 26.
14 W. Hoffmann, P. Roventa, D. Weichsel: Marktveränderungen und Konsolidierungswelle in der Pharmaindustrie: Kommt der Mittelstand unter die Räder? www.corfina.de
15 Die Arzneimittelindustrie in Deutschland, Statistics 2003/VFA.
16 Rote Liste 2003.
17 Jörg Blech: Die Krankheitserfinder. S. Fischer Verlag Frankfurt am Main, 2003.
18 CGEY Life Sciences: Beyond 2005 – The future of pharmaceutical marketing and sales.
19 FTD vom 13.2.2004: Nachahmer jagen GlaxoSmithKline.
20 BUKO Pharma-Kampagne: Gemeinsam für Patente und Profite? www.bukopharma.de
21 BUKO wird u.a. von John Le Carré finanziell unterstützt.
22 Valium ca. ###, Stand 2004.
23 Troullier, P. et al., Drug development for neglected diseases : a deficient market and a public-health policy failure, The Lancet 359, 2188–2194, 2002.
24 BUKO Pharma-Kampagne: Gemeinsam für Patente und Profite? www.bukopharma.de
25 Ärzte ohne Grenzen: Pressemitteilung 12/2004: Kampf gegen Tuberkulose zum Scheitern verurteilt. Medikamente und Diagnostik völlig veraltet.
26 Inzwischen auf Grund von erheblichen Nebenwirkungen vom Markt genommen. Siehe dazu auch Kapitel 2.
27 CGEY Life Sciences: Beyond 2005 – The future of pharmaceutical marketing and sales.
28 Pharma annual survey 2001: Extrapolation of Duke University research.
29 Novartis Geschäftsbericht 2003, S. 9. www.novartis.com/geschaeftsbericht2003/
30 Schering: Geschäftsbericht 2002.
31 www.gelbe-liste.de/dbabfrage/
32 Der Gemeinsame Bundesausschuss ist eine Expertenrunde mit De-facto-Gesetzeskraft, bei der auch die Pharmaindustrie zu Wort kommt.
33 http://bundesrecht.juris.de/bundesrecht/sgb_5/_35a.html
34 Schering AG, Geschäftsberichte 2002 und 2003.
35 Schering AG, Geschäftsbericht 2002.
36 Arzneiverordnung in der Praxis, Ausgabe 4/2000 – 1/2001, S. 7.
37 Public Citizen: Congress Watch 2001. Rx R&D Myths: The Case against the drug Industry's R&D »Scare Card«.

38 www.citizen.org/pressroom/print_release.cfm?ID=954
39 URL: http://www.idw-online.de/pages/de/news76761
40 LifeGen.de: Abbaubare Mikrokugeln, 19. 2. 2004, URL: www.lifegen.de
41 Pharma-Brief Nr. 8–9/2001 www.bukopharma.de
42 Frost & Sullivan's Strategic Analysis Of World Drug Discovery Spending (Report A442).
43 *Die Welt*: Die Pharma-Fehde. 3. September 2003.
44 ROTE LISTE 2001. Nr. 10 483. Preis für eine Packung N2, 168 Tabletten à 200 mg.
45 *Der Spiegel* 14/2003: Harald Schumann, Jäger der Patent-Milliarden.
46 *Deutsches Ärzteblatt* 99, Ausgabe 24 vom 14. 6. 2002, Seite A-1684 / B-1425 / C-1331.
47 KBV: Wirkstoff aktuell Ausgabe 02/2002. Eine Information der KBV im Rahmen des § 305a SGB V.
48 GELBE LISTE ONLINE. www.gelbe-liste.de. Stand: November 2004.
49 Deutsches Hepatitis C Forum e.V., Newsletter September 1999: Die Kosten der Hepatitis C Therapie. URL: http//hepatitis-c.de/news/1999/sept99.htm
50 *Der Spiegel* 14/2003: Harald Schumann, Jäger der Patent-Milliarden.
51 Ebd.
52 Missbrauch, Betrug und Verschwendung: Der undurchsichtige Wildwuchs im Gesundheitswesen spottet jeder Kontrolle, Vortrag im September 2001 von Prof. Dr. med. Peter S. Schönhöfer, Senatsdirektor a.D. / Transparency International Deutsches Chapter e.V.
53 Roche-Konzern: Jahresbericht und Konzernrechnung 2003, Roche Holding Ag, Basel.
54 FTD vom 22. 11. 2002: Montis Rekordbußgeld schockiert BASF.
55 Roche- Konzern: Jahresbericht und Konzernrechnung 2003, S. 111, Roche Holding AG, Basel.
56 Nature Biotechnology, September 2003 Volume 21 Number 9 p 958.
57 *Die Welt*, 12. 3. 2002: 4000 Ärzte unter Bestechungsverdacht.
58 *Die Welt*, 12. 3. 2002: Ärztekammerpräsident warnt vor Pauschalverurteilungen.
59 *Spiegel online*: Ärzteskandal – Schmierten noch mehr Pharmafirmen?
60 *Financial Times Deutschland*, 18. 11. 2002: Pharmakonzerne von Prozesswelle bedroht.
61 Ebd.
62 WDR Panorama: Kontrastmittel-Affäre: Neue Ermittlungen. www.wdr.de/panorama
63 *Financial Times Deutschland*, 20. 11. 2003: Kartellamt untersucht Pharmagroßhändler.
64 Ebd.

Kapitel 4: Politik

1 Umweltbelastung und Gesundheit – 1999. Tagung der SPD-Bundestagsfraktion, 9. Juni 1999, Bonn Wasserwerk.
2 Stand: Oktober 2004.
3 Ruhr-Universität Bochum: Diana Schumann: Interessenvermittlung und Verbändesystem in Deutschland.
4 E-Mail des Abgeordneten Jens Spahn (CDU) vom 18.5.2004.
5 Brief vom 11. Juni 2004 an die Autoren.
6 Sendung MONITOR Nr. 494 vom 26. September 2002.
7 Stand: 2004.
8 Ausführungsbestimmungen zu den Verhaltensregeln für Mitglieder des Deutschen Bundestags vom 23. Oktober 2002.
9 www.bundestag.de Infothek: Verhaltensregeln, URL: http://www.bundestag.de/parlament/gesetze/go_erl/gescho13.html
10 URL: http://www.kienbaum.de/cms/internal/show_object.cfm?parentID = 0&objectID=00062E1A-F277 - 1CC7 - BE 1280 EDC 2A20000 & method = display_search Kienbaum Consultants International GmbH.
11 Name und telefonische Durchwahl im Heimatort den Autoren bekannt.
12 Stand: 24.5.2004.
13 *Spiegel online* 26. Januar 2004,15:30 URL: http://www.spiegel.de/wirtschaft/0,1518,283587,00.html, Westerwelle wirbt für die FDP.
14 Name den Autoren bekannt.
15 Name den Autoren bekannt.
16 URL: http://www.speaker-agency.com/Dienstleistung/dienstleistung.html
17 Stand: 2004.
18 Blickpunkt Bundestag; 7/2003: Lobbyisten und der Bundestag – Beratung oder Beeinflussung?
19 *Spiegel online*: Üppige Politiker-Versorgung bleibt erhalten. 28. September 2004. In der Berechnung ist bereits der zukünftige so genannte Nachhaltigkeitsfaktor berücksichtigt, Stand: 28.9.2004.
20 Wolfgang Thierse, Vorwort im Amtlichen Handbuch des Deutschen Bundestages, 15. Wahlperiode, 2. Ergänzungslieferung, März 2004.
21 ots Originaltext vom 9.9.2003: WISO S. E. Consulting GmbH, im Internet recherchierbar unter www.presseportal.de
22 ots Originaltext vom 7.10.2002, WISO S. E. Consulting GmbH, recherchierbar im Internet unter www.presseportal.de
23 *Deutsches Ärzteblatt*, PP, Heft 1, Januar 2002.
24 URL: http://www.wiso-gruppe.de/projekte.html
25 WISO aktuell, Ausgabe Nr. 1, Oktober 2003.
26 *Spiegel online*: Vlad Georgescu: Warum alte Patienten die Kassen retten. URL: http://www.spiegel.de/politik/deutschland/0,1518,224507,00.html

27 Deutscher Bundestag, Drucksache 14/5642.
28 E-Mail Antwort auf Anfrage, 26. April 2004, 13 Uhr 13.
29 § 15a des Wertpapierhandelsgesetzes vom 1. Juli 2002.
30 Abfrage unter www.insiderdaten.de
31 Stand: September 2004.
32 URL: www.dfg.de
33 BMBF: Das Nationale Genomforschungsnetz. Berlin, 2003. Vorwort der Ministerin.
34 URL: www.vfa.de
35 Pressemitteilung vom 4.3.2003. URL: www.boeing.de/aktuelle/maerz4-03.html
36 *Financial Times Deutschland*, 13.11.2003: Lufthansa als Geburtshelfer des neuen Boeing-Modells.
37 think on. Das Magazin der ALTANA AG, Ausgabe 3, Dezember 2003.
38 *Manager Magazin*, 11.7.2003: Der Gen-Papst und die Tomatenseelsorger.
39 *Fluter*, Ausgabe vom 2.12.2003: Die Medizinmänner. URL: www.fluter.de/look/issues/issue23/pdf/lobby.pdf
40 Blickpunkt Bundestag; 7/2003: Lobbyisten und der Bundestag – Beratung oder Beeinflussung?
41 ARD: Bericht aus Berlin. Sendung vom 2.4.2004, 22 Uhr 10.
42 *Fluter*, Ausgabe vom 2.12.2003: Die Medizinmänner. URL: www.fluter.de/look/issues/issue23/pdf/lobby.pdf
43 Vorläufige Stellungnahme des Bundesverbandes der Pharmazeutischen Industrie zum (13) Ausschuss für Gesundheit und soziale Sicherung. Ausschussdrucksache 0191 vom 16.05.03. / 15. Wahlperiode.
44 Ausschussdrucksache 0186 vom 15.5.03.
45 Deutscher Bundestag, im Internet abrufbar unter: http://www.bundestag.de/parlament/gremien15/a13/a13a_anhoerungen/22_Sitzung / cStellungnahmen/Alk_Scherax.pdf. Schriftliche Stellungnahme vom 7. Oktober 2003 zur Positivliste.
46 Gespräch mit den Autoren in Berlin, Frühjahr 2004. Name und Position des Benannten sind den Autoren bekannt.
47 Stand: 10.8.2004.
48 Deutscher Bundestag und Bundeszentrale für politische Bildung: Ausdruck aus dem Internet-Angebot der Zeitschrift »Das Parlament« mit der Beilage »Aus Politik und Zeitgeschichte«.
49 Pressemitteilung DEGUSSA vom 12.5.2004: Neue Degussa-Konzernrepräsentanz in Berlin.
50 Ebd.
51 URL: http://www.bmfsfj.de/Kategorien/Ministerium/geschichte, did=10408.html
52 *Der Spiegel* 14/2003.
53 SCHERING, Geschäftsbericht 2002, Seite 23.

54 URL: www.schering.de/html/de/40_ir/facts/overwiew/index_p.html
55 *Spiegel online* v. 30. Juli 2003: Allianz-Vorstand spricht von »informellen Zirkeln«.
56 Hans Herbert von Arnim: Politik Macht Geld. Knaur Verlag 2001. Seite 182.

Kapitel 5: Die Kassen

1 Quelle: BMGS, Stand: 03/2004.
2 Gesundheitsbericht für Deutschland.
3 Erstellt vom Referat P25. Das Papier liegt den Autoren vor.
4 Name von den Autoren geändert.
5 National Cancer Institute: Questions and Answers About the Prostate-Specific Antigen (PSA) Test. URL: http://cis.nci.nih.gov/fact/5_29.htm
6 Krebs-Kompass: Streit um PSA-Tests / Urologen protestieren. URL http://www.krebs-kompass.de/Krebsnews/article/Prostatakrebs/1016286600.html
7 Bundesrat, Drucksache 913/02: Entschließung des Bundesrates zur Übernahme der Kosten von PSA-Tests im Rahmen der Gesetzlichen Krankenversicherung.
8 Stand August 2004.
9 Bundesrat, Drucksache 913/02.
10 Statistisches Bundesamt: Bevölkerung nach Altersgruppen, Familienstand und Religionszugehörigkeit.
11 Bundesrat, Drucksache 913/02.
12 Ebd.
13 »Ultraschalluntersuchung zur gynäkologischen Krebsfrüherkennung«. Herausgeber: Medizinischer Dienst der Spitzenverbände der Krankenkassen e.V., Stand: 03/2003.
14 Statistisches Bundesamt Wiesbaden. URL: www.destatis.de
15 *Deutsches Ärzteblatt* Online vom 30.7.2004: Enzym im Stuhl zeigt Darmkrebs an.
16 *British Journal of Cancer*: Quelle: PD P. Hardt, S. Mazurek, M. Toepler, P. Schlierbach, RG Bretzel, E. Eigenbrodt und H.-U. Klör. Faecal tumour M2 pyruvate kinase: a new, sensitive screening tool for colorectal cancer. British Journal of Cancer advance online publication, doi: 10.1038/sj.bjc6602033 auf der Website www.bjcancer.com.
17 Zynische Gegenrechnung: Bei Auslassen des lebensrettenden Enzymtest-Screenings spart die GKV durch jeden nicht geretteten Dickdarmkrebspatienten rund 430 000 Euro ein.
18 Bei der Vergütung des eigenen Personals hingegen kennen sie indes offensichtlich kein Maß – 216 729 Euro im Jahr verdient beispielsweise allein der Vorstandsvorsitzende der Techniker Krankenkasse (TK), Norbert

Klusen. Um derart üppige Gehälter der Chefetagen zu bezahlen, müssen die Kassen Jahr für Jahr mehr als 53 Millionen Euro aufbringen. Gelder, die die Versicherten aufbringen. Schriftliche Auskunft auf Anfrage, Pressestelle der Techniker Krankenkasse. Stand: 2004.
19 Name von den Autoren geändert.
20 Schreiben der entsprechenden Ersatzkasse liegt den Autoren vor.
21 Grundgesetz der Bundesrepublik Deutschland, Artikel 6, Absatz 1.
22 *Neue Juristische Wochenschrift* 2003, 1236 f.
23 »Der Arzt im Spannungsfeld der inkompatiblen Rechtssysteme – unter besonderer Berücksichtigung des Off-Label Use in der Pädiatrie.« Vortrag am 18. Juni 2004 im Dr. von Haunerschen Kinderspital, München.
24 Name geändert, Schreiben liegt uns vor.
25 Schreiben liegt den Autoren vor.
26 URL: www.dak.de Stand: 4. 8. 2004.
27 Quelle: Bundesministerium für Gesundheit und soziale Sicherung (BMGS), Bundesanzeiger v. 28. 4. 2004.
28 *Handelsblatt* v. 12. 3. 2004: »Wie fühlt man sich eigentlich, Herr Fruschki…«
29 *Spiegel online* vom 28. 2. 2003: »DAK angeblich in massiver Finanznot.«
30 *Spiegel online* im Februar 2003.
31 Bundesversicherungsamt, Presseerklärung v. 19. 5. 2003.
32 Landessozialgericht Schleswig-Holstein, Az. L 1 B 23/04 KR ER.
33 Landessozialgericht Schleswig-Holstein, Az. L 1 B 21/04 KR ER.
34 Bundesversicherungsamt, Presseerklärung vom 27. 2. 2004.
35 Bundesversicherungsamt, Presseerklärung v. 14. 10. 2002.
36 URL: http://online.wdr.de/online/news/bkk
37 Pressemitteilung der AOK Schleswig-Holstein vom 10. 6. 2004: »Wir haben alles lückenlos aufgeklärt.«
38 CDU-Landtagsfraktion, Pressemitteilung Nr. 132/04 vom 5. 3. 2004.
39 AOK Schleswig-Holstein, Pressemitteilung vom 10. 6. 2004: »Wir haben alles lückenlos aufgeklärt.«
40 Deutscher Bundestag, Drucksache 15/3435 und 15/3115.
41 Deutscher Bundestag, Drucksache 15/267.
42 Deutscher Bundestag, Drucksache 15/267.
43 Deutscher Bundestag, Drucksache 15/3435.
44 Nachrichtenagentur DDP bei Yahoo: »Tausende Babys weniger wegen Sparmaßnahmen der Krankenkassen.« Meldung vom 1. 8. 2004.
45 Nachrichtenagentur DDP bei Yahoo: »Krankenhausgesellschaft beklagt Zahlungsmoral der Kassen. Meldung vom 8. 7. 2004.
46 § 35a Abs. 6 SGB IV.
47 Internes Papier des Bundesversicherungsamtes (BVA) vom 30. 6. 2004.
48 Stand: 8. 8. 2004.

Kapitel 6: Der Deal

1 Download-link unter http://www.die-gesundheitsreform.de/solidarisch_versichern/pdf/gemeinsamer_bundesausschuss.pdf
2 Informationsseiten des BMGS zur Gesundheitsreform, www.die-gesundheitsreform.de
URL: http://www.die-gesundheitsreform.de/solidarisch_versichern/partner/gemeinsamer_bundesausschuss.html Der Gemeinsame Bundesausschuss. Stand: 1.10.2004.
3 *Deutsches Ärzteblatt*, PP 3, Ausgabe Februar 2004, Seite 55, Gemeinsamer Bundesausschuss: Bewährungsprobe für die Selbstverwaltung.
4 Nachrichtenagentur DDP, Deutscher Depeschen Dienst, 24. 9. 2004 um 14:08.
5 URL: www.agz-mk.de, Meldung vom 24.4.2004.
6 Pressekonferenz vom 10.10.2002. Bundeszahnärztekammer, Freier Verband Deutscher Zahnärzte, Kassenzahnärztliche Bundesvereinigung: »Die Grundsatzforderungen der Zahnärzteschaft an die neue Bundesregierung.«
7 BSG 1. Senat, Urteil vom 28. März 2000, Az B 1 KR 11/98 R.
8 Pressemitteilung BMGS.
9 VFA: Zur Sache 2. Klinische Forschung in Deutschland – eine Standortbestimmung. Broschüre 2002.
10 *Ärzte Zeitung*, v. 29.7.2004: Schwarz Pharma investiert kräftig in Forschung.
11 *Ärzte Zeitung*, v. 29.7.2004: Lilly-Umsatz wächst um fast 30 Prozent.
12 § 3 des SGB V.
13 *DIE ZEIT* 6/2002: Handel mit Hautgout.
14 BMGS, Pressemitteilung Nr. 229 vom 13.8.2004.
15 Bundesinstitut für Arzneimittel und Medizinprodukte, Pressemitteilung 14/04 vom 30. September 2004.
16 BMGS: Gesundheit in den neuen Ländern. Gesundheitliche Lage und Stand der Entwicklung. Januar 2004.

Kapitel 7: Die Jagd

1 *die tageszeitung*, Berlin lokal, vom 10. April 2004.
2 Interview des Medico-Leiters, Jörg Engelhardt, im KV-Blatt der Kassenärztlichen Vereinigung Berlin, 7/99.
3 Zum Beispiel Notare, Steuerberater, Anwälte.
4 Antwort der Pressestelle auf die Anfrage der Autoren.
5 § 152 Strafprozessordnung.
6 Kleine Anfrage des Abgeordneten Dr. Enders (CDU) 14/1356 im Landtag Rheinland-Pfalz vom 4. Juli 2003.

7 *Deutsches Ärzteblatt*, Heft 47, 2000.
8 Name geändert.
9 Entscheidung des Arbeitsgerichts Koblenz vom 23.1.2002 (Az 10 Ca 2940/01) *Medical Tribune*, 4/2003.
10 Entscheidung des Landesarbeitsgerichts Mainz vom 13.12.2002; ebd.
11 Kündigung schwebend unwirksam ist ein vorläufiges Ergebnis. Der KV steht es frei, weitere juristische Schritte zu gehen, wenn das Bundesarbeitsgericht das zulässt. Falls das Gericht das nicht zulässt, ist die Kündigung endgültig unwirksam.
12 Mündliche Auskunft der Staatsanwaltschaft Koblenz, 15. Juli 2004.
13 ZDF, 20. November 2002 http://www.heute.t-online.de/ZDFheute/artikel/29/0,1367,POL-0-2023677,00.html
14 E-Mail Bundesministerium der Justiz vom 14. Juli 2004.
15 § 152 Abs. 2 Strafprozessordnung (StPO).
16 Sog. »Recht des ersten Zugriffs« nach § 163 Strafprozessordnung (StOP).
17 § 152 Gerichtsverfassungsgesetz (GVG).
18 Die Verfasser haben mehr als 250 Staatsanwaltschaften angeschrieben.
19 Die Autoren haben 147 Staatsanwaltschaften nach ihrer Zusammenarbeit mit den KVen befragt.
20 Sachverständige erhalten pro angefangener Stunde zwischen 25 und 50 Euro mit der Möglichkeit eines 50-prozentigen Aufschlags gemäß § 3 Abs. 2 Gesetz über die Entschädigung von Zeugen und Sachverständigen (ZSEG).
21 Werner Rügemeier, »Große Korruptionsskandale«, www.verdi.de
22 Zu Einwerbung von Drittmitteln vgl. auch § 25 Hochschulrahmengesetz sowie Universitätsgesetze der Länder.
23 § 11 Strafgesetzbuch. Erläuterung: Beamter oder Person, die in der öffentlichen Verwaltung mit Aufgaben betraut ist oder Person, die in einem öffentlich-rechtlichen Amtsverhältnis steht (jeder Hochschullehrer, jeder Direktor einer Universitätsklinik oder eines öffentlich-rechtlichen Krankenhauses).
24 §§ 331 und 332 Strafgesetzbuch.
25 § 32 Musterberufsordnung für Ärzte.
26 Ein Strafbefehl liegt in Schriftform vor und soll ein Verfahren vereinfachen und abkürzen. Der Beschuldigte kann binnen zwei Wochen nach Zustellung des S. Einspruch erheben. Tut er das nicht, hat ein S. die gleiche rechtliche Bedeutung wie ein Urteil. Tut er es, kommt es zu einer gerichtlichen Hauptverhandlung.
27 § 170 im Wortlaut: (1) Bieten die Ermittlungen genügenden Anlass zur Erhebung der öffentlichen Klage, so erhebt die Staatsanwaltschaft sie durch Einreichung einer Anklageschrift beim zuständigen Gericht. (2) Andernfalls stellt die Staatsanwaltschaft das Verfahren ein. Hiervon setzt sie den Beschuldigten in Kenntnis, wenn er als solcher vernommen worden ist oder ein Haftbefehl gegen ihn erlassen war; dasselbe gilt, wenn er

um einen Bescheid gebeten hat oder wenn ein besonderes Interesse an der Bekanntgabe ersichtlich ist.

28 Michael Grunwald, Sprecher für staatsanwaltliche Ermittlungsverfahren, Berlin.

29 H.B. Jurkat, C. Reimer, Justus-Liebig-Universität Gießen.

30 Dr. Wolfgang LangHeinrich, Allgemeinarzt und Abgeordneter der Kassenärztlichen Vereinigung Hessen der Bezirksstelle Frankfurt, Wahlkreis 11, Offenbacher Land.

31 Ausgaben der GKV/ Quelle: BMGS/VDAK.

32 Antwort auf eine Anfrage, E-Mail vom 22.6.2004.

33 *Stern online*, Ausgabe vom 27.11.2002.

34 *Stern*, 20. Februar 2003.

35 Weitere 14 Fälle (Schadenssumme: 124 967 DM): Anfangsverdacht, der sich im Lauf der Ermittlungen nicht bestätigte.

36 Dieser Prüfgruppe gehören an: AOK, VdAK-AEV-Landesverband, hkk, Barmer, DAK, TK, KKH, GEK, HEK, HaMü, HZK, IKK-Landesverband, BKK-Landesverband.

37 Ersatzkassen sind neben anderen Kassenarten (Orts-, Betriebs- und Innungskassen) ein Träger der Gesetzlichen Krankenversicherung. Zu den Ersatzkassen zählen: Techniker Krankenkasse, Barmer Ersatzkasse, Gmünder Ersatzkasse, Deutsche Angestellten-Krankenkasse, Buchdrucker Krankenkasse, Hamburg-Münchener Krankenkasse, Krankenkasse für Bau- und Holzberufe, Handelskrankenkasse Bremen, Hanseatische Krankenkasse, Kaufmännische Krankenkasse Halle.

38 Quelle: GKV-Prüfgruppe.

39 *Spiegel*, 22/2004.

40 http://www.kvno.de/mitglieder/kvnoaktu/03_05/panorama.html

41 *Die Welt* v. 4. Juni 2004: »Gnadenloser Wall-Street-Jäger Eliot Spitzer legt jetzt auf Großkonzerne an.«

42 Department of Law, The State Capitol, Albany, NY: Statement regarding a decision by Glaxosmithkline to release Paxil clinical data, 14. Juni 2004.

Glossar

Kursiv gedruckte Begriffe werden unter dem entsprechenden Stichwort noch einmal näher erläutert.

Abrechnung

Ärzte rechnen die Behandlung sowohl von Kassenpatienten als auch die von Privatpatienten ab. Erstere Abrechnung heißt »Kassenabrechnung«, letztere »Privatliquidation«.

Die Behandlung von Kassenpatienten wird nach dem so genannten *Einheitlichen Bewertungsmaßstab (EBM)* abgerechnet. Die rechtsverbindliche Grundlage hierfür bildet § 295 des Sozialgesetzbuches V (SGB V) »Abrechnung ärztlicher Leistungen«. In welcher Form und mit welchem Inhalt ärztliche Leistungen abgerechnet werden, bestimmen die Spitzenverbände der Krankenkassen und die Kassen(zahn)ärztliche Bundesvereinigung (KBV) in gemeinsam erstellten Richtlinien.

Ein Arzt rechnet in der Regel nicht direkt mit den Krankenkassen ab, sondern über die *Kassen(zahn)ärztlichen Vereinigungen*. Zu diesem Zweck gibt er die Daten aus der Krankenversichertenkarte, versehen mit einer kurzen Beschreibung seiner Diagnose und der Aufzählung seiner Leistungen an die für ihn zuständige Kassenärztliche Vereinigung bzw. Kassenzahnärztliche Vereinigung weiter. Die *Kassenärztlichen Vereinigungen* wiederum geben die gesammelten Abrechnungsdaten in jedem Quartal an die jeweiligen Krankenkassen weiter. Die Krankenkasse zahlt das Honorar schließlich nicht direkt an den Arzt, sondern an die *Kassen(zahn)ärztliche Vereinigung* aus, die das Geld an die Ärzte überweist.

Analogpräparat

Analogpräparate sind Molekülverbindungen, die pharmakologisch ähnliche oder gleichwertige Wirkungen haben wie bereits existierende Medikamente. Sie bieten in der Regel keine besonderen therapeutischen Vorteile und sind oft erheblich teurer als *Generika* der Präparate, von denen die Analogpräparate eine Variante darstellen. Die Grenzen zwischen Analogpräparaten und Innovationen sind manchmal fließend. Die Einführung von Analogpräparaten, auch Me-Too-Präparate genannt, bewirkt manchmal Einsparungen: Wenn noch keine Generika auf dem Markt sind, sehen sich Hersteller von Originalpräparaten bisweilen gezwungen, ihre Preise zu senken, wenn ein günstiges Analogpräparat eingeführt wird.

Arznei- und Heilmittelbudget
Das Arznei- und Heilmittelbudget wurde mit dem Gesundheitsstrukturgesetz von 1992 für 1993 eingeführt. Gesetzlich definiert ist es eine »Obergrenze für die insgesamt von den Vertragsärzten veranlassten Ausgaben für Arznei-, Verband- und Heilmittel«. Einschlägig für die Ermittlung der Höhe waren die entsprechenden Ausgaben in den Jahren 1991 und 1992. Wenn die Ärzte in einer Kassenärztlichen Vereinigung damals vergleichsweise viel verschrieben hatten, bekamen sie fortan ein relativ hohes Budget zugemessen, wenn sie wenig verordnet hatten, ein vergleichsweise geringes. Die Kassenärzte lehnen die Arzneimittelbudgets ab, weil medizinische Kriterien bei ihrer Festsetzung nicht ausreichend und die Altersentwicklung der Bevölkerung überhaupt nicht berücksichtigt werden.

Arzneimittel-Richtgrößen-Überschreitung *siehe* Richtgrößen

Arzneimittelpreisverordnung
Die Arzneimittelpreisverordnung regelt die Preisbildung verschreibungspflichtiger Arzneimittel, die in Apotheken abgegeben werden. Sie legt die Zuschläge fest, die auf den Abgabepreis des Herstellers aufgeschlagen werden, damit Großhandel und Apotheken auch etwas verdienen können. Der Hersteller kann frei bestimmen, wie viel das Medikament kosten soll. Die Gesundheitsreform hat einige Neuerungen in der A. gebracht. Seitdem erheben Apotheken auf verschreibungspflichtige Arzneimittel einen Aufschlag von drei Prozent des Einkaufspreises zzgl. 8,10 Euro je Packung. Nicht verschreibungspflichtige Arzneimittel sind seit dem 1. Januar 2004 von der Arzneimittelpreisverordnung ausgenommen. Jeder Apotheker kann selbst entscheiden, wie preiswert er seine Produkte anbietet.

Ärztekammern
Jeder Arzt, der seinen Beruf ausübt, ist Pflichtmitglied der Ärztekammer, in deren Gebiet er praktiziert. Wer als Arzt seinen Beruf nicht ausübt, muss zumeist ebenfalls Mitglied sein, und zwar in der Ärztekammer der Region, in der er wohnt. Die Medizinerorganisationen regeln die Rechte und Pflichten der Ärzte mit Hilfe von Berufs- und Weiterbildungsordnungen. Außerdem fördern sie die ärztliche Fortbildung, beaufsichtigen die Einhaltung der Berufspflichten und regeln die Ausbildung der Arzthelferinnen. Oberste Organe sind die Delegierten- oder Kammerversammlung und der Vorstand. Es gibt 17 Ärztekammern: in Nordrhein-Westfalen zwei, ansonsten in jedem Bundesland eine.

Ärzte-TÜV
Gemeint ist eine periodische Überprüfung der Kenntnisse von Ärzten. Die TÜV-Befürworter argumentieren: Das medizinische Wissen entwickelt sich heutzutage so schnell weiter, dass Kenntnisse aus dem Medizinstudium nach einigen Jahren veraltet sind oder ergänzt werden müssen; deswegen ist zu prüfen, ob praktizierende Mediziner über neue Diagnose- und Behandlungsmethoden Bescheid wissen. Neues Fachwissen können sich Ärzte in von den Landes(zahn)ärztekammern und Kassen(zahn)ärztlichen Vereinigungen angebotenen Fortbildungen aneignen.

Aut-idem-Regelung (§ 129 Abs. 1 SGB V)
(lat.: oder das gleiche)
Die am 1. Juli 2002 in Kraft getretene Aut-idem-Regelung hat eine wirtschaftliche Arzneimittelabgabe zum Ziel und ist Bestandteil des so genannten Arzneimittelausgaben-Begrenzungsgesetzes, mit dem die Kosten im Gesundheitswesen gedämpft werden sollen.
Es verpflichtet Apotheken dazu, von Medikamenten für denselben Zweck bei identischer Wirkstärke, Darreichungsform und Packungsgröße das preiswerteste Mittel auszuwählen.

Bedarfsplanung
Wer als Arzt gesetzlich versicherte Patienten in der eigenen Praxis behandeln möchte, ist der Bedarfsplanung unterworfen. Da nämlich die Krankenkassen nicht beliebig viele Ärzte honorieren können, wird gebietsweise festgelegt, wie viel Ärzte welcher Fachrichtung sich dort niederlassen dürfen. Die Zahlen werden auf der Grundlage der Versorgungssituation am 31. Dezember 1990 festgesetzt. Betreute damals im Durchschnitt beispielsweise ein Augenarzt 300 Versicherte, so wird heute noch das Verhältnis 1:300 zugrunde gelegt. Ein wenig Spielraum haben die Ärzte jedoch: Ein Planungsbereich gilt erst dann als geschlossen, wenn sich 1,1 mal so viele Ärzte in der Region niedergelassen haben wie damals.

Beitragsbemessung
Jede Gesetzliche Krankenkasse erhebt Beiträge, um ihren Mitgliedern und deren Familienangehörigen medizinische Leistungen gewähren zu können. Gewöhnlich zahlen Mitglied und Arbeitgeber jeweils die Hälfte des Beitrags, der einem festgelegten Prozentsatz des Arbeitseinkommens entspricht. Der Beitragssatz ist so hoch zu bemessen, dass mit der Gesamtheit aller Beiträge die voraussichtlichen Ausgaben eines Jahres gedeckt werden können. Im Gegensatz zu privaten Krankenversicherungen sollen die Gesetzlichen Krankenkassen keine Gewinne erwirtschaften. Sie müssen sogar versuchen, wegen des Wettbewerbs untereinander, mit möglichst günstigen Beitragssätzen neue Mitglieder zu werben. Ob der Beitragssatz einer Krankenkasse steigt oder sinkt, hängt davon ab, ob die Ausgaben stärker als die Einnahmen oder die

Einnahmen stärker als die Ausgaben steigen. Politiker überlegen, künftig auch Vermögenseinkünfte zur Beitragsbemessung heranzuziehen.

Beitragsbemessungsgrenze
Gesetzlich Krankenversicherte müssen nicht von jedem Arbeitsverdienst Beiträge leisten, sondern nur bis zu einer gewissen Höhe, der Beitragsbemessungsgrenze. Diese legt zur Zeit das Bundesministerium für Gesundheit und soziale Sicherheit (BMGS) fest. Wessen Arbeitsentgelt diesen Betrag überschreitet, der kann sich freiwillig gesetzlich krankenversichern oder aber zu einer Privatversicherung wechseln.

Beitragssatz
Nach dem für die *Gesetzliche Krankenversicherung* geltenden Versicherungsprinzip ist die Höhe des Beitrags einer Krankenkasse so festzusetzen, dass mit den Einnahmen die voraussichtlichen Ausgaben der Krankenkasse gedeckt werden können. Die Krankenkassen-Ausgaben pro Mitglied unterscheiden sich zum Teil deutlich, unter anderem weil die Versichertenstrukturen (das Verhältnis von jungen und tendenziell gesunden zu alten und tendenziell kranken Mitgliedern) verschieden sind. Kritisiert wird immer wieder, dass 1991 Kopfpauschalen für die Versorgung pro Mitglied einer Krankenkasse festgesetzt wurden, sich aber inzwischen die Versichertenstrukturen einiger Kassen drastisch verändert haben.

Beitragssatzstabilität
Seit 1993 gilt das Gebot der Beitragssatzstabilität. Es besagt, dass Krankenkassen und Leistungserbringer im Gesundheitswesen (beispielsweise niedergelassene Ärzte) ihre Vergütungsvereinbarungen so treffen sollen, dass dadurch die Beiträge für die Versicherten nicht erhöht werden müssen. Ausnahmen: 1) die medizinische Versorgung ist anders nicht zu gewährleisten; 2) es gibt eine Ausgabensteigerung auf Grund von Vorsorge- und Früherkennungsmaßnahmen.

Berechnungsgrundlage
Krankenkassen können nicht nach Belieben festlegen, wie hoch der Beitrag ist, den ihre Versicherten bezahlen. Sie haben dafür eine Vorschrift: die Berechnungsgrundlage. Veranschlagt wird das so genannte versicherungspflichtige Arbeitsentgelt. Von dem müssen Arbeitgeber und Arbeitnehmer einen bestimmten Beitragssatz jeweils zur Hälfte bezahlen. Berücksichtigt wird das Arbeitsentgelt aber nur bis zu einer gewissen Höhe. Was Arbeitnehmer über diese Beitragsbemessungsgrenze hinaus verdienen, bleibt unveranschlagt. Derzeit liegt diese Grenze bei 3450 Euro. Ginge es nach dem Deutschen Gewerkschaftsbund, würde sie bald auf 5100 Euro hochgesetzt. Einige Politiker wollen, dass künftig auch Zinsgewinne und Mieteinnahmen bei der Beitragsfestsetzung berücksichtigt werden.

Berufsordnung für Ärzte
Die Berufsordnung ist eine autonome Satzung, die von den örtlich zuständigen Landesärztekammern erlassen wird. Rechtsgrundlage ist das Kammergesetz des Bundeslandes. Im Wesentlichen sind die Berufsordnungen in den Bundesländern gleich, da sie sich an der vom Deutschen Ärztetag beschlossenen Musterberufsordnung orientieren. Die Berufsordnung regelt rechtsverbindlich die beruflichen Pflichten von Ärzten, Zahnärzten und Apothekern.

Bestechung, Bestechlichkeit
Straftatbestand nach deutschem Strafgesetzbuch (§ 331 Vorteilsnahme, § 332 Bestechlichkeit, § 333 Vorteilsgewährung, § 334 Bestechung, § 335 Besonders schwere Fälle der Bestechlichkeit und Bestechung). Amtsträger machen sich strafbar, wenn sie sich für bestimmte Handlungen kaufen lassen. Auch der Bestechende macht sich strafbar. Juristen sehen i.d.R. niedergelassene Ärzte nicht als Amtsträger an. Dagegen sind Klinikärzte wegen ihres Anstellungsverhältnisses in einer öffentlich-rechtlichen Einrichtung Amtsträger. Vgl. § 334 Strafgesetzbuch.

Betrug
Der Straftatbestand des Betruges stellt die vorsätzliche Handlung unter Strafe, mit der jemand sich oder einen Dritten absichtlich bereichert, indem er jemanden täuscht. Täuschung ist jede intellektuelle Einwirkung auf das Vorstellungsbild eines anderen, um eine Fehlvorstellung über Tatsachen hervorzurufen. Täuschung kann sowohl durch eine Handlung als auch durch Unterlassen begangen werden. Eine Täuschung durch Unterlassen ist jedoch nur möglich, wenn den Täter eine Rechtspflicht zur Aufklärung trifft. Betrug wird mit einer Freiheitsstrafe bis zu fünf Jahren oder einer Geldstrafe geahndet. In besonders schweren Fällen ist eine Freiheitsstrafe bis zu zehn Jahren möglich. Vgl. § 263 Strafgesetzbuch.

Budgetierung
Budgetierung bezeichnete eine Obergrenze für die Menge an Leistungen, die Ärzte abrechnen konnten. Das (Praxis-)Budget wurde nach der Menge der behandelten Patienten pro Praxis festgelegt und war außerdem abhängig davon, welcher Arztgruppe der Arzt angehörte (z. B. Psychotherapeuten). Die Praxisbudgets wurden 1997 eingeführt und 2003 wieder abgeschafft.

Bundesausschuss
Der vollständige Name des 1955 gegründeten Gremiums lautet Bundesausschuss der Ärzte und Krankenkassen. Ihm gehören 21 Mitglieder an: neun Ärztevertreter, neun Krankenkassenvertreter, ein Vorsitzender und zwei weitere Mitglieder. Aufgabe des Bundesausschusses ist es, Richtlinien zu erlassen. Diese sollen eine ausreichende, zweckmäßige und wirtschaftliche Versorgung der gesetzlich Versicherten gewährleisten. Richtlinien gibt es beispielsweise zu

den Themen Arzneimittel, Arbeitsunfähigkeit und häusliche Krankenpflege. In der Öffentlichkeit bekannt geworden ist der Bundesausschuss 1997. Mit dem Zweiten GKV-Neuordnungsgesetz hat nämlich die Politik die Aufgaben des Gremiums erweitert. Es soll nun diagnostische und therapeutische Verfahren auf ihren Nutzen, ihre medizinische Notwendigkeit und ihre Wirtschaftlichkeit hin überprüfen. Zu diesem Zweck hat der Bundesausschuss eine Richtlinie »Ärztliche Behandlung« erlassen. Mit deren Hilfe wird überprüft, ob eine Leistung Teil des Leistungskatalogs werden kann.

Bundesärztekammer
Die Bundesärztekammer ist ein freiwilliger Zusammenschluss der Ärztekammern auf nationaler Ebene. Sie soll die Positionen der Ärzteschaft zu gesundheits- und sozialpolitischen Themen in der Öffentlichkeit vertreten und den Erfahrungsaustausch unter den Kammern fördern. Zu ihren Aufgaben gehört es auch, möglichst einheitliche Regelungen der ärztlichen Berufspflichten und der Weiterbildung herbeizuführen. Dazu werden Muster-Berufs- und Muster-Weiterbildungsordnungen erstellt. Die Organe der Bundesärztekammer sind die jährliche Hauptversammlung (besser bekannt als Deutscher Ärztetag) und der Vorstand. Ihm gehören ein Präsident, zwei Vizepräsidenten, zwei Vertreter der angestellten Ärzte und alle Ärztekammerpräsidenten an.

Disease Management
Disease Management bezeichnet die Behandlung von Patienten anhand standardisierter Vorgaben. Diese richten sich an einzelnen Krankheitsbildern aus. Wird beispielsweise festgestellt, dass ein Patient an Diabetes leidet, ergeben sich aus der Diagnose vorgegebene Behandlungsschritte. Beim Disease Management spielen die individuellen Probleme des Patienten eine untergeordnete Rolle. In die öffentliche Diskussion geraten ist das Disease Management mit der Änderung der Ausgleichszahlungen unter den Krankenkassen. Um chronisch Kranke zu attraktiven Versicherten zu machen, hat der Bundestag per Gesetz beschlossen, dass die Krankenkassen für sieben Volkskrankheiten Disease-Management-Programme auflegen: Diabetes, Erkrankungen der Herzgefäße, Herzinsuffizienz, Asthma, Schlaganfall, Bluthochdruck und Brustkrebs. An den Anforderungen an die Programme arbeiten die Kassenärzte mit. Schreiben sich die Patienten in die Programme ein, erhält die entsprechende Krankenkasse mehr Geld aus dem Ausgleichstopf.

Einheitlicher Bewertungsmaßstab (EBM)
Der Einheitliche Bewertungsmaßstab bezeichnet ein Verzeichnis, nach dem ambulante Leistungen in der *Gesetzlichen Krankenversicherung* abgerechnet werden. Der EBM ist also eine Honorarordnung. Die Leistungen werden in Punkten wiedergegeben, nicht in Euro und Cent. Für Vertragsärzte, die ihre Leistungen für Versicherte der Krankenkassen abrechnen, gilt der Bewertungsmaßstab-Ärzte (BMÄ). Für Vertragsärzte, die ihre Leistungen für Versicherte

der Ersatzkassen abrechnen, gilt die Ersatzkassen-Gebührenordnung (E-GO) und für Vertrags-Zahnärzte gilt der Bewertungsmaßstab-Zahnärzte (Bema). Gesetzliche Grundlage für den EBM ist § 87 des Sozialgesetzbuches V. Die Spitzenverbände der Krankenkassen und die Kassen(zahn)ärztliche Bundesvereinigung definieren diese Leistungen und legen eine Abrechnungsziffer fest. Außerdem bestimmen sie jeweils eine Punktzahl. Die Punktzahlen legen die Relationen der Leistungen untereinander fest. Für eine Leistung, die mit hundert Punkten bewertet ist, erhält ein Arzt doppelt so viel Geld wie für eine, die mit 50 Punkten bewertet ist. Wie hoch das Honorar ist, lässt sich erst sagen, wenn der so genannte Punktwert ermittelt ist. Dieser ergibt sich aus der zur Verfügung gestellten Geldmenge einer gesetzlichen Krankenkasse in einer Region und den nach EBM aufsummierten Punktzahlen aller ambulanten medizinischen Leistungen für die Patienten der Region, die bei der Krankenkasse versichert sind. Im Durchschnitt aller gesetzlichen Krankenkassen der Bundesrepublik betrug der Punktwert 2001 7,87 Pfennig.

Fallwert/Fallzahl
Der Fallwert ist der durchschnittliche Wert eines Behandlungsfalls, z. B. einer behandelten Gastritis. Er wird je nachdem, ob der Arzt privat liquidiert oder über EBM abrechnet, in Euro und Cent oder in Punkten ausgedrückt. Die Fallzahl bezeichnet die Summe aller abgerechneten Fälle pro Quartal (z. B. 234 mal Gastritis, 185 mal grippaler Infekt usw.).

Festbeträge
Bis zu welchem Betrag die Gesetzlichen Krankenkassen die Preise für Medikamente erstatten – das regeln die Festbeträge. Es handelt sich also um Höchstpreise für bestimmte Arzneimittel. Sie wurden 1989 eingeführt und sollen Arzneimittelpreise in vertretbaren Grenzen halten, Wirtschaftlichkeitsreserven erschließen und für stabile Kassenbeiträge sorgen. Grundsätzlich legen die Spitzenverbände der Krankenkassen die Erstattungspreise fest, derzeit ist durch das bis Ende 2003 geltende Festbetragsanpassungsgesetz aber das Bundesgesundheitsministerium dazu ermächtigt. Übersteigt ein Arzneimittelpreis den Festbetrag, so hat der Versicherte die Mehrkosten selbst zu tragen. Um den Patienten vor finanziellem Schaden zu bewahren, muss der Arzt ihn im konkreten Fall auf das Problem aufmerksam machen und anbieten, ein günstigeres Präparat zu verschreiben. Festbeträge existieren auch für Hilfsmittel.

Gebührenordnung für Ärzte (GOÄ), Zahnärzte (GOZ) und Psychologische Psychotherapeuten (GOP)
Die GOÄ ist Abrechnungsgrundlage für Leistungen der privaten Krankenversicherung. Sie gilt für Ärzte. Analog gibt es die GOZ für Zahnärzte und die GOP für Psychologische Psychotherapeuten. Die Gebührenordnungen werden mit Zustimmung des Bundesrates vom Bundesministerium für Gesund-

heit und soziale Sicherung erlassen. Sie sehen Gebührenspannen vor, die sich nach den Umständen des Einzelfalles richten. Sie werden im Gegensatz zum *Einheitlichen Bewertungsmaßstab (EBM)* in Euro und Cent bemessen.

Generika

Generika sind solche Arzneimittel, die unter einem nicht geschützten Namen auf dem Markt sind. Generika sind nach Art und Menge des Wirkstoffs identisch mit den Originalpräparaten. Sie kommen auf den Markt, wenn der Patentschutz für einen Wirkstoff ausgelaufen ist. Therapeutisch sind sie gleichwertig, in der Regel aber deutlich preisgünstiger als das jeweilige Originalprodukt.

Wer ein neuartiges Arzneimittel auf den Markt bringt, beteiligt die Verbraucher an den Entwicklungskosten – indem er die Forschungskosten in den Verkaufspreis einkalkuliert. Nach Ablauf des Patentschutzes für das Originalpräparat dürfen andere Hersteller das Arzneimittel nachahmen. Da dann keine Entwicklungskosten mehr anfallen, können diese Zweitanbieter dieses Produkt mit gleicher Zusammensetzung zu einem niedrigen Preis anbieten: Sie bringen dann ein »Generikum« auf den Markt. In der Verschreibung dieser baugleichen, aber billigeren Präparate sind die deutschen Kassenärzte Weltspitze: 70 Prozent der von ihnen verordneten Präparate sind Generika. Vgl. *Analogpräparate*.

Gesamtvergütung

Die Gesamtvergütung ist die Summe Geldes, die die Krankenkassen für die ambulante Versorgung innerhalb der *Gesetzlichen Krankenversicherung* (GKV) zahlen. Überwiesen wird das Geld von den Landesverbänden der Kassen an die *Kassen(zahn)ärztlichen Vereinigungen* (KV/KZV), bei denen all jene Ärzte Mitglieder sind, die GKV-Patienten behandeln. Nach dem Fünften Sozialgesetzbuch darf die Gesamtvergütung mit mehreren Berechnungsmethoden festgelegt werden: nach so genannten Punktwerten, Regelleistungsvolumen, Kopfpauschalen oder Fallpauschalen. Auch kann ein Festvertrag zwischen den Krankenkassen und den KVen vereinbart werden. Durchgesetzt hat sich aber de facto die Berechnung nach Kopfpauschalen.

Gesetzliche Krankenversicherung

Die (GKV) ist neben der Renten-, Arbeitslosen-, Unfall- und Pflegeversicherung Bestandteil des deutschen Sozialversicherungssystems. Aufgabe der GKV ist es, »die Gesundheit der Versicherten zu erhalten, wiederherzustellen oder ihren Gesundheitszustand zu bessern« (§ 1 SGB V). Alle Versicherten haben den gleichen Leistungsanspruch, dessen Umfang im SGB V festgelegt ist. Entsprechend dem Solidaritätsprinzip richten sich die Beiträge nach der finanziellen Leistungsfähigkeit des Versicherten und nicht nach seinem persönlichen Krankheitsrisiko (Alter, Geschlecht, Gesundheitsstatus). Der derzeitige Beitragssatz liegt bei circa 12 bis 16 Prozent des sozialversicherungs-

pflichtigen Einkommens. Etwa 87 Prozent der Bevölkerung sind bei einer der gesetzlichen Krankenkassen versichert oder mitversichert.
Man unterscheidet zwischen primären Trägern und Ersatzkassen der GKV. Primäre Träger sind die Allgemeinen Ortskrankenkassen (AOK), die Betriebskrankenkassen (BKK) und die Innungskrankenkassen (IKK).
Die Ersatzkassen haben sich im Verband der Angestellten-Krankenkassen zusammengeschlossen (VdaK). Hierzu gehören z. B. die Barmer Ersatzkasse und die Deutsche Angestellten-Krankenkasse (DAK). Daneben existieren noch Spezialkassen wie die landwirtschaftlichen Krankenkassen, die See-Krankenkasse und die Bundesknappschaft für Bergleute.

Globalbudget
Immer mehr Leistungen müssen im Gesundheitswesen erbracht werden. Die Gesetzlichen Krankenkassen können aber nicht mehr Geld ausgeben, als sie einnehmen. Deshalb wollten SPD und Grüne ab dem Jahr 2000 ein Budget für die Gesamtheit aller Gesundheitsausgaben vorgeben, das nicht überschritten werden sollte. CDU und FDP lehnten dies im Bundesrat ab. Zur Zeit gelten daher – wie vorher auch – so genannte sektorale Budgets, also Ausgabenobergrenzen für einzelne Bereiche (zum Beispiel für die ambulante Versorgung). Gegner der Budget-Idee argumentieren: Die Ausgaben müssen sich am Versorgungsbedarf orientieren; der Versorgungsbedarf kann sich nicht nach den Finanzen ausrichten.

Grund- und Wahlleistungen
Grundleistungen sind Leistungen, auf die gesetzlich Krankenversicherte Anspruch haben. Wahlleistungen gehen über die Leistungspflicht der Krankenkassen hinaus. Wer sie in Anspruch nehmen will, muss eine separate private Versicherung abschließen oder ganz aus eigener Tasche bezahlen. Angeboten werden sie seit Jahren bereits beispielsweise bei der stationären Versorgung. Versicherte können sich so eine Chefarzt-Behandlung oder ein Einzelzimmer sichern.

Hartmannbund
Der Hartmannbund vertritt die beruflichen, wirtschaftlichen und sozialen Interessen der Ärzte. Jeder Mediziner, ob zugelassen oder noch in der Ausbildung, kann ihm beitreten. Der Hartmannbund wurde 1900 als Leipziger Verband von dem Arzt Dr. Hermann Hartmann gegründet und erst später umbenannt. Der Verband trat ursprünglich dafür ein, dass Krankenkassen nicht mehr mit einzelnen Ärzten, sondern mit Ärztegruppen Verträge abschließen. Das Ziel wurde nach einigen Jahren erreicht.

Hausarzt-Tarif
Bundesgesundheitsministerin Ulla Schmidt will gesetzlich verankern, dass die Krankenkassen einen so genannten Hausarzt-Tarif einführen: Die Patienten verpflichten sich, bei Gesundheitsproblemen immer zuerst einen bestimmten Hausarzt aufzusuchen. Dies soll dazu führen, dass ein zentraler Ansprechpartner, nämlich der Hausarzt, die Krankengeschichte der Patienten gut kennt und diese vor unnötigen Facharztbesuchen und Doppeluntersuchungen bewahrt. Auch die Kassenärzte sind für ein Hausarztmodell. Sie möchten aber, dass die Patienten sich zwischen einem Hausarzt-Tarif und einem Kostenerstattungs-Tarif mit freier Arztwahl entscheiden. In letzterem Fall fiele zwar keine *Praxisgebühr* an. Die Ärzte könnten dann aber nach der *Gebührenordnung für Ärzte* abrechnen, also privat liquidieren.

Heilmittel-Richtgrößen-Überschreitung *siehe* **Richtgrößen**

Höchstpreis (Höchstpreisliste)
1975 f. vereinbarten die Krankenkassen mit den Innungen der Zahntechniker eine Liste mit Höchstpreisen für zahntechnische Leistungen. Die Preise sollten dadurch nach oben begrenzt werden. Im Gegenzug sicherten die Kassen eine 100prozentige Kostenübernahme zu. Das führte zu einer explosionsartigen Auftragsvermehrung. In der Praxis allerdings sind die Höchstpreise seitdem Standardpreise: Nur selten verlangen Labore weniger.

Honorarverteilungsmaßstäbe (HVM)
Die Kasse zahlt einen Betrag X an die jeweilige *Kassen(zahn)ärztliche Vereinigung*. Diese muss das Geld an die Vertragsärzte verteilen. Wie sie das tut, bestimmt der HVM. Der HVM wird seit Inkrafttreten des GKV-Modernisierungsgesetzes zwischen den KVen bzw. KZVen und den Landesverbänden der Krankenkassen bis Ende 2006 angewandt. Von da an gelten dann die so genannten *Regelleistungsvolumina*.

IGeL-Leistungen
sind individuelle Gesundheitsleistungen. Gesetzliche Krankenkassen übernehmen im Krankheitsteil einen Großteil der Kosten, gewähren aber keine medizinische Rundumversorgung. Bestimmte Leistungen zahlt die Kasse nicht, und der Arzt ist nicht berechtigt, diese über die Chipkarte des Patienten abzurechnen. Wenn der Arzt solche Leistungen für notwendig erachtet oder der Patient sie fordert, wird der Arzt dafür eine Privatrechnung nach der Gebührenordnung für Ärzte stellen. Welche Leistungen die Kasse übernimmt und welche nicht, sollte der Patient vor Beginn der Behandlung bei seiner Kasse nachfragen. Es gibt keine einheitliche Liste aller IGeL-Leistungen. Die Kassenärztliche Bundesvereinigung, die den Begriff »IGeL« 1998 ins Leben gerufen hat, hat sich dazu entschlossen, keine IGeL-Listen mehr herauszugeben. Daher kursiert eine Vielzahl unterschiedlicher Listen. Weil eine einheitliche Liste

fehlt, ist eine Leistungskontrolle praktisch unmöglich. Ebenso wenig ist nachvollziehbar, ob der Arzt die entsprechende Qualifikation besitzt.

Kassenarzt/Vertragsarzt
Früher hieß er Kassenarzt, heute heißt er Vertragsarzt. Weil sich viele Menschen fälschlicherweise darunter einen Mediziner vorgestellt haben, der bei den Krankenkassen angestellt ist, wurde die Bezeichnung vor einigen Jahren geändert. Ein Arzt kann bei der Krankenkasse eine Zulassung beantragen. Die Kassenzulassung (eigentlich: sozialrechtliche Zulassung) berechtigt den Arzt, über die *Kassen(zahn)ärztliche Vereinigung* zu Lasten der *Gesetzlichen Krankenversicherung (GKV)* abzurechnen. Fehlt ihm diese Zulassung, so kann er nur Privatrechnungen an den Patienten stellen. Voraussetzung für eine Kassenzulassung ist die Approbation, also die Genehmigung zur Berufsausübung. Diese wird von den Landesbehörden erteilt.

Kassenärztliche Vereinigung (KV)/Kassenzahnärztliche Vereinigung (KZV)
Alle (Zahn-)Ärzte, die gesetzlich Krankenversicherte behandeln, müssen Mitglieder einer Kassen(zahn)ärztlichen Vereinigung sein. Diese hat dafür zu sorgen, dass die Versicherten in ihrer Region ausreichend und zweckmäßig versorgt werden. Von den Krankenkassen auf Länderebene erhalten sie dazu Geld. Das verteilen sie als leistungsbezogenes Honorar an die (Zahn-)Ärzte. In Deutschland gibt es 23 Kassenärztliche und 22 Kassenzahnärztliche Vereinigungen (in einigen Bundesländern existieren mehrere). Auf Bundesebene haben sie sich zur Kassenärztlichen bzw. Kassenzahnärztlichen Bundesvereinigung zusammengeschlossen.

Kassenpatient
Patient, der Versicherter in der *Gesetzlichen Krankenversicherung* ist und mit der Krankenversichertenkarte, der Chip-Karte, einen Arzt aufsucht. Er kann »seinen« Arzt unter allen zur vertragsärztlichen Versorgung zugelassenen Ärzten sowie ermächtigten Ärzten wählen. Ermächtigte Ärzte sind Klinikärzte, die ambulant abrechnen dürfen. Der Patient kann außerdem die in § 76 SGB V genannten ärztlichen Einrichtungen frei wählen.

Kick back
Ein Korruptionsverfahren. Laut Berufsordnung ist es Ärzten nicht erlaubt, für die Zuweisung von Patienten oder Untersuchungsmaterial ein Entgelt oder andere Vorteile sich versprechen oder gewähren zu lassen oder selbst zu versprechen oder zu gewähren (§§ 31/32 Berufsordnung für Ärzte; die Berufsordnung für Zahnärzte sieht eine solche Regelung nicht vor). Diese Vorschrift soll vor allem verhindern, dass der Arzt materiell in seinen Entscheidungen beeinflusst wird. Außerdem soll einem Handel mit Patienten oder Patientendaten vorgebeugt werden. Die Berufsordnung verbietet dem Arzt außerdem, Patienten ohne hinreichenden Grund an bestimmte Apotheken, Geschäfte oder Ge-

sundheitsdienstleister (z. B. Physiotherapeuten) zu verweisen (§ 34). Ein typischer Fall ist die »Rabattgewährung« bei Laboruntersuchungen: Arzt X muss Blut und Urin seiner Patienten testen lassen. Er beauftragt damit ein bestimmtes Labor. Im Gegenzug erhält er Preisnachlass (»kick back«). Ähnlich agieren Unternehmen: Sie honorieren dem Arzt das Verschreiben ihrer Medikamente. Oder Apotheken: Ein Arzt ordert bestimmte Mittel immer nur bei einer Apotheke. Der Apotheker macht einen derart hohen Umsatz, dass er den Arzt über Pharmareferenten prozentual beteiligt.

Kopfpauschalen
Eine Vergütungsform. Hier wird der (Zahn-)Arzt nicht nach seinem tatsächlichen Arbeitsaufwand, sondern »pro Kopf« seiner Patienten mit einem zuvor ausgehandelten Betrag bezahlt. Die Zahlung beinhaltet die gesamte medizinische Versorgung des betreffenden Patienten im ambulanten Bereich für den Abrechnungszeitraum (meist Quartal). Als Vorteile werden u.a. angesehen: keine unnötigen ärztlichen Tätigkeiten, präventive Orientierung, verwaltungstechnisch einfache Handhabung. Als Nachteile werden diskutiert: unzureichende Versorgung der betreuten Patienten, Patienten-Vorauswahl (Schwerkranke werden benachteiligt), Motiv für den Arzt ist die Maximierung der Patientenzahlen.

Korruption
Der Begriff »Korruption« entstammt dem lateinischen Wort »corrumpere« = verderben, untergraben, bestechen. In der Medizin wird K. am Missbrauch eines öffentlichen Amtes (z. B. Klinikarzt) festgemacht – zu Gunsten eines anderen, auf dessen Veranlassung oder auf Eigeninitiative, zur Erlangung eines Vorteils für sich oder einen Dritten bzw. mit Eintritt oder in Erwartung eines Schadens oder Nachteils für die Allgemeinheit. Seit Inkrafttreten des Anti-Korruptionsgesetzes 1997 ist bereits das »Anfüttern« unter Strafandrohung gestellt. Klassische Korruptionsdelikte sind *Bestechung/Bestechlichkeit*, Vorteilsannahme/Vorteilsgewährung (§§ 299/300/331/332/334/335 Strafgesetzbuch).

Kostenerstattung
In der *privaten Krankenversicherung* ist es das Standardverfahren, in der Gesetzlichen Krankenversicherung eine seltene Ausnahme. Der Privatversicherte erhält vom Arzt eine Rechnung, begleicht sie und reicht sie bei der Krankenkasse ein, um die Summe oder einen Teil davon zurückzubekommen. Gesetzlich Versicherte werden dagegen vom Arzt behandelt, ohne direkt mit den Kosten konfrontiert zu werden. Letzteres System heißt Sachleistungsprinzip. Freiwilligen Mitgliedern der gesetzlichen Kassen ist jedoch erlaubt, Kostenerstattung zu wählen. Das heißt, sie gehen nicht wie üblich mit der Chipkarte zum Arzt, sondern lassen sich als Selbstzahler eine Privatrechnung ausstellen. Diese reichen sie dann bei ihrer Krankenkasse ein. Allerdings erstattet die Kas-

se immer nur einen Betrag in der Höhe dessen, was Ärzten im Sachleistungsprinzip zugestanden hätte. Außerdem zieht die Kasse zusätzlich einen Betrag (zwischen fünf und zehn Prozent) als Verwaltungsgebühr ab. Ein Patient darf auch nur Kostenerstattung für die gesamte (zahn)ärztliche Versorgung wählen, nicht für einzelne Bereiche. Seine Entscheidung bindet ihn für ein Kalenderjahr.

Leistungserbringer
Zusammenfassender Begriff für Personengruppen und Institutionen, mit denen die Krankenkasse zur Versorgung der Versicherten zusammenarbeiten. Das sind beispielsweise Ärzte, Zahnärzte, Kranken- und Kurhäuser, Physiotherapeuten, Chirotherapeuten, Ergotherapeuten, Psychotherapeuten, Optiker, Apotheker, Pflegedienste, Labors, Lieferanten medizinischer Hilfsmittel.

Praxisbudget *siehe* Budgetierung

Praxisgebühr
Die Einführung der Praxisgebühr war eine politische Entscheidung auf der Grundlage des § 28 Sozialgesetzbuch V und ist im Zuge der Gesundheitsreform seit 1. Januar 2004 in Kraft. Die Praxisgebühr wird einmal im Quartal fällig – ganz gleich, ob es sich um einen Hausarzt, einen Facharzt oder einen Psychotherapeuten handelt. Zuzahlungsfrei sind alle weiteren Behandlungen bei diesem Arzt, Vorsorgeuntersuchungen beim Zahnarzt (aber: bei einem positiven Befund wird die Praxisgebühr fällig), Schutzimpfungen, Früherkennungsuntersuchungen, Mutterschaftsuntersuchungen, per Überweisung in Anspruch genommene Behandlungen bei anderen Ärzten. Die Praxisgebühr zählt zum ärztlichen Einkommen. Sie wird mit den Honoraren verrechnet, die der Arzt/Zahnarzt über die Kassen(zahn)ärztliche Vereinigung von der Krankenkasse bekommt.

Private Krankenversicherung (PKV)
Private Unternehmen bieten Versicherungsschutz an. Jeder, der nicht in der *Gesetzlichen Krankenversicherung* pflichtversichert ist, kann sich privat krankenversichern. Pflichtversicherte können eine private Zusatzversicherung abschließen. Dieser Versicherungsschutz wird zwischen Patient und Versicherung ausgehandelt. Der Versicherungsbetrag richtet sich nicht wie bei der *Gesetzlichen Krankenversicherung* nach dem Einkommen, sondern nach dem Alter, dem Geschlecht und den versicherten Leistungen. Die Behandlungskosten eines Arztbesuches müssen vom Versicherungsnehmer vorgestreckt werden (Prinzip der Kostenerstattung). Nachdem er die Rechnung bei seiner Versicherung eingereicht hat, bekommt er die Kosten erstattet. Analog zahlt der Versicherte bei Medikamenten den tatsächlichen Preis und reicht anschließend das Rezept zur Erstattung ein.

Privatpatienten
Richtiger »Selbstzahler«. Umgangssprachliche Bezeichnung für eine Person, die vom Arzt, vom Krankenhaus, von der Apotheke oder einem anderen medizinischen Leistungserbringer eine Rechnung erhält. Privatpatienten sind häufig, aber nicht notwendig, bei einer *privaten Krankenversicherung* versichert oder zusatzversichert.

Regelleistungsvolumen (RLV)
Ursprünglich verhinderte das *Praxisbudget*, dass (Zahn-)Ärzte unbegrenzt Leistungen abrechnen konnten. Nach dem Wegfall des *Praxisbudgets* übernahmen das die *Honorarverteilungsmaßstäbe*. In Zukunft, das heißt mit Inkrafttreten des *EBM* 2000 Plus zum 1. Januar 2005, ist auch die *HVM* weggefallen. Die Aufgabe der Regulierung übernehmen dann Regelleistungsvolumina. Bei den RLV handelt es sich um Punktzahlvolumen für eine bestimmte Arztgruppe, das zu einem festen Punktwert vergütet wird (voraussichtlich 5,11 Cent). Darüber hinaus gehende Leistungen sollen nur noch mit gestaffeltem Abschlag vergütet werden, um solche Ausweitungen unattraktiv zu machen (maximal ein Cent).

Richtgrößen
Richtgrößen sind ein Kontrollinstrument zur Überprüfung der Wirtschaftlichkeit im ärztlichen Verordnungsverhalten. Dazu vereinbaren die Krankenkassen und die *Kassen(zahn)ärztlichen Vereinigungen* eine Ausgabenobergrenze für Arznei- und Verbandmittel. Richtgrößen sind Durchschnittswerte für jede Arztgruppe (Internisten, Gastroenterologen etc., § 84 Sozialgesetzbuch V). Dieser Durchschnittsbetrag ist auch für den Patienten bemessen, der nur einmal im Quartal zu seinem Arzt geht und nichts verschrieben bekommt. Überschreitet der Arzt die für ihn geltende Richtgröße um mehr als 25 Prozent, kommt er in Regress, falls er keine Praxisbesonderheiten nachweisen kann. Solche sind beispielsweise überdurchschnittlich viele Patienten mit schweren oder chronischen Krankheiten.

Selbstverwaltung
Die Selbstverwaltung ist ein Grundprinzip der Sozialversicherung und bedeutet die eigenverantwortliche Wahrnehmung eigener Angelegenheiten im Rahmen gesetzlicher Vorschriften. Das Recht zur Selbstverwaltung ist den Sozialversicherungsträgern (Krankenkassen) und den *Kassen(zahn)ärztlichen Vereinigungen* (Körperschaften des öffentlichen Rechts) eingeräumt. Daneben gibt es speziell im Vertragsarztrecht die so genannte gemeinsame Selbstverwaltung, bei der Krankenkasse und *Kassen(zahn)ärztliche Vereinigung* in verschiedenen Bereichen zur Sicherstellung der vertragsärztlichen Versorgung zusammenwirken, z. B. bei der Zulassung, der Wirtschaftlichkeitsprüfung oder in den Ausschüssen des Landes bzw. Bundes.

Versicherungspflicht
Versicherungspflichtig sind solche Personen, die der Gesetzgeber als schutzwürdig ansieht: Rentner, Jugendliche in besonderen Einrichtungen, Arbeitnehmer, Behinderte und Studenten.

Vertragsarzt *siehe* Kassenarzt

Zielvereinbarungen
Im Januar 2002 sind die *Budgets* abgeschafft worden, die bis dahin die Ausgaben für Arznei-, Verband- und Heilmittel aller Vertragsärzte einer *Kassenärztlichen Vereinigung* einer Obergrenze unterwarfen. Künftig treffen stattdessen Krankenkassen und Kassen(zahn)ärztliche Vereinigungen qualitative und quantitative Zielvereinbarungen für die Versorgung der Versicherten mit Medikamenten und Heilmitteln. Auf Basis der Vereinbarungen wird das jährliche Ausgabenvolumen ausgehandelt. Die Ärzte müssen sich bei ihren Verordnungen nun an *Richtgrößen* orientieren, die speziell für einzelne Facharztgruppen festgelegt werden. Arzneimittelinformationen, Beratung und Datentransparenz sollen den Ärzten das Einhalten der Richtwerte ermöglichen.

Zuweiserpauschale(n)
Entgelt für die Zuweisung von Patienten durch einen Arzt an eine bestimmte Klinik. Solche Zahlungen verstoßen gegen ärztliches Berufsrecht (§ 31 Berufsordnung), weil der Arzt denjenigen Operateur empfiehlt, bei dem er bei sonst vergleichbaren Bedingungen einen wirtschaftlichen Vorteil erlangt.

Abkürzungsverzeichnis

ÄarbVtrG	Gesetz über befristete Arbeitsverträge mit Ärzten in der Weiterbildung
AÄGP	Allgemeine Ärztliche Gesellschaft für Psychotherapie
ABAG	Arzneimittelbudgetablösungsgesetz
ABDA	Bundesvereinigung Deutscher Apothekerverbände
AiP	Arzt im Praktikum
ÄK	Ärztekammer
AMG	Arzneimittelgesetz
AOK	Allgemeine Ortskrankenkasse
ApoG	Gesetz über das Apothekenwesen
ASS	Acetylsalicylsäure
AVP	Apothekenverkaufspreis
BA	Bundesagentur für Arbeit
BAT	Bundesangestelltentarif
Bema	Bewertungsmaßstab Zahnärzte
BGH	Bundesgerichtshof
BKA	Bundeskriminalamt
BKK	Bundesverband der Betriebskrankenkassen
BMÄ	Bewertungsmaßstab Ärzte
BMBF	Bundesministerium für Bildung und Forschung
BMGS	Bundesministerium für Gesundheit und soziale Sicherung
BPI	Bundesverband der Pharmazeutischen Industrie
CFSMS	Britische Antikorruptionsbehörde (Counter Fraud and Security Management Service)
CGEY	Unternehmensberatung Cap Gemini Ernst & Young
DAK	Deutsche Angestellten-Krankenkasse
DeStatis	Statistisches Bundesamt Wiesbaden
DFG	Deutsche Forschungsgemeinschaft
DKG	Deutsche Krankenhausgesellschaft
DKV	Deutsche Krankenversicherung
DRG	diagnoseorientierte Fallpauschalen (Diagnosis Related Groups)

EBM	Einheitlicher Bewertungsmaßstab
EMEA	Europäische Zulassungsbehörde von Arzneimitteln
ESDP	European Society for Developmental Perinatal & Paediatric Pharmacology
FDA	amerikanische Zulassungsbehörde (Food and Drug Administration)
FTD	Financial Times Deutschland
G-BA	Gemeinsamer Bundesausschuss
GBF	Gesellschaft für Biotechnologische Forschung
GKV	Gesetzliche Krankenversicherung
GMG	Gesetz zur Modernisierung der gesetzlichen Krankenversicherung (GKV-Modernisierungsgesetz)
GOÄ	Gebührenordnung Ärzte
GOZ	Gebührenordnung Zahnärzte
HVM	Honorarverteilungsmaßstab
IGeL	Individuelle Gesundheitsleistungen
IKK	Innungskrankenkasse
KBV	Kassenärztliche Bundesvereinigung
KKH	Kaufmännische Krankenkasse
KV	Kassenärztliche Vereinigung
KZBV	Kassenzahnärztliche Bundesvereinigung
KZV	Kassenzahnärztliche Vereinigung
MBO	Musterberufsordnung für Ärzte
MPG	Gesetz über Medizinprodukte
NGFM	Nationales Genomforschungsnetz
PKS	Polizeiliche Kriminalstatistik
PKV	Private Krankenversicherung
PVS	Privatärztliche Verrechnungsstelle
SGB	Sozialgesetzbuch
StGB	Strafgesetzbuch
TI	Transparency International
TK	Techniker Krankenkasse
VFA	Verband der forschenden Arzneimittelhersteller
WHO	Weltgesundheitsorganisation (World Health Organization)
ZI	Zentralinstitut für die kassenärztliche Versorgung

Danksagung

Viele Menschen haben uns beim Verfassen dieses Buches durch zahlreiche Gespräche, die Überlassung vertraulicher Materialien und wichtige Anregungen und Hinweise unterstützt. Ihnen allen – auch jenen zahlreichen Insidern, die an dieser Stelle nicht namentlich genannt werden möchten – gebührt unser Dank.

Wir danken:
Unserer Agentin Dr. Annette C. Anton von der Literaturagentur Mohrbooks in Berlin, die von Anfang an in beeindruckender Weise das Projekt unterstützte. Ohne ihr Wirken wäre »Die Gesundheitsmafia« vermutlich für immer als Exposé in unseren Schubladen verblieben.

Prof. Dr. Hannsjörg Seyberth, der uns als Mitglied der Arzneimittelkommission der Deutschen Ärzteschaft über die vielschichtigen und kritischen Aspekte der Kinderheilkunde aufklärte und uns in Berlin den Begriff der »Off-label«-Problematik näher brachte.

Der Vorsitzenden Richterin am Landessozialgericht Niedersachsen-Bremen, Ruth Schimmelpfeng-Schütte, für zahlreiche Gespräche während ihrer Freizeit und wertvolle Hinweise auf ihre Publikationen zur Rolle des Gemeinsamen Bundesausschusses.

Dr. Arne Scheffler von der Antikorruptionsorganisation Transparency International (TI) für eine anregende Diskussion in Bonn.

Dem Leiter der britischen Antikorruptionsbehörde im Gesundheitswesen, Jim Gee, für seine Bereitschaft das Buch durch Überlassen wichtiger Dokumente zu unterstützen und die Dinge beim Namen zu nennen.

Dem Leiter der AOK-Pressestelle Niedersachsen in Hannover, Klaus Altmann, für Informationen und Unterlagen.

Der Kommunikationsdirektorin der Deutschen Forschungsgemeinschaft (DFG), Dr. Eva-Maria Streier, die unsere Anfrage an den Präsidenten der DFG weiterleitete und für eine rasche Antwort von Prof. Ernst-Ludwig Winnacker sorgte.

Den Mitarbeiterinnen und Mitarbeitern in der Pressestelle des Bundesministeriums für Gesundheit und soziale Sicherung (BMGS) in Berlin für wertvolle Hintergrundinformationen.

Der Abteilung Statistik bei der Bundesagentur für Arbeit in Nürnberg für die Überlassung der Arbeitslosenzahlen im medizinischen Bereich.

Der Pressestelle des Statistischen Bundesamtes in Wiesbaden für wertvolle Zahlenkolonnen.

Den Pressestellen und anderen Abteilungen der Kassenärztlichen Vereinigungen u. a. in Niedersachsen, Berlin, Schleswig-Holstein, Bayern, Nordbaden, Nordrhein, Hamburg für die Offenlegung der Insolvenzzahlen bei Ärzten.

Der Pressestelle des Senators für Justiz und Verfassung in Bremen.

Dem Leitenden Oberstaatsanwalt in Bremen für seine wertvolle und schnelle Antwort auf unsere Anfrage.

Der Leiterin der Pressestelle bei der Kaufmännischen Krankenkasse (KKH) in Hannover für die sehr konstruktive Zusammenarbeit.

Dem Pressechef des Landeskriminalamtes Niedersachsen in Hannover, Detlef Ehrike, für die Koordination und Beantwortung unserer Anfrage zum Thema Abrechnungsbetrug und Wirtschaftskriminalität.

Maren Gorski, Behörde für Inneres, Abteilung für öffentliche Sicherheit der Freien und Hansestadt Hamburg, für die freundliche Unterstützung.

Dr. Bernhard Wankel, Richter am Oberlandesgericht Nürnberg, für den Hinweis auf jährlich 70 000 Straf-Ermittlungsverfahren allein bei der Staatsanwaltschaft Nürnberg-Fürth und die damit verbundene Überlastung der Justiz im Alltag.

Den Mitarbeitern des Bundeskriminalamtes (BKA) für die Erläuterungen zum Punkt Abrechnungsbetrug in der polizeilichen Kriminalstatistik (PKS).

Dr. Roland Stahl, Leiter der Abteilung Kommunikation bei der Kassenärztlichen Bundesvereinigung (KBV) für die freundliche Unterstützung.

Uwe Geisler vom Thüringer Landeskriminalamt (TLKA) für verständliche Erläuterungen zum Thema Abrechnungsbetrug und der dazugehörigen Schlüssel-Nummer in der PKS.

Der Abteilung Revision und Korruption der KKH in Hannover für die freundliche Unterstützung.

Einem Abgeordneten des Deutschen Bundestages, der als Einziger in seiner Eigenschaft als Mitglied des Gesundheitsausschusses offen und kritisch über die möglichen Nebenverdienstpraktiken von Parlamentariern sprach und auf potenzielle Interessenkonflikte hinwies.

Elmar Kordes vom Privaten Netzwerk Medizingeschädigter für die Unterstützung und das schnelle feedback auf unsere Anfrage.

Und allen Mitarbeitern des S. Fischer Verlags.

u.v.a.